PHIL JOYCE UND CHARLOTTE SILLS

GESTALTTHERAPEUTISCHE KOMPETENZEN FÜR DIE PRAXIS

IGW-Publikationen

Hg. Institut für Integrative Gestalttherapie Würzburg (IGW)
Institut für Integrative Gestalttherapie Wien (IGWien)
Institut für Integrative Gestalttherapie Schweiz (igw Schweiz)
GestaltAkademie Südtirol

Die Reihe wird gemeinsam vom Institut für Integrative Gestalttherapie Würzburg (IGW), dem Institut für Integrative Gestalttherapie Wien (IGWien), dem Institut für Integrative Gestalttherapie Schweiz (igw Schweiz) sowie der GestaltAkademie Südtirol herausgegeben. Die Schwesterinstitute wollen damit im deutschen Sprachraum einen Beitrag leisten zum fachlichen Diskurs unter Gestalttherapeut*innen sowie bei gegebenem Thema auch mit Autor*innen, die andere Therapieansätze vertreten. Als Autor*innen treten Lehrende und Graduierte der Institute auf, aber auch weitere Kolleg*innen.

Verantwortlich für die Reihe sind:
Ursula Grillmeier-Rehder, Wien (IGWien) und
Georg Pernter (GestaltAkademie Südtirol)

Die AutorInnen

Phil Joyce ist Senior Tutor am Metanoia Institute, London, einem der international führenden Gestalt-Ausbildungsinstitute; er arbeitet als Gestalttherapeut und Supervisor in freier Praxis.

Charlotte Sills ist Senior Tutor am Metanoia Institute, London, und Co-Direktorin der Coaching-for-Consultants-Kurse am Asgridge College; darüber hinaus arbeitet sie in in freier Praxis.

Phil Joyce und Charlotte Sills

Gestalttherapeutische Kompetenzen für die Praxis

Ein Lehr- und Arbeitsbuch für Psychotherapie, Beratung und Ausbildung

Aus dem Englischen von Luna Gertrud Steiner

EHP
– 2022 –

www.ehp-verlag.de

First edition published 2001; second edition published 2010
Titel der Originalausgabe: Skills in Gestalt Counselling & Psychotherapy.
2. überarbeitete Auflage, 2012, London, Sage

Aus dem Englischen von Luna Gertrud Steiner

Bibliografische Information der Deutschen Nationalbibliothek
Die Deutsche Nationalbibliothek verzeichnet diese Publikation in der Deutschen Nationalbibliografie; detaillierte bibliografische Daten sind im Internet über http://dnb.d-nb.de abrufbar.

Dieses Buch ist auch als E-Book erhältlich
2. korrigierte dt. Ausgabe

Umschlagentwurf: Uwe Giese
– unter Verwendung eines Bildes von Imke Pitro-Riedel (o.T.) –

Satz: MarktTransparenz Uwe Giese, Berlin
Gedruckt in der EU

ISBN 978-3-89797-907-9 (Print)
ISBN 978-3-89797-588-0 (EPub)
ISBN 978-3-89797-589-7 (PDF)

INHALT

Teil III: Gestaltpraxis im Kontext 321

Anhang 377

Vorwort zur deutschen Ausgabe

Auf dieses Buch von Phil Joyce und Charlotte Sills sind wir Reihenherausgeber der IGW Schriftenreihe im Verlag EHP von einigen unserer Ausbilder aufmerksam gemacht worden, welche international lehren und deswegen auch englischsprachige Literatur verwenden.

Das Buch ist als Lehr- und Arbeitsbuch so praxisnah und umfassend gemacht, dass es unseres Erachtens unbedingt auch in deutscher Ausgabe zur Verfügung stehen soll, denn ein solch kompaktes Buch gibt es bisher im deutschen Sprachraum nicht.

Die Autoren bieten eine gekonnte und leicht verständliche Einführung in die Gestalttherapie auf dem heutigen Entwicklungsstand. Diese ist sehr praxisbezogen, mit Beispielen erläutert und Übungsvorschlägen versehen. Es werden alle Konzepte und Aspekte der Gestalttherapie vermittelt, die in der klinischen Praxis relevant sind. Auf die besondere Arbeitsweise mit Menschen mit einigen oft vorkommenden Störungsbildern wie Depression, Ängsten, Suizidalität, wird besonders eingegangen.

Mit der Breite der Themen, die hier besprochen werden, liegt ein Werk vor, das sich bestens eignet für die Ausbildung klinisch tätiger Gestalttherapeutinnen. Auch Personen aus anderen Therapierichtungen werden das Buch mit Gewinn lesen. Man kann nicht bloß »über die Schulter schauen«, wie die Autoren arbeiten, sondern es werden auch Aspekte besprochen wie die Forschung (mit Animierung zu einer eigenen Forschungstätigkeit ohne großen Aufwand), institutionelle Beschränkungen, kulturelle und ethische Fragen und auch die spirituelle Dimension der Psychotherapie.

Das Buch enthält auch einen Beitrag zum Gestaltcoaching, sodass es auch lesenswert ist für in der Beratung Tätige.

Der Natur eines aus einer anderen Sprache übersetzten Buches entsprechend enthält der Band seitens der Autoren englische Literaturverweise. Wir haben diese so belassen, aber durch deutsche ergänzt. Grundsätzlich verweisen wir auch auf die umfangreichen deutschsprachigen Handbücher und Sammelbände die zu allen Themen publizistische Hilfe anbieten.

Ich bin sicher, dass dieses Buch einen festen Platz in der Ausbildungsliteratur einnehmen wird.

Peter Schulthess

Vorwort zur zweiten englischen Ausgabe:

Skills in der Gestaltberatung – eine ganzheitliche Perspektive

Als 1999 die erste Ausgabe dieses Buchs in Vorbereitung war, schrieben wir:

> »Unsere Erfahrung als Trainer und Supervisoren hat uns zur Kenntnis gebracht, wie viele wunderbare Bücher über Gestalt-Philosophie und Gestalt-Theorie und wie wenige über die tatsächliche klinische Praxis in Umlauf sind. Zwar gibt es Beschreibungen von Techniken und Fertigkeiten, aber die sind über die ganze Fachliteratur verstreut, und der Praktiker bekommt keinen umfassenden Überblick geboten. Anfänger wie fortgeschrittene Ausbildungskandidaten sind oft verdutzt und verloren ob der verschiedenen Wahlmöglichkeiten in den unterschiedlichen klinischen Situationen, besonders dann, wenn sie festhängen (was jedem von uns passieren kann).
>
> Sie zeigen sich oft unsicher hinsichtlich wesentlicher Aspekte guter allgemeintherapeutischer Praxis, z. B. wenn sie das Risiko bei autodestruktiven, labilen Klientinnen einschätzen sollen, die Auswirkungen kultureller Unterschiede zu berücksichtigen sind, ethische Dilemmata und Probleme gelöst werden wollen oder ein kompetentes Therapieende herbeizuführen ist. Wir möchten hier möglichst viele dieser Schlüsselfragen sowie gestaltspezifische Gesichtspunkte thematisieren, z. B. wie man unerledigte Geschäfte abschließt, wie man mit Körperprozessen arbeitet, eine Retroflexion auflöst oder eine prozessuale Diagnose stellt. Natürlich ist uns die Gefahr bewusst, die ein skill-basierter Ansatz birgt. Ein gängiges Stereotyp in der Öffentlichkeit, aber auch in professionellen Zirkeln lautet, die Gestalttherapie sei bloß ein Sammelsurium an Techniken bzw. sie bestehe überhaupt nur aus zweien (›ein Polster kaputt zu machen und mit einem leeren Stuhl zu reden‹). Es ist uns daher ein Anliegen, unser Credo kundzutun, nämlich dass Gestaltberatung und -psychotherapie fest im Boden einer holistischen Lebensphilosophie und -praxis wurzeln, innerhalb derer es, in zweiter Linie, gewisse Techniken und Fertigkeiten gibt.«

Unserer Meinung nach besitzen diese Worte immer noch Gültigkeit, nun da die zweite Auflage in Vorbereitung ist.

In den letzten Jahren haben zahlreiche Entwicklungen auf dem allgemeinen Therapiesektor stattgefunden:

- Ein umfangreiches neurowissenschaftliches Befundkorpus, das nun auf physiologischer Ebene nachweist, was Gestalttherapeuten mitunter schon jahrzehntelang vermutet und klinisch beobachtet haben.

- Die zunehmende Hinwendung anderer Psychotherapierichtungen zur Intersubjektivität und der Nachdruck, den man auf die die ko-kreierte therapeutische Beziehung legt – ein Schwerpunkt, den die Gestalt schon seit Jahrzehnten setzt.
- Ein zunehmendes Anerkennen der Bewusstheit im Jetzt, was nun als Achtsamkeitstechnik firmiert bzw. als solche neu etikettiert wird (gegenwärtig ein Haupttrend der kognitiven Verhaltenstherapie).
- Ein neu entstandenes Interesse an der Erforschung des gesunden Lebens und des Gesundungsprozesses, die Wichtigkeit der Resilienz, der Dankbarkeit und des Optimismus' in der als solcher bekannten ›positiven Psychologie‹.
- Ein zunehmendes Insistieren auf dem Erbringen wissenschaftlicher Nachweise therapeutischer Wirksamkeit, was aus dem Zug zu gesetzlicher bzw. staatlicher Regelung und aus den Ansprüchen kostenbewusster Behörden resultiert.
- Eine ungünstige Zunahme von Depressionen und Angststörungen, Kindheitstraumata und psychischen Krankheiten im Allgemeinen vor dem Hintergrund globaler Themen, was auch ökonomische Sorgen einschließt.

All diese Entwicklungen – auch solche, die seit Langem Kerngedanken der Gestalttheorie und -methodologie sind – zeitigten ihre Wirkungen auch in der Gestaltpraxis, indem sie neuen Sicht- und Denkweisen innerhalb der therapeutischen Bemühungen zur Entstehung verhalfen. Wir haben versucht, manche dieser Einflussgrößen in die zweite Ausgabe einzugliedern und Trends aufzugreifen, die das Denken über Ethik, Supervision und Coaching verändert haben.

Der erste Teil des Buches zeichnet die Phasen einer therapeutischen Reise von der ersten Kontaktaufnahme über die sich entfaltende therapeutische Arbeit bis zur Beendigung nach. Wir beleuchten die Fähigkeiten genauer, die in der jeweiligen Phase bedeutsam sind, und zwar die phasenspezifischen und diejenigen, die sich mit der Zeit verändern. Wir betonen, dass das Angebot eines besonderen relationalen Kontakts das Herzstück und die Seele der Gestalt ausmacht und die wichtigste ›Technik‹ ist, die man nur haben kann. In Teil zwei gehen wir den verschiedenen Möglichkeiten nach, wie man hochriskante Situationen adäquat einschätzen und bewältigen kann, und konzentrieren uns auf die Arbeit mit depressiven und ängstlichen Klientinnen. Im dritten Teil des Buches widmen wir uns einer Reihe von Kontexten und Sachverhalten, die besonderes Geschick und eine ebensolche Handhabung erfordern.

Wir nehmen einmal an, dass der Leser die Grundzüge der Gestalttheorie kennt und darin unterrichtet wurde, daher werden wir sie hier nicht im Detail wiedergeben. Wir werden nur ein Minimum an Theorie bringen, d. h. gerade so viel, dass die darauf folgenden Aussagen verständlich sind – und am Ende eines jeden Kapitels lesenswerte Fachliteratur empfehlen: Diese weiterführende Lektüre wird sich normalerweise auf Gestalttexte beschränken, es sei denn, das Thema wurde außerhalb der Gestalttherapie dienlich behandelt.

Ein Wort zur Sprache. Wir alternieren durchweg zwischen weiblichen und männlichen Formen, um das umständliche Binnen-I etc. zu vermeiden. In den Fallbeispielen geben wir um der Klarheit willen Berater und Klientin meist ein unterschiedliches Geschlecht. Ebenso alternieren wir zwischen ›Beratung‹ und ›Psychotherapie‹ sowie ›Beraterin‹ und ›Psychotherapeut‹, da die beschriebenen Fertigkeiten durchweg in jeder therapienahen Praxis gültig sind.

Beim Versuch, Ihnen diese Skills und Techniken anzubieten, schöpfen wir aus der jahrelangen Ausbildung und Anleitung vieler wunderbarer Gestaltpraktikerinnen, von denen die meisten in den folgenden Kapiteln zitiert werden. Im Zuge unserer eigenen Entwicklung (gemäß Gestalt-Tradition ist das die Assimilation, die auf guten Kontakt folgt) haben wir unweigerlich manchen Gedanken und so manche Technik in uns aufgenommen und einverleibt. Es ist daher sehr wahrscheinlich, dass wir manchmal einen Kunstgriff, einen Satz oder eine Idee bringen, die ursprünglich von einem anderen Gestalttherapeuten stammt. Wir ersuchen daher im Vorhinein, uns diese unvermeidliche Nachlässigkeit nachzusehen, dass wir die Praktiker, denen wir diese Anregungen verdanken, gelegentlich nicht anführen. Daher möchten wir an dieser Stelle unserer Dankbarkeit und Wertschätzung für alle gestalttherapeutischen Inspirationsquellen ausdrücken. Wir schulden vielen Menschen Dank, besonders den Kolleginnen und Kollegen, die uns ihre hilfreichen Kommentare und Anregungen zu einzelnen Kapiteln dieser Ausgabe großzügig haben zukommen lassen: Dinah Ashcroft, Maggie Davidge, Billy Desmond, Simon Cavicchia, Sally Denham Vaughan, Lawrence Hegan, Brigid Proctor, Heike Schaefer, Christine Stevens – Ihnen allen herzlichen Dank! Wertschätzung und Dank gebührt auch den Lehrerinnen und Kollegen, welche uns inspiriert haben, und denjenigen, die uns bei der ersten Auflage unterstützt haben, nämlich Alice Oven und das Team bei Sage, Francesca Inskipp, die Herausgeberin dieser Serie, und natürlich all unseren Ausbildungskandidatinnen, Supervisanden und Klientinnen, die uns durch ihre Herausforderungen, ihre freimütigen Selbstoffenbarungen und durch ihr Ringen viel gelehrt haben.

Phil Joyce und Charlotte Sills

TEIL I

GESTALTTHERAPIE IN DER PRAXIS

1

SICH AUF DIE REISE VORBEREITEN

Nach unserem Dafürhalten trägt eine gute Gestaltpraxis folgende fünf Merkmale:

- Konzentration auf Erfahrungen, die hier und jetzt gemacht werden (über Achtsamkeit, den phänomenologischen Zugang und das paradoxe Prinzip der Veränderung).
- Das Sich-Einlassen auf eine miteinander zu gestaltende Beziehungsperspektive
- Die Therapeutin bietet eine dialogische Beziehung an.
- Der Blickwinkel der Feldtheorie und Ganzheitlichkeit
- Eine kreative, experimentierfreudige Einstellung zum therapeutischen Prozess.

Das gesamte Buch dreht sich um die Erkundung dieser fünf Praxisaspekte. Wir gehen davon aus, dass der Leser über theoretische Vorkenntnisse verfügt, und wir werden sie nur so weit streifen, dass die darzulegenden Ausführungen verständlich werden. Wer sich einen Überblick über die Gestalttheorie verschaffen möchte, dem seien die ausgezeichneten Darstellungen von Yontef und Jacobs (2007) sowie Woldt und Toman (2005) ans Herz gelegt.

Wir haben uns entschieden, ganz vorne anzufangen, d.h. von Dingen zu reden, die jeglichem ernsthaften Entschluss, eine Beratung oder Psychotherapie aufzusuchen, vorausgehen, also die ersten Schritte, bevor es überhaupt zu einer gestalttherapeutischen Beratung oder Therapie kommt. Das erste Kapitel ist vorwiegend an den Praktizierenden in Ausbildung gerichtet und deckt folgende Bereiche ab:

- Den Therapieraum und sich selbst vorbereiten.
- Die erste Begegnung mit der Klientin.
- Ein Aufnahmeformular benutzen.
- Erklären, wie Gestalttherapie vonstatten geht.
- Einen Vertrag abschließen.
- Entscheiden, wer sich für Ihre Praxis nicht eignet.
- Ein Protokoll über die Sitzungen führen.

DEN THERAPIERAUM UND SICH SELBST VORBEREITEN

Die Art und Weise, wie Sie Ihren Arbeitsraum gestalten und arrangieren, ist ein Statement an den Klienten. Nicht minder wird Ihr Kleidungsstil, sei er nun formell oder leger, den Eindruck der Klientin mitprägen, den Sie und die Beratung machen. Diese Details sagen eine Menge über Sie als Person und Therapeutin aus, desgleichen darüber, wie Sie mit Ihrer Klientin in Beziehung treten werden. Wir werden in diesem Buch immer wieder betonen, dass die therapeutische Erfahrung kokonstruiert wird – das heißt, dass Ihre Art des Umgangs mit dem Klienten dessen Verhalten Ihnen gegenüber mitbestimmt und vice versa.

Anregung: Stellen Sie sich vor, Sie sind ein Klient, der zu Ihnen in die Praxis kommt. Imaginieren Sie alles, was Sie sehen, die Geräusche, die Sie erleben würden, bevor Sie zur Tür hereinkommen. Gehen Sie in Ihr Beratungszimmer, als wären Sie der Klient, achten Sie darauf, was Sie sehen und welchen Eindruck der Raum auf Sie macht. Stellen Sie sich vor, Sie lernen sich gerade als Therapeutin kennen. Wie kommen Sie rüber? Wie wirken Sie auf den Klienten? Was sind Ihre Reaktionen auf Sie, wenn Sie Klient sind?

Ein nicht minder wichtiger Faktor ist, wie präsent und wie offen und zugänglich Sie im jeweiligen Augenblick sind, wenn Sie Ihren neuen Klienten anhören. Viele Berater werden die Erfahrung kennen, bedrückt und sorgenvoll in die Sitzung zu kommen, was einen hindert, ganz für die Klientin da zu sein. Während manche eigenen Reaktionen klarerweise für die Therapie relevant sein mögen, müssen andere ausgeklammert werden, weil sie wahrscheinlich nicht zur Sache gehören. Es mag daher hilfreich sein, sich zu einer Grounding-Übung wie die folgende anzuhalten, bevor der Klient kommt.

Anregung: Spüren Sie Ihr Gewicht im Sessel, spüren Sie Ihre Füße auf dem Boden. Machen Sie sich Ihre Atmung bewusst, achten Sie darauf, ob Sie schnell oder langsam, oberflächlich oder tief ist. Erlauben Sie sich, die Spannungen in Ihrem Körper zu spüren und überprüfen Sie, ob Ihre Aufmerksamkeit frei fließt oder ob Sie von Sorgen über die Vergangenheit in Anspruch genommen sind oder ob Sie an die Zukunft denken. Achten Sie darauf, ob sie in erster Linie fühlen, wahrnehmen oder denken. Erkennen Sie, welche Ihrer Probleme oder Sorgen im Hinblick auf die bevorstehende Sitzung nebensächlich sind, und versuchen Sie, sie für einen Moment loszulassen. Benennen Sie, was in Ihnen vorgeht, und lassen Sie es dann los. Konzentrieren Sie sich auf das Sichtbare und auf die Geräusche in Ihrer Umgebung, auf Ihre körperliche Selbstwahrnehmung, während Sie genau jetzt leben und atmen. Konzentrieren Sie sich auf die Rhythmik Ihres Brustkorbs beim Aus- und Einatmen. Kommen Sie ganz im gegenwärtigen Augenblick an, diesem einmaligen Zeitpunkt.

Und wenn Sie die Klientin schon öfter gesehen haben:

- Überprüfen Sie Ihre Notizen vom letzten Mal und rufen Sie sich eventuell brisante Punkte in Erinnerung.
- Gehen Sie alles durch, was Sie sich merken müssen, z. B. einen anstehenden Urlaub, ein bestimmtes Persönlichkeitsmerkmal, das es zu berücksichtigen gilt, oder die Art der Beziehung, die Sie zueinander haben.
- Denken Sie an einen wichtigen Punkt oder an bestimmte Vorhaben, die Sie sich eventuell für diese Sitzung vorgenommen haben.
- Dann machen Sie Ihren Geist von all diesen Gedanken frei und kommen Sie wieder im gegenwärtigen Augenblick an, um Ihrer Klientin zu begegnen.

WENN SIE EINEN KLIENTEN ZUM ERSTEN MAL SEHEN

Als Beraterin haben Sie eine Reihe wichtiger Aufgaben zu meistern, wenn Sie einen Klienten zum ersten Mal sehen, deren vordringlichste darin besteht, eine Verbindung zu knüpfen und einen Rapport herzustellen. Wir werden uns in Kapitel 4 eingehend mit dieser wichtigen Aufgabe befassen. Die weiteren Obliegenheiten der ersten Sitzung werden wir daher vorerst nur zusammenfassen.

Bedenken Sie, mit welchen Erwartungen die Klientin möglicherweise kommt. Sie haben vielleicht vorher am Telefon mit ihr gesprochen, als Sie den Termin vereinbarten, und bereits beide einen Eindruck voneinander gewannen.

Wir betonen vor der Klientin gerne, dass die Erstsitzung einer *wechselseitigen* Einschätzung dient, damit beide Seiten eine Entscheidungshilfe bekommen, ob Therapie nützen kann bzw. ob Sie der richtige Therapeut für die Bedürfnisse der Klientin sind. Bitten Sie sie um ihr Einverständnis, dass Sie sich Notizen zu biografischen Details, wichtigen anamnestischen Daten und zur gegenwärtigen Lebenssituation usw. machen dürfen. Eine Gegenposition in dieser Angelegenheit lautet, die Erhebung einer Anamnese vertrage sich mit der Arbeitsweise eines Gestaltpraktizierenden nicht, und die wahre Gestalt befasse sich lediglich mit dem ›was die Klientin aufs Tapet bringt‹ oder mit dem, ›was an die Oberfläche kommt‹. Auf diese Debatte werden wir in diesem Buch näher zu sprechen kommen. Wir sind jedoch der Ansicht, dass es für einen Praktiker wichtig ist, zu wissen, wie man ein vorliegendes Problem einzuschätzen hat, und Überlegungen anzustellen, ob die Therapie, die wir bieten, nutzbringend ist oder eventuell ein anderer professioneller Ansatz vonnöten ist. Wir glauben auch, dass man bestimmte Fragen unbedingt stellen muss, damit man sich ein Bild von der potenziellen Gefährdung machen kann. Das erscheint uns vor allem deshalb wichtig, weil das Aufdecken bestimmter Bereiche in der Therapie und die Anwendung wirkungsvoller Interventionen die Stabilität eines Klienten erschüttern kann und unter Umständen Schaden anrichtet (siehe Kapitel 18). Die Erhebung einer Anamnese ist unumgänglich, um derlei Einschätzungen vornehmen und die Eignung und Sicherheit eines Therapieansatzes gewährleisten zu können.

DIE VERWENDUNG EINES AUFNAHMEFORMULARS

Auf der folgenden Seite finden Sie das Muster eines Aufnahmeformulars. Die Blätter 1 und 2 enthalten die wichtigsten Fragen, deren Beantwortung unseres Erachtens erforderlich ist, bevor man jemanden in eine fortlaufende Therapie übernimmt. Sie stellen einen Leitfaden zur Anamneseerhebung dar und decken die Bereiche ab, in denen Informationsgewinn wichtig ist. Dazu gehören persönliche Daten, ein Überblick über die wichtigsten Lebensereignisse, eine allfällige psychiatrische Anamnese und so fort.

Denken Sie daran, Namen, Adresse und Telefonnummer ihrer Klientin getrennt von anamnestischem Material aufzubewahren.

Sie werden zu entscheiden haben, wie sehr Sie die Erstsitzung strukturieren, um der Klientin genügend Zeit zu geben, ihre Geschichte zu erzählen und eine Verbindung zu ihnen zu knüpfen, und damit Zeit für Sie beide bleibt, zu entscheiden, ob es sinnvoll ist, weitere Sitzungen zu vereinbaren. Sie müssen auch die Bedingungen der Verschwiegenheitspflicht, Ihre Absageregelung u. a. erläutern.

KLIENTENDATEN I

Name:

Geburtsdatum:

Alter:

Adresse:

Telefon, privat und mobil:

Büro:

E-Mail:

Hausarzt/Hausärztin:	Adresse / Telefonnummer:
Erstgespräch am:	Überwiesen von:

Dieses Formular ist getrennt von der Fallbeschreibung aufzubewahren.

KLIENTINNENAUFNAHMEFORMULAR 2

Vorname oder Code:

Therapiebeginn:

Beruf:

ethnische und kulturelle Zugehörigkeit/Konfession u. Ä.:

Familienstand: Kinder:

Eltern:

Geschwister:

Medizinische/psychiatrische Vorgeschichte:

Alkohol-/Drogenkonsum/Suizidversuche/Selbstverletzungen:

Aktuelles Funktions- und Stressniveau:

Prägende lebensgeschichtliche Erfahrungen bzw. Erlebnisse:

Therapie/Beratungs-Vorerfahrung:

Aktuelle Thematik/Problematik:

Erwartungen und erwünschte Therapieergebnisse:

Kontrakt, Frequenz und voraussichtliche Therapiedauer:

Sitzungshonorar:

Vergewissern Sie sich, dass sich Ihre Klientin zu folgenden Punkten einverstanden erklärt:

1) Die Grenzen der Vertraulichkeit in Bezug auf a) Supervision b) wenn die Klientin gefährdet ist.
2) Therapiebeendigungsfrist
3) Absage- und Terminversäumnisregelung
4) Einverständnis zu Video-/Tonbandaufzeichnungen und zur Verwendung der schriftlichen Unterlagen in der Supervision und zu anderen berufsbezogenen Zwecken.

Vielen Klientinnen gibt die Strukturierung der Sitzung Sicherheit und Halt, während sie sich an Ihnen und der Situation orientieren. Je nach Eindruck, den Sie von Ihrem Klienten gewonnen haben, könnten Sie etwas Folgendes sagen:

> »Ich würde den ersten Teil der Sitzung gerne dafür verwenden, mir einige biografische Notizen über Sie zu machen, dann würde ich gerne von Ihnen hören, warum Sie zu mir gekommen sind, und danach könnten wir ungefähr zehn Minuten vor Sitzungsende zusammenfassen und einen Plan machen. Ist das in Ordnung für Sie?«

Alternativ könnten Sie vorschlagen, sich zunächst die Geschichte der Klientin anzuhören, etwa so:

> »Sagen Sie mir als erstes, was Sie zu mir geführt hat. Ab etwa der Hälfte unserer Sitzung werden wir besprechen, welche Möglichkeiten ich für Sie sehe und über welche Details wir uns noch unterhalten müssen, bevor wir eine Entscheidung über alles Weitere treffen.«

Während der Sitzung werden Sie, so wie Sie sich einen allgemeinen Eindruck Ihres Klienten verschaffen werden, auch zu einer Einschätzung kommen, ob sich Gestalttherapie für diese Person eignet. Sie können ein paar Probeinterventionen anbieten, damit Sie sehen, wie die Klientin auf diesen speziellen Ansatz reagiert, z. B.:

- Mir fällt auf, dass Ihre Atmung sehr schnell/unregelmäßig/flach ist. Wie fühlen Sie sich?
- Wie ist es für Sie, hier bei mir zu sitzen und mir eine schwierige Geschichte zu erzählen?
- Glauben Sie, dass Sie in der Situation Soundso irgendeine Rolle gespielt haben?

- Ich bin traurig/berührt, wenn ich Ihnen beim Erzählen Ihrer Geschichte zuhöre.

Es geht darum herausfinden, ob unsere Zugangsweise beim Klienten Interesse erweckt bzw. ob sie für ihn geeignet ist. Unsere Probeinterventionen geben uns eine Idee davon, ob die Klientin auf Einladungen eingeht, ihre Bewusstheit auszudehnen, Verantwortung für ihr Leben zu übernehmen, ob sie auf unsere Selbstenthüllungen positiv reagiert oder ein Gespür für die aufkeimende Beziehung hat. Eine scheinbar brüske Reaktion wie »Wen kümmert's, wie ich mich nach dem Tod meiner Mutter *fühle*? Ich will ihn möglichst vergessen und glücklich sein« zeigt oft, dass ein Impasse im Anzug ist, was im günstigen Fall zu einer Besprechung führt, wie Therapie Ihrer Meinung nach dem Klienten helfen könnte.

Diese Einschätzungsphase nimmt oft mehr als eine Sitzung in Anspruch. Das gilt vor allem für komplexe und fordernde Klienten. Deshalb empfehlen wir Ihnen, sich nötigenfalls zwei oder drei Sitzungen Zeit zu lassen, bevor Sie einem Vertrag über eine fortlaufende Therapie zustimmen bzw. weiter verweisen. Sie könnten Folgendes sagen:

> »Vielen Dank, dass Sie mir all das anvertraut haben. Ich muss jedoch in einigen Bereichen mehr Klarheit gewinnen/einige Folgen, die Therapie haben kann, mit Ihnen besprechen. Erst dann können wir entscheiden, unter welchen Umständen Therapie Ihnen auch hilft. Ich schlage daher vor, dass wir eine zweite Sitzung vereinbaren.«

ERKLÄREN, WIE GESTALTTHERAPIE FUNKTIONIERT

Viele Klientinnen kommen mit unrealistischen Erwartungen und Forderungen zur Therapie. Sie erwarten, dass Sie sie heilen oder ihnen zumindest sagen, was sie tun sollen. Manche wünschen sich, dass Sie die Expertin sind und begeben sich ganz in Ihre Hände und verhalten sich passiv. Es ist moralisch vertretbar, den Klienten anzukündigen, was sie erwarten dürfen, da die Forschung gezeigt hat, dass es im Wesentlichen zum Arbeitsbündnis dazugehört, eine gemeinsame Auffassung davon zu haben, was die Aufgaben einer Therapie sind. Klientinnen wollen oft wissen, worin Gestalttherapie besteht. Sie in aller Kürze zu erklären, ist mitunter schwierig, und vielleicht tun Sie sich leichter, wenn Sie eine Erläuterung parat haben, welche die Grundzüge Ihres spezifischen Ansatzes zusammenfasst.

Anregung: Stellen Sie sich vor, Ihr Klient hat Sie soeben gefragt ›Was ist eigentlich Gestaltberatung – und wie funktioniert sie?‹ Was geben Sie zur Antwort und weshalb?

Hier einige Beispiele als Anregung:

- Gestalttherapeuten sind überzeugt, dass Menschen über das notwendige Potenzial verfügen, ihre Probleme zu lösen bzw. ihre Schwierigkeiten zu bewältigen. Doch stehen sie manchmal an und benötigen Beihilfe. Ich sehe meine Aufgabe als Therapeutin darin, Sie klarer erkennen zu lassen, in welcher Lage Sie sind. Sie werden erkennen, wie Sie daran beteiligt sind, und Sie werden mit neuen Lösungen und Lösungswegen experimentieren, um mit der Schwierigkeit fertig zu werden.
- Gestalt ist eine humanistische/existenzielle Therapie, die davon ausgeht, dass Menschen mit den nötigen Ressourcen und Fähigkeiten ausgestattet sind, lohnenden Kontakt mit ihren Mitmenschen zu unterhalten und ein befriedigendes, schöpferisches Leben zu führen. Dennoch gibt es oft etwas in Ihrer Kindheit oder aber später, was diesen Prozess unterbricht, und Sie finden sich in festgefahrenen Mustern und Glaubenssätzen in Bezug auf sich wieder, welche Ihnen hinderlich sind. Gestalt geht dem nach und versucht zu ergründen, wie diese Muster weiterwirken und Ihr Leben in der Gegenwart beeinträchtigen. Ich hoffe, Sie bei der Entdeckung neuer und kreativerer Wege zu unterstützen, damit Sie die Probleme bzw. die Krise überwinden können, in der Sie sich befinden.
- Was ich praktiziere, nennt man mitunter ›relationale Gestalt‹. Das heißt, dass die Muster, die in unseren Beziehungen zutage treten – sei es mit Freunden, Familie, Kolleginnen und auch mit uns selbst, meines Erachtens ausschlaggebend dafür sind, wer wir sind und wie wir uns fühlen. Dazu gehört auch unsere Beziehung hier, vielleicht sogar noch mehr, da wir hier tiefgründige Themen und Gefühle besprechen. Sie werden sehen, dass ich oft darauf Bezug nehme, was zwischen uns ist, und ich lade Sie ein, dasselbe zu tun.

Manche Klienten sind bereits desillusioniert und verzagt. Sie haben tatsächlich aufgegeben, und jegliches Bewusstsein dafür, dass sie wählen können, verloren. Für viele ist Therapie das erste Mal, dass man ihnen wirklich zuhört, und zwar ohne Druck und Bewertung. Das kann der Auftakt zu ›therapeutischen Flitterwochen‹ sein, die allerdings nur kurz währen! Ein Klient, der nicht mit solch schmerzhaften Phasen des Feststeckens rechnet, ist möglicherweise enttäuscht, wenn sich der Anfangseffekt freudiger Erregtheit verliert. Daher ist in Ihrer einleitenden Erläuterung des Therapieprozesses der Hinweis vonnöten, dass die therapeutische Reise Arbeit und Engagement von Seiten des Klienten erfordert, und dass sich sein Leidensdruck womöglich zunächst verschlimmert.

EINEN VERTRAG ABSCHLIESSEN

In der Gestalttherapie wird idealerweise das erkundet, ›was ist‹; eine Reise ins Unbekannte ist sie allemal. Klientinnen suchen jedoch üblicherweise Hilfe, wenn sie unter psychischem Leidensdruck stehen. Klarerweise möchten sie, dass sich etwas ändert. Darüber hinaus hat die psychotherapeutische Ergebnisforschung eindeutig festgestellt, wie wichtig es für den Therapieerfolg ist, dieselbe Auffassung zu haben wie der Klient, was ein erwünschtes Therapieergebnis sei. Es empfiehlt sich daher, sich darüber einig zu werden, was Therapieerfolg für den Klienten bedeutet, vor allem auch deshalb, weil Sie dadurch einen Beurteilungsmaßstab des ›Erfolges‹ erhalten. Manche Klienten haben eine klare Vorstellung davon, welche Veränderungen sie unternehmen wollen, während manch andere sich lediglich ihrer Schwierigkeiten bewusst sind und ihre Bedürfnisse nur sehr allgemein artikulieren können. Trotzdem kann man sich auf einen gemeinsamen Fokus mithilfe eines als ›weich‹ bekannten Therapiekontrakts einigen; anders gesagt geht es dabei um den Prozess bzw. die subjektive Erfahrung, und nicht um eine bestimmte Verhaltensänderung bzw. ein bestimmtes Ergebnis wie bei einem ›harten‹ Therapievertrag. Jim hat zum Beispiel am Ende der ersten Sitzung bekräftigt, er wolle verstehen lernen, wieso seine Beziehungen zu Frauen immer in Ablehnung enden. Darin lag zwar der Wunsch, bessere Beziehungen eingehen zu können. Wie er dazu käme, wollte er aber nicht wissen (›weicher‹ Kontrakt).

Selbstverständlich ändern sich Therapieausrichtung und deren Zweck laufend, indem ständig neues Material an die Oberfläche kommt. Das Kontraktschließen ist daher ein fortlaufender Prozess (der sich manchmal innerhalb ein- und derselben Sitzung ändert) – ›Wofür möchten Sie die heutige Stunde nützen?‹ oder ›Was ist Ihnen jetzt gerade wichtig?‹ Dies kann und sollte regelmäßig fein abgestimmt werden, besonders dann, wenn sich der Fokus der Therapie verschoben hat oder eine Angelegenheit erledigt ist. Vom Standpunkt einer kompetenten Berufspraxis aus sind regelmäßige Bestandsaufnahmen wertvoll, z. B. alle drei Monate, damit wir sicher gehen können, dass die Klientin ihren Fortschritt auch registriert. »Es ist nun zehn Wochen seit unserer ersten Begegnung vergangen. Sie sagten, Sie wollten begreifen, warum ihre Partnerbeziehungen schiefgingen. Haben Sie nun Ihrer Meinung nach mehr Klarheit?« Kapitel 15 enthält einige Tipps, wie man so einen Rückblick in die Wege leiten kann.

Der administrative Vertrag

Sie benötigen zusätzlich einen administrativen Vertrag. Er enthält die Vereinbarung zwischen Praktizierendem und Klient über geschäftliche Details wie Sitzungstermine, Ort, Frequenz, Honorar (falls zutreffend), Absageregelung und Grenzen der Vertraulichkeit. Wenn Sie in einer Institution arbeiten oder ein Praktikum in einer Beratungsstelle machen, enthält der Vertrag die Regeln und Erfordernisse, die die Institution vorgibt. Vereinbarungen zwischen Ihnen, Ihrem Klienten und der Institution müssen für alle Beteiligten transparent sein. Viele Berater und Therapeuten händigen ihren Klientinnen ein Informationsblatt aus, das den administrativen Vertrag erläutert, um Klarheit zwischen den ›Vertragsparteien‹ zu schaffen und um der Eventualität vorzubeugen, dass sich ein neuer Klient aus lauter Ängstlichkeit die bloß mündlich gegebene Information nicht merkt. Manche Institutionen oder Ausbildungsinstitute werden einen schriftlichen Vertrag verlangen, den der Klient unterschreibt. Er enthält die Erlaubnis zur Aufzeichnung der Sitzungen, zur Klientenbesprechung in der Supervision und zur allfälligen Verwendung des Materials, um Ihre Zulassungserfordernisse zu erfüllen. Ein Beispiel eines solchen administrativen Vertrages ist unten angeführt.

INFORMATIONSBLATT

Name des Beraters/der Therapeutin/der Institution:

Adresse:

Kontakttelefonnummer: **Datum:**

Email:

- Mein Honorar beträgt … pro 50-Minuten-Einheit und wird jährlich angepasst.

- Absageregelung: bis ... vorher. Wird die Sitzung nicht eingehalten, werde ich, wenn möglich, einen Ersatztermin *in derselben Woche* zur Verfügung stellen, der beiden Seiten entgegenkommt; andernfalls ist das Honorar fällig und/oder die Sitzung verfällt.
- Ich mache mir Notizen zu den einzelnen Sitzungen. Sie sind nicht mit Ihrem Namen versehen und werden verschlossen aufbewahrt.
- Ich bitte Sie um Ihre Zustimmung, die Sitzungen zur eingehenden Reflexion dessen, was wir in der Sitzung besprechen, aufnehmen zu dürfen. Sie können Ihre Zustimmung jederzeit widerrufen, und ich werde die Aufzeichnung löschen.
- Ich unterliege dem Berufskodex von ... (z. B. des UKCP1). Eine Kopie ist auf Anfrage einsehbar.
- Die Sitzungen werden vollkommen vertraulich gehandhabt außer unter folgenden drei Umständen:
  a) Fallweise werde ich meine Arbeit mit einem klinischen Supervisor diskutieren. Das gehört zum Standard eines praktizierenden Therapeuten und gewährleistet bestmögliche Qualität. Meine Selbstreflexion ist an dieselben ethischen Richtlinien und an die Verschwiegenheit gebunden wie ich selbst.
  b) Wenn ich den Eindruck habe, dass sie selbst- oder fremdgefährdet sind, behalte ich mir das Recht vor, von der Verschwiegenheitspflicht abzugehen, um größeren Schaden zu vermeiden. Ich würde dies jedoch nur unter extremen Umständen tun und nicht ohne den Versuch der Absprache mit Ihnen, bevor ich irgendwelche Schritte setze.
  c) Wenn eine gerichtliche Zeugenaussage (z. B. in einem Strafprozess) ansteht.
- Zum Zweck weiterer Akkreditierung und beruflichen Fortkommens werde ich eventuell ausgewähltes schriftliches oder anderswie aufgezeichnetes Material zur Beurteilung einreichen. Ihre Identität wird darin nicht preisgegeben. Es wird nur von Klinikern durchgesehen, die an einen vergleichbaren Verhaltenskodex gebunden sind.
- Erstreckt sich unsere Arbeit über mehr als acht Wochen, empfehle ich eine dreiwöchige Kündigungsfrist (Minimum), damit wir zu einem geordneten Abschluss kommen können

In manchen Settings, z. B. in der Erstversorgung, gibt es ein Kontingent an genehmigten Sitzungen. Die Klientin bekommt einen fixen Vertrag über etwa sechs, zwölf oder zwanzig Sitzungen. Wenn nicht genau festgelegt ist, für wie viele Sitzungen sich der Klient verpflichtet, finden wir es günstig, einen anfänglichen Kurzzeitvertrag von zirka vier Sitzungen abzuschließen, damit die Klienten einen Vorgeschmack bekommen, wie Gestalttherapie abläuft, und eine ›Kostprobe‹ erhalten, die ihnen eine Ahnung gibt, ob sie ihnen helfen könnte oder nicht. Wir sagen dem Klienten auch, dass wir dadurch ihre Situation besser verstehen lernen und dann in etwa vorhersagen können, wie lange ihre Therapie dauern wird. Gestalttherapie findet üblicherweise wöchentlich statt, da dies für Klienten und Therapeuten einen gangbaren Ausgleich zwischen Beziehungskontinuität und der Zeitspanne darstellt, in der das Erarbeitete assimiliert und integriert werden kann. Es mögen jedoch mitunter Gründe für eine flexiblere Handhabung vorliegen. Bei manchen Klientinnen empfiehlt sich eine höhere Frequenz, andere wiederum brauchen größere oder aber unregelmäßige Abstände. Sollten Sie eine Abänderung des Kontrakts ins Auge fassen, diskutieren Sie dies eingehend mit Ihrem Supervisor, um sicher zu gehen, dass Sie es nicht mit einem Vermeidungsverhalten zu tun haben.

In Summe kann der Vertrag das Einverständnis über die Richtung, in die die Therapie gehen soll, fördern und als Richtlinie fungieren, die die enge Zusammenarbeit zwischen Klient und Therapeutin gewährleistet. Er stellt eine Grundlage und eine Vereinbarung über die Therapieaufnahme dar. Desgleichen steckt er Ihre Grenzen und Begrenzungen ab, damit der Klient weiß, wann Sie zur Verfügung stehen und was Sie anbieten und *nicht* anbieten. Zu guter Letzt stellt er einen Maßstab bereit, den Sie anlegen können, wenn Sie über Ihre Arbeit Bilanz ziehen.

Ein Wort zu den Honoraren

Wenn Sie in einer Privatpraxis oder in einer Institution tätig sind, die vom Berater erwartet, dass er das Honorar selbst aushandelt, werden Sie klare Vereinbarungen über die zu entrichtenden Honorare treffen müssen. So ein Gespräch bereitet Beratern oft Schwierigkeiten. Sie haben Mühe, ihr Angebot mit einem monetären Wert zu belegen. In der Privatpraxis erweist es sich möglicherweise als nützlich, sich mit Kollegen abzusprechen und sich zu erkundigen, was die durchschnittliche Honorarstuktur für Ihr Erfahrungsniveau ist. Auch ist mitzubedenken, dass das Erheben eines Honorars wesentlich zur Beratungsbeziehung dazugehört. Es ist der Beitrag der Klientin zum Geschäft, der sie *berechtigt*, in den Genuss Ihres Interesses, Ihres Engagements, Ihrer Zeit und

Ihrer Kompetenz zu kommen. Ohne diesen selbst geleisteten Beitrag könnte die Klientin womöglich auf die Idee kommen, sich an Sie anzupassen oder sich um Ihre Bedürfnisse zu kümmern (wie in einer Freundschaftsbeziehung üblich). Wenn Sie in einer Institution arbeiten, die keine Gebühren erhebt, müssen Sie der Klientin gegenüber betonen, dass sie mit ihrem Zeitaufwand und ihrem Engagement, ja, und mit ihren Steuern, zum Prozess »hinzuzahlt«.

Nennen Sie Ihren üblichen Stundensatz am Telefon oder beim Erstgespräch. Wenn Sie sich entscheiden, Ihre Preise zu staffeln oder eine bestimmte Anzahl an kostengünstigen Plätzen zur Verfügung zu stellen, könnten Sie etwa sagen: »Wenn Sie dieses Honorar nicht leisten können, bin ich gerne bereit, darüber zu verhandeln. Das können wir besprechen, wenn Sie zu mir kommen.« Oder: »Ich biete ein Gleithonorar zwischen … und … € an.« Oder: »Mein Standard-Honorar beträgt …., und ich biete ein paar kostengünstige Plätze um … € an. Sollten Sie eine Sitzung vereinbaren und diese Angelegenheit persönlich diskutieren, sollten Sie sich vorab im Klaren über Ihre eigenen Kriterien sein, unter denen Sie einen kostengünstigen Platz offerieren, damit es Ihnen später nicht leid tut, einen vergeben zu haben.«

ENTSCHEIDEN, WER NICHT ZU IHNEN PASST

Es zeichnet einen kompetenten Therapeuten aus, wenn er um die Grenzen seines Könnens weiß. Es ist wichtig, ein klares Bild zu haben, wer außerhalb der Bandbreite Ihrer Möglichkeiten, Ihrer Erfahrung und Ihres Ausbildungsstandes liegt. Darunter können Menschen mit einer Psychose (florid oder gegenwärtig remittiert) fallen, selbstmordgefährdete, sich selbst verletzende Patientinnen oder solche mit bestimmten Problemen wie Essstörungen oder Süchten. Das ist einer der Gründe, warum man sich schon zu Anfang der Sitzung biografische Details notiert. Vielleicht ist es Ihnen auch lieber, nicht mit Menschen zu arbeiten, deren Probleme sich zu sehr mit den Ihren decken. Wenn Sie beispielsweise kürzlich einen Trauerfall erlitten haben oder gerade Ihren eigenen Missbrauch als Kind durcharbeiten, möchten Sie möglicherweise nichts mit Klientinnen mit derselben Thematik zu tun haben, bevor Sie Ihre eigene durchgearbeitet haben.

Fragen der Grenzziehung sind nicht minder wichtig. Sie sollten nie mit einem Verwandten, Freund, ja nicht einmal dem Freund eines Freundes arbeiten, wenn Sie einem Grenz-, Rollen- oder Interessenskonflikt entgehen wollen (das gilt auch für den Verwandten oder guten Freund eines aktuellen Klienten). Kalkulieren Sie ein, wie wahrscheinlich es ist, der Klientin oder einem ihrer Familienangehörigen zufällig im Alltag zu begegnen. Auf eine Klientin oder ein Mitglied aus ihrem Kreis außerhalb der Therapiesettings zu treffen, könnte Ihnen etwas eröffnen, was sie Ihnen nicht selbst erzählt hat. Sie könnte sich überfahren oder bloßgestellt fühlen. Wenn Sie zu dem Schluss kommen, dass das Risiko, die Klientin außerhalb des Beratungszimmers (z. B. im Supermarkt, in der Kirche oder bei einem Kongress) zu treffen, gering aber handhabbar ist, so können Sie miteinander ausmachen, wie Sie so eine Situation handhaben würden.

Wenn man sich gegen einen Klienten entscheidet

Es kann gut sein, dass Sie beim Erstgespräch zur Einsicht kommen, den Klienten besser nicht in Therapie zu übernehmen. In den Augen der meisten Beraterinnen ist das eine heikle Angelegenheit. Es passt nicht ins Bild, das wir von uns haben, wenn wir unser Kompetenz- oder Ressourcendefizit eingestehen müssen und wir nicht allzeit und überall helfen können! Gleichwohl müssen wir uns von unserem Allmachtsanspruch verabschieden und abwägen, was für die Klientin und für uns das Beste ist. Dies verdeutlicht erneut, wie nutzbringend einer eher tentative Haltung zu Beginn der Einschätzungsphase (oder beim telefonischen Erstkontakt) ist. Sie können ein Statement abgeben, etwa dass die Sitzung Klient wie Therapeut die Gelegenheit bietet, zu entscheiden, welche Hilfe vonnöten ist. Wir empfehlen Worte wie:

> »Ich empfehle, dass Sie zu einem Erstgespräch kommen. Das gibt uns Gelegenheit, einander kennen zu lernen und miteinander zu entscheiden, was Sie in einer Therapie brauchen und ob ich für diese Hilfe die Richtige bin.«

Nicht nur ist es schwierig, uns unsere Grenzen einzugestehen, es ist auch für den Klienten unangenehm, abgelehnt zu werden, zumal viele ohnehin befürchten, zu überwältigend, zu uninteressant oder zu gestört zu sein. Daher sind die richtigen Worte beim Abweisen wichtig. Wir empfehlen, etwa so zu beginnen:

> »Ich glaube ganz gut erfasst zu haben, worum es bei Ihnen geht, und es ist mir bewusst, wie nahe Ihnen das Problem geht. Therapie könnte Ihnen sicherlich helfen, aber ich halte mich nicht für die richtige Person, diese Therapie durchzuführen.«

Wir könnten dann dazu überleiten, dass sie jemanden bräuchten, der auf Problematik des Klienten spezialisiert ist oder, was üblich, dass wir ein persönliches Problem haben oder eines, das die Grenze zwischen uns betrifft, und dass wir deshalb nicht die richtige Therapeutin für ihn sind (normalerweise verrechnen wir für diese Sitzung nichts).

Beispiele:

> »Der Leidensdruck, unter dem Sie stehen, ist so groß, dass Ihnen eine allgemeine Beratungstätigkeit meines Erachtens derzeit nicht hilft. Ich empfehle Ihnen, zunächst Ihren Hausarzt aufzusuchen und ihn zu fragen, was er von einer Überweisung zu einer Fachärztin hält.«

Oder:

> »Ein Punkt, den Sie besprochen haben, geht mir persönlich sehr nahe. Auch ich habe letztes Jahr ein Kind (einen Elternteil/Partner/etc.) verloren, und meine Gefühle sind natürlich noch sehr frisch. Es freut mich, Sie kennen gelernt zu haben, aber Sie brauchen eine Beraterin, die ganz für Sie da sein kann und mit dem Kopf nicht bei ihren eigenen Angelegenheiten ist. Ich glaube, es ist besser, wenn ich Sie zu einer Kollegin überweise. Ich werde Ihnen den Namen von einer Person geben, von der ich glaube, dass sie Ihnen weiterhelfen kann.«

In unseren Beispielen sprechen wir die Bereitstellung eines passenderen Therapeuten für die Klientin an. Es ist praktisch immer vorteilhafter, der Klientin eine Überweisung anzubieten, statt sie einfach wegzuschicken. Wir laden damit auch eine Verantwortung auf uns und wir müssen informiert sein, welch andere Ressourcen in unserem Umfeld verfügbar sind. Dazu gehören Kolleginnen mit Spezialgebieten oder Institutionen, medizinische und psychiatrische Einrichtungen, erschwingliche Klinikangebote und so fort.

Anregung: Die Klientin kommt mit dem Überwiesenwerden besser zurecht, wenn der Berater dabei selbst ein gutes Gefühl hat und seine Entscheidung selbstbewusst vertritt. Stellen Sie sich vor, Sie wurden von Ihrem letzten Therapeuten abgewiesen, weil er nicht in der Lage war, Ihnen zu helfen. Welche Reaktionen und Resonanz hätten Sie vermutlich dabei gespürt? Was hätte es Ihnen leichter gemacht, diese Tatsache zu akzeptieren?

SITZUNGSPROTOKOLLE FÜHREN

Protokolle sind aus ethischen und professionellen Gründen nötig, wenngleich es keine Regeln gibt, welche Notizen man sich machen sollte. Wichtig ist, dass sie nützen und nicht bloß Pflichtübung sind. Manche Therapeutinnen sind auf das Niederschreiben ihrer Gedanken angewiesen, damit sie sich wichtige Themen merken, denen es nachzugehen gilt; andere arbeiten lieber mit dem je in den Vordergrund drängenden Prozess. Auf der einen Seite der Palette könnten die Notizen also ein schriftliches Festhalten von Datum und Zeit Ihrer therapeutischen Sitzungen sein; das andere Extrem wäre eine detaillierte schriftliche Auseinandersetzung mit Inhalts- und Prozessangaben. Denken Sie daran, dass Ihr Klient Sie womöglich darum bittet, Ihre Notizen einsehen zu dürfen, und im Regelfall hat er dazu auch das Recht. Daher ist es eine Frage des Bedachts, des Takts und der Ethik, Ihre Notizen in genau so respektvollem Ton zu führen, wie Sie ihn in den Therapiesitzungen pflegen. Sie könnten schriftliche Notizen z. B. vom besprochenen Inhalt, von den auftauchenden Themen, den versäumten Sitzungen, dem beglichenen Honorar usw. machen, ja, von allen Details, derer sich der Klient voll bewusst ist und sie lesen könnte, ohne davon brüskiert zu sein. Im unwahrscheinlichen Fall, dass Sie die Notizen bei einer Gerichtsverhandlung vorweisen müssen, können Sie diese als wahrheitsgetreuen Bericht der Therapiegeschichte vorlegen.

Es ist ohne Weiteres vertretbar, zugleich Aufzeichnungen über Ihre privaten Überlegungen und Eindrücke, Ihre Gegenübertragung usw. zu führen. Solang sie die Identität eines Klienten nicht preisgeben, zählen sie nicht als ›Notizen‹ im professionellen oder rechtlichen Sinn und sind Ihr Privateigentum bzw. Ihr persönliches Tagebuch. Darin können flüchtige Eindrücke, diagnostische Spekulationen und Fragen Ihr Leben und Ihre Profession betreffend sein, die als Ihr rein persönliches Erleben niedergeschrieben sind. Dieses Tagebuch kann dazu genützt werden, sich Fragen zu stellen, die Sie eventuell in die Supervision mitbringen. Denken Sie jedoch daran, dass das Gericht, wenn es will, in jegliche schriftliche Aufzeichnungen Einsicht verlangen kann, welche im Besitz des Therapeuten sind. Wenn Ihr Tagebuch Namen oder *irgendeine* Angabe enthielte, die den Klienten identifizierbar machte, würde man auch dieses Material heranziehen.

Ihre formellen Notizen sollten an einem sicheren, für andere unzugänglichen Ort verstaut werden und lediglich mit einem Code oder dem Vornamen versehen sein. Den vollen Namen, Adresse und Telefonnummer sollte man anderswo speichern. Man sollte sie, je nach Berufskodex, eine Zeit lang aufheben (üblicherweise werden sechs Jahre gefordert), und zwar sowohl aus rechtlichen Erwägungen und für den Fall, dass der Klient zurückkommen sollte. Danach können die Aufzeichnungen vernichtet werden. Sie sollten auch für den unwahrscheinlichen Fall, dass Krankheit oder Tod Ihrer Berufsausübung ein vorzeitiges Ende setzen, eine Kollegin als ›Nachlassverwalterin‹ bestellen. Diese Nachlassverwalterin sollte informiert sein, wo sie die Klientendaten findet, damit sie alte Notizen vernichten und die Unterstützung und Weiterverweisung aktueller Klienten in die Wege leiten kann. Dafür wählt man besser eine entferntere Kollegin aus, da Ihre engen Freundinnen zu sehr mit der Trauer um Sie beschäftigt wären. Sie können in Ihrem Testament verfügen, dass die klinische Nachlassverwalterin für ihren Zeitaufwand entschädigt wird.

EMPOHLENE LITERATUR

Bongers, D. / Schulthess, P. / Strümpfel, U. / Leuenberger, A. (2005): Gestalttherapie und Integrative Therapie. Eine Einführung. Bergisch Gladbach: EHP

Browman, C. (1996): Definitions of Gestalt therapy. In: *Gestalt Review* 2(2), 97–107

Jenkins, P. (2007): Counselling, Psychotherapy and the Law. London: Sage

Mackewn, J. (1997): Developing Gestalt Counselling. London: Sage (s. Kap. 1)

McMahon, G. / Palmer, S. / Wilding, C. (2005): The Essential Skills for Setting up a Counselling and Psychotherapy Practice. East Sussex: Routledge

Melnick, J. (1978): Starting therapy – assumptions and expectations. In: *Gestalt Journal* 1 (1), 74–82

Sills, C. (2006): Contracts and contract making. In: C. Sills (Hg.): Contracts in Councelling and Psychotherapy, 2. Aufl. London: Sage, 9–26

Staemmler, F.-M. (2009): Was ist eigentlich Gestalttherapie? Eine Einführung für Neugierige. Hg. Deutsche Vereinigung für Gestalttherapie. Vorwort S. Engelmann. Bergisch Gladbach: EHP

Woldt, A. L. / Toman, S. M. (2005): Gestalt Therapy – History, Theory and Practice. Thousand Oaks, CA: Sage

Yontef, G. / Jacobs, L. (2007): Introduction to Gestalt therapy. In: R. Corsini / D. Wedding (Hg.): Current Psychotherapy. Pacific Grove, CA: Brooks Cole. Zum freien Download dieses Kapitels als PDF besuchen Sie die Website des Pacific Gestalt Institute unter http://www.gestalttherapy.org/faculty-publications.asp

2

PHÄNOMENOLOGIE UND FELDTHEORIE

Schauplatz: In einem Restaurant. Die Autoren machen gerade eine Schreibpause.

Charlotte: Die Phänomenologie ist ein außergewöhnlicher und hochinteressanter Begriff, und doch kommt er schwerfällig und langweilig rüber, wenn man ihn zu beschreiben sucht. Hast du eine Idee, wie man ihn lebendiger machen könnte?

Phil: Nun – was tut sich bei dir gerade? Was erlebst du im Moment?

Charlotte: *[sieht sich im Raum um]* Ich sehe eine weiße Kerze dort drüben, die das Bild dahinter erhellt, sodass sie zum Bild zu gehören scheint.

Phil: Und wie fühlst du dich?

Charlotte: Ich bin fasziniert und glücklich.

Phil: Also siehst du dich gerade in deiner Welt um und freust dich, dass die Dinge miteinander harmonieren.

Charlotte: *[lacht]* So bin ich – ich bin sehr darauf aus, die Dinge in Harmonie zu sehen.

Phil: Als ich einen Blick auf jene Kerze warf, bemerkte ich, dass sie auf den Tisch tropfte und ich überlegte, ob ich etwas dagegen tun sollte. Deine Phänomenologie besteht also darin, dass du rundum Harmonie erblickst, meine darin, dass ich Probleme wahrnehme, welche ich lösen kann. Du hast übrigens Brösel auf deiner Bluse.

DIE PHÄNOMENOLOGISCHE BEFRAGUNGSMETHODE

Der phänomenologische Ansatz besteht darin, so nahe wie möglich an der Erfahrung des Klienten daranzubleiben, im Hier und Jetzt zu sein und, anstatt das Verhalten des Klienten zu *deuten*, ihm beim Explorieren und Bewusstmachen zu helfen, *wie* er seiner Welt Sinn verleiht. Mit anderen Worten hilft der Ansatz dem Klienten, herauszufinden, wer er ist und wie er ist. Die phänomenologische Methode ist in der Tat nicht minder Haltung als sie Technik ist. Sie bedeutet, dass man sich dem Klienten mit offenem Herzen und echter Neugier widmet, und nichts zählt als das Entdecken des eigenen Erlebens.

Währenddessen konzentriert und schärft sich das Bewusstsein des Klienten hin auf seinen eigenen Prozess und auf seine Entscheidungsfindung.

Die phänomenologische Methode wurde von Husserl (1931) als eine Vorgangsweise entwickelt, dem Wesen der Existenz auf den Grund zu gehen; später wurde sie von Existenzphilosophen wie Heidegger und Merleau-Ponty weiterentwickelt. Eine essenzielle phänomenologische Anschauung lautet, die Menschen verliehen ihrer Welt ständig aktiv Sinn (was man Intentionalität nennt), ergo hat der Klient stets aktiv daran Anteil, was er erlebt und wie er erlebt, sein gegenwärtiges Problem mit eingeschlossen.

Die phänomenologische Erkundung ist für therapeutische Zwecke adaptiert worden, um sie dafür geeignet zu machen, der subjektiven Bedeutung und Erfahrung der Welt des Klienten und seiner selbst darin nachzuspüren. Es gibt drei Hauptkomponenten. Die erste ist das *Einklammern (Bracketing)*, wobei der Berater seine Überzeugungen, Annahmen und Urteile vorübergehend auf Eis legt oder ihnen zumindest keine besondere Bedeutung schenkt, damit er den Klienten innerhalb seiner Situation so wahrnimmt, als wäre es das erste Mal. Das zweite ist die *Beschreibung*, bei welcher das Phänomen des Klienten, der vor Ihnen sitzt, anhand des unmittelbar Sinnfälligen beschrieben wird. Das dritte ist der *Horizontalismus*, bei dem sämtliche Facetten des Verhaltens, der äußeren Erscheinung und der Ausdrucksweise möglichst dieselbe Wichtigkeit erhalten.

Obwohl es bereits in der Natur des phänomenologischen Ansatzes liegt, meinen wir, dass es der Mühe wert ist, ein viertes Prinzip anzuführen, nämlich *aktive Neugierde*, denn gerade sie bringt Leben in die anderen drei.

Mit der phänomenologischen Methode erlaubt man sich, den Klienten neu zu erleben, indem Sie Ihre Wertungen und Vorannahmen nicht so wichtig nehmen und ihm in offener Haltung begegnen. Es ist wie ein erster Urlaubstag in einem neuen Land mit unbekannter Kultur, in dem Sie offen für das Neue, Andersartige an Ihre Erfahrungen herangehen und Sie das Unbekannte ganz in sich hinein nehmen möchten und Verstehen wie von selbst entsteht.

Natürlich ist es unmöglich, die Brille der Subjektivität ganz abzulegen und Ihre spezielle Art und Weise zu vergessen, mit der Sie der Welt und den Menschen ihre Bedeutung geben. Darüber hinaus wird sich Ihre phänomenologische Erkundung – die Fragen, die Sie stellen, das, was Ihnen ins Auge springt, was Ihr Interesse erweckt – unvermeidlich nach der Rolle richten, die Sie als Therapeutin einnehmen. Wir kennen jedoch alle den Unterschied zwischen einer rigiden, stereotypen und engstirnigen Haltung und einer, die für neue Bedeutungszuschreibungen, neue Eindrücke und neue Auffassungen offen und empfänglich ist.

Wie wir im ganzen Buch klarzumachen versuchen, meinen wir, dass es bei jeder Interaktion zu einer Ko-Konstruktion von Sinn kommt. In diesem Licht besehen ist es nicht möglich, wirklich objektiv zu sein: Sie können sich selbst nicht aus der Beziehung herausnehmen oder sich von ihren Bedeutungsgebungen lösen. Diese Methode ist streng genommen nur ein Versuch, sich Ihre Bewertungen und Ihre Reaktionen auf die Klientin (und die Beziehung zu ihr) bewusst zu machen, um einen klaren Blick und ein besseres Verständnis zu gewinnen.

DAS EINKLAMMERN (BRACKETING)

Der erste Schritt phänomenologischer Erkundung ist der Versuch, Vorannahmen, Wertungen und Haltungen, die die Beraterin unvermeidlich in die therapeutische Beziehung mitbringt, zu erkennen und anzuerkennen. Während dieses Bracketings versucht der Berater, jene so gut wie möglich zur Seite zu stellen und ganz für diese einzigartige Klientin in diesem einzigartigen Augenblick da zu sein. Vielleicht haben Sie das schon einmal erlebt, nämlich dass Sie einen vertrauten Menschen in einem anderen Licht sehen (etwa nach langer Abwesenheit), und es ist, als sähen Sie ihn zum ersten Mal. So ein Erlebnis wird oft von einem Gefühl der Erstmaligkeit, Wertschätzung und Verwunderung begleitet, die Sie für diese einmalige Person empfinden, welche sie vorher als selbstverständlich hingenommen haben. In der Realität ist es natürlich unmöglich, diese Form des Einklammerns länger als für einige Augenblicke durchzuhalten, und tatsächlich würden wir ohne unsere Annahmen und Haltungen schlecht zurechtkommen. Menschen suchen von Natur aus Sinn, und unser Leben wäre reichlich *sinn-los*, lernten wir nichts aus unserer Erfahrung, zögen wir keine Schlüsse, bildeten uns keine Urteile und nähmen wir keine Haltungen ein. Menschen neigen allerdings auch zur Erstarrung und zu Stereotypen, sie sehen, was sie sehen wollen, sie gleichen ihre Wahrnehmung ihren Erwartungen an und verlieren den Sinn für das Neue und für ungewohnte Alternativen. Wir müssen nicht sehr weit blicken, um die Konsequenzen solch stereotyper Einstellungen gegenüber Hautfarbe, ethnischer Zugehörigkeit, Nationalität und Geisteskrankheit zu bemerken. Bracketing heißt aber nicht, von vorgefassten Meinungen, Haltungen und Reaktionen *frei* sein zu wollen. Es stellt indes den Versuch dar, so nahe wie möglich an der jeweiligen Neuheit des Hier und Jetzt daran zu sein und das Risiko vorschneller und vorzeitiger Bewertungen und Sinnzuschreibungen des jeweils einmaligen Erlebnisses eines Klienten zu vermeiden.

Anregung: Stellen Sie sich folgende Situation vor:

a) Jim erzählt Ihnen, seine Mutter sei gerade an Krebs gestorben.
b) Kathryn sagt, sie sei auf einen Posten mit mehr Verantwortung befördert worden.
c) Miles erzählt Ihnen, er habe seine siebenjährige Tochter geschlagen.
d) Keiko verkündet, dass sie eine arrangierte Ehe mit einem Mann eingehen werde, den sie noch nie gesehen hat.

Stellen Sie sich vor, Sie hörten jede dieser Aussagen jeweils von einem Ihrer Klienten. Was ist Ihre unmittelbare Reaktion, Ihre Emotion oder wie lautet Ihr Urteil, wenn Sie das hören? Bereits bei dieser minimalen Information werden Sie spüren, wie schnell Sie sich eine Meinung bilden. Oft haben wir mit Überraschung registriert, wie verschieden ein und dasselbe Erlebnis von Therapeut und Klientin wahrgenommen werden kann: ein Verlust, der eher Erleichterung bzw. Zorn statt Trauer auslöst, ein anscheinend erwünschtes Ereignis, das den Klienten geängstigt hat, ein Missbrauch, der als Notwendigkeit gerechtfertigt wird oder eine verblüffend andere Bedeutungszuschreibung an ein scheinbares Allerweltsereignis.

Es ist schwierig zu beschreiben, wie man das Einklammern praktiziert, aber vielleicht sind ja die bewusste Einstellung, dass Ihre Meinungen und Urteile fehlerverdächtig oder vorschnell sein könnten, und die Einsicht, dass Sie sich mit Ihren Schlussfolgerungen lieber Zeit lassen sollten, hilfreich. Das Mindeste ist, sich Ihrer vorgefassten Meinungen bewusst zu sein, ihnen keine besondere Beachtung zu schenken und bereit zu sein, sie angesichts neuen Belegmaterials zu verändern oder abzuwandeln. Vielleicht helfen Ihnen die Grounding- und einfache Gewahrseins-Übungen, die in späteren Kapiteln ausgeführt werden, mit dem Herzen und dem Körper zu hören und nicht mit dem Verstand!

BEISPIEL

James: Ich habe gerade erfahren, dass meine Partnerin schwanger ist, und sie freut sich so.

(Reaktion der Beraterin: spürt sofort eine positive Resonanz, hält sich aber zurück.)

Antwort der Beraterin: Und wie ist das für Sie? *(Sie klammert ihre eigenen Werte und ihre Reaktion ein.)*

James: Ich weiß nicht recht. Natürlich freue ich mich.

Antwort der Beraterin: Sie sind sich anscheinend nicht ganz sicher.

James: Ja, wahrscheinlich. Es ist ein neues Leben. Einen Säugling in die Welt zu setzen.

(Innere Resonanz der Beraterin: fühlt etwas, was sich nicht wie Freude anfühlt – Besorgnis oder Beunruhigung vielleicht.)

Antwort der Beraterin: Ist da vielleicht noch ein anderes Gefühl oder eine Besorgnis, weil sie ein Baby bekommen? *(Sie klammert das sich in ihr bildende Urteil ein und geht dem nach, was möglicherweise nicht ausgesprochen wird.)*

James: Ist schon okay. Ich mache mir aber Sorgen, in Zeiten wie diesen ein Kind aufzuziehen.

Und so fort …

Das anfängliche Zögern der Beraterin macht es möglich, dass sich ein komplexerer Sinn herauskristallisiert, der möglicherweise verfehlt worden wäre, wäre die Reaktion zu positiv ausgefallen (z. B. »Ich gratuliere!«).

Die Haltung des Einklammerns ist, als würde man ein Geheimnis ergründen. Sie versuchen, den Sinn einer bestimmten Situation herauszufinden, Fragen zu stellen und Antworten zu eruieren, »Wie geht es Ihnen damit?« oder »Was bedeutet das für Sie?« »Welchen Sinn geben Sie der Angelegenheit?« »Wie kam es dazu?«, jedoch nicht in Erwartung einer bestimmten Antwort (zumindest nicht sofort). Sie versuchen, den Sinn einer Situation von selbst entstehen zu lassen, und für den Anfang ist die Haltung des Einklammerns oder der Offenheit das Beste.

Anregung: Denken Sie an einen Klienten (oder an einen Freund), den Sie eine Zeit lang regelmäßig gesehen haben. Beschreiben Sie ihn (vor sich) in Kategorien wie etwa seinem Beruf, seinem Geschlecht, seiner sozioökonomischen Zugehörigkeit, seiner Persönlichkeit, wie er Sie sieht, was er gefälligst tun sollte, damit er mit sich zurecht kommt (!) und so weiter. (Machen Sie das eine Minute lang.)

Stellen Sie das nun alles zur Seite und malen Sie sich aus, wie Sie ihm vorurteilsfrei und ohne ihm eine Bedeutung geben zu wollen, gegenüber zu sitzen. Was fällt Ihnen da an ihm auf? Wie sitzt er? Wie ist seine Körperhaltung? Wie seine Frisur, sein Teint, seine Atmung? Was für einen Gesichtsausdruck hat er? Welche Bilder und Gefühle kommen Ihnen dabei?

Sie werden sehen, wie unterschiedlich die Eindrücke sind, die Sie aus den beiden Erkenntnisweisen gewinnen.

Die Fertigkeit des Einklammerns ist auch beim Praktizieren schöpferischer Indifferenz und der Inklusion überaus entscheidend, welche wir in späteren Kapiteln erörtern werden, da sie beide einer bestimmten Form des Einklammerns bedürfen.

BESCHREIBUNG

Die zweite Fertigkeit, die der phänomenologischen Erkundung bedarf, ist die Beschreibung. Dazu gehört, dass Sie an der Bewusstheit (Awareness) des unmittelbar Augenfälligen daran bleiben und Schritt für Schritt wiedergeben, was Sie wahrnehmen. Indem die Beraterin ihre eigenen Annahmen und Werte zur Seite stellt, beschränkt sie sich auf die Beschreibung des Wahrgenommenen (Gesehenen, Gehörten, Gefühlten usw.) – kurz dessen, was sie am Klienten bemerkt, d. h. was er sagt und was er tut, und dessen was sie selbst dabei erlebt (ohne zu interpretieren).

Eine typische Intervention sieht etwa so aus:

> Mir fällt auf … (z. B. »dass sich Ihre Atmung beschleunigt hat«).
> Anscheinend sagen Sie damit … (z. B. »dass Ihnen das sehr wichtig ist«).
> Sie wirken … (z. B. »bekümmert«).
> Mir ist nicht entgangen, dass … (z. B. »dass Sie heute zehn Minuten zu spät kamen«).

Die Beraterin muss Schritt für Schritt mit der Information mitgehen, die sie aus ihren Kontaktfunktionen und ihren körperlichen Reaktionen gewinnt. Währenddessen werden einzelne Interessen figural werden – die Körperhaltung des Klienten, seine Stimmlage, sein Atemtempo oder ein Thema, das sich wiederholt. Sie wird auch auf ihre eigene Phänomenologie achten, das kann ein emotionales Echo, eine körperliche Anspannung oder aufkommende Langeweile sein. Damit beschreibt sie (manchmal laut, manchmal nur für sich) die auftauchenden Figuren und Themen des Klienten. Man nennt ein solches Vorgehen auf Seiten des Beraters auch Tracking – das ist das schrittweise Mitverfolgen des sich entfaltenden Prozesses.

BEISPIEL

Kess kommt zu spät und lässt sich langsam nieder, die Augen zu Boden gerichtet, bewegt sich kaum und ist still. Als der Berater anmerkt, wie regungslos ihr Körper und wie intensiv ihr Schweigen sei, blickt sie langsam auf und sagt, dass ihr bewusst sei, wie viel Traurigkeit sie in sich festhalte. Der Berater sagt, er nehme auch winzige rastlose Bewegungen in ihren zu Fäusten geballten Händen wahr. Kess wird lebendiger und äußert ihren Kummer nach und nach. Später fällt dem Berater auf, dass Kess' Stimme leiser wird und dass sie wieder bewegungslos wird. Er teilt ihr seine Beobachtung mit, und Kess antwortet, sie befürchte, dass ihre Bedrängnis mit dem Reden noch schlimmer werden könne, deshalb zögere sie.

Es ist faszinierend, wie wirkungsvoll diese Technik ist, wenn es darum geht, eine Klientin in Berührung mit ihrer Erfahrung zu bringen und das aufzudecken, was ihr dabei im Wege steht. Beschreibung bietet Aufmerksamkeit, Stützung und Interesse für auftauchende Figuren, die ansonsten abgelenkt würden. Der Berater hilft der Klientin auch, ihre eigenen Deutungen, Überzeugungen und ihre Bedeutungsgebung ans Licht zu bringen und ihren Gefühlen sowie ihrem Erleben volle Aufmerksamkeit zu schenken.

Eine Warnung sei jedoch ausgesprochen. Oft sind das, was die Therapeutin wahrnimmt, Phänomene bzw. Reaktionen, die außerhalb der Bewusstseinssphäre des Klienten liegen. Manche Klienten fühlen sich bloßgestellt, ja sogar beschämt dadurch, dass jemand ihre körperlichen Regungen, Anspannungen, Stimmlage, Wortwahl und so fort wahrnimmt. Es ist daher überaus wichtig, dass die Kommentare einfühlsam und zum Thema gehörig dargeboten werden. Die Klientin darf nicht den Eindruck bekommen, dass sie durchleuchtet wird. Auf diese Kompetenz werden wir später zurückkommen.

HORIZONTALISMUS

Jedes Geschehen ist potenziell ebenso wichtig (horizontal) wie jedes andere. Dieser Grundsatz führt uns zur dritten Fertigkeit unserer phänomenologischen Erkundung. Die Beraterin nimmt in ihrer Wahrnehmung und in ihren Reaktionen keine Überlegenheitspose ein. Eine körperliche Bewegung des Klienten ist vielleicht genauso wichtig wie das, worüber er spricht. Hier handelt es sich freilich um eine sehr subtil zu handhabende Technik. Es wäre beispielsweise unangebracht, den Fluss des Klienten grob zu unterbrechen, nur um die Aufmerksamkeit auf eine unwesentliche Bagatelle zu lenken. Stattdessen erinnern wir uns des Perls'schen Merkspruchs, Gestalt sei die ›Therapie des Offenkundigen‹ sowie der Prinzipien der Feldtheorie. Horizontalismus lässt sich sehr natürlich bewerkstelligen, wenn wir erfolgreich einklammern und unsere Interventionen auf die Beschreibung dessen, ›was ist‹, beschränken. Damit verlassen wir uns auf unsere geschärfte Wahrnehmung, mögliche Zusammenhänge und Anomalien zu bemerken und benennen zu können. Natürlich kann das, was im Hintergrund abwesend ist oder fehlt, ebenso wichtig sein wie etwa die geringe emotionale Beteiligung bei einem Klienten, der über seine bevorstehende Scheidung spricht.

BEISPIEL

Beraterin: Mir fällt auf, dass Sie oft zum Fenster hinaussahen, während Sie über Ihre Frau sprachen. *[Die Beraterin schenkt dem Aus-dem-Fenster-Blicken ebenso viel Aufmerksamkeit wie seinen Worten.]*

Klient: Tatsächlich? Ja, stimmt wahrscheinlich. Ich sehe die Baumkrone dieser riesigen Buche, und die scheint so hoch oben, und das ist irgendwie tröstlich.

Beraterin: In welcher Weise tröstet es Sie?

Klient: Ich will nicht darüber reden – über meine Ehe, meine ich. Ich will Ihnen nicht davon erzählen und es damit real machen, und Sie schauen mich dann so mitfühlend an. Ich bin irgendwie – ich weiß, wie blöd das ist – wütend auf Sie. Sie bringen mich dazu, darüber zu reden. Sie bewirken, dass ich erkenne, was wirklich los ist, und das will ich nicht.

Beraterin: Also sind Sie wütend auf mich. Da konzentrieren Sie sich lieber auf die Baumkronen.

Klient: Genau. Es ist, als könnten Sie mich dort nicht erreichen, und niemand kann mich dazu bringen, über schmerzliche Dinge zu reden.

Beraterin: Kommt Ihnen das bekannt vor, abzutauchen, um sich in Sicherheit bringen?

In diesem Fallbeispiel hat die Beraterin dem Phänomen des aus dem Fenster Blickens ebenso viel Gewicht beigemessen wie dem Inhalt seiner Worte und dabei unverhofft eine Passage relationaler Kommunikation entstehen lassen.

AKTIVE NEUGIERDE

> »Eine der Hauptvoraussetzungen bei der Ausübung von Therapie ist die Fähigkeit, sich vom Patienten faszinieren zu lassen.« (Polster 1985: 9)

Obwohl aktive Neugierde formal gesehen nicht zur phänomenologischen Methode gehört, meinen wir, dass sie zur Beraterrolle in der Gestalt wesentlich dazugehört. Um die Welt der Klientin zu verstehen, muss man sich dafür interessieren, wie es zu einer Situation kommt, welchen Sinn die Klientin ihm verleiht, wie *dieses* mit *jenem* zusammenpasst, und welche Bedeutung es im größeren Zusammenhang hat. Sie helfen den Klientinnen dadurch, ihre eigene Verstehensweise zu erkunden und zu klären. Alles, was Sie dazu brauchen, ist Neugierde auf alles, was die Klientin erlebt.

Ihre Neugierde wird Sie mitunter veranlassen, viel zu fragen. Die goldene Regel lautet, nur solche Fragen zu stellen, die zur phänomenologischen Erkundung gehören und nicht zu einem Verhör. Der Klient sollte keinesfalls den Eindruck bekommen, die spanische Inquisition wäre hinter ihm her. Oder als gäbe es eine richtige Antwort auf das, worauf *Sie* hinauswollen. Vermeiden Sie geschlossene Fragen, die die Antworten einengen und Maßstäbe aufstellen. Vergleichen Sie beispielsweise folgende geschlossene Fragen: »War das schwer?«, »Haben Sie gut geschlafen?«, »Waren Sie traurig?« mit deren offener Alternative: »Wie war es?«, »Wie haben Sie geschlafen?«, »Wie haben Sie sich gefühlt?«› »Was haben Sie erlebt?«

Hüten Sie sich auch vor Warum-Fragen, welche die Form von Neugierde, die wir hier propagieren, zunichtemachen. Eine Warum-Frage lädt üblicherweise zum Nachdenken und zur Rationalisierung ein, und oft impliziert sie Kritik, z.B.: »Warum sind Sie zur Sitzung zu spät gekommen ...?« Es bringt mehr, mit offenen Fragen ans Werk zu gehen, wie zum Beispiel »Wie kam es dazu, dass Sie zu spät dran sind?« und »Wie ist es für Sie, zu spät zu kommen?« – das sind Fragen, die auf den Prozess des Klienten abzielen und nicht so sehr auf den Inhalt.

Des Weiteren empfehlen wir zwei bestimmte Frage-Modi. Erstens den, welchen wir ›Erkundung eines Mikroprozesses‹ nennen. Laden Sie den Klienten ein, seine Aufmerksamkeit einige Sekunden lang punktgenau auf sein Erleben zu richten, damit er gewahr wird, wie komplex seine Reaktion ist. Wenn eine Klientin beispielsweise verwirrt aussieht oder ungewohnt auf eine Aussage Ihrerseits reagiert, vergessen Sie das ›Warum‹ und vergessen Sie auch das ›Wie‹ dieses Ereignisses und das ›Was-genau-ist-*dann-und-dann*-passiert?‹ oder das ›Was-geht-*jetzt-gerade*-vor-sich?‹

BEISPIEL

Beraterin: Was war jetzt eben? Als ich redete, veränderte sich Ihr Gesichtsausdruck und Sie sahen zu Boden. Als ich Sie höflich unterbrach, baten Sie mich ebenso höflich um eine Erklärung, was ich meinte. Ich möchte zu gerne wissen, was sich in den Sekunden dazwischen bei Ihnen abspielte.

Reg: Nun ja, Sie haben mir viele Fragen gestellt, da bin ich nicht mitgekommen. Da war ich erst einmal verwirrt.

Beraterin: Und dann?

Reg: Dann bin ich mir blöd vorgekommen.

Beraterin: Und dann?

Reg: Dann sagte ich mir, dass Sie eine ausgebildete Beraterin sind … daher müssen Sie sich im Klaren sein, was Sie tun. Daher suchte ich nach einer Antwort auf Ihre Fragen, aber mein Magen hatte sich zu einem Knödel verkrampft. Dann wusste ich nicht weiter und schaute zu Boden …

Diese Frame-by-frame-Befragung ist dann von Nutzen, um Augenblicken auf den Grund zu kommen, in denen der Klient einen plötzlichen Kurswechsel vornimmt, aber »Ich weiß nicht« antwortet, wenn Sie nachfragen. Die Anregung› zurückzugehen und jenen Moment Sekunde für Sekunde in Worte zu fassen, kann bisweilen wichtige Prozesse freilegen, die zu schnell abliefen, um zum gegebenen Zeitpunkt bemerkt zu werden.

Der zweite Befragungsmodus geht so vor sich, dass wir die Position klinischer Naivität einnehmen. Sie beginnt mit einer Frage, von der Sie annehmen, dass sie ohnehin die Antwort wissen. Sie ist vor allem dann hilfreich, wenn die Geschichte, die Sie hören, vermeintlich keinen Sinn ergibt und Sie verwirrt sind. Beim Erstgespräch hatte die Beraterin nicht verstanden, wieso Reg zur Beratung gekommen war, deshalb fragte sie ihn direkt:

Reg: Mein Problem ist, dass ich einfach nicht zurechtkomme. Mein Arzt meint, ich sei depressiv.

Beraterin: Ich weiß nicht, was Sie unter ›depressiv‹ verstehen.

Reg: Na ja, mir ist dauernd nach Weinen zumute.

Beraterin: Wie lange geht das schon so?

Reg: Hmm, ich hab das niemandem erzählt, aber man hat mich letzten Monat aus der Firma entlassen.

Die ›naive‹ Frage kann Dinge hervorlocken, die normalerweise unter Verallgemeinerungen und Etikette verdeckt liegen. Beispielsweise können Sie sagen, »Können Sie mir ein Beispiel für eine Situation geben, in der Sie ›nicht zurechtkommen‹?« oder »Ich freu' mich, dass Ihnen die Therapie hilft, aber können Sie mir sagen wie?« (auch wenn Sie glauben, die Antwort erraten zu können).

Ergänzend sei davor gewarnt, dass man von Klienten nicht erwarten kann, dass sie ohne Erläuterungen wissen, was wir da tun, es sei denn, sie sind in der Kunst des Klient-Seins bereits versiert. Statt einfach zu sagen, »Was sagt Ihr Fuß da?«, ist es hilfreicher, den Klienten zu einem neuen Körperbewusstsein hinzuführen, etwa so: »Mir ist aufgefallen, dass Sie die ganze Zeit mit dem Fuß wippen, während Sie sprachen, und ich frage mich, ob das auf eine gewisse Rastlosigkeit oder Spannung hindeutet. Wenn Sie Ihre Aufmerksamkeit auf Ihren Fuß richten, was kommt Ihnen da in den Sinn?« Damit erläutern Sie nicht nur Ihre Arbeitsweise, sondern Sie regen die Bewusstmachung an und sichern sich die kontinuierliche Verbindung mit dem, worüber die Klientin spricht, während Sie ihr sonst womöglich davon galoppieren oder hinten nach sind.

Ihr phänomenologisches Erleben

Klarerweise werden Sie, während Sie Ihre phänomenologische Erkundungsmethode anwenden, einen Widerhall und verschiedene Reaktionen in sich verspüren, während Sie bestrebt sind, für das Erleben der Klientin empfänglich zu sein. Je vertrauter Ihnen diese Methode wird, desto ersprießlicher wird deren Anwendung für Sie auf Ihr Erleben der Klientin, während Sie privat über Ihren eigenen Prozess reflektieren: »Mir ist aufgefallen, dass ich gerade Unruhe/Langeweile/Ängstlichkeit verspüre – was könnte das bedeuten?«

Dies bietet sich als ein Verfahren an, mit dem Sie Ihrem eigenen Erfahrungsstrom Aufmerksamkeit schenken und zugleich neugierig, beschreibend und horizontal vorgehen und Ihre eigenen Reaktionen wie Wertungen reflektieren. Es kann Ihnen sowohl die Wirkung verstehen helfen, die der Klient auf Sie ausübt, und manchmal bietet es sich als gangbare Intervention an, z. B. »Wenn ich Ihnen beim Reden über Ihre Kindheit zuhöre, steigt ein Gefühl von Traurigkeit in meiner Brust auf, die ich mir nicht erklären kann« oder »Ich merke, dass ich konfus werde …«

KLINISCHE ANWENDUNG

Die Anwendung der phänomenologischen Methode tut ihre Wirkung. Erstens haben Klientinnen oft den Eindruck, dass ihnen u. U. das erste Mal wertungsfrei zugehört wird. Bedenkt man die Allgegenwärtigkeit von Selbstkritik und Selbstbeschuldigung bei den meisten Klienten, kann die Methode zutiefst heilsam sein. Zweitens modelliert und fördert sie die Bewusstseinsbildung beim Klienten. Sie ermutigt ihn, in der Gegenwart und nahe an seinem Erleben zu bleiben und sich wichtigen neuen Erfahrungen zu öffnen. Drittens hilft sie Ihnen und vor allem dem Klienten, seine besondere Art und Weise zu ergründen, wie er den Sinn seiner Existenz und seiner Probleme konstruiert. Dadurch kann er seine Verantwortung wiederentdecken und neu bewerten, wie er seine Probleme ko-kreiert. Viertens stellt sie modellhaft dar, dass Beratung ein gemeinsamer Erkundungsprozess ist.

Die Szene:	Später im Restaurant …
Charlotte:	Wie könnten wir also den Übergang von der phänomenologischen Erkundung zum Erkennen von Mustern schildern?
Phil:	Mach mit deiner Erkundung weiter. Was erlebst du gerade?
Charlotte:	O.K. – ich sehe das Feuer und die Bilder – die gefallen mir wirklich gut – und es ist ein Kupferstich von Nelson an Bord seines Schiffs darunter, dieser wunderschöne Hund … Und ich genieße es, mit dir zu reden und am Wein zu nippen, zu essen, da zu sein … dabei fällt mir auf, dass darunter ein Schuldgefühl lauert, weil wir Jo nicht eingeladen haben, mitzukommen. Ich hoffe, dass das keine Missstimmung erzeugt.
Phil:	Also hast du deine Erlebnisse im Hier und Jetzt genossen, dann hast du es dir mit Sorgen um Vergangenheit und Zukunft vermasselt. Ist das eines deiner Muster?
Charlotte:	Ja, ich glaub schon. Aber meine Aufmerksamkeit ist von einem darunterliegenden, nagenden Gefühl abgezogen worden.
Phil:	Nehmen wir mal an, du bliebest in der Gegenwart mitsamt diesem Gefühl?
Charlotte:	Dann würde das Gefühl vermutlich bedeuten, dass ich in diesem Augenblick glücklich bin, aber was kommt danach? Es wird nicht halten. Es könnte ja etwas schiefgehen.
Phil:	Also statt bei dem zu bleiben, was in dieser unberechenbaren, existenziellen Welt gerade geschieht, entschiedst du dich, dir

Sorgen über Vergangenes zu machen. Kommt dir das bekannt vor?

Charlotte: Schon gut, Schlauberger. Iss jetzt.

Ausbildungskandidatinnen fragen oft, auf welche Aspekte der Phänomenologie der Klientin sie achten und worauf genau sie neugierig sein sollen. Worauf sollen sie schauen – auf die Bewegungen des Körpers, die Themen, die auftauchen, die Glaubenssätze oder Emotionen? – Hauptsache, Sie experimentieren und lassen sich von Ihrem Interesse leiten. Natürlich verfeinert sich diese Vorgehensweise mit der Zeit dadurch, dass Ihnen Ihre Erfahrung rückmeldet, ob Sie erfolgreich vorgegangen sind. Außerdem wäre es naiv, zu behaupten, Ihre Aufmerksamkeit würde nicht (bis zu einem gewissen Grad) durch die Linse Ihrer Therapeutenrolle und Ihren Therapievertrag mit dem Klienten dirigiert. Sie werden sich natürlich dafür interessieren, was für das aktuelle Problem relevant erscheint und was dabei fehlt. Wenn Sie aber die phänomenologische Methode anwenden, werden Sie eher auf ›erfahrungsnahe‹ Phänomene achten (d. h. auf das Augenfällige bzw. Erlebte) als auf die ›erfahrungsfernen‹ (z. B. worüber der Klient spricht bzw. wovon er berichtet). Sie werden auch mit dem Klienten klären, ob Sie beide dasselbe Phänomen bemerken, ob es ihn überhaupt interessiert und wie energiegeladen seine Reaktion auf Ihr Interesse ist.

In diesem Zusammenhang ist das Figur-Grund-Konzept entscheidend. Der Grund der Aufmerksamkeit eines Menschen, seine phänomenologische Erfahrung, wird durch den aktuellen bzw. den historischen Hintergrund dieser Erfahrung bestimmt. Es ist das Gesamtbild, aus dem das Einzelelement als ›Figur‹ heraustritt. In jedem Augenblick richten wir (und unsere Klienten) unsere Aufmerksamkeit auf *eine* bestimmte Figur einer Situation. Gehen wir beschreibend und horizontalisierend vor, ermutigen wir zum Erleben einer Figur, die vollständig und lebendig ist, und doch werden wir uns sowohl der eventuellen Wirkungen und Konsequenzen dessen, was den Grund ausmacht, bewusst sein, als auch der Bedeutung dessen, was wir Figur werden lassen. In unserem Fallbeispiel zu Beginn des Kapitels hat Charlotte die Harmonie zwischen Kerzenlicht und Gemälde Figur werden lassen. Für Phil waren die möglichen Probleme, die vom herabtropfenden Wachs drohten, Figur gewesen.

Anregung: Sie können üben, sich dessen bewusst zu werden, was Sie figural werden lassen und Ihre Aufmerksamkeit anschließend auf andere Elemente des Grundes lenken, indem Sie Ihr eigenes Gewahrsein mitverfolgen. Sehen Sie sich um, was um Sie herum ist, und achten Sie darauf, wie Sie eine Figur in den Vordergrund holen und dann die nächste. Sie werden sehen, dass Sie Ihre volle Aufmerksamkeit nicht mehr als einer Sache schenken können. Wenn Sie mehrere Möglichkeiten im Blickfeld haben, verschieben Sie Ihren Fokus unwillkürlich von einem Ding aufs andere. Das ist nirgends offenkundiger als in den klassischen Gestalt-Bildern, die das Wahrnehmungsfeld betreffen, z.B. die Zeichnung einer Vase, die zugleich zwei Gesichter zeigt, oder das doppeldeutige Bild, in dem man entweder eine alte Frau oder eine junge Dame erkennt. Sobald Sie eines dieser Bilder wahrnehmen, können Sie das andere nicht sehen, ohne die ursprüngliche Sichtweise aufzugeben.

Die Kunst phänomenologischen Erkundens oder Fokussierens besteht nicht bloß in aufmerksamem Mitverfolgen dessen, was jeweils an die Oberfläche kommt, sondern im Erkennen der unverwechselbaren Muster und Unterbrechungen der Gestaltbildung und -auflösung eines Klienten, die der therapeutischen Thematik zugrunde liegen. Burley und Bloom (2008, 261) legen dar, dass uns die phänomenologische Methode zum Aufspüren dieser Muster befähigt, und zwar durch ›die ästhetischen Qualitäten des Kontakts – die gefühlten, erspürten, wahrgenommenen, beobachteten, bekannten … Qualitäten (die) … der Stoff therapeutischer Einsicht sind‹.

Irgendwann werden sie genügend Material und Information gesammelt haben, um Hypothesen über die je individuellen, emergierenden Figuren des Klienten, über Grund, Thematik oder Probleme, welche ihm nicht bewusst sind, zu bilden, und darüber, welche Interventionen ihm helfen könnten. Ihr Verständnis wird sich nun auf Ihre unmittelbare Erfahrung gründen, die Sie gemeinsam mit Ihrem Klienten überprüft und erforscht haben, und nicht auf Theorien und Spekulationen. Es ist immer wieder wichtig, die Spekulationen, die aus Ihren Beobachtungen und Reaktionen entstehen, dem Klienten ausdrücklich kundzutun, als Zusammenfassung für ihn, damit er überprüfen kann, ob sie auf ihn zutreffen. »Mir fällt auf, dass Sie jedes Mal, wenn Sie von Ihrer Adoption zu sprechen beginnen, zu Boden sehen, leise werden und bewegt scheinen. Anscheinend ist das ein Thema, worüber Sie nur ungern reden – kann das stimmen?«

Sie könnten dann von der phänomenologischen Methode zu einem Vorschlag übergehen und eine direktive Intervention setzen, um den Prozess in Gang zu bringen, besonders dann, wenn der Klient festzustecken scheint.

Dies ist ein subtiler und grundsätzlicher Punkt für einen Berater und gewissermaßen eine Schlüsselfrage der Gestaltberatung: An welcher Stelle greife ich in den sich beim Klienten entfaltenden Prozess ein? An welchem Punkt höre ich auf, dem nachzugehen, was gerade an die Oberfläche kommt, wann höre ich auf, Hypothesen zu bilden, dem Prozess nachzuspüren und das Bewusstmachen im Hier und Jetzt anzuregen, und gebe eine Empfehlung, konfrontiere oder biete ein Experiment an? Nicht minder brisant ist diese Frage in der praxisorientierten qualitativen Forschung, worauf wir in Kapitel 16 näher eingehen.

Bei Klienten mit höherem Funktionsniveau, besonders bei solchen, denen es um Persönlichkeitsentfaltung und Selbsterfahrung geht, ist die phänomenologische Methode im Sinne allgemeiner Bewusstseinssteigerung oft äußerst tauglich. Bei Klienten, die mit dem Wunsch nach einer bestimmten Verhaltensänderung kommen (z. B. die Nachwirkungen eines Traumas in ihrem Verhalten zu überwinden) oder solche, die einen Kurzzeit-Vertrag wollen oder in negativen Wiederholungsmustern gefangen sind (z. B. in autodestruktivem Verhalten), ist der Bedarf an aktiven Anweisungen oft stärker, besonders, wenn wir fixierte Gestalten aufbrechen möchte (z. B. »Ich werde mich wohl nie von dem erholen, was passiert ist«). Auf diesen Punkt werden wir in Kapitel 20, welches sich um Kurzzeittherapie dreht, und in Kapitel 19, das sich mit Depression befasst, näher eingehen.

Es gibt keine einfache Antwort auf die Frage, wie und wann man zwischen Erkundung und Intervention hin- und herschwenken soll, außer der Empfehlung, an seiner Erfahrung und vom Experiment zu lernen. Aber: Ob nun Ihr Plan angesichts eines bestimmtes Bedürfnisses oder Kontrakts offen und unstrukturiert oder eng gefasst ist – es erweist sich stets als zielführend, immer dann auf die phänomenologische Grundmethode zurückzugreifen, wenn Sie der Auswirkung und der Resonanz Ihrer Interventionen nachgehen möchten.

FELDTHEORIE

Eng mit dem Figur-Grund-Begriff ist die feldtheoretische Perspektive assoziiert, welche eine Leitidee der Gestalt ist. Danach ist ein Individuum niemals vollkommen unabhängig bzw. isoliert (auch wenn es das so erlebt), sondern stets in Kontakt und mit allem verbunden, und zwar in einem ganz realen Sinn. Im klinischen Setting wird die Klientin stets als Ganzheit psychologischer und körperlicher Faktoren *in einem bestimmten Kontext* begriffen. Jede sich abzeichnende Figur von Interesse hängt daher in ihrer Bedeutungszuschreibung gänzlich vom Kontext ab. Stellen Sie sich zum Beispiel vor, was das Läuten an Ihrer Türglocke bedeuten kann, wenn Sie (a) eine Freundin erwarten, (b) einen Klienten empfangen, (c) auf den Pizza-Zusteller warten und (d) wenn es drei Uhr morgens ist und Sie im Tiefschlaf sind. Diese Beispiele zeigen, wie sehr die Bedeutung des Glockengeklingels ganz vom Kontext, in dem es sich ereignet, abhängt.

Die feldtheoretische Perspektive untermauert das oben Dargestellte und alles Weitere, was wir in diesem Buch noch vorhaben. Wir werden diese Theorie im Folgenden kurz skizzieren, für eine detaillierte und komplexe Darstellung ist hier nicht der Ort (dafür verweisen wir auf die Literaturempfehlungen im Anschluss an dieses Kapitel). Zwar gehört sie grundlegend zum Gestaltansatz dazu, sie macht einem die Erörterung der dazu nötigen Skills aber nicht gerade leicht. Sie soll aber als Aufruf verstanden werden, sich der weiteren Einflussgrößen bewusst zu werden, die in jedweder Situation präsent sind und die gar oft unbemerkt bleiben oder ignoriert werden.

Sie deckt sich auch weitgehend mit dem relationalen Blickwinkel, welcher der Tatsache Rechnung trägt, dass wir in einer Beziehung empfangen und geboren werden und dass wir uns stets in Beziehung mit- und zueinander entwickeln. Wir stehen ununterbrochen in Beziehung zu anderen, formen sie und werden geformt (sogar wenn sie nicht da sind), und wir stehen unter dem Eindruck unserer lebensgeschichtlichen Beziehungserinnerungen.

Die Feldtheorie ist eine tragende Säule der Gestaltpraxis und -theorie, die Grundlage einer ganzheitlichen Betrachtung unserer Klienten, welche sämtliche Facetten von Körper, Geist und Emotion, gegenwärtige wie vergangene Umstände, kulturelle, spirituelle und politische Einflüsse grundsätzlich gleichermaßen wichtig nimmt. Sie erkennt das vielfach verzweigte Netz aus den Einflussnahmen an, die allgegenwärtig sind und dennoch oft vernachlässigt oder bagatellisiert werden. Will man eine bestimmte klinische Gegebenheit verstehen, sind sie allerdings von Belang.

Während der Terminus ›Feld‹ technisch gesehen *alles* umfasst – jedes Objekt, jede Situation und jede Beziehung in dem (uns bekannten!) Universum, wird er in der klinischen Praxis in einem spezifischeren Sinn verwendet, je nachdem, was Sie und der Klient unter den jeweiligen Umständen als die bedeutsamen Feldfaktoren einschätzen. Jüngere Veröffentlichungen wie etwa Robine (2001) und Wollants (2007a; 2007b) ziehen den Terminus ›Situation‹ dem ›Feld‹ vor, und zwar deshalb weil er der alltäglichen Erfahrung und dem umgangssprachlichen Gebrauch näher steht ... als der mehrdeutige Begriff ›Feld‹ (vgl. Parlett in Wollants 2007b, XV). Wir haben uns hier zwar dagegen entschieden, rechnen aber damit, dass sich dieser Ausdruck in Zukunft weitere Verbreitung finden wird.

In der Praxis werden drei verschiedene Schwerpunkte gesetzt. Der erste ist das ›Erfahrungsfeld‹. Darunter verstehen wir das Bewusstsein einer Person. Es ist eine Metapher dafür, wie Menschen ihr Erleben, ihr phänomenologisches Feld bzw. ihre ›Realität‹ organisieren, jeder auf seine Weise. Der zweite Brennpunkt ist das Beziehungsfeld zwischen Klient und Beraterin, die wechselseitige Einflussnahme, die während einer therapeutischen Sitzung stattfindet (und oft auch zwischen den Sitzungen). Der dritte ist das ›größere Feld‹, der weitläufigere Zusammenhang, in dem wir uns befinden, kulturelle, historische, politische und spirituelle Faktoren miteingeschlossen.

Das Feld ist der Grund, von dem sich jegliches Erleben bzw. jegliche Figur abhebt. Bedenkt man die Komplexität und die nahezu endlosen Möglichkeiten der verschiedenen Einflussgrößen jedes Menschen, so ist es unmöglich, sie im Zuge der therapeutischen Verstehensarbeit zu überblicken. Manche Einwirkungen unterscheiden sich gewaltig an Wichtigkeit, je nach Individuum und Zeitpunkt, und viele wichtige Einflüsse bleiben außerhalb des Bewusstseinsbereichs des Klienten und/oder Beraters.

Dieser Umstand fordert die Beraterin nicht gerade wenig heraus. Sie muss sich angewöhnen, ihren Blick auf die Lage ihres Klienten elastisch zu halten, indem sie regelmäßig zwischen einer enger und weiter gefassten Feldperspektive hin- und herwechselt und mit ihrer Aufmerksamkeit zwischen der unmittelbar wahrgenommenen Figur des Klienten und dem Beziehungsfeld, seinem Erfahrungsfeld und dem größeren Feld pendelt – und dabei auch noch offen für mögliche Querverbindungen und Einflussnahmen ist.

Anregung: Nehmen Sie ein großes Blatt Papier zur Hand und schreiben Sie Ihren Namen (oder den eines Klienten, den Sie zu verstehen suchen) in die Mitte. Dann ziehen Sie vier immer größer werdende Kreise darum herum. In den ersten Kreis zeichnen Sie Formen, Farben oder Zeichen, die für Ihre (oder die des Klienten) engsten Familienmitglieder stehen, und zwar sowohl für die gegenwärtige als auch die Ursprungsfamilie. Im nächsten Kreis tun Sie dasselbe mit Freunden, Kollegen und anderen Bezugspersonen, mit Aktivitäten und Interessen. Im nächsten Kreis stellen Sie Kultur, ethnische Zugehörigkeit und Konfession dar, und im nächsten Land, Umwelt und den globalen Kontext. Schwenken Sie wieder zurück und tragen Sie weitere Faktoren ein, die Ihrer Meinung nach maßgeblich sind. Nun gehen Sie zurück und sehen sich die Zeichnung an und erwägen, was Ihnen dieses selbst gefertigte Einflussfeld sagt. Wenn Sie diese Übung in Bezug auf einen Klienten gemacht haben, fragen Sie sich, ob Sie sich beim Zeichnen davon haben leiten lassen, was der Klient an seinem Leben hervorgehoben hat, oder von den Faktoren, die Sie an ihm für wichtig halten. Es handelt sich hierbei um einen Schnappschuss einer Reihe von Feldbedingungen, die Sie im Moment wichtig finden. Dieses Bild wird sich mit der Zeit wandeln, und selbstverständlich repräsentiert es nicht die Feldeinflüsse außerhalb der Bewusstseinssphäre.

Aus feldtheoretischer Sicht organisiert der Klient (ebenso wie die Beraterin) unentwegt sein Feld, und zwar hinsichtlich seiner aktuellen Bedürfnisse und hinsichtlich seiner früheren bzw. lebensgeschichtlichen Feldkonfigurationen, seiner fixierten Gestalten oder unerledigten Geschäfte von früher. Die Beraterin sollte ein Verständnis entwickeln, wie er das tut, welche Bedeutung er ihm gibt, welche fixen bzw. flexiblen Muster er bei der Kontaktnahme zur Anwendung bringt und was außerhalb seines Gewahrseins im größeren Einfluss- bzw. Möglichkeitsfeld liegt. In den Anfangsphasen einer Therapie geht es häufig darum, dem Klienten die Tatsache zu Bewusstsein zu bringen, dass er sein Feld *immer* organisiert bzw. interpretiert, und dass er damit sein Erleben aktiv mitgestaltet.

EMPFOHLENE LITERATUR ZUR PHÄNOMENOLOGIE

Burley, T, / Bloom, D. (2008): Phenomenological method. In: Brownell (Hg): Handbook for Theory, Research and Practice in Gestalt Therapy. Newcastle: Cambridge Scholars Publishing

Clarkson, P. / Mackewn, J. (1993): Key figures in Counselling and Psychotherapy: Fritz Perls. London: Sage (siehe 92–95); dt.: Frederick S. Perls und die Gestalttherapie. Köln: EHP 1995

Crocker, S. F. (2005): Phenomenology, existentialism and Eastern thought in Gestalt Therapy – History, Theory and Practice. Thousand Oaks, CA: Sage

Grillmeier-Rehder, U. (2001): Die Philosophien und Theorien im Hintergrund der Gestalttherapie. Wien: Schriftenreihe des IGWien

Husserl, E. (1985): Phänomenologische Methode. Ausgewählte Texte. Stuttgart: Reclam

Langer, M. (1989): Merleau-Ponty's Phenomenology of Perception: A Guide. London: Macmillan

Merleau-Ponty, M. (1966): Phänomenologie der Wahrnehmung. Berlin: De Gruyter

Spinelli, E. (2005): The Interpreted World: An Introduction to Phenomenological Psychology. London: Sage (siehe Kap. 6)

Van de Reit, V. (2001): Gestalt therapy and the phenomenological method. In: *Gestalt Review* 5(3), 184–94

Yontef, G. (1993): Awareness, Dialogue and Process: Essays on Gestalt Therapy. Highland, NY: Gestalt Journal Press (siehe Kap. 6); dt. Awareness, Dialog, Prozess: Wege zu einer relationalen Gestalttherapie. Köln: EHP 1999

EMPFOHLENE LITERATUR ZUR FELDTHEORIE

Kepner, J. I. (2003): The embodied field. In: *British Gestalt Journal* 12(1), 6–14

Meara, A. (1999): The butterfly effect in therapy. In: *Gestalt review* 3 (3), 205–225

Parlett, M. (1997): The unified field in practice. In: *Gestalt Review* 1(1), 16–33

Parlett, M. (1999): Felddtheoretische Grundlagen der Gestalttherapie. In: Handbuch der Gestalttherapie. Göttingen: Hogrefe, 279–294

Parlett, M. (2005): Contemporary Gestalt theory: field theory. In: A. L. Woldt / S. M. Toman (Hg.): Gestalt Therapy – History, Theory and Practice. Thousand Oaks, CA: Sage

Philippson, O. (2006): Field theory: mirrors and reflections. In: *British Gestalt Journal* 15(2), 59–63

Portele, G. H. (1992): Der Mensch ist kein Wägelchen. Gestaltpsychologie, Gestalttherapie, Selbstorganisation, Konstruktivismus. Köln: EHP

Robine, J.-M. (2003): I am me and my circumstance. Jean-Marie Robine interviewed by Richard Wallstein. In: *British Gestalt Journal* 12(1), 85–110

Soff, M. / Ruh, M. / Zabransky, D. (2004): Gestalttheorie und Feldtheorie. In: Hochgerner et al. (Hsg): Gestalttherapie. Wien: Facultas

Staemmler, F.-M. (2005): Cultural field conditions: a hermeneutic study of consistency. In: *British Gestalt Journal* 14(1), 34–43

Staemmler, F.-M. (2006): Babylonische Sprachverwirrung? – Über die vielfältigen Verwendungen und Bedeutungen des Feldbegriffs. In: *Gestalttherapie* 20(2), 30–62

Wollants, G. (2007): Gestalt Therapy: Therapy of the Situation. Turnhout, Belgien: Faculteivoor Mens en Samenleveing

3 GEWAHRSEIN

Die Förderung und Begünstigung vollen und frei fließenden Gewahrseins sind der Grundstein gestalttherapeutischer Praxis, wie Perls et al. es folgendermaßen verdeutlichten:

> »Gewahrsein ist wie das Licht der Kohle, das aus ihrer eigenen Verbrennung stammt; der Schein der Introspektion ist wie Licht, das von einem Objekt zurückgeworfen wird, wenn man eine Taschenlampe darauf richtet.« (Perls et al., 113)

Das Gewahrsein bekam freilich eine Reihe verschiedener Bedeutungen zugeschrieben. Mitunter wird es mit der negativen Variante des ›Selbst-Bewusstseins‹ (also Beklommenheit) oder mit übertriebener Introspektion (i. e. überdrehter Selbst-Analyse) assoziiert. Diese Bedeutungen gehen am Wesen des Gewahrseins vorbei, welches in der ›Gestalt‹ nichts mit Denken, Reflektieren und Selbstbeobachten zu tun hat.

> »Gewahrsein ist eine Form der Erfahrung, die grob definiert werden könnte als in Verbindung bleiben mit seiner eigenen Existenz, mit dem, was man ist. Die Person, die sich ihrer gewahr ist, weiß *was* sie tut, *wie* sie es tut, dass sie Alternativen hat und dass sie selbst *gewählt* hat, so zu sein, wie sie ist.« (Yontef 1993, 144 f., Kursivierungen im Original)

Im besten Fall ist das Gewahrsein das nonverbale Erspüren und Erkennen dessen, was sich hier und jetzt vollzieht. Es ist eine durchweg positive und wesentliche Qualität allen gesunden Lebens. Es ist die Energie für Assimilation und Wachstum an der Kontaktgrenze, zur Selbsterkenntnis, Entscheidungsfreude und Kreativität. Eine Möglichkeit, sich dem Gewahrsein anzunähern ist, es als Kontinuum zu begreifen. An dessen einem Ende befindet sich der Schlaf; unser Körper atmet, reguliert seine Vitalfunktionen und ist weckbar, wenn Gefahr droht. Hier ist das Gewahrsein minimal und automatisch. Am anderen Ende des Kontinuums befindet sich das vollständige Gewahrsein (manchmal wahrer Kontakt, Kontaktvollzug oder Gipfelerlebnis genannt). Sie fühlen sich ganz lebendig, sind sich ihres augenblicklichen Seins außerordentlich bewusst und haben das Gefühl von Verbundenheit, Spontaneität und Freiheit. Das Entlanggleiten auf diesem Kontinuum wird von Tag zu Tag, von Moment zu Moment variieren, wobei Ihr Erleben manchmal flach und routinehaft, dann wieder neuartig und herausfordernd sein wird.

Das kleine Kind scheint in einer Welt grenzenloser Bewusstheit und Vorbehaltlosigkeit zu leben, in einer Lebendigkeit und Spontaneität, die sich im Erwachsenenalter oft verliert. Meist geht dieser Verlust von ›Neuheit‹ auf das Konto fixierter Gestalten (z. B. festgefahrener oder gewohnheitsmäßiger Überzeugungen oder Verhaltensweisen), welche die Wahrnehmung beschränken, oder es treten Gedanken und Erinnerungen an die Vergangenheit und Vorwegnahmen der Zukunft störend dazwischen. Wenn ich ganz in einer Aufgabe oder einem Gedanken aufgehe und nicht an mich denke, bin ich mit der Umwelt und mit mir nicht in Kontakt. Werde ich jedoch gewahr und verfolge ich meinen Gedankengang weiter, ist die Lage inzwischen leicht verändert: Ich bin mir jetzt bewusst, dass ich über das Dann nachdenke. Das Gewahrsein könnte ich auch als das Mir-bewusst-Sein meiner Existenz bezeichnen, und zwar hier, jetzt und in diesem Körper. Ein Gestaltaxiom lautet, dass wir diese Unmittelbarkeit als Erwachsene zurückerobern können, und das ist in vielerlei Hinsicht Hauptaufgabe der Gestalttherapie und Gestaltberatung.

Es ist von Vorteil, sich immerzu vor Augen zu halten, dass Gewahrsein *sowohl* Wissen *als auch* Sein ist. Schlage ich einem Klienten vor, auf seine Atmung zu achten, möchte ich, dass er um seinen Atem ›weiß‹ und dass er ihn kontinuierlich ›erfährt‹. Gerade dieses fortlaufende Erleben von Gewahrsein kann in der Beratung enorm heilend wirken. Der Berater hat dabei die Aufgabe, auf die Art und Weise aufmerksam zu machen, wie ein Klient das Wahrnehmen seiner vitalen Selbstfunktionen unterbindet, behindert oder überhaupt verloren hat. Die Einschränkung oder Blockade des Gewahrseins macht sich oft als Energie- und Vitalitätsmangel oder als Rigidität in der Ansprechbarkeit bemerkbar. Die Wiederherstellung eines gesunden Selbstprozesses gelingt, wenn Verhalten bzw. Haltung in die Bewusstheit geholt und direkt wiedererlebt werden.

Eine der Hauptaufgaben der Gestalttherapeutinnen besteht mithin darin, das Gewahrsein des Klienten zu fördern – dessen, was er fühlt, denkt, wie er sich verhält, was in seinem Körper vorgeht, und der Botschaften, die er aus seinen Sinnen erhält; er soll seines Kontaktverhaltens gewahr werden, also seiner Beziehungen zu anderen, seiner Wirkung auf die Umwelt und deren Rückwirkung.

Seit der Erstausgabe dieses Buchs hat man den Nutzen des ›Achtsamkeit‹ oder ›Meditation‹ genannten Therapietools in großem Umfang untersucht und erkannt. Es gilt bei vielen dargebotenen Problemen als hilfreich – bei Angst, PTBS und anderen Belastungsstörungen, Substanzenabusus und Borderline-Persönlichkeitsstörungen (z. B. Kabat-Zinn 2003; Hayes et al. 2004). Im Wesentlichen geht es bei der Klientin um nichts anderes, als im gegenwärtigen Augenblick zu bleiben und die Fähigkeit zu entwickeln, das anzunehmen, was ist und was sich gerade tut, ohne einzugreifen, und ihrer sich entfaltenden Erfahrung im Hier und Jetzt nachzugehen. Wir freuen uns, dass das, was seit über fünfzig Jahren Kerngedanke der Gestalttherapie ist, nun von anderen Therapieansätzen gewürdigt wird.

DEM GEWAHRSEIN AUF DER SPUR

Es mag einfach klingen, aber der naheliegende und natürliche Weg, das Gewahrsein des Klienten zu erhöhen ist, seine Geschichte einer Person zu erzählen, die, selbst in vollem Gewahrsein, zuhört. Wenn Sie Ihr Gewahrsein bewusst fokussieren, ›schenken Sie Aufmerksamkeit‹, und exakt dieses gerichtete Gewahrsein ist die wichtigste therapeutische Tätigkeit, die ein Gestaltberater ausübt. Man kann die Aufmerksamkeit lenken und sie genau auf einen bestimmten Aspekt einer Funktion fokussieren (z. B. auf den Atem oder auf einen verspannten Körperteil), oder man kann den Blickwinkel breiter einstellen und auf ein größeres, ganzheitliches Gewahrsein einrichten (z. B. wie Ihr Klient und Sie zueinander in Beziehung stehen). Indem wir die Gedanken und Gefühle unseres Klienten ernst nehmen und ganz Ohr sind, ermuntern wir ihn, für sich das Gleiche zu tun. Indem wir dem Klienten rückmelden, was wir hören, indem wir fragen, wie er sich fühlt, indem wir sein Glaubenssystem mit ihm erkunden, machen wir ihm Mut, in sich selbst hineinzuhorchen und sein volles Gewahrsein wirkungsvoll auf sein Erleben und auf seine Sinnfindung in der Welt anzuwenden. Indem wir weiterhin ›horizontal‹ bleiben und das Gesamtfeld im Auge behalten, helfen wir unserem Klienten, alle Facetten seiner Person einzubringen, auch solche, die üblicherweise übergangen werden oder überhaupt fehlen.

Allgemein gesprochen versucht der Berater Folgendes anzuregen:

- Im Hier und Jetzt zu bleiben.
- Das Gewahrsein der aktuellen Erfahrung zu schärfen und zu erweitern.
- Das Gewahrsein darauf zu lenken bzw. zu fokussieren, was heruntergespielt oder vermieden wird.

Ziehen Sie folgende mögliche Interventionen in Betracht:

Gehen Sie mit Ihrer Aufmerksamkeit zu Ihrer Atmung …
Nehmen Sie wahr, was Sie gerade fühlen …?

Sind Sie sich bewusst, welchen Gedanken Sie nachhängen …?
Welcher Teil Ihres Körpers ist nicht in Ihrem Gewahrsein?
Mir fällt auf, dass Ihr Körper starr wirkt und Ihre Atmung flach ist.

Der Zweck solcher Interventionen besteht darin, dem Klienten bewusst zu machen, was bislang außerhalb seines Gewahrseins gewesen ist. Ihr Ziel ist nicht, das Erleben des Klienten zu verändern, sondern das Bewusstsein im Hier und Jetzt wiederherzustellen beziehungsweise das Gewahrsein zu stärken, dass er im gegenwärtigen Augenblick lebt. Außerdem ist die Erkenntnis wichtig, dass Interventionen ohne *echtes* Interesse von Seiten des Beraters unter Umständen kraftlos und mechanisch wirken. Auch die Beraterin muss das körperbezogene Selbst-Gewahrsein aufrechterhalten. Im Grunde muss die Intervention (so wie die Praxis phänomenologischer Erkundung) auf aktiver, kontinuierlicher Neugierde beruhen.

BEISPIEL

Ben: Ich weiß nicht, worüber ich heute reden soll. *[sieht verlegen drein]*

Therapeutin: Nehmen Sie sich einen Augenblick Zeit und achten Sie darauf, was Ihnen bewusst wird, während Sie hier bei mir sitzen. *[Sie achtet auch auf ihre eigenen Empfindungen, während sie das sagt.]*

Ben: Mir fällt überhaupt nichts auf.

Therapeutin: Wie fühlen Sie sich gerade?

Ben: Leer. *[Schweigen]*

Therapeutin: Können Sie mir Ihr Empfinden von ›Leere‹ beschreiben?

Ben: Ich bin irgendwie angespannt und weiß nicht, was ich tun soll.

Therapeutin: Woran merken Sie, dass Sie angespannt sind?

Ben: Meine Schultern sind zusammengezogen, und ich bin verlegen.

Therapeutin: Verlegen?

Ben: Ja. *[Schweigen]*

Therapeutin: Mich interessiert, wie sich Verlegenheit für Sie anfühlt.

Ben: Ich fühle mich irgendwie schüchtern.

Therapeutin: Und was passiert dann?

Ben: Dann bekomme ich Angst, dass Sie mich kritisieren könnten.

In dieser Weise konzentriert sich Ben allmählich gezielt auf seinen Körperprozess, wird sich seines Unbehagens in der Beziehung zur Therapeutin bewusst und erkennt, dass sein augenscheinliches Desinteresse zu Beginn der Sitzung Schutzschild gegen seine Angst vor Kritik gewesen ist.

DIE ZONEN DES GEWAHRSEINS

Perls (1969) hat drei sogenannte Zonen des Gewahrseins ermittelt, die innere, die äußere und die mittlere Zone. Unglücklicherweise erweckt diese Begriffsfassung einen falschen Eindruck, nämlich dass inneres und äußeres Erleben getrennt seien. Gewahrsein ist immer ganzheitlich, und alle Zonen sind miteinander verbunden und hängen voneinander ab. Subjektiv gesehen können wir uns jedoch nach und nach bewusst auf einzelne Zonen konzentrieren, und als Metapher sind die ›Zonen‹ äußerst tauglich, und zwar als Assessment-Methode für den Therapeuten sowie als Hilfestellung für den Klienten, sodass er alle Facetten seiner selbst in das Gewahrsein hinein nimmt.

Die innere Zone

Die innere Zone des Gewahrseins betrifft die körperlich erfahrene Innenwelt des Klienten, welche dem Berater oft verborgen bleibt. Dazu gehören subjektive Erscheinungen wie Regungen im Bauchraum, Muskelspannung oder -entspannung, Herzschlag und Atmung sowie die Gesamtheit aller Empfindungen und Gefühle, welche unter dem Terminus ›körperlich-affektiver Zustand‹ bekannt sind. Wir lokalisieren auch unsere Gefühle in der inneren Zone, wenngleich man argumentieren könnte, dass diese an allen Zonen Anteil haben.

Die naheliegende Möglichkeit, das Gewahrsein der inneren Zone zu fördern ist die, die Aufmerksamkeit des Klienten auf seinen Körper und auf seine Empfindungen zu lenken. Das können wir mithilfe von Fragen tun – »Wie fühlen Sie sich gerade?«, »Was erleben Sie im Moment?« –, durch Mitteilen unserer Beobachtungen, z. B. »Mir fällt auf, dass Ihre Atmung flach ist«, »Achten Sie auf die Anspannung Ihrer Beinmuskeln«, oder indem Sie eigenes Erleben ansprechen, welches möglicherweise das des Klienten widerspiegelt, »Mir fällt auf, dass sich mein Brustkorb anspannt, und ich frage mich, ob Sie das auch so erleben?«

Anregung: Ist ein Klient offenbar nicht mit seiner inneren Zone in Berührung, könnten Sie ihn mit folgender Übung anleiten:

Spüren Sie nach, ob Sie Ihren gesamten Körper mit Bewusstheit erfüllen können, indem Sie sich Ihr Gewicht auf Ihrem Stuhl und Ihre Empfindung, dass Sie in sich wohnen, bewusst machen *(das kann mindestens eine Minute dauern).* Achten Sie darauf, was Sie sonst noch in Ihrem Körper spüren *(wieder eine Minute).* Was für eine emotionale Färbung bzw. welches Gefühl bemerken Sie? Wo sitzt es? Wenn Sie nichts oder nur wenig fühlen, bleiben Sie dessen gewahr, lassen Sie es sich vertiefen und fahren Sie mit Ihrer Exploration fort.

Die äußere Zone

Hier handelt es sich um das Gewahrsein des Kontakts mit der Außenwelt. Dazu gehören unser gesamtes Verhalten, unser Sprechen und unser Handeln und die Art, wie wir unsere sogenannten *Kontaktfunktionen* (Sehen, Hören, Sprechen, Tasten, Berühren, Riechen und Bewegen) nutzen, welche die wichtigsten Sinne sind, mit denen wir Kontakt von der Außenwelt empfangen und mit ihr herstellen. Achten wir auf unsere Kontaktfunktionen, können wir im Gewahren des je gegenwärtigen Augenblicks Meister werden, indem wir Farben, Formen, Laute, Oberflächenstrukturen usw. wahrnehmen. Das Perzipieren der Umwelt kann reichhaltig und pulsierend werden, sodass sie unsere Erfahrungen quicklebendig macht.

Es gibt jedoch noch einen guten Grund, weswegen wir uns auf die äußere Zone konzentrieren sollten: Damit wir uns unserer Wahlmöglichkeiten bewusst werden und unser Verhalten verändern, um von den Menschen andere Reaktionen zu erhalten, müssen wir uns bewusst machen, was wir tun und wie dies auf andere und uns selbst wirkt. Wir müssen gewieft im Auffassen werden, um zu bemerken, was um uns geschieht. Und wieder ist es am einfachsten, das Gewahrsein der äußeren Zone des Klienten zu steigern, indem wir seine Aufmerksamkeit auf dessen Handlungen, Bewegungen und Verhalten gegenüber der Umwelt und auf die Stimuli aus der Außenwelt lenken: »Wenn Sie sich Ihre Umgebung bewusst machen, was fällt Ihnen da auf?«, »Was hören Sie?«, »Darf ich Ihnen rückmelden, wie ich Sie erlebe?« – und so fort.

Die mittlere Zone

Die mittlere Zone umfasst Denken, Emotionen, Reaktionen, Phantasien und Vorwegnahmen – kurz alle Modi, in denen wir sowohl unseren inneren als auch äußeren Stimuli Sinn geben. Sie fungiert als Mittlerin oder Verhandlerin zwischen innerer und äußerer Zone. Eine ihrer Hauptaufgaben ist die Organisation unserer Erfahrungen, damit wir zu einem kognitiven und emotionalen Verständnis kommen. Zweitens befähigt sie uns zum Vorhersagen, Planen, Vorstellen, Erschaffen und Entscheiden. In der mittleren Zone sind die Überzeugungen und Erinnerungen abgelagert. Daher ist sie die primäre Verursacherin unserer Probleme und unseres Leidensdrucks, da sie auch selbst-beschränkende ›Kern‹-Überzeugungen, unser erstarrtes Selbst- und Weltverständnis und die Neigung beinhaltet, die Gegenwart mit Vergangenheits- und Zukunftsgedanken zu füllen. In der mittleren Zone benennen bzw. etikettieren wir unser Erleben, was unweigerlich darauf abfärbt, wie wir emotional zu ihm stehen.

Das Gewahrsein in diesem Bereich anzuheben bedarf möglicherweise höchsten Geschicks. Es empfiehlt sich, keine Mutmaßungen darüber anzustellen, was jemand denken oder phantasieren könnte. Wir könnten ja fragen: »Was sagen Sie zu dem Geschehnis?« »Welchen Sinne geben Sie der Angelegenheit?« »Und wenn sich das bewahrheitete, was würde es für Sie bedeuten?« »Was halten Sie davon (oder was sind Ihre Vorstellungen, was phantasieren, was erhoffen Sie)?« »Zu welchem Schluss sind Sie gekommen?« Oder: »Das klingt, als würden Sie nicht in Ordnung finden, was Sie da tun.«

Anregung: Sie könnten nun die Klientin bitten, über die vorhergehenden Awareness-Übungen (oder welche Intervention auch immer Sie gesetzt haben) zu reflektieren. Was halten Sie davon? Was hielten Sie davon, dass Sie darum gebeten wurden, in Ihre Umgebung hineinzuhören? Welche anderen Reaktionen bzw. Assoziationen kommen Ihnen? Beginnen Sie damit, bewusst zwischen den Zonen hin- und herzuschwenken. Gehen Sie behutsam vor, damit die Klientin Zeit hat, sich bewusst zu machen, was sie fühlt, denkt, sieht, sich vorstellt und so weiter. Laden Sie sie erneut ein, darauf zu achten, was in ihrem Körper vorgeht – ›«Welchen Reim machen Sie sich darauf? Wie fühlen Sie sich? Was könnte das Ihrer Meinung nach bedeuten? Was fällt Ihnen in Ihrer unmittelbaren Umgebung auf – wie reagieren Sie?«

Tatsächlich wechselt eine gesunde Person in ihrem Alltag ständig zwischen den Zonen hin und her. Bekommt das Gewahrsein in einem bestimmten Bereich besonderes Gewicht, wirkt sich das auf die Gesamtfunktionen destabilisierend aus, und gelegentlich kommen recht problematische Ergebnisse dabei heraus.

BEISPIELE

Molly pflegte sich im Übermaß auf die Außenwelt und auf die Meinung anderer zu fixieren; gegenüber ihren eigenen Gefühlen und Wertungen machte sie sich unempfindlich. In der Therapie behauptete sie, sie wisse nie, was sie tun solle, ja nicht einmal, was sie wolle; sie verließe sich auf andere, welche ihr die Entscheidungen abnahmen (hier dominierte das Gewahrsein der äußeren Zone). Hari befand sich stets in einem Zustand der Sorge und zerbrach sich gern den Kopf über das Leben (hier dominierte die mittlere Zone), während Deannas Aufmerksamkeit um deren körperlich-affektive Zustände kreiste und alles andere fast zur Gänze ausblendete, sodass sie oft in – wortlose – Panik verfiel, mit der sie nicht zurande kam (dominante innere Zone).

RELATIONALES GEWAHRSEIN

Die Art und Weise, wie Therapeutin und Klient sich aufeinander beziehen, kann zu einem wirkmächtigen Vehikel der Erforschung aller drei Gewahrseinszonen werden. Die kontinuierlich stattfindenden Reaktionen auf die Therapeutin zeigen, *auf welche Weise* er gewahr und welcher Sache er *nicht* gewahr ist. Das wichtigste Tool der Therapeutin ist sie selbst – ihre Resonanz auf den Klienten und ihr eigenes Gewahrsein im Hier und Jetzt. Sie kann sich ihre eigene Präsenz und ihre Beobachtungskompetenz im Dienste des Klienten zunutze machen, ohne zu erklären oder zu deuten. Sie bringt ihre eigenen Reaktionen und ihr Gewahrsein ein, kommentiert, wie der Klient im Raum ist, bespricht seinen Prozess, die Bereiche, die er zu ignorieren oder zu bagatellisieren scheint, sowie Diskrepanzen, die zwischen dem, was er fühlt und dem, was sein Körper ausdrückt, auftreten. Sie ist offen dafür, die Reaktionen des Klienten (und seine Projektionen) auf sie zu explorieren, stets mit dem Ziel, ihm sein eigenes Erleben bewusst zu machen.

Das Gewahrsein zu steigern wirkt sich tendenziell in physischer Erregung während des Entdeckungsvorgangs und in einer Entspannungsphase danach aus. Es dehnt den körperlichen Bewegungsradius aus, verändert die Energie, macht die Resonanz flexibler sowie Aufmerksamkeit und Selbstausdruck vibrierender. Die Beraterin wird geistesgegenwärtig auf diese Zeichen achten, damit sie Ebbe und Flut des Gewahrseinsstroms im Klienten einfühlsam nachspüren kann. Natürlich kann man von uns Beratern nicht erwarten, dass wir allwissend sind. Es ist nie verkehrt, den Klienten zu *fragen*, was er soeben erlebt!

Die Praktikerin muss sich auch darin schulen, die Auswirkung ihrer Interventionen und ihrer Präsenz zu erkennen und zu überwachen. Vergessen Sie nicht, dass die Erlebensweise, die Sie am Klienten wahrnehmen, stets von Ihnen selbst beeinflusst wird. Sie müssen sich immer wieder erinnern, dass Ihre Beziehung zueinander Auswirkungen hat, und zur Überprüfung Fragen stellen wie:

»Wie ist es für Sie, dass ich Sie bitte, sich auf … zu konzentrieren?«

DER ERFAHRUNGSZYKLUS

In der Gestalt-Tradition hat man sich dem Fluss des Gewahrseins mit einer Metapher, die sich ›Erfahrungszyklus‹ (oder auch Gewahrseinszyklus oder Kontaktzyklus) nennt, anzunähern versucht. Es handelt sich um eine einfache und wirkungsvolle Methode, die Formierung, Unterbindung oder Vollendung auftauchender Figuren nachzuzeichnen. Er macht die Stadien fest, die vom Augenblick der Wahrnehmung, über deren Erkennen und Benennen, bis hin zum Anstieg des Energieniveaus, der Sinnzuschreibung und der Entscheidung (wie man reagieren, handeln, Kontakt vollziehen, Befriedigung bzw. Abschluss erlangen wird), aufeinander folgen, bevor man die Energie zurücknimmt und sich für den nächsten Zyklus bereitmacht.

Erfahrungszyklen können einfach oder komplex sein. Ein gängiger Zyklus gegen Ende einer Therapiesitzung ist beispielsweise: Der Therapeut merkt, dass Zeit verstrichen ist (Wahrnehmung), dass die Sitzung fast vorüber ist (Erkennen), macht sich zum Unterbrechen und Sprechen bereit (Energiemobilisierung), macht die Klientin auf das Sitzungsende aufmerksam (Handeln), sie verabschieden sich (Kontakt), und die Klientin geht; dann geht der Therapeut die Sitzung noch einmal durch (Abschluss/Beurteilung), löst sich (Rückzug) und entspannt sich in Vorbereitung auf seine nächste Klientin (fruchtbare Leere).

HANDELN
sich einlassen, sich ausdrücken,
experimentieren,
durchdenken
KONTAKT
vollenden, vibrierende
Begegnung,
Erfahrung des Ich-Du
BEFRIEDIGUNG
Integrieren, Gefühl
der Zufriedenheit,
Neubewertung
oder Akzeptanz
RÜCKZUG
Loslassen, Nachlassen
des Interesses und
des Engagements
DIE FRUCHTBARE LEERE
Gleichgewicht,
sich im undifferenzierten
Feld ausruhen
WAHRNEHMUNG
Neu entstehende
Sinnenwahrnehmungen,
Figuren oder Bedürfnisse
ERKENNEN
(GEWAHRWERDEN)
Erkennen, verdeutlichen,
einschätzen
MOBILISIEREN
Energie entsteht;
planen, entscheiden,
überprüfen, vorbereiten

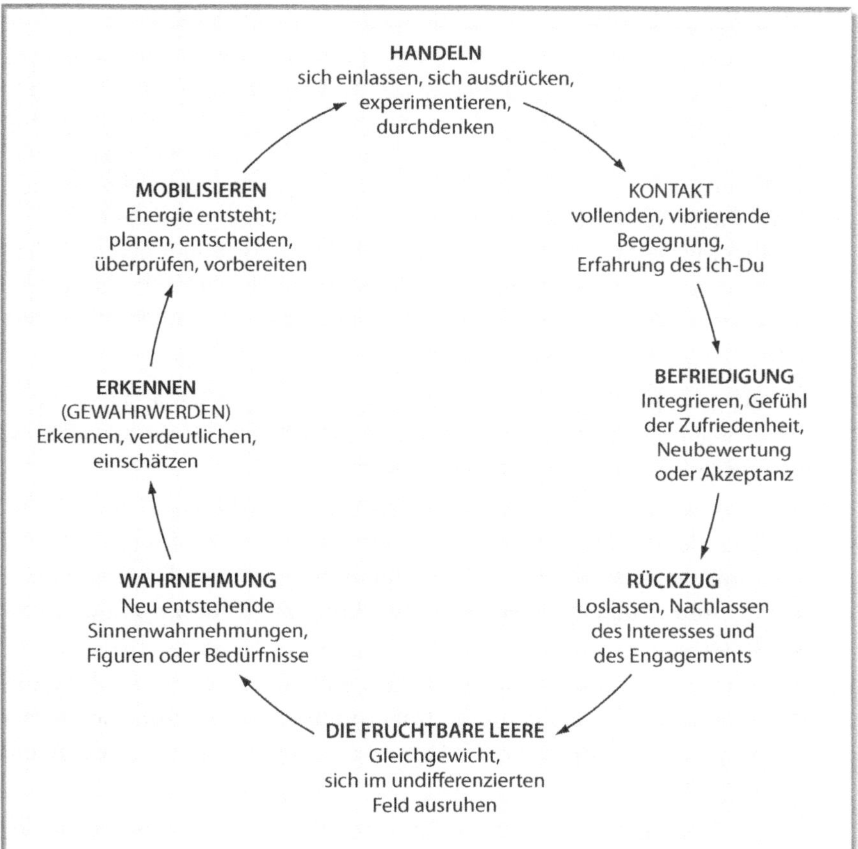

Abb. 3.1: Der Erfahrungszyklus

Um ein Beispiel eines komplexeren Erfahrungszyklus‹ zu geben: Eine Sozialarbeiterin wird sich ihres wachsenden Interesses an der Beratertätigkeit bewusst. Sie erkundigt sich nach Ausbildungsmöglichkeiten und entscheidet sich für einen Gestaltlehrgang. Sie steht die jahrelangen und anspruchsvollen Ausbildungsanforderungen durch und bekommt schließlich ihren Master. Sie ist zufrieden, zieht sich aus dem Studium zurück und ruht sich während eines erholsamen Urlaubs aus (oder schmeißt nur eine wilde Party!).

Die Schwierigkeit, den Zyklus therapeutisch zu nutzen, ergibt sich daraus, dass die menschliche Erfahrung oft viel zu kompliziert ist, um von diesem Modell erfasst zu werden. Für solche Komplexitäten ist es nicht geschaffen, wie etwa, wenn man sich für eine von mehreren wettstreitenden Figuren entscheiden muss, die allesamt Aufmerksamkeit fordern. Oft scheitert man schon daran, feststellen zu sollen, woraus eine Phase besteht, und am Erkennen der vielen Seitenwege, die die Bewegung in einem einzelnen Zyklus unterbrechen. Auch eignet es sich nicht als Modell, das dem ko-kreierten Wesen der Erfahrung Rechnung tragen würde. Andererseits ist es hervorragend, will man simple Einzelerlebnisse oder Figuren nachzeichnen und verstärken, und man kann es als Ausgangsbasis einer Reise in die Selbsterforschung heranziehen.

Es gibt eine wertvolle Orientierung an die Hand, will man herausfinden, wo ein Prozess bewussten Erlebens stockt oder abgelenkt wurde, besonders bei Klienten, die tendenziell immer in der gleichen Phase des Zyklus‹ abbrechen. Folgende Szenarios sind denkbar:

- Ein Klient, der ein Trauma oder einen Missbrauch erlebt hat, schottet sich von seiner inneren Zone der körperlich-affektiver *Wahrnehmung* ab (er unterbricht sich vor der **Wahrnehmung**).
- Eine Person mit einer Essstörung unterbricht möglicherweise ihren natürlichen Prozess an dem Punkt, an dem es um das *Erkennen* ihrer Emotionen geht, und sie missinterpretiert ihre Empfindungen eher als Hunger denn als emotionale Bedürftigkeit (Unterbrechung zwischen **Empfinden** und **Erkennen**).
- Eine Klientin, die einen schweren Verlust erlitten hat, weiß, dass ihr Mann gestorben ist und dass sie um ihn trauern muss, aber sie fühlt sich nichts als hoffnungslos und ausgebrannt (Unterbrechung zwischen **Erkennen** und **Mobilisieren**).
- Ein ängstlich-agitierter Klient, der einen Überschuss an Energie *mobilisiert* hat, aber nicht in der Lage ist, eine zielgerichtete *Handlung* zu setzen (Unterbrechung zwischen **Mobilisierung** und **Handlung**).
- Ein einsamer Klient *handelt*, indem er sich ständig in neue Affären stürzt, zu wirklich relationalem *Kontakt* ist er hingegen nicht fähig (Unterbrechung zwischen **Handlung** und **Kontakt**).
- Ein Workaholic stellt zwar kompetenten *Kontakt* her und erledigt knifflige Aufgaben, erreicht aber nie *Befriedigung*, da er ständig hin- und herüberlegt, was er besser hätte machen können oder wegen Lappalien an sich herummäkelt (Unterbrechung zwischen **Kontakt** und **Befriedigung**).
- Ein übermäßig abhängiger Klient, der sich durch die Therapiesitzung genährt fühlt, ist am Schluss kaum hinauszubringen. Er kann sich nicht *zurückziehen* und sich dem Getrenntsein überlassen (Unterbrechung zwischen **Befriedigung** und **Rückzug**).

- Eine zielstrebige Geschäftsfrau schließt ein lohnendes Projekt erfolgreich ab und ist rastlos, weil sie sofort an das nächste Projekt bzw. an die nächste Gelegenheit denkt, da sie nicht ruhen kann und die Unsicherheit scheut, die notgedrungen eintritt, wenn man Ereignisse auf sich zukommen lässt (Unterbrechung zwischen **Rückzug** und **Leere**).

An all diesen Beispielen wird ersichtlich, dass wir es für gesund hielten, fänden Klientinnen eine Möglichkeit, sich der kontinuierlichen Energie bewusst zu werden und den Erfahrungszyklus zu Ende zu bringen. Das lässt sich jedoch nicht immer machen. In jedem Stadium des Zyklus zu wissen, was demnächst kommt, ergibt sich aus dem Gewahrsein des Klienten, was seine Bedürfnisse (und Optionen) sind und aus Ihrer Intuition, aber tatsächlich kann nur der *Klient* selbst wissen, was Vollendung für *ihn* bedeutet und wie lange es bis dahin dauern wird. Manche Zyklen vollenden sich in einer Sitzung, andere brauchen Jahre, und manche werden vom Klienten zugunsten anderer Ziele aufgegeben oder modifiziert.

Bevor wir den Kontaktzyklus an dieser Stelle verlassen, würden wir Ihr Augenmerk gerne auf den letzten Schritt lenken, welcher in der Literatur oft vernachlässigt wird – das Stadium nämlich, das sich zwischen Rückzug und Sinnesempfindung ereignet, *nachdem* man einen Zyklus abgeschlossen hat und *bevor* man von der nächstauftauchenden Figur Energie bekommt. Dieses Stadium ist unter dem Ausdruck ›fruchtbare Leere‹ bekannt (wenngleich Gaffney (2009) den Terminus ›Grund‹ bevorzugt). Es wird so genannt, weil es den Wert des simplen ›Da-Seins‹ in vollem Gewahrsein seiner selbst in der Welt unterstreichen will, während dessen man das Bevorstehende von selbst entstehen lässt. Für den Berater ist nun die Zeit ›schöpferischer Indifferenz‹ mit dem Klienten gekommen, man ist aufmerksam und steht ohne Plan zur Verfügung, bereit auf die nächstentstehende Figur zu reagieren (siehe unten). Es ist der Zeitabschnitt, in dem man keine bestimmte Zielrichtung hat und das Unbekannte kommen lässt. Man kann sich sowohl dem Primat organismischer Selbstregulierung als auch dem Entstehen eines vollkommen neuen, unerwarteten Gedankens, Gefühls oder Wunsches – oder gar der spirituellen Dimension überlassen.

DIE PARADOXE THEORIE DER VERÄNDERUNG

Wir wenden uns nun einem weiteren zentralen Begriff der Gestalttherapie zu, welcher in vielerlei Hinsicht die natürliche Verlängerung des oben Besprochenen ist. Obwohl das Paradoxon der Veränderung von Beisser (1970, 77) als Theorie beschrieben wurde, ist es, genauer gesagt, ein Prinzip. Es besagt, dass ›Veränderung stattfinde, wenn man das werde, was man ist, und nicht, wenn man versuchte, das zu werden, was man nicht ist‹. Das Prinzip empfiehlt schlicht und einfach, das vollkommen anzunehmen, was man ist. Der Versuch, sich nach einem festgeschriebenen Bild zu verändern, steht dem natürlichen Veränderungsprozess im Wege. In den letzten zehn Jahren haben sich etliche andere therapeutische Ansätze zunehmend nach diesem Prinzip gerichtet, z. B. die Akzeptanz- und Commitmenttherapie (ACT), die Achtsamkeitsbasierte Kognitive Therapie oder Mindfulness Based Cognitive Therapy (MBCT) sowie die Mindfulness Based Stress Reduction (MBSR), die emotionsfokussierte Therapie (EFT) und die dialektische Verhaltenstherapie (DVT).

Wenn Klienten zur Therapie kommen, meinen sie oft, sich nach einem festgelegten Plan verändern zu können, oder sie wollen bestimmte unangenehme Gefühle, Gedanken oder Haltungen loswerden. Sie hoffen, einem idealisierten Bild oder einer Idee von ›Anderssein‹ zu entsprechen (z. B. ›angstfrei zu sein‹, oder ›bei allen beliebt zu sein‹). Das Paradoxon der Veränderung bringt es mit sich, dass der Klient, anstatt an seiner Veränderung zu arbeiten, so vollständig wie möglich in sämtliche Aspekte seiner eigenen Erfahrung eintaucht und sie damit ins volle Gewahrsein bringt. Hat er dies einmal bewerkstelligt und vertraut er seiner organismischen Selbstorganisation, ergibt sich die Veränderung wie von selbst. Man kann das Prinzip auch so verstehen, dass ein Klient, der tief empfundene Selbstakzeptanz erreicht, sich in der Tat im Vergleich zu seiner sonst üblichen Haltung radikal verändert und transformiert. Diesen Punkt hat Perls (1969) angesprochen, wenn er zwischen ›Selbstverwirklichung‹ und ›Verwirklichung des Selbstbildes‹ unterschied. In der Praxis ist dieses Prinzip von großer Tragweite. Wenn Sie es als Therapeutin beachten, werden Sie dem Klienten offen Mut machen, sein So-Sein zu explorieren und anzunehmen.

SCHÖPFERISCHE INDIFFERENZ

Die hilfreichste Einstellung, die ein Berater bei der Anbahnung dieses Prozesses einnehmen kann, ist die schöpferische Indifferenz. Dieses Konzept, das in der östlichen Spiritualität wurzelt, ähnelt der Praxis des Gleichmuts und der Achtsamkeit des Buddhismus. Sie hat nichts mit Lieblosigkeit gemein, wie der Titel vermuten lassen könnte und weswegen sie besser mit ›schöpferischer Unparteilichkeit‹ oder ›schöpferischer Neutralität‹ zu bezeichnen wäre. Sie fußt auf dem Gedanken, dass die Beraterin kein persönliches Interesse an einem bestimmten Resultat hat. Sie stellt eine weitere Möglichkeit dar, der existenziellen Unsicherheit und dem noch nicht Bekannten ins Auge zu blicken – wahrlich keine einfache Aufgabe. Dazu kommt, dass die Beraterin das Praktizieren echten Interesses wirklich internalisiert hat und es mit *Unparteilichkeit* hinsichtlich des Ergebnisses kombiniert. Sie ist willens, alles anzunehmen, was ›ist und wird‹. Dieses Wachstumsmodell kann man in der Natur beobachten, wenn ein Gärtner die richtigen Bedingungen (Licht, Wärme, Wasser) bereitstellt, das Unkraut jätet und Vorkehrungen gegen Krankheiten oder Insektenangriffe trifft. Die Blumen werden natürlich wachsen und zu ihrer vollen Blüte heranreifen. Der Gärtner zwingt ihnen seinen Willen nicht auf und er ›macht‹ die Blume nicht anders, als es ihrer Natur entspricht. Beratung und Therapie beruhen darauf, dass man ›dem Prozess des Klienten vertraut‹ und dass man sich nicht auf ein bestimmtes Ziel fixiert. Das bedeutet, dass die Beraterin frei ist und sich von ganzem Herzen auf den Weg einlassen kann, den der Klient wählt. Die schöpferische Indifferenz ist natürlich auch das Herz der Feldtheorie, der phänomenologischen Methode und der Akzeptanz der existenziellen Wahl eines Klienten. Sie ist das Vertrauen zum gesunden Vorgang organismischer Selbstregulierung und zu der tieferen Weisheit, die in uns allen innewohnt. Am ehesten aber ist sie das Vertrauen, dass der Klient für sich die richtige Richtung einschlagen wird, sofern wir Berater durch die Therapie geeignete Bedingungen herstellen.

Klarerweise gibt es daher keine bestimmten Methoden oder Techniken, die mit schöpferischer Indifferenz einhergehen. Sie lebt vom Kultivieren einer Haltung, die an der Wurzel sämtlicher Qualifikationen sitzt, die eine Gestalttherapeutin ausmachen: Ganz im Hier und Jetzt zu sein und einem Menschen ohne Vorbehalte gegenüberzutreten, ist ein so ängstigendes wie aufregendes Erlebnis. Wir sehen dem Unbekannten ins Auge, und das verunsichert. Bisweilen verspüren wir den Drang, Kontrolle zu übernehmen, indem wir Pläne machen und Vorhersagen treffen. Als Gestaltberater sollten wir diesem Drang widerstehen und uns stattdessen dem Risiko der Unsicherheit stellen.

Diese paradoxe Auffassung von Veränderung steht in krassem Gegensatz zu solchen Therapiemodellen, die einen Kontrakt über die Verhaltensresultate abschließen, Symptome zu beseitigen und Widerstand zu überwinden suchen. In der Gestaltberatung gelten Symptome und Widerstand als Ausdruck schöpferischer Anpassung, welche der Klient normalerweise in den Situationen vornimmt, in denen nicht genügend Stützung vorhanden ist. Widerstand beseitigen oder überwinden zu wollen, würde heißen, einen wesentlichen Anteil einer Person über Bord zu werfen oder bezwingen zu wollen. Akzeptiert man das Problem bzw. das Dilemma und stellt man Gewahrsein her, werden die verschiedenen Facetten und Anteile des Klienten als Ressourcen natürlichen Wachstums und natürlicher Veränderung verfügbar.

FALLBEISPIEL
[Aus den Praxisnotizen eines der Autoren.]

Jean-Luc war zur Beratung gekommen, nachdem er eine Reihe gescheiterter Beziehungen hinter sich hatte, weswegen er sich elend fühlte und sich vor neuen sozialen Situationen fürchtete. Er sagte, er wolle wieder glücklich sein, wolle sich aber ‚die Vergangenheit nicht ansehen', da ihm das in einer früheren Therapieerfahrung wie Zeitverschwendung vorgekommen sei. Im Erstgespräch wollte er, dass ich ihm sagte, was er tun solle, damit es ihm besser gehe, und er erhoffte sich darauf ein paar Antworten von mir. Er meinte, dass seine soziale Unzulänglichkeit (wie er sich ausdrückte) daher rührte, dass er in sozialen Zusammenkünften etwas falsch machte. Als wir einen Vertrag über zunächst sechs Sitzungen schlossen, erläuterte ich ihm, warum ich sein Bild, das er von meiner Hilfe hatte, nicht teilte und ich bot eine alternative Sichtweise an, wie man seine Geschichte vorerst noch begreifen könnte, bevor wir zu einem Schluss kämen, was zu tun sei. Jean-Luc war zwar nicht überzeugt, willigte aber in einen Versuch ein, da er nicht aus und ein wusste und sich etwas erleichtert fühlte, dass er mir von seinem Leiden erzählt hatte. In den folgenden Wochen erzählte er mir seine Geschichte äußerst detailliert und interessierte sich immer weniger für meine Meinung und meine Vorschläge. Währenddessen arbeitete ich hauptsächlich mit der phänomenologischen Methode, förderte seine Selbstwahrnehmung und bot eine dialogische Beziehung an. Ich erteilte keinen Ratschlag und gab keinerlei Anweisung, wie man sich in sozialen Situationen verhält.

Als wir nach sechs Monaten Bilanz zogen, zeigte sich Jean-Luc angesichts der Tatsache verblüfft, dass er das Leben etwas mehr genoss, seine Lage hoffnungsfroher sah und er eine neue Beziehung eingegangen war, die vorläufig nicht den üblichen steinigen Weg ging. Er konnte sich nicht erklären, wie die Dinge besser geworden waren, ohne dass ich oder er versucht hatten, absichtliche Veränderungen herbeizuführen.

Es zählt zu unseren gängigen Erfahrungen, dass das Paradox der Veränderung unmerklich arbeitet, d. h. dass Klienten oft erkennen, dass ihnen die Beratung geholfen hat, sie aber keinen bestimmten Grund dafür artikulieren können.

Dies vorausgeschickt möchten wir jedoch darauf verweisen, dass die menschliche Situation äußerst komplex ist, und wir meinen, dass auch vorsätzliche, durchdachte und erwünschte Veränderung Platz hat, und diese bedarf der Entschlossenheit und des Muts. Ein Beispiel wäre die Entscheidung, selbstschädigendes Suchtverhalten aufzugeben; oder der Entschluss, eine Therapeutenlaufbahn einzuschlagen und die Hürden der Ausbildungsseminare zu meistern, um ans ersehnte Ziel zu gelangen. Es gilt eine feine Unterscheidung zu treffen zwischen introjiziertem, kulturellem oder gesellschaftlichem Druck, sich zu verändern, und einem echten Wunsch oder Ziel, das von der ganzen Person und vollem Gewahrsein mitgetragen wird. Wir hoffen, in diesem Buch zeigen zu können, wie man eine therapeutische Reise unternehmen kann, welche die paradoxe Theorie der Veränderung berücksichtigt und welche zugleich Ziele und Wünsche beinhaltet, die man mit Bedacht aussucht.

LITERATUREMPFEHLUNGEN

Beisser, A. R. (1970): The paradoxical theory of change. In: J. Fagan / I. Shepherd (Hg.): Gestalt Therapy Now. Palo Alto, CA: Science and Behaviour, 77–80; dt: Wozu brauche ich Flügel? Wuppertal: Hammer 1997

Brooks Ch. V. W. (2005): Erleben durch die Sinne. Paderborn: Junfermann

Fodor, I. (1998): Awareness and meaning-making: the dance of experience. In: *Gestalt Review* 2(1), 50–71

Frambach, L. / Thiel, D. (Hg.) (2015): Friedlaender/Mynona und die Gestalttherapie. Das Prinzip ›Schöpferische Indifferenz‹. Bergisch Gladbach: EHP

Fuhr, R. / Gremmler-Fuhr, M. (1995): Gestaltansatz. Köln: EHP

Gaffney, S. (2009): The cycle of experience re-cycled: then, now … next? In: *Gestalt Review* 13(1), 7–23

Hayes, S. (2005): Get out of Your Mind & into Your Life. Oakland, CA: New Harbinger Publications

Hofmann, C. (2011): Achtsamkeit als Lebenskunst. Bergisch Gladbach: EHP

Kabat-Zinn, J. (2003): Mindfulness-based interventions: past, present and future. In: *Clinical Psychology: Science and Practice* 10(2), 144–156

Nevis, E. C. (1992): Gestalt Therapy. Perspectives and Applications. New York: G.I.C. Press (siehe Kap. 1)

Perls, F. S. / Hefferline, R. / Goodman, P. (1989 [1951]): Gestalt Therapy: Excitement and Growth oft he Human Personality. London: Pelican Books; dt: Gestalttherapie: Zur Praxis der Wiederbelebung des Selbst. Stuttgart: Klett-Cotta 2007 (siehe Teil 1)

Philippson, P. (1990): Awareness: the contact boundary and field. In: *Gestalt Journal* 13(2), 73–84

Portele, G.H. (1992): Der Mensch ist kein Wägelchen. Gestaltpsychologie, Gestalttherapie, Selbstorganisation, Konstruktivismus. Köln: EHP

Ribeiro, W. (2005): The non-paradoxical theory of change. In: *International Gestalt Journal* 28(2), 19–23

Schoen, S. (1990): Geistes Gegenwart. Philosophische und literarische Grundlagen einer weisen Psychotherapie. Köln: EHP

Staemmler, F.-M. (1997): Cultivating uncertainty: an attitude for Gestalt therapists. In: *British Gestalt Journal* 6(1), 40–48

Staemmler F.-M. (2009): Aggression, Time, and Understanding. New York: Routledge; dt.: Therapie der Agression. Perspektiven für Individuum und Gesellschaft. Bergisch Gladbach: EHP 2008

Stevens, J. O, (2000): Die Kunst der Wahrnehmung. München: Gütersloher Verlagshaus

Yontef, G. (1993): Awareness, Dialogue and Process: Essays on Gestalt Therapy. Highland, NY: Gestalt Journal Press; dt.: Awareness, Dialog, Prozess: Wege zu einer relationalen Gestalttherapie. Köln: EHP 1999 (siehe Kap. 8)

4

DIE THERAPEUTISCHE BEZIEHUNG

In den letzten fünfzehn Jahren ist die relationale Gestalttherapie zu einem gemeinhin akzeptierten Terminus in der Gestaltliteratur und -ausbildung geworden. In der klinischen Praxis hat dieser Trend dazu geführt, dass man im Therapiezimmer die Beziehung *zwischen* Klient und Therapeut, die wechselseitige Einflussnahme und das Ko-kreieren von Sinn stärker in den Mittelpunkt rückt. Sie betont die Wichtigkeit der therapeutischen Beziehung als wichtigstes Vehikel der Veränderung, sowie den dialogischen Prozess, in dem sowohl Klient und Therapeut durch die Begegnung berührt und verändert werden.

Eine therapeutische Beziehung in der Gestaltpraxis setzt sich aus drei aufeinander aufbauenden Elementen zusammen:

- Der Bereitstellung eines sicheren und haltenden Rahmens (wie in Kapitel 1 ausgeführt).
- Dem Erarbeiten eines Arbeitsbündnisses.
- Dem Angebot einer dialogischen Beziehung, in der man bereit ist, sich auf eine gemeinschaftliche Beziehungserkundung einzulassen.

DAS ARBEITSBÜNDNIS

Das Arbeitsbündnis beginnt mit dem Angebot von Hilfe, Unterstützung und Engagement auf Therapeutenseite. Dieses Beratungsangebot findet die Zustimmung des Klienten zu den anfänglich festgelegten Konditionen (regelmäßiges Erscheinen, Honorare etc.) und zur Bereitschaft, sich am Veränderungsprozess zu beteiligen. Sobald Sie und Ihr Klient sich auf die Zusammenarbeit einlassen, gehen Sie ein Arbeitsbündnis ein, das manchmal therapeutisches Bündnis oder Arbeitsbeziehung genannt wird. Zu diesem Bündnis gehört der Aufbau einer aktiven Partnerschaft, ein Vertrauensbündnis zwischen Ihnen und Ihrem Klienten, in dem Sie beide dieselbe Auffassung von Ihrer Zusammenarbeit und deren Zielen teilen.

Es heißt auch, dass Sie in die Zusammenarbeit miteinander im Glauben an die gute Absicht des je anderen einwilligen. Der Klient vertraut darauf, dass es Ihr tiefer Wunsch ist, zu seinem Wohle zu arbeiten, auch dann, wenn er Sie als schwierig oder herausfordernd empfindet. Die Therapeutin vertraut darauf, dass der Klient in diesem gemeinsamen Unterfangen sein Bestes gibt und sich aus freien Stücken engagiert und in seinen Mitteilungen wahrhaftig ist.

Dieses Arbeitsbündnis wird die Arbeit erhalten, trotz der Zeiten, in denen der Klient befindet, dass Sie eine schreckliche Therapeutin sind, oder Sie finden, dass er sich nicht einmal darum *bemüht*, sich selbst zu helfen. Auf der Therapeutenseite muss man sich so ein Vertrauen (erst) verdienen, indem man die Bereitschaft an den Tag legt, alles, was der Klient bringt, ernst zu nehmen, sich einzufühlen, ihn zu respektieren und am Klienten daran zu bleiben, auch wenn die Therapie schwierig wird oder ins Stocken gerät.

Das Arbeitsbündnis wird Zeit in Anspruch nehmen und zeitweise ins Wanken geraten, besonders dann, wenn sich der Klient vom Therapeuten ›unverstanden‹ oder kritisiert fühlt. Es mag sich als notwendig erweisen, das Bündnis in diesen Phasen zu stärken, indem Sie sich fragen, was Sie getan (oder unterlassen) haben, dass das Vertrauen geschwächt wurde. Seien Sie bereit, Ihren Anteil einzugestehen (etwa eine wenig hilfreiche Intervention oder eine unerwartete Abwesenheit). Oft sind es die Bereitschaft der Therapeutin, für den Klienten da zu sein, und ihre offen dargelegte Auseinandersetzung mit ihren eigenen Fehlern, die den Klienten überzeugen, dass Sie sich für das Arbeitsbündnis mit ganzem Herzen einsetzen. Sie erstellen damit auch ein Modell, dass Sie Schwierigkeiten im Geist der Offenheit und Wissbegierde anstatt unter Selbstkritik oder Vermeidung nachgehen. Viele Therapeuten meinen in der Tat, dass der unvermeidliche Riss im Bündnis, der dann durch offenes Nachfragen und empathisches Verstehen (siehe weiter unten unter ›Die dialogische Beziehung‹) zu reparieren gesucht wird, der wichtigste Heilfaktor in einer Therapie ist.

Einer der wichtigsten Vorgehensweisen, das Arbeitsbündnis zu fördern und zu stärken, besteht darin, fortwährend ein Auge darauf zu haben, ob Sie auch beide ›in dieselbe Richtung ziehen‹. Daher müssen Sie in regelmäßigen Abständen miteinander überprüfen, wie relevant, hilfreich und wirksam die Beziehung ist. Dazu gehört, dass Sie den Fortschritt in Richtung Ihres vereinbarten Therapieziels überwachen und sich fragen, was in Ihren Interventionen hilfreich und weniger hilfreich gewesen ist, und dass Sie Ihre Beziehung und Ihr strategisches Denken entsprechend anpassen. Der Klient muss in der Sitzung das Gefühl bekommen, aktiver und einflussreicher Partner in dem Geschehen zu sein. Die Beraterin wiederum muss ihren Grad an Unterstützung beziehungsweise Konfrontation nachregeln, um diese Partnerschaft zu nähren (siehe Kapitel 15 unter ›Wie man Rückschau hält‹). Die Therapeutin muss außerdem sorgfältig auf die Wirkung ihrer Interventionen achten, und an den Reaktionen des Klienten erkennen, ob sie auf ihn abgestimmt oder an ihm vorbei arbeitet, oder ob sie zu schnell vorgegangen ist.

Die Stärke und Geschwindigkeit, in der sich ein solides Arbeitsbündnis bildet, hängt von mehreren Faktoren ab – vom Persönlichkeitsstil des Klienten, der Geschichte seines Vertrauens in Beziehungen, seiner Selbstverantwortung und von Ihrer Fähigkeit, durchgehend Verständnis und Stützung an den Tag zu legen. Bei Kurzzeitverträgen muss das Arbeitsbündnis rasch hergestellt werden. Arbeitet man mit einem Klienten längerfristig, kann der Aufbau eines Arbeitsbündnisses langsamer sein und in Wahrheit lange Zeit Hauptfokus der Beratungsbeziehung bleiben, vor allem dort, wo es um Misshandlung oder Verlassenwerden geht.

Wenn Sie sicher gehen wollen, ob Sie ein Arbeitsbündnis miteinander haben, stellen Sie sich folgende drei Fragen:

- Vertraut die Klientin Ihnen grundsätzlichen, dass Sie ihr überwiegend helfen wollen und konstruktiv sind?
- Herrscht Klarheit und Einverständnis darüber, was Sie miteinander zu tun gedenken, sowie über Ihre verschiedenen Verantwortlichkeiten?
- Haben Sie sich beide auf ein dauerhaftes Engagement und auf die Beziehung eingelassen, auch wenn sie schwierig oder schmerzhaft werden wird?

Anregung: Nehmen Sie sich einen Augenblick Zeit, über diese drei Fragen in Ihrer eigenen Therapie nachzudenken. Wann war das Arbeitsbündnis am stärksten, und wann war es am fragilsten? Was machte den Unterschied aus? Haben Sie je am guten Willen Ihrer Therapeutin gezweifelt oder am Engagement für Sie? Denken Sie nun an eine Klientin, mit der Sie sich abmühten und stellen Sie sich dieselben Fragen. Was würde Ihre Klientin Ihrem Dafürhalten nach antworten?

Das Arbeitsbündnis ist die Conditio sine qua non für die Entwicklung einer heilenden Beziehung.

DIE BEZIEHUNG DIALOGISCH FÜHREN

> »Das Menschenherz sehnt sich nach Kontakt – und vor allem sehnt es sich nach echtem Dialog … Jeder von uns sehnt sich heimlich und verzweifelt ›getroffen‹ zu werden – in unserer Einzigartigkeit, unserer Fülle und unserer Verwundbarkeit erkannt zu werden.« (Hycner und Jacobs 1995, 9)

Die Gestalttheorie empfiehlt eine bestimmte Form therapeutischer Beziehung, welche man *dialogische Beziehung* nennt. Der Begriff wurde nach den Ideen des Philosophen Martin Buber (1958/1984) entwickelt und stellt sich folgendermaßen dar:

> »Eine Haltung, in der man die andere Person wirklich *als Person* (und nicht als Objekt oder Teilobjekt empfindet, und eine Bereitschaft, das Erleben der anderen Person in der Tiefe vorurteilsfrei zu ›herauszuhören‹. Zusätzlich geht es um die Bereitschaft, das Ungesagte zu ›hören‹ und das Unsichtbare zu ›sehen‹.« (Hycner und Jacobs 1995, XI, Hervorhebung im Original)

Eine Therapeutin, die eine dialogische Beziehung anbietet, muss im Umgang mit ihrem Klienten ganz da, verständnisvoll, bestätigend und authentisch sein. Das ist natürlich viel verlangt, und in der Praxis können die meisten von uns lediglich darauf hinarbeiten. Doch die *Absicht* ist das wichtigste. Sie unterscheidet auch die Gestalt von so manch anderen Therapien, welche Deutungen, gefinkelte Interventionen oder das Umlernen von Verhalten für den wichtigsten Erfolgsschlüssel halten. Viele dieser Therapien legen weniger Wert auf die ›Tatsächlichkeit‹ oder auf die Gegenwartszentriertheit des Therapeuten und auf die Beziehung zum Klienten, welche im Gestaltdialog ein essenzieller Part ist. Eine dialogische Beziehung beginnt damit, dass die Therapeutin sich zum ›Dialog bekennt‹, zum *Dazwischen* in der Beziehung, wobei Therapeutin und Klient durch die Begegnung bewegt und verändert werden. Sie kann anhand einiger Eigenschaften charakterisiert werden, die von verschiedenen Autoren unterschiedlich stark hervorgehoben werden, aber im Grunde umfassen sie vier Hauptbestandteile: Präsenz, Bestätigung, Umschließung und die Bereitschaft zu offener Kommunikation.

Präsenz

Einfach gesprochen bedeutet Präsenz nichts anderes, als ganz für den Klienten da zu sein. Die Beraterin versucht so sehr wie möglich, im Hier und Jetzt zu sein. Sie bringt sich ganz in die Begegnung ein und ist willens, dem Klienten aufrichtig und authentisch gegenüberzutreten. Währenddessen lässt sie sich von der Wirkung des Klienten berühren und bewegen, sie lässt sich betreffen. Das wird manchmal heißen, dass sie ihre eigene Resonanz im Dienste der Beziehung offenlegt und damit die Wirkung zeigt, die bei ihr ausgelöst wurde. Das ist für die Existenz eines Gestaltpraktikers so überaus wichtig, dass wir immer wieder darauf zurückkommen werden. Belassen wir es vorerst dabei, dass Sie versuchen, ganz in die Gegenwart zu kommen. Der Annäherungswege gibt es viele, und wir bieten dazu eine herkömmliche Gestaltübung an.

Anregung: Beginnen Sie damit, dass Sie zwischen Ihren drei Gewahrseinszonen (welche in Kapitel 3 erläutert wurden) hin- und herspringen. Konzentrieren Sie sich auf Ihren Atem, auf das Gewicht Ihres Körpers im Sessel und spüren Sie hin, wo Sie verspannt und wo Sie entspannt sind. Sie müssen es nicht unbedingt verändern oder sich bewegen, erlauben Sie einfach gewahr zu werden, was sie spüren. Achten Sie auf jedwedes Gefühl oder jedwede Körperempfindungen, die Sie haben mögen. Ist Ihnen warm oder kalt, sind Sie ruhig oder rastlos, glücklich oder traurig …? (Innere Zone: Körperempfindungen und Gefühle).

Wenden Sie sich nun Ihren Kontaktfunktionen des Sehens, Hörens, Riechens, Tastens und Berührens zu. Erlauben Sie sich, jede von Ihnen der Reihe nach zu erleben, damit Sie einen klaren Eindruck von Ihrer Umgebung bekommen (Äußere Zone: Ihrer Umgebung).

Achten Sie zu guter Letzt darauf, wie Sie kommentieren, was Sie wahrnehmen beziehungsweise empfangen, z. B.: »Mir ist die Spannung, die ich im Magen spüre, unangenehm« oder »Ich bin verblüfft, was mir alles auffällt, wenn ich mich wirklich im Raum umsehe«. Wahrscheinlich stellen Sie auch Verbindungen zur Vergangenheit her oder rätseln über die Zukunft (Mittlere Zone: Gedanken und Phantasien).

Hüpfen Sie zwischen diesen drei Zonen des Gewahrseins hin und her und erkennen Sie, wo sich Ihre Energie oder Achtsamkeit am ehesten konzentriert. Achten Sie darauf, wo Sie sich in Fluss fühlen, und wo Sie starr oder blockiert sind. Nun sind Sie eher in der Lage, sich für das Sein im gegenwärtigen Augenblick zu entscheiden. Suchen Sie sich einen Gegenstand hier im Raum aus und schauen Sie, ob Sie für diesen Gegenstand ›präsent sein‹ können.

Der Beraterin obliegt die heikle Aufgabe, sowohl für den Klienten als auch die Beziehung präsent zu sein. Um Präsenz zu praktizieren, bringt die Therapeutin alle Sinne und ihr gesamtes Gewahrsein ein und gibt sich ganz der Begegnung hin. In gewisser Weise entsteht die Fähigkeit der Präsenz von selbst, wenn Sie all Ihre Sorgen und Ihr Streben sein lassen (oder einklammern) und sich erlauben, ›da zu sein‹. Es stellt die Antithese zum Erfüllen einer Rolle oder zum Eindruck-machen-Wollen dar. Angehende Therapeuten fragen manchmal: »Wie soll sich ein Gestalttherapeut verhalten?«, als gäbe es ein bestimmtes Verhalten oder eine Rolle, die man bekleiden sollte. Präsenz erreicht man am besten dadurch, dass man den Raum schafft, in dem sie entstehen kann. Das bedeutet auch, dass Sie *reell sein* müssen, d. h. nicht Interesse vortäuschen, wenn Sie abgelenkt sind, und nicht Unterstützung vorgaukeln, wenn Sie in Wahrheit genervt sind. Sie erlauben dem Klienten, Sie so zu sehen, wie Sie sind, und nicht so, wie Sie gerne gesehen würden, und Sie verabschieden sich von dem Bedürfnis, die allezeit ›mitfühlende, weise Heilerin‹ zu sein.

Bestätigung

> »Unsere tiefsten, profundesten Regungen der Selbst-Würdigung, Selbstliebe und Selbsterkenntnis kommen in Gegenwart des Menschen an die Oberfläche, den wir als vollkommen akzeptierend erleben.« (Zinker 1975, 60)

Bei einem Berater oder Therapeuten zu sein, wird für viele Menschen das erste Mal sein, dass man ihnen wirklich zuhört, sich um sie sorgt, sie versteht und ihre Gedanken, Gefühle und Bedürfnisse ernst nimmt. Das kann an sich schon sehr starke Heilkraft besitzen. Wir könnten das auch als ›vollkommenes Angenommensein‹ durch ein anderes menschliches Wesen formulieren. Die glücklichen unter den Kindern erleben es mit ihrer Mutter, ihrem Vater oder einer anderen primären Bezugsperson. Andere erleben einen Hauch davon über liebevolle Großeltern oder Verwandte. Viele Entwicklungstheoretiker sehen unter Berufung auf wissenschaftliche Nachweise aus Neurobiologie diesen Typus des Beziehungserlebens als wichtigstes Fundament eines sicheren, resilienten Selbstempfindens an. Das soll nicht heißen, dass ein perfekter Elternteil grenzenlos liebevoll ist und alles billigt, was das kleine Kind tut. Es besteht lediglich Gewissheit, bedingungslos angenommen zu sein: Wie übel auch immer Sie sich benommen haben oder wie schwierig Sie auch gewesen sein mögen - Sie werden geliebt und wertgeschätzt.

Anregung: Denken Sie an eine Person (oder ein Haustier) aus Ihrer Vergangenheit oder Gegenwart, von dem Sie sich vollkommen akzeptiert fühlten. Wie wirkte sich das auf Sie und Ihr Leben aus? Wie tut es das heute noch? Wie wirkte es sich auf Sie aus, wenn Sie so etwas nicht gehabt haben?

Bestätigen heißt nicht, dass Sie mit allem einverstanden sind und alles gutheißen, was der Klient Ihnen erzählt. Klarerweise gibt es Zeiten, in denen Sie mit seinen Werten nicht in Einklang stehen oder Ihnen ein Verhalten, von dem er erzählt, unsympathisch ist. Therapeuten haben u. U. eine klare Meinung zu Themen wie Rassismus, Gewalt, Missbrauch und verspüren den Drang, dem Klienten ihre Position klarzumachen. Auf Selbstauskünfte werden wir in diesem Kapitel noch zu sprechen kommen.

Die Gestaltberaterin versucht, nicht nur das zu akzeptieren oder festzuhalten, was für den Klienten Figur wird, sondern auch das, was entfremdet, deflektiert oder außerhalb seines Gewahrseins ist. Darunter fällt das Potenzial des Klienten, also die Person, die er werden könnte. In diesem Sinne ist Bestätigung umfassender als ›Akzeptanz‹. Eine Klientin, die beispielsweise nur mit ihrem selbstkritischen Anteil in Berührung ist, hat mitunter kaum Kontakt zur Fähigkeit, sich selbst Lob auszusprechen, der Berater muss aber beide Eigenschaften für gültig erklären. Wie so viele wünschenswerte Qualitäten ist die Bestätigung etwas, worauf wir eher hinstreben denn sie je erreichen. Es gibt Klienten, die sich kaum bestärken lassen, besonders wenn wir in negativer Gegenübertragung befangen sind. Wir finden es hilfreich, wenn wir uns möglichst an ein Bild von diesem Klienten halten, das ihn als verletzliches menschliches Wesen zeigt, wie wir selbst es sind, welches unter schwierigen Umständen sein Bestes zu geben sucht.

Umschließung (Inklusion)

Die Inklusion oder Umschließung bezeichnet das Bestreben des Beraters, die Erfahrung des Klienten in seinen Verständnisbereich hineinzunehmen.

> »Der Therapeut muss die andere Seite der Beziehung, die des Patienten, wie eine körperliche Berührung spüren, um zu wissen, wie sich der Patient fühlt.« (Buber 1967, 173)

Die Umschließung ist eine Erweiterung des Empathiebegriffs. Mit Empathie versucht die Beraterin, die subjektive Welt des Klienten kennen zu lernen, die Welt mit seinen Augen zu sehen, ohne zu urteilen und sich eine Meinung zu bilden. Umschließung umfasst das Gewahrsein der Beraterin in Bezug auf ihre eigenen Gefühle, Reaktionen und Erfahrungen. Sie taucht in die Geschichte und in das Erleben des Klienten nicht so komplett ein, dass sie sich selbst verliert. Hingegen ist sie stets ihrer eigenen Existenz und Präsenz gewahr, aber stimmt sich per Entscheidung auf den anderen ein und lässt sich davon betreffen. Umschließung ist eine Mischung aus den am Klienten wahrgenommenen Phänomenen – Körpersprache, Emotionen, Inhalt – und der schöpferischen Vorstellungstätigkeit der Beraterin. Dennoch gilt, dass sich interpersonelle Kommunikation vielfach und auf gar feine Weise außerhalb des Gewahrseins abspielt, und wir empfehlen, dass Sie auf Bilder, Empfindungen und Gefühle hören, die Sie erleben, da sie Auskunft über die Welt des Klienten geben mögen.

Anleitung: Denken Sie an eine kürzlich stattgefundene Therapiesitzung, in der der Klient Ihnen von einem Problem erzählte. Lassen Sie im Geist ein Bild von ihm entstehen und stellen Sie sich folgende Fragen:

- Was kommuniziert er Ihnen über Worte, Körperhaltung, Emotionen, Energieniveau etc.?
- Was sind Ihre Reaktionen, Gedanken und Gefühle, während Sie dem Klienten zuhören?
- Welche individuelle Bedeutung mag dieses Problem im Lichte seiner Vorgeschichte, z. B. seiner Kindheit oder seines Selbstbilds, haben?
- Wären Sie dieser Klient, wie würden Sie dieses Problem Ihrer Vorstellung nach erleben?

Nun treten Sie aus dieser Rolle heraus und fragen sich:

- Wenn *Sie* dieses Problem hätten, wie würden Sie denken und empfinden?
- Was für eine Antwort würden Sie sich *jetzt* von einem Therapeuten wünschen?

Und nun stellen Sie fest:

- Welchen atmosphärischen Eindruck haben Sie von der Qualität der miteinander geschaffenen Beziehung?

Wie könnten Sie nun, da Sie die obigen Stufen durchlaufen haben, dieses Verständnis dem Klienten am besten übermitteln?

Umschließung kommunizieren

Die Umschließung lässt sich mitteilen, ohne sie direkt vor dem Klienten zu äußern. Sie vermittelt sich über innere und äußere Haltung, Stimmlage und jeglichen nonverbalen Kontakt, den Sie mit ihm pflegen. Inklusiv zu sein, kann sehr heilsam sein, es kann das Arbeitsbündnis stärken, Vertrauen fördern und die Erfahrung des Klienten für gültig erklären. Wenn Sie Ihr Verstehen mit

Worten kommunizieren, kann das dem Selbstverständnis und der Selbstakzeptanz des Klienten zusätzliche Tiefe und Wirkmacht verleihen.

Das Praktizieren von Umschließung betrifft in ihrer umfassenden Form alle drei Bereiche (Denken oder Vorstellung, Gefühl und Körperprozess). Wenn Sie in dieser Weise mitschwingen, ist es sehr wahrscheinlich, dass Sie mit der Energie des Klienten Schritt halten und Ihre Resonanz auf natürliche Weise ausdrücken. Sie werden unweigerlich Fehler machen, wenn Sie sich abzustimmen suchen. Das ist ein natürlicher und nützlicher Prozess. Ein Vorteil ist, dass der Klient Ihr Bemühen merkt, ihn zu verstehen und dass Sie bereitwillig zugeben, wenn Sie danebengegriffen haben. Mit Ihrem Abstimmungsversuchen gelegentlich falsch zu liegen, lässt sich nicht vermeiden, Sie werden sich korrigieren und Rückmeldungen erhalten. Daher ist es entscheidend, dass Sie Ihre Interventionen tastend anbieten (»Ich frage mich, ob …« »Ich stelle mir vor …« »Sie wirken …« »Während ich Ihnen zuhöre, ist mein Körper …«) und sie im Verein mit dem Klienten auf Gültigkeit überprüfen. Dieser muss sich frei fühlen können, Ihnen zu sagen, wenn Sie falsch liegen. Umschließung und Präsenz sind schwer durchzuhalten, und Sie werden starken Selbst-Support, Zentriertheit und Flexibilität benötigen, um zwischen Ihrer Welt und der des Klienten hin- und herzuwechseln. Lassen Sie sich nicht entmutigen, wenn Sie nur kurz dabei bleiben können. Schon der Wunsch und die Absicht, dies zu tun, zählen.

Bereitschaft zu offener Kommunikation

Offene Kommunikation ist der vierte Grundsatz einer dialogischen Beziehung. Ihr Klient soll alles, was er erlebt, frei berichten können. Wichtig ist, dass Sie willens sind, Ihre Reaktionen auf ihn im Geist echter Begegnung offen mitzuteilen. Wir haben bereits kundgetan, dass das Übermitteln jener Empathie zum Wesen der Umschließung dazugehört, damit das Erleben des Klienten Gültigkeit erhält. Was aber ist mit all den anderen Reaktionen? Teilen Sie sie mit oder behalten Sie sie für sich? Diese Frage ist nicht leicht zu beantworten. Unser Leitprinzip lautet, ehrlich mitzuteilen bzw. zu kommunizieren, was dem Klienten Ihrer Meinung nach nützt oder zu neuen Möglichkeiten des In-Beziehung-Seins führt, und (manchmal) das, was Ihrer Beziehung im Wege steht bzw. die aktuelle Dynamik aufklären könnte.

Klarerweise wäre es untherapeutisch, *jegliche* auftretende Regung laut zu machen. Gegen eine solche Art Intervention gibt es jede Menge Gegenargumente: Sie würde den Fluss des Klienten umlenken, ihm Worte in den Mund legen oder seinen Prozess der Selbstfindung unterbrechen. Eine Menge wichtiger Information würde verschenkt, versuchte man zu früh zu deuten bzw. zu verstehen, statt darauf zu warten, dass komplexe Bedeutungen an die Oberfläche blubbern. Fernerhin könnten Klienten mit einer Scham-Thematik oder narzisstischer Problematik angesichts zu früher Selbstoffenbarungen eher ›abgedreht‹ werden. Oder die Reaktionen und Gefühle der Beraterin könnten aus deren eigenem Leben oder deren ungelösten Problemen stammen und dem Klienten übergestülpt werden. Eine Daumenregel lautet, die Therapeutin muss einen guten Grund anführen können (wenn sie danach um eine Reflexion gebeten wird), warum sie dem Klienten ein eigenes Erlebnis mitgeteilt hat. Die Kunst ist zu wissen, was man wann, wie und wie sehr von sich preisgibt. Wichtig ist auch, gewärtig zu sein, dass wir uns *nicht nicht* selbstoffenbaren *können*. Unsere Anwesenheit, unser Kleidungsstil und unsere Gesten ›verraten‹ uns. Jeder Kommentar oder jede Intervention ist, im Unterschied zur einfachen empathischen Resonanz, eine Deklaration, dass wir eigene Individuen mit eigenem und separatem Geist sind.

Einige Richtlinien für die Selbstoffenbarung

Wenn Sie sich entschließen, Ihr Erleben mitzuteilen, versichern Sie sich, dass die Intervention Ihr Gefühl, Ihren Gedanken oder Ihre Vorstellung schlicht beschreibt und nicht mit Interpretationen und Urteilen geladen ist. Formulieren Sie Ihre Intervention als Hier-und-Jetzt-Aussage: »Ich merke, dass ich traurig/wütend/angenehm berührt bin, wenn ich Ihnen zuhöre.« Oder: »Es beklemmt mich, wenn ich höre, wie Sie misshandelt wurden.« Diese haben eine viel klarere Wirkung als »Das war wirklich übel« oder »So hätte er Sie nicht behandeln dürfen«. Alternativ könnten Sie eine Exploration in die Wege leiten: »Ich habe den Eindruck, dass sich etwas abspielt zwischen uns. Haben Sie eine Idee, was das sein könnte?« Denken Sie daran, dass Schweigen eine wirkungsvolle Form der Kommunikation ist – im Guten wie im Schlechten.

Haben Sie Ihre Resonanz einmal mitgeteilt, achten Sie auf die Reaktion des Klienten. Sie schauen auf Interesse und Energie, Resonanz bzw. dessen Fehlen und sind ihm behilflich, wenn er sein Gefühl anlässlich Ihrer Worte ausdrücken möchte.

Wenn Sie sich unsicher sind, ob Sie sich offenbaren sollen, beachten Sie folgende Punkte:

- Wird das Zurückhalten Ihres Kommentars Ihre Fähigkeit vermindern, ganz beim Klienten zu sein? – Wir finden, dass das Eingeständnis, dass wir vorübergehend abgelenkt waren, etwas auslösen kann und uns präsenter machen kann. Desgleichen könnte das Abnehmen von Engagement in diesem Augenblick auf eine tiefer liegende Dynamik in der Beziehung hindeuten.

- Hält ein Gefühl, Gedanke oder inneres Bild einige Zeit an, und das über mehrere Sitzungen hinweg (und ist es erst in der Begegnung mit diesem Klienten aufgetaucht), dürfen Sie mit Recht annehmen, dass das mit dem Material zu tun hat, das der Klient einbringt, weswegen es angemessen scheint, jene mitzuteilen. Neue Sinngehalte entstehen nur durch Dialog.
- Überprüfen Sie, ob der Klient ein Problem oder Thema auftischt, auf das Sie stark reagieren bzw. zu dem Sie eine eindeutige Meinung haben. Wenn ja, behalten Sie die Reaktion für sich und reflektieren Sie sie anschließend oder gehen Sie damit in Ihre Supervision.
- Überprüfen Sie, ob Ihr Wunsch, sich zu offenbaren, Ihrer Gegenübertragung entspringt. Diese sollte besser verstanden bzw. vorläufig eingeklammert werden (siehe Kap. 12).

Allgemein gesprochen meinen wir, dass die *Bereitschaft*, mit Ihrem Klienten offen zu kommunizieren, die wichtigste Haltung ist. Ob Sie sich nun tatsächlich dazu entschließen oder nicht, ist Sache des je einzelnen Kontexts.

Das Thema der Selbstauskunft wird dann besonders relevant, wenn der Klient Fragen zum Privatleben oder zur Geschichte seiner Therapeutin stellt. Es empfiehlt sich, darauf gefasst zu sein und sich vorab zu überlegen, zu welchen Selbstoffenbarungen Sie geneigt wären und weshalb. Die Antwort auf diese Frage wird je nach Ihrer persönlichen Auffassung von Gestalttherapie ausfallen. Wie auch immer Sie sich entscheiden, man sollte beachten, dass das Timing von Fragen stets bedeutsam ist. Auch wenn Sie eine Frage beantworten, sollten Sie auf die Bedeutung eingehen, die sowohl die Frage des Klienten als auch Ihre Antwort in seinen Augen haben. Ein Klient, der Sie fragt, ob Sie so eine Situation schon einmal erlebt haben, verleiht damit vielleicht seiner Angst den Ausdruck, missverstanden zu werden. Außerdem mag er sich durch Ihre Antwort angeregt und ermuntert fühlen, ob sie nun bejahend oder verneinend ausgefallen ist. Allgemein gesprochen ist es ziemlich wertvoll, wenn Sie sich zu den *Inhalten* ihres Lebens eher nicht äußern, außer Sie haben sorgfältig über deren Signifikanz nachgedacht. Normalerweise reicht es, wenn Sie sagen »Das ist eine interessante Frage« und »Ich möchte mir ein wenig Zeit zum Nachdenken lassen, bevor ich antworte« oder »Ich möchte später auf diese Frage zurückkommen.«

IN EINER DIALOGISCHEN BEZIEHUNG ARBEITEN

Praktiziert eine Therapeutin die vier oben genannten Fertigkeiten – Präsenz, Bestätigung, Inklusion und offene Kommunikation –, legt sie dem Klienten gegenüber eine Ich-Du- bzw. eine dialogische Haltung an den Tag. Als Therapeutin versuchen Sie, dem Klienten als vollkommenem menschlichen Wesen zu begegnen, ohne zu analysieren oder zu manipulieren, sondern offen und zugänglich für den Menschen zu sein, der er ist. Wenn Sie diese Haltung zeigen, werden Sie sicher merken, wie schwer es ist, konsequent dabei zu bleiben. Die meisten Therapeuten können pro Sitzung lediglich für eine kurze Weile vollkommen gegenwärtig bzw. umschließend sein.

Wenn der Klient oder auch ein anderer Mensch ebenfalls aus der Ich-Du-Position antwortete, wäre das der Gipfel zwischenmenschlicher Interaktion. Für Martin Buber ist dies der End- und Höhepunkt dessen, was sich über den Dialog erreichen lässt: zwei menschliche Wesen ganz für einander da in einem sogenannten ›Ich-Du-Moment‹ (wir bewegen uns hier auf demselben Terrain wie im Augenblick des ›lebendig pulsierenden Kontaktvollzugs‹). Vielleicht gehören Sie ja zu den Glücklichen, die solche außerordentlichen Momente in einer Therapie (oder auch im Leben!) erlebt haben; sie sind üblicherweise kurz, und eine tiefe Verbindung knüpft sich oft wortlos außerhalb aller Zeit und scheint die gewöhnlichen Grenzen des Beziehungserlebens zu überschreiten. In der einfachsten Form ist es die Erfahrung selbstloser Verbundenheit, vollkommener Begegnung und Befriedigung in der Fülle und Lebendigkeit des Augenblicks. Die komplexeren sind als ›Ausdruck der Gegenwart Gottes‹ (Zinker 1977, 3) beschrieben worden.

Als Therapeut haben Sie die Verantwortung, den Verlauf einer Therapie abzuschätzen, zu planen und zu ›durchdenken‹. Aus dieser Position heraus gehen Sie eine Ich-Es-Beziehung zum Klienten ein. Die Ich-Es-Beziehung beruht auf früheren Lebenserfahrungen. Wir betrachten Menschen und Dinge nach dem Wissen, das wir bereits von ihnen und der Welt haben. So verbringen wir die meiste Zeit unseres Lebens damit, uns auf unsere Umgebung zu beziehen, um sie uns zunutze zu machen oder Umgang mit ihr finden zu können. Zu einer erfolgreichen Ich-Es-Beziehung gehört die Fähigkeit, vorherzusagen, wie sich eine Person verhalten wird, wie wir sie beeinflussen können und wie sie möglicherweise auf uns reagieren wird. Diese Form der Beziehung ist natürlich wichtig, wenn man einen Vertrag aushandelt, Beurteilungen vornimmt, Zeit strukturiert und es mit klinischen Themen zu tun hat wie etwa bei einer plötzlich Anfrage, die Sitzung zu überziehen, oder wenn man über den Zeitpunkt des Therapieendes verhandelt. In die Ich-Es-Beziehung gehören auch:

die Reflexion, was sich zwischen Ihnen beiden ereignet, das Nachdenken und das Spüren der Reaktionen des Klienten auf Sie und umgekehrt und das Heraushören von Bedeutungen.

Eine dialogische Haltung zu offerieren ist insofern ein Stufenexperiment, als die Therapeutin die Intensität ihrer Gegenwärtigkeit und die Echtheit ihrer Kommunikation ständig überwachen und fein abstimmen muss, je nachdem, was ihrem Klienten am ehesten dient. Das gilt vor allem für schwer gestörte Klienten und solche, die einen fragilen Selbstprozess aufweisen. Hier ist eine verantwortungsvolle Ich-Es-Haltung unumgänglich, um die notwendige Struktur und Containment zu bieten. Eine Ich-Es-Beziehung ist wahrscheinlich auch in den Anfangsphasen einer Therapie stärker vertreten sowie dann, wenn Sie sich über den Therapiefortschritt Rechenschaft ablegen und wenn Sie nicht weiterkommen. Haben Sie das einmal akzeptiert, werden Sie die Ich-Es-Beziehung auf einem Minimum halten und so oft wie möglich zur Ich-Du-Haltung zurückkehren.

Wenn Sie eine dialogisch arbeitende Gestalttherapeutin sind, werden Sie zwischen diesen beiden Beziehungstypen, dem Ich-Du- und dem Ich-Es-Typus, je nach Situation, alternieren. Lynne Jacobs (1989) hat die dialogische Beziehung in der Gestalttherapie als kontinuierliches Zusammenspiel beziehungsweise Hin- und Hergleiten zwischen dem Ich-Du- und dem Ich-Es-Modus charakterisiert.

Bevor wir dieses Kapitel beschließen, möchten wir noch einen Gedanken über den Schwerpunkt ›Beziehung‹ anfügen. Da deren Einfluss allgegenwärtig ist, haben wir die essenzielle, kontinuierliche Natur des therapeutischen Kontakts besonders hervorgehoben. Es gibt jedoch Perioden, in denen sich unsere Klienten zurückziehen und sich aus der aktiven Beziehung zu uns zurücknehmen. Dann lautet ihre oberste Priorität, sich nach sich selbst auszurichten und die Beziehung tritt in den Hintergrund. In diesen Phasen praktiziert der Therapeut in aller Stille als geduldiger und wohlwollender Zeuge Präsenz und Bestätigung.

CONCLUSIO

Dieses Kapitel war dem Aufbau der therapeutischen Beziehung gewidmet, der sich in einer Reihe von Schritten vollzieht: dem Herstellen eines sicheren Kontexts, dem Übereinkommen, was die Aufgabe der Therapie sei, und die Entwicklung einer vertrauensvollen Verbindung zwischen Berater und Klient. Die Gestalttherapeutin kann sich dann auf eine dialogische Beziehung zu bewegen – in der sie Präsenz, Bestätigung, Umschließung und Bereitschaft zu offener Kommunikation anbietet. Das muss nicht in dieser Abfolge stattfinden; eine dialogische Beziehung kann eine Weile vonnöten sein, bevor sich Vertrauen entwickelt und bevor Sie sich über die Richtung einigen, in die Sie gehen werden. Der allerwichtigste Aspekt gestalttherapeutischer Praxis ist jedoch, dass sich der Klient verstanden und angenommen fühlt; dass er nicht beurteilt wird und ihn die Therapeutin ernst nimmt. In diesem Sinne sind Phänomenologie und Dialog das Urgestein aller Gestaltberatung.

LITERATUREMPFEHLUNGEN

Bocian, B. / Staemmler, F.-M. (Hg.) (2013): Kontakt als erste Wirklichkeit. Zum Verhältnis von Gestalttherapie und Psychoanalyse. Bergisch Gladbach: EHP

Buber, M. (1984): Das dialogische Prinzip. Heidelberg: LambertSchneider

Chidiac, M. A. / Denham-Vaughan, S. (2007): The process of presence: energetic availability and fluid responsiveness. In: *British Gestalt Journal* 16(1), 9–19

Erskine, R. G. / Moursund, J. / Trautmann, R. L. (1999): Beyond Empathy. New York: Brunner-Mazel

Fairfield, M. / O'Shea, O. (2008): Getting beyond individualism. In: *British Gestalt Journal* 17(2), 24–37

Friedmann, M. (1987): Der heilende Dialog in der Psychotherapie. Köln: EHP

Fuhr, R. / Gremmler-Fuhr, M. (1991): Dialogische Beratung. Köln: EHP

Gremmler-Fuhr, M. (2004): The dialogic relationship in Gestalt therapy. In: *British Gestalt Journal* 13(1), 5–17

Hycner, R. (1989): Zwischen Menschen. Ansätze zu einer Dialogischen Psychotherapie. Köln: EHP

Hycner, R. A. / Jacobs, L. (1995): The Healing Relationship in Gestalt Therapy. Highland, NY: Gestalt Journal Press

Mackewn, J. (1997): Developing Gestalt Counselling. London: Sage (siehe Kap. 8)

Mayer, K. (2001): A relational perspective on Gestalt therapy and the phenomenological method. In: *Gestalt Review* 5(3), 205–210

Schmidt-Lellek, C. (2006): Ressourcen der helfenden Beziehung. Modelle dialogischer Praxis und ihre Deformationen. Bergisch Gladbach: EHP

Spinelli, E. (2005): To disclose or to not disclose. In: *International Gestalt Journal* 28(1), 25–41

Sreckovic, M. (2015): Welt und Selbst. Bemerkungen zur Neuauflage. In: H. Trüb: Heilung aus der Begegnung, 109–251

Staemmler, F.-M. (2004): Dialogue and interpretation. In: *International Gestalt Journal* 27(2), 33–58

Staemmler, F.-M. (2009): Das Geheimnis des Anderen – Empathie in der Psychotherapie. Wie Therapeuten und Klienten einander verstehen. Stuttgart: Klett Cotta

Staemmler, F.-M. (2013a): Heilsame Begegnungen. Einige Parallelen zwischen Martin Bubers »Ich und Du« und einer modernen, intersubjektiv orientierten Psyychotherapie. In: T. Reichert u. a. (Hg.): Martin Buber neu gelesen. Lich: Edition AV

Staemmler, F.-M. (2013b): Kontakt als erste Wirklichkeit. Intersubjektivität in der Gestalttherapie. In: B. Bocian / F.-M. Staemmler (Hg.): Kontakt als erste Wirklichkeit. Bergisch Gladbach: EHP, 21–33

Trüb, H. (2015): Heilung aus der Begegnung. Überlegungen zu einer dialogischen Psychotherapie. Bergisch Gladbach: EHP 2015

Yontef, G. (2002): The relational attitude in gestalt therapy. In: *International Gestalt Journal* (1), 15–35

Yontef G. (1999): Awareness, Dialog, Prozess: Wege zu einer relationalen Gestalttherapie. Köln: EHP

Zahm, S. (1998): Therapist self-disclosure. In: *Gestalt Journal* 23 (2), 21–52

5

BEURTEILUNG UND DIAGNOSE

Schon der Begriff ›Beurteilung‹ allein stürzt so manche Gestalttherapeutin in ein Dilemma. Die Idee, sich bewusst eine objektive Haltung oder einen ›Expertenstatus‹ anzueignen, damit man einen Klienten einschätzen bzw. diagnostizieren kann, scheint vielen Grundprinzipien der Gestaltpraxis zu widersprechen. Erstens scheint das diagnostische Etikettieren eines Klienten zu implizieren, dass er darauf festgelegt, statisch wahrgenommen wird und auf ein paar Fachworte reduzierbar ist. Zweitens ist Diagnostik in Geschichte und Politik oft missbraucht worden, um Menschen zu entpersönlichen, zu verdinglichen oder zu unterdrücken. Drittens geht man damit an der Einzigartigkeit eines Klienten vorbei und redet einer Expertenhaltung das Wort, die da meint, ihn besser zu verstehen als er sich selbst. Viertens untergräbt sie das gestalttherapeutische Grundprinzip, dass Gewahrsein, Dialog und Kontaktvollzug an sich alles sind, was man in einer wirksamen Psychotherapie und Heilung benötigt. Und, als würde das nicht schon reichen, sind fünftens die anerkannten diagnostischen Systeme oft mehr als mangelhaft, nutzlos reduktionistisch und nachweislich von Politikern und der Pharmaindustrie manipuliert (Verhaeghe 2004, 2007; Leader 2008).

Und doch meinen wir, dass es trotz dieser zutreffenden Argumente viele zwingende Vorteile gibt, nimmt man anfänglich und immer wieder Einschätzungen vor. Dazu kommt, dass wir uns aus beruflichen wie ethischen Gründen davor nicht verschließen dürfen.

Als wir dieses Buch verfassten, diskutierten wir den Unterschied zwischen Diagnose und Einschätzung (Assessment). Es scheint, dass das Diagnostizieren mit dem ›Identifizieren‹ einer bestehenden bzw. anhaltenden Situation zu tun hat, man gibt ihr einen Namen und unterscheidet sie damit von anderen. Assessment ist hingegen eher eine auswertende Beschreibung einer Thematik bzw. Situation und ist fluider, da sie die Möglichkeit der Veränderung offen lässt. Unserer Ansicht nach hat eine formal gültige Diagnose im Psychotherapiebereich ein paar begrenzte, aber doch wichtige Vorteile, die wir weiter unten diskutieren. Ansonsten werden wir uns einer lockeren Definition von Diagnose bedienen, welche dem Abschätzen näher liegt und sich mit der Gestaltphilosophie und ihren Prinzipien verträgt.

DIE EINSCHÄTZUNG GEHÖRT ZUR UND IN DIE BEZIEHUNG

Wir können nicht *nicht* urteilen. Wie in Kapitel 2 ausgeführt, sind Menschen sinnerzeugende Geschöpfe. Die Art und Weise, wie wir unserer Welt Sinn abgewinnen, lässt sich als kontinuierliches Einschätzen oder Diagnostizieren begreifen. Wir beobachten, begegnen und versuchen fortwährend zu verstehen, z. B. wie wir andere erkennen, ihnen begegnen, auf sie reagieren und einen Eindruck von ihnen formen. Es ist schier unmöglich, einen Menschen kennen zu lernen und sich keine Meinung zu bilden und weder Sympathie noch Antipathie zu empfinden. Oft sind diese Vorgänge kaum bewusst, und dennoch tragen sie zu einer stetig stattfindenden relationalen Einschätzung bei. Täten wir das nicht, wäre es nicht möglich, einem alten Freund zu begegnen und zu sagen: »Ich erkenne dich. Ich mag dich. Ich möchte Zeit mit dir verbringen.«

Nichts anderes geschieht im Therapieraum. Sobald man dem Klienten gegenübertritt, richtet die Beraterin, bewusst oder nicht, ihre Aufmerksamkeit auf eine Unmenge an Details und Eindrücken, auf das Alter der Person, ihren Gang, ihren Gesichtsausdruck, ihre Kleidung, ihre emotionale Gestimmtheit und ihren Beziehungsstil. Während man diese Rückwirkungen in sich deutlicher werden lässt, holt man wichtige Information ein, die für die natürliche Einschätzung durch den Berater unverzichtbar ist.

Anregung: Erinnern Sie sich an das letzte Mal, als sie einen Klienten erstmals zu bewerten hatten oder einen Freund gerade kennenlernten. Was war Ihr erster Eindruck, welche Meinungen, Urteile und Emotionen kamen Ihnen, bevor Sie die Person näher kennen lernten? Sie mochten sich ohne offenkundigen Beweis gesagt haben »Intuitiv fühlte ich …«, »Irgendwie wusste ich, dass ich ihm vertrauen/nicht vertrauen kann …«, »Ich hatte da so ein Gefühl bei ihm«. Wie sehr traf dieser Eindruck auf lange Sicht gesehen zu?

Es ist verblüffend, wie akkurat (und manchmal inakkurat) erste Eindrücke sind (interessant ausgeführt bei Gladwell 2006).

Die Tatsache einer solchen Bemessung, die ›außerhalb des Gewahrseins liegt‹, schafft natürlich eine Spannung bzw. ein Paradox in vielen Bereichen der Gestaltpraxis. Einerseits versuchen wir die Einzigartigkeit jedes Klienten in seiner besonderen Situation und in seinen ihm eigenen Beziehungen zu achten und zu respektieren. Wir suchen seinen sich entfaltenden und dynamischen Prozess des In-Beziehung-Lebens hochzuhalten. Andererseits bilden wir uns automatisch Eindrücke und Urteile, ob es uns gefällt oder nicht. Unserer Erfahrung nach ist ebenso wahr, dass viele klinische Phänomene und Verhaltensweisen unter erkennbare, repetitive Muster fallen, welche vorhersagbare Folgen und Auswirkungen auf die Behandelbarkeit haben. Wenn wir unseren Klienten wirksam helfen wollen, müssen wir dafür offen sein, Wiederholungsmuster, eingefahrene Gestalten und gewohnheitsmäßiges Kontaktverhalten zu sehen und zu benennen, damit wir verstehen können, wie ihr Kontakt zum Umfeld die Schwierigkeiten miterzeugt.

Beispielsweise brauchen Klienten mit einem Borderlinesyndrom oft stärkere therapeutische Grenzen. Narzisstische Klienten brauchen mehr Abstimmung. Depressive Klienten sind eher suizidgefährdet, und sexuell missbrauchte Klienten sind sehr empfindlich bzw. fragil, wenn es um die Wahrung von Körpergrenzen geht. Verallgemeinerungen wie diese können, nimmt man sie nicht für bare Münze sondern als Orientierungshilfe, der Beraterin helfen, in ihrer Arbeit erfolgreicher und sicherer zu sein.

Anregung: Nehmen Sie sich ein Weilchen Zeit, um nachzusehen, ob es in Ihrem Leben eingefahrene oder sich wiederholende Muster gibt. Würden Sie sich z. B. als schüchtern oder extrovertiert bezeichnen, sind Sie ein ›Denktyp‹ oder ›Gefühlstyp‹, finden Sie Beziehungen einfach oder problematisch, hegen Sie sich herabsetzende oder beschränkende Grundüberzeugungen? Machen Sie aus den Antworten kurze Sätze: »Ich bin …« Achten Sie darauf, wie es sich anfühlt, sich ein Etikett verpasst zu haben. Finden Sie diese Zuschreibung Ihrer selbst erniedrigend, oder ist sie lediglich nichts anderes als ›Beschreibung‹. Welches Etikett würden Sie nicht gerne tragen und warum nicht?

DIE EINGANGSDIAGNOSE IST FÜR EIN KOMPETENTES PROFESSIONELLES REAGIEREN UNVERZICHTBAR

In einer ›idealen‹ therapeutischen Situation würde unser Klient die Gestaltprinzipien kennen und annehmen. Er käme zu uns in die Beratung, verfügte über unbegrenzte Geldmittel und hätte nichts anderes im Sinn, als sich selbst besser kennen zu lernen, bewusster zu werden und ein paar störende Verhaltensmuster aufzugeben, sein Potenzial voll auszuschöpfen und zu schauen, wohin seine Kreativität ihn führt! In so einem Fall wäre eine Eingangsdiagnose unnötig, und die Praktikerin erfreute sich der Freiheit, jeden Augenblick und jede Sitzung so zu nehmen, wie sie kommt. Von Zeit zu Zeit würde sie Rückschau über die Arbeit mit ihrem Klienten halten, um sicher zu gehen, dass er das erhielte, was er wollte. Abgesehen davon wäre Ihre Zeit miteinander eine Entdeckungsreise im echten Wortsinn.

Selten suchen Klienten jedoch eine Therapeutin mit so einer offenen Agenda auf. Normalerweise wollen Klienten Hilfe gegen ein psychisches Leiden. Ihr Leben ›läuft nicht so richtig‹. Entweder leiden sie an Depression, Angst oder innerem Chaos, oder sie haben Probleme mit der Alltagsbewältigung, Schwierigkeiten in ihren Beziehungen, in der Arbeit oder auf einem anderen Gebiet der existenziellen Herausforderung, die das Leben ist. Sie kommen mit der nüchternen Erwartung, die Therapeutin verfüge über die Expertise, ihr Problem in möglichst kurzer Zeit aus der Welt zu schaffen, und oft werden auch nur Kurzzeitverträge finanziert. Wir meinen daher, es wäre unprofessionell, stellten Therapeut und Klient sich gewissen wichtigen Punkten nicht. Was sie miteinander tun müssen ist:

- Das aktuelle Thema, seine gegenwärtige Bedeutung mitsamt seinen Auswirkungen feststellen und herausfinden, welche Veränderung die Therapie dem Wunsch des Klienten gemäß bewirken soll.
- Ein Verständnis entwickeln, welchen Sinn und welche Verzweigungen das Problem hat.
- Eventuelle Selbst- oder Fremdgefährdung feststellen, welche unmittelbarer Aufmerksamkeit bedürften.
- Risiken oder Nachteile feststellen, welche die Therapie hervorrufen könnte.
- So weit möglich beurteilen, ob der Therapeut zum Klienten passt und in dessen Problematik bewandert ist.
- Eine Übereinkunft in Bezug auf ein machbares Therapieergebnis treffen oder zumindest eine Richtung festlegen.
- Sich eine Evaluierungstaktik zurechtlegen, um festzustellen zu können, ob die Beratungsreise einen erfolgreichen Weg nimmt.

Diese Vorgehensweise ist natürlich vorläufig und muss häufig aktualisiert werden, da sich der Klient entwickelt und verändert.

EINE FORMALE DIAGNOSE ERMÖGLICHT DIE WERTVOLLE KOMMUNIKATION MIT ANDEREN BERUFSGRUPPEN

Wir sind überzeugt, dass Gestalttherapeuten, wollen sie im weiteren therapeutischen Feld Respekt und Glaubwürdigkeit genießen, in der Lage sein müssen, ihre Klienten in diagnostischen Termini beschreiben können müssen, um den Dialog mit anderen psychotherapeutischen Richtungen zu pflegen. Das gilt vor allem dann, wenn Überweisungen zu einem anderen Therapeuten, praktischen Arzt, Sozialarbeiter oder Psychiater anstehen.

Anregung: Wählen Sie einen Klienten aus, den Sie schon eine Weile in Therapie haben und stellen Sie sich vor, sein Hausarzt habe um einen Bericht gebeten, damit er ihn zu einer fachärztlichen Behandlung überweisen kann (wenn sowohl Sie als auch Ihr Klient das für eine gute Idee halten). Wie würden Sie sein Problem, die Diagnose und den Fokus Ihrer Arbeit veranschaulichen, ohne auf die Gestaltterminologie zu rekurrieren?

Das wird Ihnen leichter fallen, wenn Sie sich mit einer offiziellen Diagnosemethode wie dem DSM-IV oder dem ICD 10 vertraut machen. Diese können auch den Zugang zur Literatur und zu Quellen von anderen Experten eröffnen, z. B. über die verschiedenen Typen der Depression, mögliche Resultate, Selbstmordrisiken, Rückfallquoten, damit eingehende Störungen usw. Die Übersetzung einiger diagnostischer Systeme in die Gestalt hat bereits reiche Früchte getragen (siehe Tobin 1982 und Delisle 1999, die eindrucksvoll aufzeigen, wie nützlich die DSM-IV Persönlichkeitsstörungen sind, betrachtet man sie aus der Sicht der Gestalttherapie).

Simpel gesprochen vereinfacht der Gebrauch eines Etiketts den Überweisungsvorgang. Sie können eine Kollegin anrufen und fragen: »Haben Sie einen Therapieplatz für jemanden frei, der an einer PTBS nach einem Autounfall leidet?« Und die Kollegin hat sofort eine ungefähre Ahnung, wie sich Überweisung und Arbeitsbedarf gestalten werden und wie lange und intensiv sie ausfallen werden.

EINE ANPASSUNGSFÄHIGE UND KO-KREIERTE DIAGNOSE HILFT BEIM SCHLIESSEN EINES ARBEITSBÜNDNISSES

Unabhängig von der formalen psychiatrischen Diagnose gibt es die prozessorientierte Gestaltdiagnose, welche dann am meisten Nutzen bringt, wenn wir sie *deskriptiv, phänomenologisch* und *veränderlich* halten, statt bloß zu definieren und ihr Namen zu geben. Die Gestaltdiagnose ist ein Versuch, Muster, Themen und Wiederholungen zu erkennen, die ganz allein auf diesen Klienten zutreffen (ein heiteres Beispiel finden Sie zu Beginn von Kapitel 2). Primär erhellt sie einen Prozess, nämlich wie der Klient sich im jetzigen Augenblick verhält – in der Beziehung zu Ihnen und unter seinen aktuellen Feldbedingungen. Daher drückt sie eine *Aktivität* bzw. ein ›Gestalten‹ aus. Sie würden eher von einem ›narzisstischen Prozess‹ denn einer narzisstischen Person oder narzisstischer Störung sprechen. Oder: Ein Klient ›retroflektiert‹ und nicht: ›Er ist retroflektiert‹.

Eine Definition der Gestaltdiagnostik lautet, sie sei die dynamisierte Darstellung einer (oder mehrerer) fixierter Gestalten im Leben eines Klienten – eines Prozesses, der zum Stillstand gekommen ist. Die fixierte Gestalt stellt eine kreative Anpassungsleistung dar, die unter früheren Lebensumständen vorgenommen wurde, Gewohnheit wurde und in der Gegenwart nicht mehr taugt. Therapie will diese fixierte Gestalt lockern und dem Klienten helfen, sich von diesem statischen Muster aus seiner Lebensgeschichte zu lösen und zu einer flexibel reagierenden Begegnung in der Gegenwart zu kommen. Eine vollkommen gesunde Person wäre jeden Augenblick ihres Lebens kreativ und wiese deshalb keine ›Diagnose‹ auf.

Wir empfehlen, eine Ko-Diagnose mit dem Klienten zu erstellen, wann immer nur möglich. Dies sollte am Ende des Erstgesprächs auf alle Fälle stattfinden und immer dann, wenn Sie eine starke Hypothese im Kopf haben, was sich gerade tut. Sie könnten einem Klienten etwa mitteilen, dass sie seinen gegenwärtigen Leidensdruck für die Auswirkung einer ungelösten Trauersituation halten oder, dass Sie einen Zusammenhang zwischen seinen körperlichen Spannungen und seinem zurückgehaltenen Ärger sehen. Das verlangt vom Gestalttherapeuten, dass er den Gestaltjargon in eine Sprache übersetzt, zu der der Klient Zugang hat. Zum Beispiel: »Bei Ihnen haben sich massenhaft Gefühle angestaut (Retroflexion)«, »Sie scheinen überzeugt zu sein, dass es ein Fehler ist, zu weinen« (Introjekt oder Kernüberzeugung), »Sie scheinen den Tod Ihres Vaters nie verwunden zu haben« (unerledigtes Geschäft). Er kann zustimmen, anderer Meinung sein oder klärend wirken und zu einem zutreffenderen diagnostischen Verständnis beitragen. So wird er in das Begreifen seiner Problematik aktiv einbezogen und das befähigt ihn, die Beratung zu einem gemeinsamen Unterfangen zu machen.

DIE EINSCHÄTZUNG FÖRDERT DIE ENTSCHEIDUNG IN BEZUG AUF DIE PASSUNG

Die Grundlage kompetenter, professioneller und erfolgreicher klinischer Arbeit ist die Entscheidung, ob Gestaltberatung für den potenziellen Klienten geeignet ist und ob Sie dafür die denkbar passendste Therapeutin sind (siehe auch Kapitel 1). Das Assessment gibt Ihnen Information an die Hand, sodass die Entscheidungen in folgenden Bereichen begründeter sein werden:

- Sind Sie sattelfest in der Behandlung des angegebenen Problems? Das ist sowohl eine professionelle als auch eine persönliche Entscheidung. Vielleicht sind Sie nicht genügend ausgebildet oder erfahren, um einen Klienten aufzunehmen, der eine langjährige Geisteskrankheit, Substanzenabusus, Gewalterfahrungen oder suizidale Impulse aufweist (siehe auch Kapitel 18).
- Zögern Sie aus persönlichen Gründen, den Klienten in Therapie zu nehmen? Vielleicht macht Ihnen der Klient Angst, vielleicht reaktiviert er ein unbewältigtes Trauma aus Ihrer Vergangenheit oder vielleicht kommt er mit einem Problem, für das Sie kein Verständnis haben. Es ist wahrscheinlich nicht nötig, einen zukünftigen Klienten zu ›mögen‹, aber etwas Resonanz, Interesse oder Mitgefühl sollten Sie haben. Klienten verdienen unser redlichstes Bemühen, unsere Energie und unser Engagement, und es ist besser, ihn weiter zu überweisen, wenn Sie sich dessen nicht sicher sind.
- Will oder braucht der Klient eine Therapierichtung oder Intervention abseits der Gestalttherapie? Manche wollen z. B. nur ihre Symptome loswerden, von einem Experten hören, was sie tun sollen, möchten Unterstützung oder einen Freund finden, weil sie einsam sind.
- Sind Sie sich mit ihm/ihr darüber einig, wie das dargelegte Problem zu verstehen ist? Wir differenzieren zwischen Lebensumstand (»Ich habe keine Freunde«, »Ich fühle mich die ganze Zeit mies«, »Ich finde keinen Partner« usw.) und einem Problem, das sie/er verstehen möchte, dem Wunsch sich zu ändern und der Bereitschaft, zumindest etwas Verantwortung zu übernehmen (z. B.: »Ich glaube ich bin selbst die Ursache dieses Problems«). Klienten, die an ihren Lebensumständen leiden, aber am Ergründen der Rolle, die sie darin spielen, nicht daran interessiert sind oder diese nicht sehen, werden von *Ihnen* erwarten, dass Sie die Veränderung herbeiführen, oder sie wollen

Sie als mitfühlende Zuhörerin. Bei solchen Klienten müssen Sie sich mehr Zeit nehmen, um sich über einen Kontrakt zu einigen, der herausstellt, was der Zweck Ihrer Zusammenkünfte ist, und manchmal werden Sie zu entscheiden haben, dass Therapie in dem Fall nicht angezeigt ist.

METHODEN DER EINSCHÄTZUNG UND DIAGNOSE IN DER GESTALT

Viele theoretische Konzepte der Gestalt stellen Rahmenrichtlinien für eine Bewertung dar, z. B. die Zonen des Gewahrseins, die Kontaktregulierung, der Grad an Stützung, Kontakt- bzw. Beziehungsstil zum Therapeuten und so fort. Es ist wichtig, dass Sie sich eine Bemessungsweise zulegen, die *Ihrem ureigenen* Stil und Ansatz entspricht.

Die Kunst des Diagnostizierens besteht im Formulieren dessen, was Sie sehen und erleben, im Herausfinden, was das für einen Sinn haben mag und im Verstehen dessen, wie das die Schwierigkeiten beim Klienten erzeugt. Sie machen sich ein Bild, wie der Klient ›tickt‹, was er von sich selbst (und der Welt) annimmt, und welche Prozesse nicht stattfinden, minimal ablaufen, unpassend oder übertrieben sind. Wenn Sie einen diagnostischen Überblick zu gewinnen suchen, wird manche Figur scharf oder interessant erscheinen. Sie könnte von Bedeutung sein oder auch nicht. Es gehört zu Ihren Kompetenzen, auch dem gegenüber wachsam zu sein, was in den Augen des Klienten auf dem Grund und noch nicht figural, aber möglicherweise wichtiger ist. Yontef und Jacobs (2007, 328-367) sprechen von »Widerstand … gegen die Bildung einer Figur (eines Gedankens, Gefühls oder Bedürfnisses), die in einem Kontext aufzutauchen droht, den man als gefährlich einstuft«. Manche Seiten des Klienten würden deshalb »absichtlich und regelmäßig in den Hintergrund verwiesen« und nehmen Einfluss darauf, welche Figuren an die Oberfläche dringen. Die Beraterin wird deshalb wachsam sein müssen (auch in Bezug auf ihre eigenen Ahnungen und ihre Intuition), was in der Darlegung des Klienten ausgelassen wurde, welche Polaritäten nicht da sind und was impliziert ist, aber nicht angesprochen wird.

Wo es möglich und angezeigt scheint, sollten Sie Ihre Einschätzung dem Klienten einfühlsam beibringen, welcher Ihnen dann sagen wird, ob die bestimmten Beobachtungen, Prozesse oder Themen, auf die Sie gekommen sind, auch für ihn relevant sind. So kann eine respektvolle Ko-Diagnose entstehen.

Vorsicht: Bevor wir die traditionelle Liste gestaltdiagnostischer Kriterien durchgehen, möchten wir darauf hinweisen, dass sie bisweilen im Sinne einer vorgeblich objektiven Betrachtung missdeutet werden. Eine Aussage wie »Der Klient retroflektiert seine Gefühle« impliziert, dass der Klient dies generell tut. Wir halten dagegen, dass es meist unmöglich ist, den Prozess des Klienten von dem Beziehungsfeld zu trennen, welches sich von der ersten Begegnung an zwischen Beraterin und Klient auftut. *Alles*, was Sie im Raum um die Bewertung erkennen, ist möglicherweise von der Resonanz auf Sie, die Therapeutin, mitbestimmt.

Die vielfältigen Weisen, auf die ein Klient zur Welt in Kontakt tritt, sind allesamt Resonanzen auf unterschiedliche Feldbedingungen. Erst wenn Sie die Geschichte eines Klienten hören und darauf, wie er von seiner lebensgeschichtlich erworbenen Art, Kontakt zu machen, berichtet, können Sie festzustellen, was an Ihnen und an ihm einzigartig ist, und was generell für seine kreativen Anpassungsleistungen unter verschiedenen Feldbedingungen gilt. Dies lässt es noch wichtiger erscheinen, beim Klienten nachzufragen: »Ist das allgemein so?«

Wir haben ein Einschätzungsmodell entwickelt, das auf drei möglichen Brennpunkte beruht:

- Der Klient im Prozess
- Die Beziehungsmuster des Klienten
- Feldbedingungen

Jeder Abschnitt enthält einige Fragevorschläge von vielen möglichen, die Ihren Nachdenkprozess anregen mögen.

DER KLIENT IM PROZESS

Der sich im Körper niederschlagende Prozess

Hier werden die Aktivität des Klienten im Raum, seine Körperempfindungen und Bewegungen, seine Energie und seine Kontaktfunktionen näher erläutert.

- *Bewegung.* Wie bewegt sich Ihr Klient – steif oder entspannt? Bewegt er sich viel oder sitzt er eher still?
- *Stimme.* Laut oder sanft, entrückt oder präsent, fluid oder zögerlich, emotional oder flach? Welche Sprache benutzt Ihr Klient? Ist sie bodenständig und konkret oder poetisch? Enthält sie sprachliche Bilder? Wenn ja, welche? Legt er Sprechpausen ein? An welcher Stellen? Erweckt die Person den

Eindruck, dass ihr Erleben ihr gehört, wie etwa in »Ich habe das Auto zu Schrott gefahren« anstatt »Das Auto hat einen Blechschaden«?

- *Sehen.* Stellt sie Blickkontakt her? Ist ihr Blick fest oder flackernd? Wann sieht sie weg und wohin sieht sie?
- *Hören.* Hört der Klient Sie gut? Hört er richtig oder scheint er Sie misszuverstehen?
- *Fühlen.* Wie erlebt der Klient die innere Welt seiner Gefühle – und wie leicht oder schwer tut er sich, sie auszudrücken? Welche Emotionen empfindet er und wie intensiv sind sie? Sagt er von sich, er sei deprimiert, leer, aufgebracht, traurig, weinerlich oder frustriert? Oder findet er überhaupt schwer Zugang zu seinen Gefühlen?
- *Körperprozess.* Wie sehr scheint er in seinem Körper zu ›wohnen‹ oder scheint er keine Verbindung zu ihm zu haben? Ist er mit seiner körperlichen Empfindungen in Berührung und wenn ja, an welche Stellen? Spricht er von körperlichen Vorgängen?

Stützsysteme

- *Unterstützung des Selbstprozesses.* Sitzt der Klient dem Anschein nach gut gestützt im Sessel? Ist seine Atmung entspannt und gleichmäßig? Scheint er selbstbewusst und selbstsicher oder wirkt er nervös, ruhelos oder steif? Atmet er unregelmäßig?
- Welche Beziehung pflegt die Klientin zu ihrer Umwelt? Hat sie enge Freunde und starke familiäre Bande? Fühlt sie sich von diesen Menschen gestützt oder ist sie isoliert und einsam?
- Wie geht der Klient mit Stress um? Greift er zu Alkohol oder Drogen, um sich zu betäuben, oder nimmt er gesündere Methoden in Anspruch wie etwa Gymnastik, Sport, Yoga oder Meditation, um sich zu entspannen und abzuschalten?
- Scheint er über genügend persönliche und umweltliche Ressourcen zu verfügen, wenn er von seinem Leben spricht, oder lebt er ständig im Mangel? Trachtet er fortwährend nach etwas, was er nicht hat?

Grundüberzeugungen

- Welche Grundüberzeugungen hat der Klient in Bezug auf sich selbst, die anderen und die Welt? Welche anderen festgefahrenen Standpunkte hat er?

Grundüberzeugungen sind Kern und Grundlage des Selbstverständnisses. Sie bilden sich meist in der Kindheit als Reaktion auf wiederholte Beziehungserfahrungen aus, setzen sich im Erwachsenenalter fort, werden nicht hinterfragt und dringen kaum ins Gewahrsein. Beispiele wären: Ich bin nicht liebenswert; den anderen ist nicht zu trauen; die Welt ist ein gefährlicher Ort (gesündere Menschen haben positivere Überzeugungen!). Manchmal sucht sie der Klient jedoch freiwillig aus (z. B. eine religiöse Überzeugung oder eine moralische Position). Sie liegen oft seiner kreativen Anpassung und seiner Kontaktregulierung zugrunde und rechtfertigen diese.

- Welche Introjekte kommen zum Tragen? Ein Introjekt ist eine Ansicht, Haltung oder eine Anweisung, die unhinterfragt aus der Umwelt aufgeschnappt wurde, als handle es sich um eine verbriefte Wahrheit. Beispiele für Introjekte sind »Verlass dich nie auf andere« oder »Du schaffst es nie« oder »Besser du tust es den anderen an, bevor sie es dir antun«. Ein Mensch, der unter dem Einfluss eines Introjekts steht, fühlt sich genötigt, ihm zu entsprechen und fühlt sich unbehaglich, wenn er dagegen ankämpft.
- Welchen Sinn oder welche Bedeutung gibt der Klient den Umständen, um die es bei seinem aktuellen Problem und seiner Lebenssituation geht?
- Sieht er sein Glas als halb voll oder halb leer an?

Die folgenden ergänzenden vier Aspekte eines Klienten im Prozess werden hier lediglich aufgezählt und an anderen Stellen dieses Buches detailliert besprochen.

- Erfahrungszyklus (siehe Kapitel 3).
- Modifikationen des Kontakts (siehe Kapitel 10).
- Unerledigte Geschäfte oder fixierte Gestalten (siehe Kapitel 11).
- Polaritäten (siehe Kapitel 11).

DIE BEZIEHUNGSMUSTER DES KLIENTEN

Wie ein Klient seine Beziehungserfahrungen und sein Kontaktverhalten schildert und wie er zu Ihnen in Kontakt tritt, ist im Einschätzungsprozess eminent wichtig. Sie können sich ein Bild machen, wie er Beziehungen, Ängste, sein Vermeidungsverhalten, Überzeugungen, Elastizität und Kontaktstil im Allgemeinen konstruiert. Während des Einschätzungsprozesses können Sie auch feststellen, wie der Klient zu Ihnen Kontakt hält bzw. diesen unterbricht.

Der Klient mag präsent sein und guten Kontakt bekommen oder den Eindruck geben, dass er nicht zuhört und Ihnen ins Wort fällt. Seine ›Beziehungs-Weise‹ ändert sich eventuell plötzlich, wenn er von einem bestimmten Thema oder einer Beziehung spricht. Das gibt Ihnen wichtige Information an die Hand und Sie bekommen eine Ahnung von seinem charakteristischen Beziehungsstil, welcher Ihnen bedeutsam oder auch problematisch vorkommen mag. Wichtig ist, wie oben ausgeführt, dass Sie eine gewisse Einschätzung des Klienten vorgenommen haben, damit Sie sachte mit ihm erkunden, ob es sich dabei um ein gängiges Muster in seinem Leben handelt und *ob es für ihn ein Problem* darstellt. Ist dem Klienten klar, was er tut und wie er ist? Wenn ja, ist er immer so? Wenn er nur manchmal so ist, dann unter welchen Umständen – etwa nur bei Ihnen? Ist das in seinen Augen ein Problem? Hier haben wir eine weitere Möglichkeit, den Klienten in seinen eigenen Beurteilungsprozess einzubeziehen. Es wird ihm kein Etikett von außen aufgedrückt, sondern es entsteht das Bild eines Individuums in einer Situation, welches gemeinschaftlich erschaffen wurde.

BEISPIEL

Der Berater merkte, dass er sich immer behaglicher fühlte, während er das Erstinterview mit Beverley führte. Es sah aus, als träfen alle seine Bemerkungen über Beverley genau ins Schwarze, und sie reagierte, als wären alle seine Angebote genial. Nach einer Weile entschloss er sich, eine Hypothese zu testen. Freundlich und humorvoll sagte er: »Sie machen den Eindruck, als würden Sie alles, was ich sage, absolut richtig finden. Das ist zwar sehr angenehm für mich, aber ich frage mich schon, ob Sie nicht generell zum Zustimmen und Bestätigen neigen, wenn andere Leute reden?« Beverely antwortete postwendend: »Genau. Wie clever Sie doch sind.« Es trat eine Pause ein, weil ihnen beiden bewusst wurde, dass sie es schon wieder getan hatte. Dann lachten beide, und sie sagte in wesentlich weniger beflissenem Ton: »Nein wirklich, ich weiß, dass ich das tue, und ich glaube, das ist Teil meines Problems.« Mit der Intervention traf der Berater mehrere Fliegen auf einen Schlag: Er überprüfte die Gültigkeit seiner Beobachtung und seiner Hypothese, ging Beverleys Fähigkeit zur Selbstreflexion nach, testete, ob sie einer sanften Konfrontation standhielt und erkundete, wie sie auf eine humorvolle Bemerkung reagierte.

Anregung: Stellen Sie sich vor, Sie sitzen in einem Langstreckenflug nach Australien neben einem Fremden. Er oder sie ähnelt verblüffend einem Klienten, den Sie gegenwärtig in Therapie haben. Wie meinen Sie, dass

Sie miteinander auskommen würden? In welche Beziehung würden Sie zueinander treten? Was käme dann? Versuchen Sie das als Selbst-Supervisionsübung durchzuführen und zwar hinsichtlich der offenkundigen und hinsichtlich der verdeckten Beziehungsdynamik.

Die Beziehung, die Sie zu einem bestimmten Klienten eingehen, wird sich von jeder anderen unterscheiden. Wie Sie sich selbst, einander und das relationale Feld erschaffen, wird nur für Sie beide gelten.

- Wie bezieht sich der Klient auf Sie? Hört er zu und reagiert er angemessen oder scheint er Sie nicht zu hören, bestreitet alles oder stimmt bereitwillig allem zu, um nur ja gefällig zu sein?
- Merken Sie irgendwelche Übertragungsreaktionen? Behandelt er Sie erwartungsgemäß, oder wundern Sie sich über seine Ansprüche, die er an die Beziehung stellt (siehe Kapitel 12)?

Ihre Reaktion auf den Klienten

Alle Reaktionen, die Sie in Bezug auf Ihre Klientin verspüren, sind wichtig. Sie könnten Teil Ihrer Gegenübertragung sein (siehe Kapitel 12), sie könnten auf Ihren natürlichen Vorlieben und Abneigungen basieren oder ein Indikator dafür sein, wie die Klientin auf andere Menschen in ihrem Leben wirkt.

- Welche Gefühle und Bilder steigen in Resonanz auf den Klienten auf?
- Welche Metapher würden Sie für ihn verwenden (z. B. »wie ein Schnellzug«)?
- Wie reagieren Sie auf die äußere Erscheinung des Klienten (z. B. Kleidung, Haar, Gesicht, Teint)?
- Was beeindruckt Sie beim Zuhören am meisten – seine Stimmlage, die Kadenzen in seiner Sprache?
- Wie spricht Ihr Körper an – z. B. sind Sie verspannt oder entspannt, energiegeladen oder passiv, wenn Sie ihm gegenübersitzen.
- Wie würden Sie Ihre Art, sich auf den Klienten zu beziehen, charakterisieren?
- Wie glauben Sie, dass der Klient Sie sieht?
- An wen erinnert er Sie?

FELDBEDINGUNGEN

Diese sind Kontext, Situation und Einflüsse, sowohl die lokalen als auch die globalen. Sie bilden das Interaktionsfeld, welches den Hintergrund jeder sich herausschälenden Figur darstellt.

Aktuelle Feldeinflüsse

- Welche allgemeinen Lebensumstände betreffen den Klienten derzeit?
- In welcher Lebensphase befindet er sich, was ist sein Anliegen (jung, Single, auf der Karriereschiene, Familiengründer, mittlere Lebensphase, Pension usw.)?

Kulturelle Faktoren

Die Erkenntnis, welche großen Rollen ethnische Zugehörigkeit und Kultur im Beratungszimmer spielen, ist natürlich während des gesamten Beratungsprozesses wichtig, aber nie so sehr wie im Stadium des Beurteilens. Sowohl Berater als auch Klient bringen als Teil ihrer Grund-Strukturen einen Schatz an Werten und Annahmen mit – die meisten davon außerhalb des Gewahrseins –, die von richtigem Benehmen in verschiedenen Lebenslagen bis hin zum Definieren, was ein gesunder Lebensstil sei.

Diese Überlegungen gelten gewissermaßen für jede Beziehung. Auch wenn Klient und Therapeut sichtlich derselben kulturellen Gruppe entstammen, werden zahlreiche Annahmen und Überzeugungen differieren. Sie werden sowohl vom ›multikulturellen Hintergrund ihres Lebens‹ – Familie, Schule, Freunden, Verbindungen, Reisen, Anstellungen usw. – als auch von der Mikro-Kultur, beispielsweise der Nordostenglands im Gegensatz zu der des Südens, beeinflusst sein. Darüber hinaus gibt es eine weitere Ebene innerhalb der Interkulturalität. In der therapeutischen Beziehung besteht, wie respektvoll und partnerschaftlich der Berater auch immer sein mag ist, ein Machtgefälle. Wie denn auch nicht, wenn einer der beiden die Beziehung unter Leidensdruck aufgenommen hat und seiner Erfahrung nach mit dem Leben nicht zurechtkommt? Die Klientin ist in einer vulnerablen Position und gibt ihre privatesten Ängste und Befürchtungen vor jemandem preis, der, jedenfalls in diesem Setting, nicht über seine eigenen wunden Punkte spricht. Stellen Sie sich vor, wie das die Dynamik anheizt, wenn die beiden noch dazu verschiedenen Geschlechts oder unterschiedlichen Lebensalters sind (achten Sie nun, ob sie eine Reaktion verspürten, als wir in dem Beispiel weiter oben das weibliche Geschlecht für die Klientin und das männliche für den Therapeuten wählten).

Dies kann besonders durchschlagend sein, wenn Berater und Klient verschiedenen Ethnien entstammen. Wenn sich eine Beraterin im interkulturellen oder in der ethnienübergreifenden Beratung engagiert, sollte sie sich mit den augenfälligsten Normunterschieden möglichst auskennen. Dennoch muss sie gewärtig sein, dass zahllose subtile Annahmen voneinander in der Luft liegen – besonders wenn einer der beiden einer dominanten Kultur angehört. Sie muss sich auf eine phänomenologische und sensible Exploration einrichten und sich beim Definieren und Etikettieren noch mehr zurückhalten.

CHECKLISTE

Was sind die augenfälligen Unterschiede zwischen Ihnen und Ihrer Klientin in folgenden Bereichen?

Kultur	Ethnie	Nationalität	Alter	Körperliche Fitness
Klasse	Geschlecht	sexuelle Orientierung	Macht-stellung	Persönlichkeits-stil

Welche Konsequenzen könnte das beim Klienten, bei Ihnen und in Ihrer Beziehung zueinander haben? Welche Schwierigkeiten sind vorhersehbar, und was könnten Sie tun, um diese in Angriff zu nehmen?

Das lebensgeschichtliche Feld

Welche aufreibenden bzw. bedeutsamen Ereignisse hat es im vergangenen Jahr gegeben? In den Jahren davor?

Das Problem, das ein Klient einbringt, ist oft bereits Folge schöpferischer Anpassung, die vor langer Zeit unternommen wurde und mittlerweile fixierte Gestalt ist. Das meiste wird außerhalb des Gewahrseins des Klienten liegen und erst dann verständlich werden, wenn man um frühere Feldbedingungen bzw. Reaktionen weiß. Manches davon wird im Zuge der Therapie ganz natürlich aufkommen, manches aber nicht. Um zur Gänze zu verstehen, was der Klient mitbringt, muss sich der Therapeut nicht nur im gegenwärtigen Feld umsehen, sondern auch im lebensgeschichtlichen. Die Anamneseerhebung ist zwar der Hier-und-jetzt-Situation untergeordnet, hat aber viele Vorteile.

BEISPIEL

Nerys war wegen Beziehungsschwierigkeiten zur Therapie gekommen. Der Berater arbeitete wochenlang dialogisch ‚an der Gegenwart' mit teilweisem Erfolg, fragte sich aber, wieso die Beziehung nicht an Tiefe gewann, obgleich Nerys dieser Art Unterstützung offensichtlich bedurfte. Erst als der Berater ihre Lebensgeschichte aktiv durchforstete, ergab sich folgende Information: Nerys war als Kind mehrmals zu Pflegeeltern gegeben worden, nachdem ihre Eltern sie aufgegeben hatten, hatte keinerlei Erfahrung mit unterstützenden und haltbaren Beziehungen gemacht und rechnete auch nicht damit. Sie hatte es nicht einmal für wichtig befunden, dies dem Berater gegenüber zu erwähnen und öffnete sich erst allmählich dem Gedanken, dass es in der Gegenwart doch eine Rolle spielen könnte.

Anregung: Bitten Sie Ihren Klienten, ein großes Stück Papier zur Hand zu nehmen und eine Linie (›Lebenslinie‹) mitten durchzuziehen. Bitten Sie ihn, seine wichtigsten Lebensereignisse entlang dieser Linie zu vermerken, wie etwa seine erste Schulerfahrung, seine/n erste/n Freundin/Freund, die erste Arbeitsstelle und andere. Dies wird einige Zeit in Anspruch nehmen und wahrscheinlich muss er die Linie noch einmal machen, da ihm mehr und mehr einfallen wird; er wird den Strich möglicherweise von sich aus mit Ausbuchtungen und Mulden zeichnen. Fordern Sie ihn dann auf, einen Schritt zurückzutreten und das Gesamtbild zu betrachten, um die sich abzeichnenden Muster zu erkennen. Gibt es etwa eine Enttäuschungs- oder Verlustthematik? Gibt es Zeiten des Eingebundenseins oder solche der Isolation? Welcher Abschnitt der Lebenslinie ist ihm am wichtigsten? Diese schematische Darstellung eines Lebens kann sehr erhellend sein. Sie können ihn auch ermutigen, auf demselben Stück Papier emotionale Reaktionen auf jene Lebensereignisse festzuhalten, wobei er eine andere Schriftfarbe benutzen sollte.

DIE ASSESSMENT-ERGEBNISSE ZUSAMMENFÜGEN

Auf der nächsten Seite finden Sie einen Klienten-Beurteilungsbogen, der Ihnen helfen wird, Information und Themen zu sortieren. Vielleicht möchten Sie ihn nach dem Erstgespräch nutzen, um über den Klienten nachzudenken, und dann von Zeit zu Zeit nachkommende Informationen eintragen. Achten Sie darauf, was Ihnen auffällt, aber versuchen Sie nicht, sich schon in der Sitzung einen Reim zu machen – schließlich müssen Sie ja auch in der Gegenwart bleiben! Eigentlich hat ein vielbeschäftigter Berater selten Zeit, sich mit allen Einträgen in dem Formular detailliert auseinander zu setzen, und in der Praxis werden bestimmte Aspekte Figur werden und sich zu einer vorläufigen Anfangsdiagnose zusammenfügen.

ASSESSMENT-BOGEN

Der Klient im Prozess

Der sich im Körper ausdrückende Prozess

Unterstützende Systeme

Grundüberzeugungen und Introjekte

Polaritäten

Unterbrechungen im Erfahrungszyklus

Einflussreiche Kontaktregulatoren

Unerledigte Angelegenheiten/fixierte Gestalten

Das Beziehungsmuster des Klienten

Wesen des relationalen Kontakts zu Ihnen

Ihre Reaktionen und Ihre Resonanz

Feldbedingungen

Bedeutsame gegenwärtige Umstände

Bedeutsame lebensgeschichtliche Ereignisse

Beziehungen in der Vergangenheit

Kulturelle Faktoren und Unterschiedsproblematik

DIE GEFÄHRDUNG ABSCHÄTZEN

Es gibt zahlreiche Situationen, in denen die Therapeutin eine Selbst- oder Fremdgefährdung (eventuell gegen Sie gerichtet) beim Klienten vorhersehen können muss. Dazu gehören Selbstmordgefährdung, Selbstverletzung, Gewalt, Geisteskrankheit, Suchtverhalten, Ess- und Persönlichkeitsstörungen. Von anderen Risiken sind womöglich Kinder mitbetroffen oder kriminelles Verhalten kann nicht ausgeschlossen werden. Das Risiko mag sich im Erstgespräch bereits zeigen oder aber erst im Laufe der Therapie zutage treten. Sie müssen in jedem Fall, noch bevor Sie sich zur Weiterarbeit mit solchen Klienten entschließen, prüfen, ob Sie genügend Fachkenntnis besitzen und sich um entsprechende Supervision kümmern. Wir empfehlen Ihnen Kapitel 18, in dem dies ausführlich diskutiert wird.

CONCLUSIO

Die Gestaltdiagnostik bemüht sich, sämtliche Modi, wie ein Klient Sinn findet und zu seiner Umwelt in Kontakt tritt, zu verstehen und korrekt einzuschätzen. Wir halten es für äußerst wirksam und respektvoll, wenn die Diagnose mit dem Klienten ko-kreiert wird (tatsächlich betont die Therapie-Ergebnisforschung, wie sie von Duncan und Miller erläutert wird, den Wert, den eine geteilte Sicht über Problematik, Ursachen und Behandlung hat). Die Einschätzung, die Sie an Ihrem Klienten vornehmen, gehört natürlich zur Ich-Es Beziehung und nicht zum Ich-Du. Wird sie jedoch einfühlsam und wertschätzend durchgeführt, kann die Klientin zur Gänze einbezogen werden. Ist sie fertiggestellt, kann sich ein Gefühl des Gehalten-Seins (Containments) und der Strukturiertheit bei Therapeut wie Klientin einstellen sowie die Sicherheit, zu verstehen und verstanden zu werden. Im weiteren Verlauf der Therapie wird die Beraterin zwischen Regulierung und Aktualisierung der Bemessung einerseits und dem Einklammern andererseits pendeln, damit sie sich für die Ich-Du-Beziehung öffnen und sich voll darin engagieren kann.

LITERATUREMPFEHLUNGEN

American Psychiatric Association (1994) DSM–IV. Washington: APA

Delisle, G. (1999): Personality Disorders: A Gestalt Therapy Perspective. Cleveland, OH: Gestalt Institute of Cleveland Press

Dreitzel, H. P. (2004): Gestalt und Prozess – Reflexive Sinnlichkeit II. Eine psychotherapeutische Diagnostik oder: Der gesunde Mensch hat wenig Charakter. Bergisch Gladbach: EHP

Francesetti, G. / Gecele, M. / Roubal, J. (2015): Gestalttherapie in der klinischen Praxis. Bergisch Gladbach: EHP

Fuhr, R. / Fuhr-Gremmler, M. / Sreckovic, M. (1999): Handbuch der Gestalttherapie. Göttingen: Hogrefe

Fuhr, R. / Srekovic, M. / Gremmler-Fuhr, M. (2000): Diagnostics in Gestalt therapy. In: *Gestalt Review* 4 (3), 237–52

Gladwell, M. (2006): Blink: The power of thinking without thinking. London: Penguin

Hochgerner, M. et al (2004): Gestalttherapie. Wien: Facultas

Korb, M. P. (1984): Therapeutic steps and processes in maturation. In: *Gestalt Journal* 7(2), 43–59

Melnick, J. / Nevis, S. (1997): Gestalt diagnosis and DSM–IV. In: *British Gestalt Journal* 6 (2), 97–106

Nevis, E. C. (1992): Gestalt Therapy: Perspectives and Applications. New York: G.I.C. Press (siehe Kap. 2 und 3)

Schübel, T. (2011): Gibt es eine gestalttherapeutische Diagnostik? Zur Begründbarkeit und Anschlussfähigkeit gestalttherapeutisch fundierter Diagnostikansätze. In: *Gestalttherapie* 2011, 25/2, 46–66

6
BEHANDLUNGSÜBERLEGUNGEN

IST ›BEHANDLUNG‹ EIN BRAUCHBARER BEGRIFF?

Sowohl bei der Einschätzung als auch der Diagnose ist uns wohl bewusst, dass wir eine umstrittene Position vertreten, wenn wir den (von uns sogenannten) Behandlungsüberlegungen, der Behandlungsplanung und dem strategischen Denken, (unseres Erachtens austauschbare Termini) ein Kapitel widmen. Viele Gestaltautoren benutzen zwar das Konzept ›Behandlungsplanung‹ (z. B. Shub 1992; Kepner 1995; Delisle 1999; Yontef und Fuhr 2005), aber man scheut sich – nachvollziehbarerweise – anzuerkennen, dass es dem Gestalttherapeuten auch Nutzen bringt. In manchen Therapiemodellen erscheinen Behandlungsplanung wie Diagnostik distanzierend und entfremdend, da eine ›Expertin‹ einen Menschen kategorisiert und etikettiert, um dann eine Standardbehandlung anzuwenden. Im Extrem geschieht das bei Geisteskrankheit, die in manchen Krankenhäusern mit psychotropen Substanzen behandelt wird. Die Ganzheit eines Menschen unter seinen einzigartigen Feldbedingungen geht verloren, die Patientin selbst wird hinsichtlich ihrer Behandlung bestenfalls oberflächlich befragt. Neben diesen Vorbehalten sehen manche Gestalttherapeutinnen die Behandlungsplanung als unvereinbar mit der dialogischen Beziehung und mit der natürlichen, spontanen Entstehung neuer Bedeutungen an, welche gesundem relationalen Kontakt entspringt. Wir nehmen diese Einwände wohl ernst, meinen aber, dass man sie gering halten kann und dass sie hinter die pragmatische Notwendigkeit zurücktreten müssen, dass man das Risiko einschätzen können, einen Überblick über die Bedürfnisse des Klienten erlangen und sich Gedanken über das Therapieziel und die Fallstricke während einer therapeutischen Reise machen muss.

Ein guter Behandlungsplan wird also die besonderen Umstände des Klienten berücksichtigen und auf die Gefahren und Einwände achten, welche oben vorgebracht wurden. Er wird mit der Klientin möglichst besprochen und vereinbart und wird den veränderlichen Feldbedingungen während des Therapiefortschritts Rechnung tragen.

Ein typischer Behandlungsplan würde folgende Punkte enthalten:

- Das Voraussehen von Risiken und Gefahren (siehe Kapitel 18).
- Überlegungen, welches Beziehungsangebot für diesen Klienten am hilfreichsten ist (z. B. Grad der Präsenz und Selbstauskunft, die Ausgewogenheit von Stützung und Herausforderung).
- Das Einbeziehen relevanter Kenntnisse aus früherer klinischer Erfahrung bzw. klinischer Literatur über die präsentierte Problematik.
- Zu beachten, ob eine bestimmte Reihenfolge einzuhalten ist, wenn mehrere Themen bzw. Hindernisse (z. B. bei Persönlichkeitsstörungen) zur Verhandlung stehen.
- Sich der Kultur des Klienten und deren Implikationen für die Therapie bewusst sein. Dazu gehört das Gewahrsein, welche Wirkungen kulturelle Unterschiede bzw. Ähnlichkeiten zwischen Therapeut und Klient haben können.
- Man muss sich Lebensalter, Geschlecht, physische Verfassung, Sexualität und den Einfluss all dieser Größen auf die therapeutische Beziehung und das Leben des Klienten bewusst halten.
- Unter den Interventionsstilen sind Prioritäten zu setzen, z. B. ob man auf Emotion, Denken oder Handeln fokussiert.
- Gewahr sein, ob man Bearbeitungen wiederholen muss, besonders wenn es um schöpferische Anpassung und die Regulierung von Kontakt und Impasse geht.
- Kriterien, um die Wirksamkeit des Therapeuten an diesem Klienten zu beurteilen.

Unter Behandlungsplanung verstehen wir eine flexible, laufende Richtungsabstimmung, die man sowohl auf der ›Makro-Ebene‹ als auch innerhalb einer Sitzung immer wieder auf den aktuellen Stand bringt. Wir fassen sie als Fahrplan auf, der gegenüber den energiegeladenen Themen des Augenblicks in den Hintergrund tritt und doch Wegweiser und Erinnerungshilfe ist, wenn es um die besonderen Bedürfnisse und Risiken eines bestimmten Klienten geht. In diesem Sinne helfen Behandlungsüberlegungen, Prioritäten zu setzen und Vorsichtsmaßnahmen gegen lauernde Gefahren zu ergreifen, stellen aber keine Vorschriften dar, welcher der ›beste‹ Handlungskurs sei.

IMPLIKATIONEN DES DIAGNOSTIZIERENS

In vielen Fällen wird die Diagnose an sich die Richtung vorgeben, in die Ihr therapeutisches Handeln zielen wird. In der ersten Sitzung begegnen Sie einem Klienten, der, sagen wir, voller Ängste und ohne Stützung ist. Oder es fällt Ihnen auf, dass eine Klientin wenig Verantwortung für ihre Handlungen übernimmt oder von einem kurz zurückliegenden Trauma berichtet, das nie ausgedrückt wurde. Das sind Berichte, die eine unmittelbare therapeutische Antwort oder Planung aufrufen. Bei einer anderen Klientin wiederum, die an der Verbesserung ihrer Beziehungen arbeiten will, wäre am ehesten die Frage sinnvoll, wie sie die Beziehung zu Ihnen gestaltet und reguliert. Im Zuge dieser Exploration werden Sie unweigerlich auf Schwierigkeiten wie etwa Introjekte oder Retroflexionen im Zusammensein mit anderen stoßen. Sie werden damit arbeiten, sobald sie Figur werden. An diesem Beispiel sieht man, wie sich die Therapierichtung ganz von selbst ergab und neue Themen im Zuge ihres natürlichen Aufkommens bearbeitet wurden.

In gewisser Weise ist das die Idealform einer Gestaltarbeit: Die Therapeutin geht nicht von vorgefassten Meinungen betreffend Richtung bzw. Ergebnis aus. Das wird unserem Dafürhalten nach in einer guten Gestalttherapie tatsächlich meist der Fall sein. Komplexere Therapiesituationen, wie sie in diesem Kapitel skizziert wurden, bedürfen jedoch einer sensibleren Handhabung und einer besonderen Herangehensweise oder Richtung. In diesen Fällen möge der Berater seine Behandlungsüberlegungen im Hintergrund halten und sie von Zeit zu Zeit heranziehen, während er hauptsächlich in der sich stets wandelnden Neuheit des Augenblicks bleibt. Da sich Situation bzw. diagnostische Prioritäten ändern, wird der Behandlungsplan entsprechend revidiert bzw. angepasst werden müssen. In vielerlei Hinsicht verläuft dies parallel zu dem rhythmischen Vor und Zurück zwischen dialogischer Ich-Du- und der Ich-Es-Beziehung.

DIE KLIENTIN INVOLVIEREN

Im vorigen Kapitel haben wir einige diagnostische Blickwinkel erörtert, aus denen man sich dem Verständnis der Klientenproblematik nähern kann. Welche von ihnen jeweils den Vorrang bekommt, unterliegt vielen Faktoren, deren wichtigster die Sicht der Klientin selbst ist. Sie wird (mitunter) mit einem sehr dringlichen Bedürfnis oder einer Figur zum Erstgespräch kommen. Der Berater wird hernach zusammenfassen, wie er das Problem sieht und eventuell weitere Sichtweisen anbieten, was außerhalb ihres Gewahrseins (oder am unbewussten

Grund dieser Figur) liegen mag. Er wird dann mit der Klientin besprechen, was der beste Plan für die kommenden Sitzungen sein könnte. Diese Übereinkunft besteht vielleicht in dem schlichten Entschluss, den Sinn eines Problems auszumachen, die Wahlmöglichkeiten der Klientin zu eruieren oder ihr bei der Suche nach Unterstützung in einer Krise zu helfen. Auch bei komplexer Problematik wie einem erinnerten Kindheitstrauma oder wiederholt scheiternden Beziehungen empfiehlt sich, eine möglichst gemeinsame Richtung ins Auge zu fassen. Das kann heißen, dass man sich über eine Abfolge einigt (welche nicht unbedingt linear verlaufen muss), z. B. dass man erst eine Vertrauensbeziehung aufbaut, die Lebensgeschichte en Detail erzählt, sich spezifischer Episoden erinnert, herausfindet, was an der Vergangenheit unbewältigt geblieben ist und so fort. Solcherlei Besprechungen sind üblicherweise dann am ertragreichsten, wenn man Rückschau hält, und die Klientin bereits eine Ahnung vom Verlauf und von den Möglichkeiten einer Therapie hat und mittlerweile ein kenntnisreicheres Bild gewonnen hat, was im weiteren Verlauf guttun könnte.

Selbstredend gibt es Anlässe, bei denen es unklug wäre, Ihre Gedanken in Bezug auf die Zukunft zu äußern. Vielleicht verfügt die Klientin nicht über genügend Support, um sich Ihre Ahnungen (und die daraus folgenden Überlegungen) zu frühem Missbrauch, Idealisierung oder Persönlichkeitsstil anzuhören. Der Berater muss den Mittelweg zwischen Offenheit und therapeutischem Kalkül finden.

BEISPIEL

Kathryn, eine attraktive Mittfünfzigerin, kam mit Angstzuständen zur ersten Therapiesitzung. Sie weinte fast die ganze Zeit und erklärte dem Berater, dass sie kürzlich über sich selbst erschrocken war, als sie einen Zahnarzttermin wahrnahm, warten musste, die Nerven verlor und die Sprechstundenhilfe anschrie. Das verstörte sie, da sie noch NIE wütend geworden war. Sie konnte sich nicht erklären, woher das kam. Seit jener Zeit fühlte sie sich weinerlich und unglücklich. Sie machte sich auch Sorgen, weil sie sich von ihrer Familie und ihren Freunden entfremdet fühlte. Der Berater war engagiert und interessiert, und beide meinten am Ende der Sitzung übereinstimmend, dass sie einen guten Draht zueinander hätten. Sie entschlossen sich für einen Kontrakt über sechs Wochen, um dann Bilanz zu ziehen, wie weit sie gekommen waren. Sie besprachen, wie jeder von ihnen die Problematik sah (überwältigende Emotionen, Gefühl der Isolation) und vereinbarten, die Sitzungen zum Explorieren der Situation zu nutzen und sich auf die Stärkung von Kathryns Support im Selbstprozess (gemeinsame Diagnose und Behandlungsplan) zu konzentrieren. Als sie dann die sechs Sitzungen Revue passieren ließen, war Kathryn verblüfft, dass ihr ein Muster aufgegangen war, nämlich wie sie zu ihren Mitmenschen in Beziehung trat: Sie unterdrückte ihren eigenen Zorn und zog sich dann zurück. Sie fühlte sich wesentlich stabiler (was die Diagnose teilweise veränderte), und sie war ganz begeistert von der Idee, ihre Selbstexploration fortzusetzen. Sie einigten sich auf die Fortsetzung der Sitzungen auf einer Open-End-Basis (und wollten in sechs Monaten wieder Bilanz ziehen). Im Zentrum würde nun Kathryns kontinuierliche Selbstexploration sowie neue Wege der Beziehungsführung stehen (revidierter Behandlungsplan).

WIE MAN RÜCKSCHAU HÄLT

Wenngleich Sie praktisch ständig bewerten, abschätzen, nachjustieren und den Kontrakt mit dem Klienten neu fassen (und das manchmal innerhalb einer Sitzung), ist es dennoch angebracht, Sitzungen für eine formale Rückschau aufzuwenden. Sie werden eventuell den Klienten anregen, sich in der Woche vor der Besprechung darüber Gedanken zu machen. In den Sitzungen selbst bietet sich Folgendes an:

- Sehen Sie sich den ursprünglichen Vertrag oder die letzte Rückschausitzung nach den Hoffnungen und Bedürfnissen durch, mit denen der Klient zum Erstgespräch kam.
- Überprüfen Sie, ob Klient und Sie diesen Kontrakt nach wie vor für relevant halten oder in welcher Weise es Fortschritte gegeben hat.
- Achten Sie darauf, welche neuen Themen aufgetaucht sind oder was sich für den Klienten geändert hat.
- Fragen Sie die Klientin, wie es bis jetzt für sie war, bei Ihnen in Therapie gewesen zu sein, was sie als besonders hilfreich erlebt hat und was weniger, ob es irgendetwas gibt, was Sie oder die Klientin hätten anders machen sollen.
- Besprechen Sie die Änderungen, die Sie am Kontrakt oder an der therapeutischen Beziehung vornehmen müssen.
- Einigen Sie sich entweder auf einen weiteren kurzfristigen oder auf einen fortlaufenden Langzeitvertrag (oder ein Beendigungsdatum).

Eine solche Besprechung empfehlen wir alle drei bis sechs Monate bei Langzeitklienten, und ungefähr zur Halbzeit eines Kurzzeit-Vertrages. Nachdem

Sie mit einem Klienten abgeschlossen haben, kann das Angebot einer Follow-up-Überprüfung nach sechs Monaten oder nach einem Jahr hilfreich sein, damit der Klient wieder Verbindung aufnehmen oder seine Situation seit Therapieabschluss evaluieren kann. Manche Berater offerieren dieses Follow-up kostenlos, weil es ihnen die Gelegenheit bietet, die Nachhaltigkeit ihrer Methode nach Therapieabschluss zu überprüfen.

ÜBERLEGUNGEN ZU SPEZIELLEN DIAGNOSEN

In der Praxis legen viele Klienten schwachen Selbstsupport, einen brüchigen Selbstprozess oder Komplikationen an den Tag, welche spezialisiertes Fachwissen erfordern. Gelingt es uns nicht, die besonderen Anforderungen eines Klientenprofils zu erkennen, können uns trotz bester Absichten fatale Fehler unterlaufen. Zum Beispiel: Eine neue Klientin mit einer tiefen narzisstischen Verletzung bittet sie um Ihre ehrliche Meinung sie selbst betreffend; ein Klient, der den Kriterien einer Borderline-Persönlichkeitsstörung entspricht, bettelt darum, die Sitzung überziehen zu dürfen; eine sexuell missbrauchte Klientin möchte, dass Sie sie in den Armen halten, während sie sich an das Trauma erinnert. In all diesen Fällen muss das Ansinnen des Klienten im Lichte akzeptierter klinischer Erfahrung erwogen werden, nämlich was die wahrscheinlichen Auswirkungen sind, wenn man diesen Wünschen nachkommt. Bei der Planung der Beratung muss daher die erste Frage, die sich der Praktiker stellen muss, lauten: Hat dieser Klient irgendwelche besonderen Umstände, Zustände oder Schwierigkeiten, die Spezialwissen oder einen besonderen Behandlungsansatz erfordern? Wenn ja, möge man die Literatur, einen Supervisor oder eine Kollegin konsultieren, die über Kenntnisse in diesem Fachbereich verfügt.

In Kapitel 18 werden wir detaillierter erläutern, mit welchen Risiken bei schwerer gestörten Klienten zu rechnen ist.

DIE BEZIEHUNGSDYNAMIK HINTER DEN DIAGNOSTISCHEN MERKMALEN VERSTEHEN

So manche diagnostische Besonderheit wird zu einem vernetzten System gehören, welches man mitberücksichtigen muss. Wie passt etwa eine bestimmte kreative Anpassung in die größere Gestalt der Selbstorganisation und des Lebensstils eines Klienten? Ein Klient mag desensibilisiert oder retroflektiert sein, und das mag generell seine Funktionsweise sein. Was würde passieren, änderte oder transformierte man diese Form der Kontaktregulierung? Schirmt sie den Klienten möglicherweise vor einer schwerwiegenderen Beunruhigung ab? Viele schöpferische Anpassungsleistungen eines Klienten sind der Versuch, mit einer schweren oder gar gefährlichen Bedrohung gegen Stabilität oder Überleben fertig zu werden. Eine Retroflexion bewahrt den Klienten womöglich vor mörderischer Wut; die Desensibilisierung schottet ihn vor unerträglichem Schmerz ab. Das Timing ist bei der ›Auflösung einer Retroflexion‹ maßgeblich. Der Berater muss ein allgemeines Verständnis von den Querverbindungen und der Dynamik entwickeln, die sich hinter den diagnostischen Eigentümlichkeiten verbergen, bevor er sich eine Strategie zurechtlegt. Eine gründliche phänomenologische Untersuchung, noch bevor er etwas unternimmt, kann dann Teil einer neuen Behandlungsüberlegung werden.

PRIORITÄTEN SETZEN

Wenn Sie sich diesen Fragen widmen, werden Sie merken, dass die Einhaltung einer gewissen Reihenfolge bei der Behandlung notwendig bzw. wünschenswert ist, und wir plädieren dafür, die Prioritäten zu durchdenken, die Sie in Ihrer Behandlung setzen wollen. Nachdem Sie sich eine Liste der diagnostischen Charakteristika gemacht haben (z. B. nach der Checkliste in Kapitel 5), müssen Sie entscheiden, welche Punkte unmittelbarer Aufmerksamkeit bedürfen, und welche warten können oder sich während des Arbeitsfortschritts natürlich ergeben.

BEISPIEL

Jennifer kam mit dem Wunsch nach Hilfe zur Beratung, sich aus der schmachvollen Beziehung zu ihrem Partner lösen zu können. Sie und der Berater waren sich darin einig, dass sie eine Menge Ärger retroflektierte, geringe Selbstachtung besaß und von ihrem Umfeld wenig Unterstützung erfuhr. Dem Berater war nicht minder klar, dass sie dem Beratungsprozess misstraute, sich des Parts, den sie in der ehelichen Beziehung einnahm, kaum bewusst war und sämtlichen Freunden vorwarf, sie würden sie hängen lassen.

Jennifers Berater entschied, dass erst ein tragfähiges Arbeitsbündnis zu erarbeiten sei, dass er Jennifer in das Verstehen ihrer Partnerbeziehung einbeziehen und sich mit ihr die Gründe für ihr wenig hilfreiches soziales Netz ansehen würde. Jennifer stimmte dem Plan zu. Während der ersten Wochen fasste sie zunehmend Vertrauen und ließ ihn wissen, dass sie ihren Partner manchmal provozierte und dass sie von ihren Freunden verlangte, sich kritiklos auf ihre Seite zu schlagen. Erst viel später kam der Therapeut (unter Jennifers Zustimmung) zu dem Schluss, dass sie nun bereit war, sich ihrem retroflektierten Zorn zu widmen und Partner wie Freunde und Freundinnen erfolgreich zu konfrontieren, und zwar so, dass die Spannung nicht bloß eskalierte.

In manchen Fällen, besonders wenn Gefahr wie etwa Selbstmordgefährdung oder Geisteskrankheit in Verzug ist, wird der Therapeut Prioritäten in der Behandlungsabfolge setzen müssen. Das gilt besonders für die Arbeit mit Klienten mit fragilem Selbstprozess oder solchen, die sexuellen Missbrauch er- und überlebt haben. In diesen Fällen ist die Behandlungsstrategie Nummer eins eine unterstützende und bergende Beziehung, bevor Sie zu intensiverer Arbeit schreiten. In der Gestaltliteratur gibt es etliche eindrucksvolle Beispiele für diese Schwerpunktsetzungen. Shub (1992) bietet ein gangbares ›longitudinales Modell‹ von Gestalttherapie an, welches aus anfänglichen, mittleren und späteren Phasen besteht. Melnick und Nevis (1979) legen ein Diagnose- und Behandlungssystem vor, in dem sie den Erfahrungszyklus anwenden; Clemmens (2005) schlägt Entwicklungsphasen und Aufgaben in der Langzeitbehandlung von Sucht vor; Delisle (1999) schreibt von Strategien und Abfolgen bei der Arbeit mit Persönlichkeitsstörungen; Kepner (1995) skizziert ein ›Hologramm von Genesungsaufgaben‹, das die Beraterin bei der Therapie mit Kindesmissbrauch anleitet; Brownell (2005) erörtert Behandlungsplanungssequenzen auf dem Gebiet der Geisteskrankheiten.

DIE PHASEN EINER BEHANDLUNG

Die Einzigartigkeit eines jeden Menschen, seine oder ihre therapeutische Reise und die Beziehung zur Beraterin schließen das Anwenden eines allgemein gültigen Behandlungsplans aus. Nichtsdestotrotz weisen die therapeutischen Reisen der meisten Klienten gewisse zentrale Gemeinsamkeiten und einige allgemeingültige Erfordernisse bzw. Aufgaben im Sinne des Wachstums auf. Die folgende Anleitung soll Ihnen beim Organisieren Ihrer Überlegungen helfen, verschreibt sich aber keinem linearen Verlauf. Sie will Richtlinie sein, damit Sie sich über die Bereiche Rechenschaft ablegen, die Sie vielleicht übersehen haben (von denen im ganzen Buch immer wieder die Rede sein wird). Die Abfolge, in der diese Phasen und Schwerpunktbereiche erscheinen und thematisiert werden, kann stark variieren, wenngleich die komplexeren Aufgaben der späteren Phasen im weitesten Sinn auf den elementareren aufbauen. Viele dieser Aufgaben werden natürlich in allen Phasen angesprochen, durchgearbeitet und integriert. Wir haben die Aufgabenstellungen in fünf Phasen unterteilt. Die der ersten werden aus der Perspektive des Therapeuten betrachtet; die Klientin muss in diesem Stadium lediglich erscheinen! Die anderen Phasen betreffen die Rolle des Klienten während seiner Reise.

Der Beginn – Phase Eins

Diese Phase enthält die wesentlichen Vorbedingungen einer Gestalttherapie. Der Gestalttherapeut nutzt die phänomenologische Methode, um Gewahrsein zu steigern, bietet eine dialogische Beziehung, fördert gesundes Funktionieren und stärkt Selbst- und Fremdsupport. Bei manchen Klienten wird das genügen, damit der gesunde Vorgang wieder in Gang kommt und die eingebrachten Probleme gelöst werden. Dies bietet sich idealerweise für eine Kurzzeitintervention an. Hat die Klientin jedoch die Möglichkeit und entschließt sie sich zur Fortsetzung, werden jene Voraussetzungen und erforderlichen Fertigkeiten und Techniken weiterhin während der gesamten therapeutischen Reise in der einen oder anderen Form benötigt.

PHASE EINS

- Einen schützenden und bergenden Raum für die therapeutische Arbeit schaffen.
- Ein Arbeitsbündnis entwickeln.
- Die phänomenologische Erkundung anwenden.
- Awareness und Selbstverantwortung fördern.
- Eine dialogische Beziehung anbieten.
- Den Selbst-Support erhöhen, besonders bei Klienten mit fragilem Selbstprozess.
- Bedürfnisse und sich neu ergebende Themen identifizieren und klären.
- Die diagnostischen Einsichten priorisieren.
- Kulturelle und andere Differenz-Themen berücksichtigen.
- Vorkehrungen für besondere Bedingungen treffen (z. B. Selbstverletzung, sexuellen Missbrauch, Persönlichkeitsstörungen).
- Den Behandlungsplan ko-kreieren.

Den Boden bereiten – Phase Zwei

Diese Phase leitet zu gezielterer Strategie und zu direktiveren Interventionen über. Sie nimmt eine ausreichend gute therapeutische Beziehung unter genügend Support auf, sodass Herausforderungen und Experimentieren mit neuen Perspektiven und Verhaltensweisen Platz haben. Sie gilt eher für Klienten mit komplexeren bzw. anhaltenden Problemen, für die obige Grundbedingungen sich als unzureichend herausstellten.

PHASE ZWEI

- Introjekte und Kontaktregulierungen ergründen.
- Unerledigte Geschäfte ansprechen.
- Den Selbstausdruck fördern.
- Mit neuem Verhalten experimentieren und die Handlungsmöglichkeiten erweitern.
- Sich zunehmend auf eine gleichberechtigtere dialogische Beziehung einlassen.

Die existenzielle Begegnung – Phase Drei

In dieser Phase hat die Klientin wahrscheinlich schon etliche Themen durchgearbeitet und einige hilfreiche Veränderungen vorgenommen, steckt aber jetzt fest oder ist im Impasse gelandet. In vielerlei Hinsicht kann das der schwierigste und lohnendste Abschnitt der Reise sein. An diesem Punkt müssen Sie sich auf ein starkes Arbeitsbündnis verlassen können, da die Klientin zeitweise mutlos, ablehnend und unsicher sein wird, ob sie der vermehrten Angst im Impasse ins Auge sehen will. Es ist die Zeit starker und bisweilen urwüchsiger Emotionen. Die Klientin kommt eventuell mit mächtigen und verstörenden Polaritäten in Berührung und Sie werden die Unterstützung durch Ihre eigene Supervision oder Therapie nötig haben. Die Klientin erlebt womöglich eine lebensbedrohlich erscheinende Situation oder zumindest eine aussichtslose, an der sie verzweifelte. Es ist die Periode, in der manche Klienten die Grundentscheidung fällen müssen, ob sie sich durchkämpfen möchten oder mit dem Erreichten zufrieden sind.

PHASE DREI

- Der Leere oder dem Unbekannten ins Auge blicken; der organismischen Selbstregulierung vertrauen.
- Sich verlorene oder entfremdete Anteile wieder aneignen.
- Die existenzielle Entscheidung treffen, zu leben und weiter zu machen.
- Systematische und konsequente Arbeit am Destrukturieren selbstbeschränkender Kernüberzeugungen, negativer Lebensthemen und Lebensentwürfe.
- Der Unsicherheit des Lebens mutig begegnen.
- Sich spiritueller Sinnfindung öffnen.
- Sich auf eine heilende Beziehungserfahrung einlassen.

Integration – Phase Vier

In dieser Phase hat die Klientin obige Krisen vielleicht bereits erfolgreich durchgestanden und befindet sich nun auf dem Hoheitsgebiet des Integrierens. Wir möchten dem Leser an dieser Stelle in Erinnerung rufen, was wir anfangs über die Grenzen einer solch linearen theoretischen Struktur gesagt haben. Im Idealfall werden sich die Klienten im Arbeitsfortschritt auf natürliche Weise integrieren und assimilieren. Dann wieder werden sie es bewusst und überlegt tun müssen. Das Assimilieren wird andere Themen oder Probleme aufwerfen, die man dann durcharbeiten muss.

PHASE VIER

- Sich im Licht neuer Einsichten und Verstehensweisen reorganisieren.
- Den Schwerpunkt auf die Verfeinerung relationalen Kontakts legen.
- Den Anschluss an das größere Feld (Gemeinschaft und Gesellschaft) suchen.
- Unsicherheit und Angst annehmen, welche mit Neuheit einhergehen.
- Die Verantwortung dafür übernehmen, dass man im Leben die Wahl hat und trifft.

Der Abschluss – Phase Fünf

Diese überaus wichtige Phase wird in Kapitel 17 eingehend behandelt. Hier listen wir lediglich die zu erfüllenden Aufgaben auf.

PHASE FÜNF

- Trauern, da der Verlust der Beziehung ansteht.
- Das Aufwärmen alter Themen zulassen.
- Das Erreichte feiern.
- Annehmen, was nicht erreicht wurde.
- Sich auf Krisen in der Zukunft gefasst machen und sie einplanen.
- Loslassen und weitergehen.

CONCLUSIO

Phase Eins und in geringerem Ausmaß Phase Zwei reichen oft bei den Klienten, die über guten Selbst-Support verfügen und in einer temporären Krise sind, und bei solchen, die sich selbst besser kennen lernen wollen und auf Persönlichkeitsentfaltung oder auf Beratung in bestimmten Krisen aus sind, sowie in der Kurzeittherapie überhaupt. Phase Zwei kommt eher bei Beziehungsproblemen und schwierigen Trauerfällen zum Tragen. Phase Drei ist das Terrain traumatischer Themen, Persönlichkeitsstrukturen, spiritueller Krisen oder Sinnkrisen. Phase Vier ist das Stadium der Integration, welche idealerweise auf jede größere Veränderung folgt. Im Abschnitt über Diagnostik empfahlen wir, sie nicht tierisch ernst zu nehmen und sie mit dem Klienten öfter nachzujustieren. Die Bereitschaft, die gegensätzlichen Pole Struktur und Flexibilität in Einklang zu bringen, ist die Kernqualität einer ethisch einwandfreien Praxisstrategie.

LITERATUREMPFEHLUNGEN

Anger, H. / Schulthess, P. (2008): Gestalt-Traumatherapie. Vom Überleben zum Leben: Mit traumatisierten Menschen arbeiten. Bergisch Gladbach: EHP

Benjamin, L. (2003): Interpersonal Diagnosis and Treatment of Personality Disorders, 2. Aufl. London: Guilford Press

Delisle, G. (1999): Personality Disorders: A Gestalt Therapy Perspective. Cleveland, OH: Gestalt Institute of Cleveland Press

Dreitzel H. P, (2004): Gestalt und Prozess – Reflexive Sinnlichkeit II. Eine psychotherapeutische Diagnostik oder: Der gesunde Mensch hat wenig Charakter. Bergisch Gladbach: EHP

Francesetti, G. / Gecele, M. / Roubal, J. (2015): Gestalttherapie in der klinischen Praxis. Bergisch Gladbach: EHP

Fuhr, R. / Gremmler-Fuhr, M. / Sreckovic, M. (1999): Handbuch der Gestalttherapie. Göttingen: Hogrefe

Greenberg, E. (2002): Love, admiration, or safety: a system of Gestalt diagnosis of borderline, narcissistic, and schizoid adaptations. In: *Gestalt!* 6(3) Winter, http://www.g-gej.org/6-3/diagnosis.html

Hochgerner, M. et al. (2004): Gestalttherapie. Wien: Facultas

Jansen Estermann, C. (2013): Trauma und interkulturelle Gestalttherapie. Traumatischen Erfahrungen mit eigenen Ressourcen begegnen. Bergisch Gladbach: EHP

Kepner, J. I. (1995): Healing Tasks in Psychotherapy. San Francisco, CA: Jossey-Bass

Korb, M. P. (1984): Therapeutic steps and processes in maturation. In: *Gestalt Journal* 7(2), 43–59

Krisch, R. / Ulbing, M. (Hg.) (1992): Zum Leben finden. Beiträge zur angewandten Gestalttherapie. Köln: EHP

Melnick, J. / Nevis, S. (1997): Gestalt diagnosis and DSM-IV. In: *British Gestalt Journal* 6(2), 97–106

Micknat, J. (2002): Gestaltheilpädagogik. Umgang mit dem Trauma der geistigen Behinderung. Bergisch Gladbach: EHP

Nevis, E. C. (1992): Gestalt Therapy: Perspectives and Applications. New York: G.I.C. Press (siehe Kap. 2 und 3)

Rothkegel, S. (2011): Weitergabe traumatischer Erfahrungen in Familien mit Migrationshintergrund. Eine Betrachtung unter transgenerationalen Aspekten. In: *Gestalttherapie* 25, H. 2, 3–16

Sperry, L. (2003): Handbook of Diagnosis and Treatment of the Personality Disorders. New York: Brunner-Mazel

Votsmeier, A. (1988): Gestalttherapie mit Borderline-Patienten. In: *Gestalttherapie* 2, H. 2, 5–15

Woldt, A. L. / Toman, S. M. (Hg.) (2005): Gestalt Therapy – History, Theory and Practice. Thousand Oaks, CA: Sage (siehe Teil II – Gestalt Applications with Specific Populations)

7

DIE STÜTZUNG STÄRKEN

Dieses Kapitel wird sich mit dem Konzept der Stützung (Support) des Klienten und – nicht unerheblich – des Therapeuten befassen. Stützung ist ein gestaltisches Kernkonzept und die notwendige Ausgangsbasis sämtlichen gesunden Funktionierens. Zur Aufgabe eines Beraters gehört das Identifizieren verschiedener Teilaspekte der Stützung im Leben des Klienten, damit er feststellen kann, was fehlt, überstrapaziert ist oder brachliegt.

Der Akt des Gehens ist nur möglich, wenn ausreichend starke Muskeln und Knochen, Energieversorgung, Balance, und Kontrolle vorhanden sind, um den Schritt an den veränderlichen Untergrund anzupassen und so weiter. Diese Akte könnte man als ›Stützung‹ des Gehens bezeichnen. Ist einer von ihnen dysfunktional (z. B. durch Schwindel oder einen verstauchten Fußknöchel), kann man nicht mehr richtig oder bequem gehen. Ähnliches gilt für die psychologische Sphäre. Ein gesunder Selbstprozess, klare, energiegeladene Figuren und ein befriedigender Kontakt gelingen nur mit Unterstützung des Selbst und der Feldressourcen. Die Stärke der Stützung in jeglicher Lage hängt vom Einsatz und der Beziehung der Ressourcen zueinander ab. Gesunder Support beruht auf *Interdependenz*, d. h. das Individuum *erfährt die Stützung durch seine Situation.* Es geht nicht darum, ob jemand selbst- *oder* umweltgestützt ist, sondern darum, wie er mit seiner Umgebung bzw. Gemeinschaft kooperiert, damit wechselseitiger Support stattfindet, und wie er seine eigenen Bedürfnisse unter Berücksichtigung anderer abwägt.

Anregung: Erinnern Sie sich an Ihre letzten Krise, z. B. in einer privaten Beziehung, eine Krankheit oder Stress in der Arbeit. Was hat Ihnen durch diese Schwierigkeit hindurchgeholfen? Was ging Ihnen ab? Welche Unterstützung haben Sie von anderen bekommen oder welche hätten Ihnen im Idealfall wohlgetan? Wie haben Sie sich selbst am meisten geholfen oder wie hätten Sie es tun können?

Wenn Sie den Gesamtsupport mit einer Klientin entwickeln, sind viele Schwerpunktbereiche denkbar. Sie können Körperprozess, Haltung, Glaubenssätze, Beziehungsmuster, ihre Anstellung, ihre Selbstfürsorge, die spirituelle Praxis und Ressourcen aus ihrem sozialen Umfeld und Feldbedingungen überhaupt betreffen. Viele werden bereits im Erstgespräch an den Tag kommen und im fortlaufenden Behandlungsplan besprochen. Wir werden uns hier aber auf zwei Hauptkategorien konzentrieren.

SELBST-PROZESS

Mit dem physischen Prozess arbeiten

Der wahrscheinlich grundlegendste Supportbereich ist die Beziehung des Klienten zu seinem Körperprozess im Hier und Jetzt. Man kann ihn beispielsweise dafür gewinnen, auf seine Atmung zu achten und zu erkennen, welche Atmung (Tempo und Tiefe) ihm wohltut und ihn ruhig und ausgeglichen werden lässt (siehe Vorschläge in Kapitel 19). Er kann auf seine Körperhaltung achten – wie er steht, sitzt und sich bewegt – und den Unterschied erfahren, den es in seinem inneren Empfinden auslöst, wenn er aufrecht sitzt anstatt bucklig oder zusammengesunken.

BEISPIEL

Alex mangelt es auf vielen Gebieten an Support. Auf der Körperebene war sein Atem flach, seine Haltung steif und angespannt. Seine relationale Stützung ließ ebenfalls zu wünschen übrig; er hatte keine richtigen Freunde oder Vertrauenspersonen. Nach einigem Verhandeln entschied sich die Beraterin, der Stützung des Körperprozesses den Vorrang zu geben. Sie schlug ihm vor, mit verschiedenen Atmungsweisen und Körperhaltungen zu experimentieren, während sie sprachen. Alex hatte bald heraus, dass er bei freiem Atmen entspannt saß und sich vom Sessel stützen ließ, freier im Selbstausdruck und der Beraterin gegenüber selbstbewusster war. Sie bemerkte, dass Alex‹ Stimme ruhiger wurde, wenn er an Energie verlor, und dass sie dies als Signal nutzen konnte, ihn aufmerksam zu machen, wenn ihm seine energetische Stützung abhanden kam.

Die Sprache der Eigenverantwortlichkeit verwenden

Wenn wir Selbstverantwortung erörtern, tun wir das in dem Bewusstsein, dass sie – vordergründig – dem Gedanken des wechselseitigen Austauschs widerspricht. Die Rede ist von dem fortwährenden Formen und Geformtwerden, welche das In-der-Welt-Sein mit anderen unausbleiblich mit sich bringt. Es ist tatsächlich so, dass wir dazu ›gebracht‹ werden, uns so zu fühlen oder so zu sein, wie wir sind. Diese beziehungsgeleitete Wahrheit steht jedoch der ebenso wichtigen Sicht, dass das Individuum Schöpfer des eigenen Lebens ist, nicht entgegen. Es kann die selbst-beschränkenden Grenzen seines Potenzials weiter ausdehnen, kann sich die Einflüsse, die darauf einwirken, bewusst machen und sein Erleben in seine eigene Verantwortung übernehmen, und das authentisch und integer. Ein wertvoller Prüfstein unserer subjektiven Erfahrung ist unser Sprachverhalten. Über weite Strecken hinweg spiegelt die Sprache unsere passive Gesinnung und die Überzeugung wider, wir seien gegenüber den Ereignissen ohnmächtig und nicht Herrinnen unseres Lebens. Wenn wir sehr jung und auch sonst der Macht anderer tatsächlich ausgeliefert sind, wenn wir physisch verwundet sind oder unter Zwang stehen, kann man mit Recht behaupten, dass unsere Reaktionen von ›außen‹ verursacht sind. Wir handeln jedoch mitunter so, als wären wir in unserer inneren Welt durchgehend machtlos. Wir sagen Dinge wie »Du hast mich zum Ausrasten gebracht …«, anstatt die Erfahrung als uns zugehörig anzuerkennen und die Verantwortung, die wir für unser Tun tragen, anzunehmen. Das würde so lauten: »Ich bin wütend geworden, als du das tatst.« Wir benutzen Ausdrucksformen, die unsere Entscheidungsmöglichkeit und unsere Macht über unsere Umwelt negieren, z. B. »Es ist passiert«, »Der Teller ist zerbrochen« und »Ich kann nicht«, statt »Ich entscheide mich dagegen«. Mit Übertreibungen oder Abschwächungen reden wir der Ohnmacht das Wort, wie etwa »Das war ein absolutes Desaster«, »Es würde mich umbringen, wenn so etwas einträte« usw.

Eine Beraterin kann den Klienten zunächst einladen, sich seines Sprachgebrauchs und seiner Wortwahl bewusst zu werden und ihm dann Experimente vorschlagen, in denen er die Sprache der Selbstverantwortlichkeit benutzt und den Unterschied erfährt, den er damit in seinem Selbst- und Weltgefühl herbeiführt. Das ist keine triviale Wortspielerei. Es kann sowohl beim Definieren als auch beim Lösen eines Problems sehr viel bringen. Sagt ein Klient einen Satz wie »Ich möchte, dass das Leben lebenswert ist«, platziert er die gesamte Verantwortung dafür außerhalb seiner selbst. Die Beraterin kann ihn anregen, an die Zeiten zu denken, in denen ihm das Leben *sehr wohl* lebenswert erschien, und zu überlegen, was er dazu beitrug. Manche Klienten wiederum laden ein Übermaß an Verantwortung auf sich: »Ich könnte unmöglich Nein zu meiner Freundin sagen, das würde sie niederschmettern.« Oder: »Ich würde mich so schuldig fühlen, wenn ich um Hilfe bäte, sie hat ohnehin so viel zu tun.« Dann wäre es Aufgabe der Beraterin, die Klienten überlegen zu lassen, ob sie wirklich für die Brüchigkeit der Gefühle eines anderen Menschen verantwortlich ist oder ob sie sich damit nicht zu viel aufhalst. Fragen wie »War schon jemals jemand dadurch niedergeschmettert, dass Sie Nein gesagt haben?« oder »Was verstehen Sie unter ›niedergeschmettert‹? Was wäre wirklich der Fall?« können überraschend wirksame Konfrontationen sein.

Vorschläge, eine andere Sprache zu benutzen, sind *Experimente*, die beim Klienten die Bewusstwerdung anstoßen, wie Sprache Haltung beeinflusst und färbt, nämlich sich selbst und der Mitwelt gegenüber. Sie sind keine Anleitungen, souveräner zu sprechen. Hingegen ist es oft ziemlich demotivierend, erlebt man Gestaltklienten bzw. Ausbildungskandidatinnen, denen man ›korrektes‹ Sprechen beigebracht hat, deren Haltungen dahinter sich aber nicht geändert haben.

Anregung: Denken Sie an ein Ereignis, das sie verstört hat. Experimentieren Sie damit, dass Sie die Geschichte dieses Ereignisses zunächst in einer passiven, erleidenden Sprache erzählen (z. B. ›Meine Freundin ist schon wieder zu spät gekommen. Plötzlich schoss mir der Gedanke ein, dass sie mich mit ihrer Unzuverlässigkeit ohnmächtig machte und mich das hinunterzog‹). Dann erzählen Sie sich die Geschichte noch einmal und diesmal legen Sie Ihre Erzählweise so an, dass Sie für Ihre Erlebnisse Verantwortung übernehmen (z. B.: ›Meine Freundin ist schon wieder zu spät gekommen. Plötzlich kam mir, dass ich mich anlässlich ihrer Unzuverlässigkeit ohnmächtig fühlte, und das war mir nicht recht‹). Schauen Sie, ob Sie einen Unterschied in Ihrer Eigenaktivität und Ihrem Selbstwert verspüren und ob Sie Möglichkeiten, es anders zu sehen, außer Acht gelassen haben.

Sich mit seiner Erfahrung identifizieren

Resnick (1990) meint, dass die Identifikation mit der eigenen Erfahrung die bestdenkbare Stützung des Selbstprozesses sei. Das heißt, dass man sich als der/die man ist mit dem Erlebnis, das man im Moment gerade hat, annimmt. Er betonte, wie destabilisierend es ist, Energie dafür aufzuwenden, das Erleben zu leugnen, zu umgehen oder es vor anderen zu verbergen. Wenn wir z. B. meinen, dass wir nicht zornig, verletzt, neidisch, konkurrierend sein dürfen, werden wir das Wahrnehmen dieser Gefühle blockieren und damit andere Ressourcen aus den Augen verlieren.

Indem die Therapeutin sich der phänomenologischen Methode bedient und sich einer dialogischen Beziehung befleißigt, wird sie Modell für Konzentration auf und Akzeptanz der augenblicklichen Erfahrung und macht Mut, sich mit der Erfahrung zu identifizieren. Eine noch proaktivere Herangehensweise wäre, die Erfahrung *als zu sich gehörig* anzuerkennen – ja, dem Klienten folgende Formulierung vorzuschlagen: »Ich bin ängstlich/eifersüchtig/verletzt usw. *und so erlebe ich das gerade jetzt.*« Es ist verblüffend, wie oft Klienten (und wir) Gefühle und Erfahrungen mit verneinenden Zusätzen, Kritik, Abschwächungen und Deflexionen versehen, z. B.: »Ich sollte nicht ängstlich/zornig … sein.« »Eigentlich sollte ich davor keine Angst haben/mich nicht darüber aufregen.« »Na ja, ich werd' schon darüber hinweg kommen.« »Ich weiß, es ist blöd, aber …« »Ich liebe sie innig, aber …«

Unterstützender Selbst-Dialog

Regt man einen Klienten an, die negativen Botschaften zu identifizieren, mit denen er sich selbst ›füttert‹, und sich stattdessen positive und ermunternde Sätze einfallen zu lassen, erhöht das den Support enorm. Das ist am besten durch folgendes Beispiel zu illustrieren:

BEISPIEL

Alyssa merkte, dass sie bei jedem kleinen Fehler sagte: »Mensch, bin ich blöd. Mir misslingt aber auch alles.« Sie erkannte, dass dieser Gedanke von einem Angstgefühl und einer Muskelspannung im Solarplexus begleitet war. Der Berater bat sie, über den Wahrheitsgehalt der Sache nachzudenken. War sie blöde? – Höchstwahrscheinlich nicht. Alyssa hatte zwei Studien abgeschlossen und war erfolgreiche Organisationsberaterin. Machte sie vielleicht gelegentlich doch etwas richtig? – Natürlich. Sie erreichte oft – nein für gewöhnlich – das, was sie sich vornahm. Daher erarbeiteten Alyssa und ihr Berater einen Satz, der wahr und beruhigend zugleich war und den stützenden Selbstprozess Alyssas wiederherstellen würde. Hätten sie einen Gedanken gewählt, der das glatte Gegenteil vom anderen war, wie etwa »Ich bin ein Genie. Ich kann alles«, hätte das seine Wirkung verfehlt. Alyssa hätte erkannt, dass das unzutreffend war. Es musste ein Satz sein, der sie in die Hier-und-jetzt-Realität zurückholte, und sie entschied sich für: »Ich bin sehr intelligent. Mir gelingen die Dinge oft, und manchmal mache ich Fehler.«

Anregung: Denken Sie an eine Auseinandersetzung, nach der Sie sich schlecht fühlten. Gehen Sie die Szene im Geiste noch einmal durch – wo Sie waren, was geschah, wer was sagte und was sonst noch lief. Als Sie sich hinterher mies fühlten, was sagten Sie da zu sich, über sich, über die andere Person oder Menschen und über das Leben überhaupt? Kommen Ihnen die Gedanken vertraut vor? Wenn ja, verlassen Sie nun die Szene und denken Sie realistisch über diese Überzeugungen nach. Es ist äußerst wahrscheinlich, dass es sich um selbstbegrenzende Gedanken handelt, welche nicht zutreffen – auf keinen Fall ganz. Denken Sie sich einen positiveren Gedanken aus, der Ihrem selbstlimitierenden zuwiderläuft. Wählen Sie eine realistische Aussage. Wenn sie vorher lautete »Ich könnte diesen Kollegen niemals zur Rede stellen«, könnten Sie den Satz wählen: »Manchmal ist es schwer, sich mit Kollegen zu konfrontieren, aber ich besitze die Fähigkeit und die Kraft dazu, wenn ich mich dazu entschließe.« Erfinden Sie einen Satz, der zu Ihnen passt. Gehen Sie in Ihrer Vorstellung nun wieder in die Szene zurück und sagen Sie sich diesen Satz.

Der herbeigerufene Gefährte

Wir nehmen an Sterns (1985) wunderbarem Ausdruck Anleihe, um die Vorgehensweise zu illustrieren, dass man sich in schweren Zeiten eine unterstützende Person vorstellt. Diese fantasierte Gefährtin könnte eine Freundin, Partnerin, Therapeutin, Verwandte oder jemand aus der Kindheit sein. Die Person wird aufgrund der erforderlichen Eigenschaften ausgewählt – ihrer liebevolle Art, ihres Mitgefühl, ihrer Fürsprache oder ihres Kampfgeists – und sie wird herbeigerufen, um innere Unterstützung zu gewähren, wann immer der Klient ihrer bedarf. Diesen Gedanken kann man zu Anfang anregen und als Experiment in der Sitzung praktizieren, damit sich ein möglichst hilfreiches Bild findet. Dieses kann die Therapie selbst sein, und viele Klienten tragen einen ›verinnerlichten Berater‹ mit sich herum, mit dem sie in der Fantasie reden oder sich an seiner Warmherzigkeit und Ermutigung aufrichten. Wir geben dem Klienten manchmal für den Urlaub oder für Krisenzeiten die Anregung mit, sich Ruhe zu gönnen, in der sie allein sind und sich vorstellen, in einer Therapiesitzung zu sein, uns einen Brief zu schreiben (der beim nächsten Mal mitgebracht werden kann). Sie dürfen ein ›Übergangsobjekt‹ aus dem Therapiezimmer mitnehmen oder wir geben ihnen einen ermutigenden Satz oder eine Affirmation mit auf den Weg. Das ist in Zeiten der Belastung und der Trennung von großem Wert.

Anregung: Wen haben Sie in Ihrem Leben als liebevoll und unterstützend, als Vorbild oder sogar Inspiration erlebt? Denken Sie an ihn oder sie und an deren Qualitäten, die Sie brauchten oder an ihnen bewunderten. Gehen Sie damit nun wieder in die schwierige Szene, die Sie in der letzten Übung aus Ihrer Erinnerung geholt haben. Stellen Sie sich vor, Sie haben Ihren hilfreichen Gefährten bei sich. Was würde er oder sie zu ihnen sagen?

RELATIONALEN SUPPORT ENTWICKELN

Die einfachste Methode ist, den Klienten zum Nachdenken anzuregen, wie er vorhandene Hilfsangebote, z. B. Partnerin, Familie oder Freunde in Anspruch nimmt. Wühlt diese therapeutische Erkundung schwierige Emotionen auf, gibt es dafür Menschen, an die er sich wenden kann? Weiß er, welch andere Ressourcen in seinem sozialen Umfeld sind? – Dies wird sich als ergiebige Informationsquelle herausstellen und viele verdeckte Grundüberzeugungen seine Beziehung zur Welt betreffend an die Oberfläche spülen. Es könnte sein, dass er überhaupt nicht gewohnt ist, um Hilfe zu bitten, und genau diesem Thema wird man in den Sitzungen nachgehen müssen. Vielleicht gibt es auch Introjekte und Glaubenssätze, er verdiene Unterstützung nicht bzw. sie stehe ihm nicht zu (was man vor allem in Männerbünden findet).

Manchmal ist ein Therapeut so sehr in die dichte Dynamik im Therapieraum verstrickt, dass er den Einfluss der Feldbedingungen übersieht. Man bedenke aber, dass nach Asay und Lambert (1999) ganze 40 Prozent eines vorteilhaften Therapieergebnisses auf Faktoren außerhalb des Therapiezimmers, wie etwa die Unterstützung durch Familie, Freunde, Kirche, soziales Netz, nährende Freizeitbeschäftigungen und so fort zurückgehen.

Anregung: Zeichnen Sie Ihr soziales Netz schematisch auf ein Blatt Papier (diese Übung können Sie auch einem Klienten vorschlagen). Setzen Sie sich selbst in die Mitte und schreiben oder zeichnen Sie dann die Menschen oder Dinge in Ihrem Leben ein, die Sie nähren. Nehmen Sie Klebezettel oder Gegenstände für jede Person, Gruppe oder Aktivität und setzen Sie sie in Ihre Nähe oder weiter weg, je nach Intensität der Unterstützung. Machen Sie dann eine Skizze, die das Zeitausmaß pro Woche darstellt, das Sie allein oder in der Arbeit und das Sie mit Freunden, Ihrer Familie oder mit Freizeitaktivitäten verbringen. Erscheint Ihnen das Verhältnis richtig? Welche Veränderungen könnten Sie vornehmen, damit Sie von Ihren Ressourcen mehr Gebrauch machen?

Die Therapeutin als hilfreiche Präsenz

Einer der offenkundigsten relationalen Supporte ist natürlich die Beraterin! Fast der gesamte Inhalt dieses Buchs dreht sich direkt oder indirekt um die Stärkung des Supports des Klienten. Das gilt besonders für die Kapitel 1 und 4, in denen vom Support die Rede war, welcher durch therapeutische Grenzen, das Arbeitsbündnis und die dialogische Beziehung des Therapeuten gestellt wird. Auf die ihnen je eigene Weise sollten ja alle therapeutischen Interventionen unterstützend sein.

Die Rolle der Herausforderung

Support ist mitnichten immer trostreich. Manchmal muss die Therapeutin dadurch unterstützen, dass sie konfrontiert oder an fixierten Gestalten rüttelt. Es ist nicht ungewöhnlich, dass neue Klienten das therapeutische Umfeld in einer Weise nutzen, die der Therapeut für wenig hilfreich hält – z. B. indem sie sich übermäßig abhängig machen oder Ratschläge en masse einfordern. In diesen Fällen mag die Therapeutin die unangemessene Forderung abweisen, da sie den Klienten von der Stützung des eigenen Selbstprozesses abhalten würde. Die knifflige Entscheidungsfrage, wann man Unterstützung oder Hilfe anbieten und wann man konfrontieren oder hinterfragen soll, durchzieht die gesamte gestalttherapeutische Arbeit.

BEISPIEL

Der Therapeut hatte bemerkt, dass Beverley eilfertig allem zustimmte, was er sagte oder empfahl. Sie begann zu zittern und zu zappeln, als die Idee aufkam, sich intensiver mit dem vorgebrachten Problem des sexuellen Missbrauchs zu beschäftigen. Der Therapeut war sich bewusst, dass es darauf ankam, dass die Therapie nicht wie ein erneuter Missbrauch erlebt wurde, und hielt im Explorieren inne. Er fragte sachte nach, was in dem Moment gerade bei ihr abgelaufen war, und Beverley konnte sagen, dass sie nicht über das Ereignis hatte reden wollen, sich das aber nicht einzugestehen traute. Während sie sprachen, erkannte sie ihr altes Muster gefälliger Anpassung wieder. Der Therapeut veranlasste ein heiteres Experiment. Er zeigte zunächst auf ein Bild an der Wand und sagte, es gefalle ihm. Beverley war einer Meinung. Dann bat er Beverley, etwas im Raum zu benennen, was ihr nicht gefiele. Beverley entschied sich für einen plumpen Sessel. Der Therapeut sagte, ihm gefiele er, worauf Beverley sofort betreten dreinsah. Der Therapeut bat Beverley, mit dem Nicht-Übereinstimmen zu experimentieren, indem sie behauptete, sie möge nichts von all den Dingen, die der Therapeut aufzeigte. Sie gingen das ganze Zimmer durch, wobei der Therapeut auf ein Bild, einen Ziergegenstand oder ein Möbelstück wies und sich immer begeisterter von diesen zeigte. Beverley, die zunächst noch zaghaft gewesen war, fand bald Gefallen an dem Spiel und artikulierte das Nicht-Zustimmen und das Missfallen in verschiedenen Formulierungen: »Noch unterschiedlicherer Meinung könnte ich gar nicht sein … Ich sehe das ganz anders … Nein, das gefällt mir nicht … Darauf würde ich nicht sitzen wollen.« Mit der Zeit lachte sie, setzte sich aufrecht hin, und ihre Stimme nahm ungeahnte Stärke an. Zum Schluss sagte sie: »Ich hab's kapiert. In Zukunft werde ich zu mir stehen.« Dann trat eine Pause ein und verwundert fügte sie hinzu: »Wissen Sie, dass das das erste Mal war, dass ich solche Dinge gesagt habe?«

WIE DIE BERATERIN SUPPORT AUFRECHTERHÄLT

Wenn Sie eine erfolgreiche und kompetente Beraterin sein wollen, müssen Sie auf Ihre eigenen Arbeitsbedingungen, Ihre Zufriedenheit und auf unterstützende Aktivitäten achten. Wir empfehlen dazu Folgendes:

- Nehmen Sie regelmäßig Supervision in Anspruch.
- Erkennen Sie, wann es Zeit ist, selbst in Therapie zu gehen.
- Pflegen Sie regelmäßig über Intervisionsgruppen usw. Kontakt zu Berufskollegen.
- Bilden Sie sich regelmäßig fort, indem Sie Kongresse, Workshops und Diskussionsrunden besuchen (und vorzügliche Bücher über Gestaltkompetenzen lesen!).
- Sorgen Sie für eine ausgewogene Klientel, die Sie gerade so viel herausfordert, dass Sie sicher auf dem schmalen Grat zwischen Wachstum und Burnout-Gefahr wandeln.
- Führen Sie Protokoll über Ihre Fälle und ziehen Sie in regelmäßigen Abständen Bilanz, um sich Rechenschaft über Ihre Wirksamkeit und Ihre Arbeitszufriedenheit abzulegen.
- Suchen Sie sich hilfreiche Aktivitäten und Interessen außerhalb des Therapiebereichs.

Zusätzlich zu obigen Punkten mögen Sie überlegen, wie Sie sich selbst nach einer besonders schwierigen oder aufreibenden Sitzung stützen können, vor allem dann, wenn Sie inmitten eines arbeitsreichen Tages stattgefunden hat. Für den einen Berater wird das heißen, eine Kollegin oder eine Supervisorin anzurufen, einen kurzen Spaziergang zu machen, eine Grounding- oder meditative Übung durchzuführen oder an die gute Arbeit zu denken, die er in der Vergangenheit geleistet hat. Ein anderer wiederum zündet Räucherstäbchen oder eine Kerze an, öffnet das Fenster, um die Atmosphäre zu reinigen, oder er führt ein Reinigungsritual aus. In jedem Fall deckt sich die Verantwortung, die Sie für Ihren Selbstsupport tragen, letztendlich mit der Verantwortung, die Sie gegenüber dem nächsten Klienten haben, d. h. für ihn bereit und zugänglich zu sein. Wir legen Ihnen in den Literaturempfehlungen den hilfreichen Artikel von Smethurst (2008) über die Selbstfürsorge des Therapeuten bei Trauma ans Herz.

LITERATUREMPFEHLUNGEN

Jacobs, L. (2006): That which enables – support as complex and contextually emergent. In: *British Gestalt Journal* 15(2), 10–19

Korb, M. P., / Gorrell, J. / Van De Riet, V. (1995): Gestalt Therapy: Practice and Theory. 2. Aufl. New York: Pergamon Press (siehe Kap. 3)

Mackewn, J. (1997): Developing Gestalt Counselling. London: Sage (siehe Kap. 25 und 27)

Perls, L. (1953): Support. Anmerkungen zu den Grundlagen des Kontaktprozesses. In: Leben an der Grenze. Bergisch Gladbach: EHP, 53–60

Perls, L. (1985): Commitment. In: Leben an der Grenze. Bergisch Gladbach: EHP, 53–60

Perls, L. (1989): Leben an der Grenze. Essays und Anmerkungen zur Gestalttherapie. 3. Aufl. Bergisch Gladbach: EHP

Pröpper, M. (2005): Gestalttherapie in Verbindung mit Traumatherapie in der Arbeit mit krebskranken Menschen. In: *Gestalttherapie* 19, H. 2, 55–81

Smethurst, P. (2008): The impact of trauma – primary and secondary: how do we look after ourselves? In: *British Journal of Psychotherapy Integration* 5(1), 39–47

Votsmeier-Röhr, A. (2005): Das Kontakt-Support-Konzept von Lore Perls und seine Bedeutung für die heutige Gestalttherapie. In: *Gestalttherapie* 19, H. 2, 29–39

8

SCHAM

Scham wird als das Gefühl erlebt, von Grund auf inakzeptabel, unwert oder mangelhaft zu sein, was in dem verzweifelten Drang, sich zu verstecken oder verschwinden zu wollen, mündet. Mit der Zeit prägt sich das Schamempfinden so sehr ein, dass es aus dem Gewahrsein entschwindet und nur mehr bei Kritik oder Bewertung (oder bei Lob und Bewunderung) als Überreaktion zutage tritt. Wird es in einer Sitzung ausgelöst, bekommt der Therapeut den Eindruck, der Betroffene weiche vor dem Kontakt zurück oder reagiere auf eine Intervention unangemessen negativ.

Es ist wichtig, zwischen Scham und Schuldgefühlen zu unterscheiden: Schuld bezieht sich auf etwas, *was man getan hat*, ist von bestimmten Bedingungen generiert und Wiedergutmachung ist möglich, wohingegen Scham sich im schlimmsten Fall gegen *die ganze Person* richtet, unbedingt ist und unabänderlich scheint.

Die Dynamik der Scham hat mit Annahme und Annehmbarkeit und mit unserer grundsätzlichen Verbundenheit in jeglicher Lage zu tun. Scham ist ein beziehungsrelevantes Geschehen und ist ko-kreiert. Sie leitet sich nicht von einem Defizit und auch nicht von mangelnder Widerstandfähigkeit des Individuums ab. Diese Differenzierung markiert eine bedeutsame theoretische Umorientierung in der Gestalt, welche früher persönlicher Autonomie den Vorzug gegeben und Scham für ein Problem oder eine Schwäche des Individuums gehalten hatte. Wheeler et al. (z. B. Lee und Wheeler 1996) leiteten die Neuorientierung in die Wege, nach der man Scham und Stützung als zwei Seiten einer Münze innerhalb eines relationalen Feldes verstand; beide regulieren den Kontakt auf ihre Weise, sie streben das Benötigte an bzw. weichen vor Ablehnung zurück. Wenngleich man Support normalerweise als gut und Scham als schlecht einstuft, kann einen unter bestimmten Feldbedingungen allzu viel Stützung schwächen, und zu wenig Scham hilft auch nicht. Support im Feld ermöglicht den Menschen, zu akzeptieren und akzeptiert zu werden, authentisch zu leben und Veränderung zu wagen. Scham bewirkt, dass man Gefahren meidet und sich vor Situationen schützt, die ungenügenden Support bereitstellen. Scham ist mithin ein Kontaktregulator bzw. Kontaktmodifikator und stets auf die jeweiligen Feldbedingungen bezogen.

DER URSPRUNG DER SCHAM

Scham wird üblicherweise in der frühen Kindheit erlernt. Sie entsteht, wenn wir Begierde verspüren, unsere Energie auf etwas richten und dann ignoriert, zurückgewiesen, kritisiert und wegen unseres Tuns oder wegen des Wunsches an sich schlecht gemacht werden; unser Impuls hat den geliebten Elternteil vermeintlich veranlasst, sich vor uns zurückzuziehen, sich abzuwenden oder wir haben ihn verletzt oder verwundet. Findet diese Zurückweisung einigermaßen durchgehend statt, wird es als tiefgehende und schmerzhafte Scham erlebt. Jedoch lebt das Kind in einem sozialen Umfeld, in dem man lernen und sich den Regeln zwischenmenschlichen Zusammenspiels fügen muss, damit es als Mitglied dieser Gemeinschaft gilt, zumindest bis es alt genug ist, in der Realität dagegen zu rebellieren.

Der frühe Sozialisationsprozess findet zu einem Teil über die elterliche Erziehung statt. Man bringt uns die Regeln sozialen Austauschs bei – und wir spüren die Wirkung, die Missbilligung an unserem Handeln tut (z. B. die Enttäuschung unserer Eltern – siehe Lee 2007). Deshalb ist das Abschätzen, wann eine Handlung oder ein Bedürfnis unangebracht ist, in zwischenmenschlichen Beziehungen unerlässlich. In so einem Fall würde Scham eine Grenze aufzeigen. Das entscheidende Charakteristikum ›gesunder Scham‹ ist, dass sie kurzlebig, mit *angemessener* ›Missbilligung‹ verbunden ist und Vergebung und Wiederverbindung darauf folgen.

Dieser Sozialisationsprozess findet auch auf Gemeinwesen- und Gesellschaftsebene statt. Das Ausmaß der Missfallensäußerung und sozialer Sanktion für eine Regelübertretung fällt in verschiedenen Gesellschaften unterschiedlich aus (›kulturbedingte Scham‹). In traditionell ›höflichen Gesellschaften‹ (wie England und Japan), wird das Übertreten sozialer Normen strenger gehandhabt und gelegentlich streng geahndet (in Japan etwa ist ›Gesichtsverlust‹ so demütigend, dass Selbstmord durchaus eine Option darstellt). Der frühe Lernprozess um die soziale Akzeptanz ist für das Phänomen der Schüchternheit, Verlegenheit oder Scham verantwortlich, welche notwendige Regulatoren sozialer Beziehungen und Kontaktmodifikatoren sind.

Der Sozialisationsprozess kann allerdings so rigide und schädigend werden, dass er zur fixierten Gestalt wird und einen zum Krüppel macht. Viele Kinderaufzucht-, Pädagogik- und Religionssysteme fördern die Scham aktiv und verkaufen sie als realistische Bewertung des Individuums. »Du solltest dich für dich schämen« (statt: »Du hast dich ungehörig benommen«). Das heißt im Grunde, das Kind sollte sich für schlecht oder für grundlegend fehlerhaft halten.

SCHAMFESSELN

Bei manchen Klienten scheint die Scham so tief zu sitzen, dass sie in der therapeutischen Beziehung regelmäßig an die Oberfläche tritt. Das kommt von den von Lee und Wheeler (1996) benannten Schamfesseln, welche sich in den ganz frühen Beziehungen eines Individuums bilden. Äußerte ein kleines Kind ein Bedürfnis energisch oder ging es freudig erregt auf seine Umwelt zu, reagierten seine Betreuungspersonen ablehnend, spöttisch oder sogar aggressiv und boten hernach weder Versöhnung, Verständnis oder Vergebung an. Wiederholte Resonanzen wie diese prägen dem Kind den Gedanken ein: »Wenn ich weine, mache ich andere wütend.« Oder: »Meine Aufgeregtheit ist nicht auszuhalten.« Oder: »Wenn ich zornig bin, werde ich verlassen.« Oder einfach: »Ich bin (ihnen) zu viel.« Diese Aspekte der Selbstäußerung bzw. eines Bedürfnisses sind in die Grundüberzeugung eingeflossen, unter allen Umständen unannehmbar zu sein. Das Gefühl der Scham verflechtet sich dann mit dem ursprünglich empfundenen Bedürfnis unentwirrbar. Wie Mackewn schreibt:

> Zwischen Scham und einem inakzeptablen Bedürfnis entsteht eine permanente Koppelung; folglich geht der Zugang zu dem Bedürfnis verloren. Das Bedürfnis ist stimm-los geworden. Das mit der Scham verbundene Bedürfnis verschwindet nicht. Wann immer es unbemerkt an die Oberfläche tritt, empfindet das Individuum Scham, und zwar sowohl um das Bedürfnis weiterhin als ›Nicht-Ich‹ zu erfahren und um weiterhin in Harmonie mit einem Umfeld zu leben, das als dem Bedürfnis abgeneigt erlebt wird. (1997, 247)

In schädigenden Familien oder Kulturen fahren sich diese Regulierungsmechanismen so fest ein, dass sich das Individuum beinahe ununterbrochen für seine Impulse schämt. Kaufman (1989) hat dies ursprünglich »internalisierte Scham« genannt, und Lee (2007) nennt sie »Grundscham«, weil sie den relationalen Grund für jegliche auftauchende Beziehungsfigur darstellt.

Das, was seinem Wesen nach eine notwendige Regulierung zwischenmenschlicher Beziehungen ist und sich an die Regeln sozialen Umgangs hält, tritt also im besten Fall als Zaudern, Verlegenheit oder vorübergehende Scham auf. Wird es jedoch zu einer toxisch fixierten Gestalt, führt es zu einer ungesunden Scham im Sinne einer unbedingten Erwartungshaltung, nicht angenommen zu sein und abgelehnt zu werden. Das Individuum kann nun bei der kleinsten Regung eigener Wünsche und Beziehungsbedürfnisse automatisch mit Scham reagieren.

SCHAM ALS KÖRPERHAFTES ERLEBEN

Die Säuglingsbeobachtung (z. B. Schore 2003) beweist nun eindeutig, dass Scham im interaktionalen Feld der frühen Kindheit weitgehend über nonverbalen interpersonellen Austausch entsteht. Von der Beforschung der Spiegelneuronen wissen wir auch, dass es eine direkte neurologische Resonanz gibt, welche das Gefühl des anderen spiegelt (s. Staemmler 2007). Der Säugling kann stellvertretend für die Mutter z. B. Enttäuschung oder Missfallen empfinden und das misshandelte Kind erlebt die (normalerweise geleugnete Scham) des Täters.

Im Leben eines kleinen Kindes sind die beziehungsrelevanten Interaktionen nonverbal und somatisch. Ist die primäre Bezugsperson reichlich ablehnend, feindselig oder vernachlässigend, bildet sich das Kind oft den nicht in Worte zu fassenden Eindruck, dass es der Fürsorge nicht wert sei, dass es mangelhaft oder gar abstoßend sei. Scham kann später durch einen Blick oder eine Geste oder körperliche Bewegung, welche für die ablehnende Betreuungsperson typisch war, von Seiten des Therapeuten ausgelöst werden. Diese somatischen Auslöser können übersehen werden und beim Therapeuten Verwirrung stiften, besonders bei therapeutischen Interaktionen, die hauptsächlich verbal oder kognitiv sind.

Anregung: Denken Sie an eine Zeit zurück, als Sie sich schämten, beschreiben Sie sich und die Umstände, die Beziehungen und das, was die Scham ausgelöst hat. Vielleicht könnten Sie ihre körperliche Reaktion, die Spannungsmuster, die Gestalt, auf die sich Ihr Körper zubewegt, identifizieren. Sehen Sie nun, ob Sie die Botschaften hören können, die Sie sich selbst geben (»Ich sollte verschwinden«). Bekommen Sie ein Gefühl für Ihre Reaktion auf andere Personen und für Ihr Erahnen, was diese denken oder fühlen könnten. Würden Sie sich lieber in Luft auflösen oder lieber in die Offensive gehen? Fragen Sie sich, was für Sie auf dem Spiel steht? Nach Abschluss dieser Exploration kommen Sie wieder in die Gegenwart zurück und sorgen für die Stützung Ihrer selbst.

MIT DER SCHAM IN DER THERAPEUTISCHEN BEZIEHUNG ARBEITEN

Jacobs (1996) skizziert die besonderen Gefahren der Scham, die im Beziehungsfeld auf Berater wie Klientin lauern. Die ungleiche Machtverteilung, die

Möglichkeiten der Übertragung, die relative Vulnerabilität des Klienten und die unbewussten Abwehrmechanismen der Therapeutin gegen ihre eigene Scham sind Faktoren, die sehr wahrscheinlich Scham heraufbeschwören. Das Erleben der Scham wird üblicherweise von einem Gefühl der Isolation und des Verlassenseins (auch von sich selbst) beim Klienten begleitet.

Die Aufgabe besteht nun allgemein darin, den inneren wie mitmenschlichen Support wiederherzustellen, der auf der Strecke geblieben ist. Weiter unten finden Sie Empfehlungen, wie daran zu arbeiten ist.

Den Beziehungsauslöser identifizieren

Scham ist immer ko-kreiert, und kommt sie in der Therapie an den Tag, kann sie als Störungssignal der therapeutischen Beziehung gewertet werden. Vielleicht haben Sie das Gefühl von Scham losgetreten und nicht genügend relationalen Support gegeben. Die erste Intervention besteht im Nachforschen, wie Sie zu dem Schamprozess beigetragen haben mögen. Das kann eine schlichte Frage sein:

> »Was ist jetzt gerade zwischen uns geschehen?«
> »Habe ich etwas getan oder gesagt, was Sie verstört hat?«
> »Ich könnte mir vorstellen, dass Sie sich in dieser/jener Situation schämen.«

Oder Sie probieren es mit einem Selbstbekenntnis:

> »Ich glaube, ich habe einen Fehler gemacht (habe Sie eben missverstanden).«
> »Ich erinnerte mich an eine Begebenheit, als ich einen Fehler gemacht hatte und mir wünschte, die Erde würde sich auftun und mich verschlingen.« (Damit sind Sie Modell dafür, dass man sich für die Scham nicht zu schämen braucht).

Erfinden Sie eine Möglichkeit, dem Klienten zur Seite zu stehen

Jedes Menschenwesen kennt das Gefühl der Scham. Doch sie zu durchleben kann extrem einsam machen. Sie kann sich anfühlen, als stünde man im Rampenlicht und wollte sich den Blicken entziehen. In dieser Situation würden Gestaltinterventionen, die die Getrenntheit der Beraterin hervorheben, wie etwa Awareness-Steigerung, Kommentare zur Körperhaltung oder Bemerkungen zum Unbehagen des Klienten, dessen Eindruck verstärken, noch mehr im Blickfeld eines beschämenden anderen zu sein. Nun gilt es, sich auf die Umschließung zu konzentrieren und sich vorzustellen, wie Sie sich fühlen und was Sie sich wünschen würden, wären Sie an seiner Stelle. Es gilt, Verständnis und Einstimmung zu üben, um dem Klienten als einfühlsame Gefährtin und nicht als Beobachterin zur Seite zu stehen. Ihre eigene körperliche Resonanz auf die Scham des Klienten kann Grundlage einer Intervention werden:

»Im Moment ist das ziemlich hart für Sie« oder
»Würden Sie sich am liebsten einrollen und verschwinden?« oder
»Das kann ich Ihnen nachfühlen«.

Eine empathische Bemerkung, die ein Erleben teilt, statt sich davon zu distanzieren, kann viel bewirken.

BEISPIEL

Wesley durchlebte seine Gefühle wieder, als er sich an die Bestrafung und die Ablehnung durch seinen Vater erinnerte und wurde vor Scham immer kleiner. Die Stimme der Beraterin war spürbar mitfühlend, als sie zu ihm sagte: »Es ist schwer, sich das vor Augen zu führen, nicht wahr?«

Stimmen Sie sich auf die nonverbalen Signale ab

Es empfiehlt sich, einfühlsam auf die Zeichen achten zu lernen, wenn Scham aufkommt. Schamgefühle stammen meist aus einer Zeit, in der die Klientin zu jung war, Beschämung zu begreifen und zu artikulieren, daher wird sie sie lediglich nonverbal äußern. Sie wirkt möglicherweise verlegen, ihr Körper versinkt im Sessel, die Gesichtsfarbe ändert sich, eine eisige Stille tritt ein und Sie bekommen den Eindruck, sie sei entschwunden. Diese Entdeckung wird Sie zu schnellerem Reagieren befähigen und das Risiko, die Dinge schlechter zu machen, als sie sind, wird geringer.

BEISPIEL

Nachdem der Berater den Kommentar abgegeben hatte, dass Molly fortwährend an ihrem Ärmel zupfe, fiel ihre Energie ab. Sie ließ den Kopf sinken und sah betreten drein. Der Berater sagte: »Ich glaube, meine Bemerkung soeben war Ihnen unangenehm. Hatten Sie den Eindruck, dass ich Sie ›angehe‹?« Molly antwortete: »Ich komme mir einfach nur dumm vor«, aber sie sah dabei auf, als wäre sie überrascht, dass der Berater sich selbst und nicht ihr einen ›Vorwurf machte‹. Er fragte nach, wie sie seine Bemerkung verstanden hätte, und ihre Antwort bestätigte ihm, dass sie sich bekrittelt und gedemütigt gefühlt hatte. Dann sagte der Berater: »Ich verstehe jetzt, wie das für Sie geklungen haben muss. Ich glaube, dass das ungeschickt von mir war. Es betrübt mich, wenn ich sehe, wie sehr es Sie schmerzt, wenn Sie meinen, bei einem Fehler ertappt worden zu sein.« (Anmerkung: Er hoffte, damit viererlei Dinge zu erreichen: Erstens nahm er seine Mitverantwortung an Mollys Unbehagen auf sich und erkannte ihm innerhalb der ko-kreierten Beziehung einen Stellenwert zu. Zweitens klärte er einfühlsam ihr Gefühl auf. Drittens steigerte er Mollys Gewahrsein, wie ernstlich sein Fehler ihren Selbstsupport ins Wanken gebracht hatte. Viertens lebte er vor, wie man einen eigenen Fehler akzeptieren und dabei selbst-gestützt bleiben kann).

Das Gefühl als das identifizieren, was es ist

Es gehört zum Wesen der Scham, dass sie oft außerhalb der Wahrnehmung stattfindet. Was lediglich eine situationsspezifische Bruchstelle einer Beziehung ist, wird bisweilen als Entwertung der ganzen Person aufgefasst und ebenso erlebt – als dessen, *wer sie sind*; ihre totale Wertlosigkeit und Schlechtigkeit bestätigt sich. Die therapeutische Aufgabe besteht unter anderem darin, dem Klienten beim Identifizieren eines empfundenen Gefühls, welches mitunter Scham heißt, zu helfen und ihn erkennen zu lassen, dass es lediglich ein Teil seiner selbst ist. Man macht damit glaubwürdig, dass es sich um ein Gefühl handelt, das sich ertragen, annehmen und einem anderen Menschenwesen mitteilen lässt. Wie Kepner bemerkt, müssen diese Gefühle »zumindest bemerkt und artikuliert werden, sodass sie in den gesprochenen Sinnzusammenhang eingehen und nicht sprachloser Grund sind« (1995, 42). Somit liegt die Heilung in der relationalen Verbindung.

Nehmen Sie die Selbstwahrnehmung des Klienten als Ausgangspunkt

Ist ein Klient äußerst selbstkritisch, ist die Beraterin zumeist versucht, sich an den gegenüberliegenden Pol zu begeben und dem Klienten diese reflexhafte Scham auszureden, vor allem, wenn er so offensichtlich danebenliegt. Der Versuch, einen Klienten überzeugen zu wollen, dass er vielleicht doch nicht ›an allem Schuld‹, sicherlich nicht ›der Familienidiot‹ oder ›komplett unsympathisch‹ gewesen sein kann, kann aufs Neue beschämen, da der Berater ihm letztendlich nun auch noch erzählt, dass er unrecht hat oder im Irrtum ist.

BEISPIEL

Ro hatte schon lange an einer geheim gehaltenen Essstörung gelitten. Als sie Vertrauen zu ihrem Therapeuten fasste, enthüllte sie ihm allmählich ihr grausames Selbstbild, das da hieß, hässlich, fett und dumm zu sein. Der Therapeut schaffte es, schöpferisch indifferent und neugierig zu bleiben und erkundigte sich nach Details und Ausprägungsgrad dieser Zuschreibungen. Ro entspannte sich zusehends, während sie immer mehr davon eröffnete, wie sie sich selbst sah. Irgendwann hielt sie inne und meinte, es sei das erste Mal gewesen, dass jemand einfach nur zugehört habe ohne sie überzeugen zu wollen, dass sie nicht dumm, fett und hässlich sei. Sie fühlte sich angenommen und erleichtert, da sie verstanden worden war. In den Folgesitzungen berichtete sie, dass sie sich immer noch erleichtert fühle und ihr der Gedanke gekommen war, dass sie zwar noch immer dieselben Urteile über sich hege, dass sie ihr aber nicht mehr so viel ausmachten.

Erkennen Sie die Scham hinter anderen Emotionen

Zur Schamreaktion gehören, im Gegensatz zum Rückzug, Zorn und Wut auf den Therapeuten. Das behagt manchen Beratern zwar weniger, ist aber doch die gesündere Antwort auf eine als solche wahrgenommene Bedrohung, denn in diesem Augenblick erlebt der Klient feindselige Ablehnung oder einen Angriff. Die gängigen Abwehrmechanismen gegen die Scham enthalten:

- Ärger/Wut auf den Therapeuten ob des Kommentars oder der Intervention, die die Schamreaktion hervorgerufen hat.
- Verachtung – ein Versuch, die Schande in den Therapeuten hinein zu verlagern.
- Neid. Die Aufmerksamkeit des Klienten fokussiert sich nicht auf die eigene beschämende ›Schwäche‹, sondern auf den Neid, den er auf die am Therapeuten erlebte Macht und Kompetenz hat, welche folglich schlecht gemacht oder zu untergraben gesucht werden.

Das Risiko ist, dass Kritik oder Zorn des Klienten bei der Therapeutin selbst Scham auslösen. In diesem Fall müssen Sie sich selbst stützen und dem standhalten. Widerstehen Sie dem – verständlichen – Drang, defensiv oder entschuldigend zu reagieren, und versuchen Sie, den Angriff anzunehmen und auszuhalten! Halten Sie Ihre Interventionen kurz und möglichst einfühlsam und demonstrieren Sie, dass sie dem gewachsen sind und dass Ihnen nicht nach Vergeltung ist. Das gibt Ihnen eine bessere Position, wenn Sie mit dem Klienten reden, um den Sinnzusammenhang des Geschehenen zu klären und Ihren Part in dieser ko-kreierten Begebenheit einzugestehen. Von nicht minderem, wenn nicht höherem Belang ist, dass Sie ein Modell vorzeigen, wie man Scham erleben und überstehen kann, ohne in den Rückzug zu gehen oder eine Retourkutsche auszuteilen.

Entschuldigt oder erklärt man sich allzu schnell, nimmt man dem Klienten diese Chance auf das Erlebnis, den Verständnisgewinn und auf angemessenere Reaktionen. Aus der Sicht des Klienten, welcher mit Ärger oder Wut reagiert, erweist es sich als dienlich, wenn er sein Gefühl vor einem belastbaren, verfügbaren anderen äußern darf. Ermuntern Sie ihn weiter zu machen, wenn Sie verbal angegriffen werden oder sagen Sie: »Ich hab's kapiert, was kann ich sonst noch tun?« Oder: »Was brauchen Sie jetzt von mir?« (Clemmens, persönliche Mitteilung 2008).

Ist die Attacke sehr bösartig, ist Grenzziehung angebracht, etwa so: »Ich kann Ihnen nur schwer zuhören, wenn Sie so brüllen.« Oder: »Ich werde den Raum verlassen, wenn Sie mir weiterhin drohen.«

Mit dem Körper arbeiten

Scham kann oft zu einer Desensibilisierung der Körperwahrnehmung oder zu einer Überflutung durch Sinneseindrücke führen. Die körperliche Energie schaltet ab oder bricht aus Gründen des Schutzes zusammen und der leibliche Selbstsupport geht verloren. Wie wir in Kapitel 13 ausführen, helfen zunächst am ehesten das Anregen regelmäßiger Atmung, das Rückbesinnen auf die körperliche Wahrnehmung und die Achtsamkeit, während man den Körperprozess als erdenden Support für die Erfahrung heranzieht. Es ist natürlich wesentlich, dass die Beraterin in solchen Momenten auf ihre eigene Körperwahrnehmung zurückgreifen kann. Eine geerdete, im Körper verankerte Beraterin, die regelmäßig atmet, wird den Selbstsupport glaubhaft verkörpern.

Bei robusteren Klienten kann man an der Veränderung von Körperhaltungen, an der Position im Raum, am Äußern einer volleren, bestimmteren, energischeren Reaktion oder mit dem Übertreiben physischer Reaktionen (In-sich-Zusammensinken oder Sich-Aufblähen) in der als beschämend erlebten Situation arbeiten.

Experimentieren Sie mit dem Kontaktverhalten

Scham wird meist von dem starken Drang, sich zu verkriechen, begleitet. Unterstützt man den Klienten, sich dem zu widersetzen und den Kontakt zu anderen zu wagen sowie seinen Ängsten und Fantasien auf den Grund zu gehen, kann das sehr heilsam sein. Das kommt vor allem dann zum Tragen, wenn der Klient *Sie* als beschämend erlebt, und Sie ihn aktiv ermuntern, Ihre Beteiligung an dem Vorfall unter die Lupe zu nehmen (indem er Ihren Gesichtsausdruck studiert oder Sie nach Ihrem Erleben fragt). Das resultiert darin, dass er das Feld plötzlich hilfreicher findet, als er sich vorgestellt hat. Wichtig ist dennoch, das rechte Maß an Support zu finden. Hier haben wir genau den Fall vor uns, wo zu viel des Guten genauso viel Schaden anrichten kann wie zu wenig. Den Klienten mit Glacéhandschuhen anzufassen, kann ihn erneut beschämen, da man ihm damit das Gefühl gibt, untauglich zu sein.

Ermutigen Sie das Äußern von Ekel

Philippson (2004) meint, Scham sei als retroflektierter Ekel zu verstehen, d.h. als Antwort darauf, dass man etwas bekommen hat, was man nicht ausspeien kann (weil man fürchtet, verstoßen zu werden oder einem anderen dadurch zu schaden). Der Therapie obliegt es, eine Umgebung zu schaffen, in der der Klient seine Fähigkeit zum Abstoßen und Ablehnen wiedergewinnt. Wir empfehlen Ihnen, Philippsons Artikel zu lesen, in dem er detailliert ausführt, wie man dabei vorgeht.

LITERATUREMPFEHLUNGEN

Chu, V. (1990): Krisenzeit. Nach Tschernobyl: Meditationen eines Psychotherapeuten. Köln: EHP

Chu, V. / de las Hereras, B. (2014): Scham und Leidenschaft. Hamburg: Tredition

Fuhr, R. / Gremmler-Fuhr, M. (1996): Scham – eine pädagogische Herausforderung. Eine Gestaltperspektive. In: *Gestalttherapie* 10, H.1, 42–59

Gillie, M. (2000): Shame and bulimia. In: *British Gestalt Journal* 9(2), 98–104

Greenberg, L. S. / Paivio, S. C. (1997): Varieties of shame experience in psychotherapy. In: *Gestalt Review* 1(3), 205–20

Heiberg, T. (2005): Shame and creative adjustment in a multi-cultural society. In: *British Gestalt Journal* 14(2), 118–27

Heimannsberg, B. / Schmidt, C. J. (1992) (Hg.): Das kollektive Schweigen. Nationalsozialistische Vergangenheit und gebrochene Identität in der Psychotherapie. Köln: EHP

Kearns, A. (2010): Neid. Deckmantel der Ehrlichkeit? In: *Gestalttherapie* 24, H. 2, 105–122

Kearns, A. / Daintry, P. (2000): Shame in the supervisory relationship. In: *British Gestalt Journal* 9(1), 28–38; dt.: Scham in der supervisorischen Beziehung. Mit dem Feinde leben. In: *Gestalttherapie* 18, H. 1, (2004), 65–82

Lee, R. G. / Wheeler, G. (Hg.) (1996): The Voice of Shame. San Francisco, CA: Jossey-Bass for the Gestalt Institute of Cleveland

Nemirinskiy, O. (2006): Dialogue and shame. In: *International Gestalt Journal* 29(2), 83–9

Philippson, P. (2004): The experience of shame. In: *International Gestalt Journal* 27(2), 85–96

Schnee, M. (2014): Scham und Beschämung in der Schule. In: *Gestalttherapie* 28, H. 1, 58–80

Wardetzki, B. (1996): Iß doch endlich mal normal! Hilfen für Angehörige von essgestörten Mädchen und Frauen. München: Kösel

Warta, D. (2011): Rührung. Aufstieg und Fall der Tränen. In: *Gestalttherapie* 25, H. 2, 104–112

Wheeler, G. (1996): Self and shame: a new paradigm for psychotherapy. In: R. G. Lee / G. Wheeler (Hg.): The Voice of Shame. San Francisco: Jossey Bass

Wheeler, G. (2002): Shame and belonging. In: *International Gestalt Journal* 25(2), 95–120

Yontef, G. (1993): Awareness, Dialogue and Process: Essays on Gestalt Therapy. Highland, NY: Gestalt Journal Press (siehe Kap. 15)

9
EXPERIMENTIEREN

> Sie [die Klientin] wird eingeladen, zu *handeln* bzw. etwas zu *tun*, anstatt nur darüber zu reden. In diesem Prozess des szenischen Umsetzens wird die ›Geschichte‹ über ein Problem zu einem gegenwärtig stattfindenden Ereignis. (Kim & Daniels 2008, 198)

Ein gutes Experiment ergibt sich aus der Arbeit auf natürliche Weise. Ein noch nicht exploriertes Thema taucht auf, ein hartnäckiger Impasse kommt ans Licht oder der Klient sieht nicht ein, dass er bei seinem Problem verschiedene Alternativen hat. Die Therapeutin bietet ihre Kreativität, Vorstellungskraft und Intuition auf, um eine neue Möglichkeit des Explorierens in die Wege zu leiten.

DIE EINZELNEN SCHRITTE EINES EXPERIMENTS

Experimente können in eine Reihe überlappender Stufen eingeteilt werden. Sie können in jeglicher Reihenfolge auftreten, gemeinhin halten sie jedoch folgende Abfolge ein:

- Die sich abzeichnende Figur identifizieren.
- Ein Experiment vorschlagen.
- Das Experiment nach ›Risiko‹ und Herausforderungsgrad einstufen.
- Das Experiment entwickeln.
- Die Arbeit zu Ende bringen.
- Das Gelernte assimilieren und integrieren.

Das entstehende Thema bzw. die Figur identifizieren

Während die Klientin redet, merken Sie wahrscheinlich, dass sich ein Thema oder eine Figur herausbildet, vor allem, wenn sie unerledigt, problematisch, repetitiv oder festgefahren ist. Das kann eine Kleinigkeit sein, z. B. dass sie immer, wenn sie über ein bestimmtes Thema spricht, den Körper anspannt, oder dass ihre Energie abfällt, wenn sie von einem bestimmten Menschen redet. Oder eine Geschichte, die immer gleich ausgeht.

BEISPIEL

Beverley sprach darüber, dass ihr nie etwas glückte im Leben. Sie war mut- und hoffnungslos, als hätte sie keinerlei Kraft. Während des Erzählens spielte sie oft auf Situationen an, in denen ihr Mann sie kritisierte wegen einer Sache, die sie getan hatte, worauf er sie an sich riss. Sie streute wiederholt den Satz »Da kann ich nichts machen« in ihre Erzählungen ein.

An dieser Stelle sehen Sie, dass sich ein Thema auftut – in dem Fall Beverleys unbefriedigende Beziehung zu ihrem Ehemann –, in dem eine Begebenheit oder ein Szenenausschnitt stellvertretend für ein größeres Problem steht: »Es sieht aus, als würde Sie Ihr Mann dauernd runtermachen.« Sie könnten auch eine starke Reaktion verspüren, ein Bild oder eine Fantasie haben. Folgendes Bild könnten Sie ihr beispielsweise mitteilen: »Ich habe das Bild vor mir, dass Sie zur Seite geschubst werden, als wären Sie ein hilfloses Etwas.« In dem Fall hätten Sie die entstehende Figur anstelle der Klientin artikuliert. Das Echo der Klientin, wie etwa gesteigerte Lebhaftigkeit oder stärkeres Interesse, wird Ihnen anzeigen, wie akkurat Sie im Beleuchten und Aufdecken bedeutungsträchtiger Dinge gewesen sind.

Das Experiment vorschlagen

Richtlinien, wann es an der Zeit ist, ein Experiment zu initiieren, lassen sich schwer erstellen. Einerseits kann ein Experiment einen unterbrochenen Prozess wieder in Gang bringen oder einem Klienten neue Möglichkeiten eröffnen. Andererseits kann es als Ablenkung vom Unbehagen über das, ›was ist‹, missbraucht werden, indem man sofort ins Handeln geht und die Beziehungsstörung zwischen Therapeut und Klient ignoriert. Die meisten Gestalttherapeuten verlassen sich an dieser Stelle auf ihre Intuition, auf ihr Gespür, wann ein neuer Input vonnöten und Energie von ihrer Seite her gefragt ist. Oft genügt das schlichte Experiment der Gewahrseinssteigerung (siehe Interventionen, wie wir sie in den Kapiteln 2 und 3 beschreiben), um eine Verschiebung des Energiepegels bei der Klientin zu erreichen, sodass sie von selbst mit sich und der Welt anders umgeht. Manchmal steckt die Klientin jedoch trotz allen Wissens und Veränderungswillens fest. Obwohl sie ein neues Gewahrsein oder eine Einsicht gewonnen hat, bleibt sie auf ihr altes Paradigma des Denkens, Fühlens und Verhaltens fixiert.

Um einen diesbezüglichen Veränderungssprung zu machen, muss sich die Klientin möglicherweise der Angst, die mit neuartigem und ins Ungewisse führendem Explorieren einhergeht, stellen. Perls et al. (1989 [1951]) nannten die Therapie einen ›sicheren Notfall‹, in dem die Klientin über genügend Stützung und Sicherheit verfügt, um dem Wagnis der Veränderung gewachsen zu sein. Der erste Schritt ist somit auszuhandeln, ob die Klientin bereit ist, etwas Neues zu probieren. Wenn Sie ein Experiment zum ersten Mal anbieten, empfiehlt es sich, ausdrücklich ein mündliches Abkommen zu treffen. Zum Beispiel:

> »Die Beziehung zu Ihrem Mann scheint Ihnen sehr wichtig zu sein, macht Ihnen aber auch Probleme. Ich habe einen Vorschlag auf Lager, wie wir sie in neuem Licht betrachten könnten. Vielleicht werde ich Sie bitten, sich etwas vorzustellen oder etwas auszuführen, was Sie noch nie probiert haben. Interessiert es Sie, dem gründlicher nachzugehen?«

Die Klientin braucht unbedingt Gewissheit, dass sie Ihren Vorschlag ablehnen darf. Ein Experiment, das sie nur ihrem Berater zuliebe ausführt, ist nicht nur zum Scheitern verurteilt, sondern es wiederholt und verfestigt alte, fixierte Gestalten und selbstbeschränkende Muster. Das Recht der Klientin, etwas auszuschlagen, sollte explizit benannt werden, z. B.: »Es ist in Ordnung, wenn Sie Nein sagen.« Das sollten Sie mit einer sorgfältigen Beobachtung der Körpersignale und anderer Warnzeichen der Anpassung wie etwa hastiger Zustimmung kombinieren. Das heißt nicht, dass die Klientin Feuer und Flamme sein muss; ihre Ängstlichkeit sollte jedoch durch Energie und Interesse aufgewogen sein (siehe ›Abstufen‹ weiter unten).

Bei erfahreneren Klienten, die Experimente bereits kennen, würden wir wahrscheinlich bloß eine implizite Vereinbarung treffen, etwa so: »Ich habe einen Vorschlag – wollen Sie wissen, welchen?« »Wollen Sie damit experimentieren?« Auch wenn so eine Einleitung informeller ist, sollte der Klientin wirklich klar sein, dass sie immer die Wahl hat, das Experiment zu verwehren, und seien wir auch noch so begeistert von unserer brillanten Idee!

Abstufen

Der nächste Schritt besteht im richtigen Dosieren der Herausforderung, sodass sie möglichst viel Ertrag bringt. Was dem einen Klienten schwierig erscheint, ist für den nächsten eine Leichtigkeit. Die Krux ist nun, den richtigen Risikopegel zu wählen, sodass er einen sicheren Notfall darstellt, in dem sich der Klient zwar strecken muss, aber immer noch Herr der Lage ist. Ein zu hohes Wagnis retraumatisiert den Klienten und nimmt ihm die Hoffnung, und von einem zu geringen lernt er nichts. Jeder Klient besitzt ein unterschiedliches Sensibilitätsausmaß bzw. eine unterschiedliche Risikoschwelle. Verschieden angelegte

Aktivitäten fordern die Menschen auch verschiedentlich. Manche bewegen sich körperlich höchst ungern, z. B. aus dem Sessel, andere wiederum tun sich schwer, Emotionen auszudrücken oder laut zu sprechen. Bei manchen löst man sehr schnell Scham aus, und da muss die Therapeutin höchst wachsam sein. Die bloße Ankündigung, »Ich würde Ihnen gerne ein Experiment vorschlagen, um dieser Schwierigkeit auf den Grund zu gehen«, kann unproduktiven Stress oder aber Scham entfesseln. Die verbale wie körperliche Reaktion des Klienten auf Ihren einleitenden Vorschlag wird Ihnen eine Idee von der Risikostärke vermitteln, wie die Klientin sie wahrnimmt.

> »Ich hätte gerne, dass Sie mit Ihrem Mann über die Krittelei sprechen. Könnten Sie ihn sich hier bei uns in diesem Sessel da vorstellen?« Beverley schien dieser Vorschlag nervös zu machen, sie sagte aber: »Ich glaube schon. Ich fürchte mich zwar, aber versuchen kann ich's ja.«

Hätte Beverley dieses Ansinnen zu schwer gefunden, hätten wir laut über eine ähnliche Alternative nachgedacht. Wir hätten sie beispielsweise gebeten, sich an eine tatsächlich stattgefundene Episode zu erinnern, in der er sie beanstandete, um sich dann vorzustellen, wie sie in dieser erinnerten Szene zu ihm sprach. Im Verlauf des Experiments müssen Sie das Gefahrenpotenzial durchgehend überwachen und sich darauf einstellen, dass Sie es mehr oder weniger intensiv, je nach dem jeweiligen Selbst-Support der Klientin, nachstellen müssen.

Es gibt mehrere Möglichkeiten, das Risikoniveau zu regulieren. Das reicht von der kleinstmöglichen Herausforderung des Nachdenkens oder Redens über neue Verhaltensformen bis hin zur praktischen Umsetzung außerhalb der Therapie. Die Experimente mit Beverley sind im Folgenden nach steigendem Herausforderungsgrad gelistet:

- *Besprechen*, wie die Klientin in so einer Situation anders reagieren könnte.
- Das Experiment in ihrer Vorstellung visualisieren.
- Dem Therapeuten erzählen, wie sie sich dieses andere Handeln vorgestellt hat.
- Das Verhalten im Therapieraum versuchsweise umsetzen.
- Das, was sich im Experiment gezeigt hat, mit vollem Engagement verkörpern.
- Das neue Verhalten in der Realität außerhalb der Sitzungen praktizieren.

Darüber hinaus gibt es einige Methoden, mit denen Sie das Erregungsniveau regulieren können:

- Bitten Sie die Klientin, eine Weile innezuhalten und zu atmen.
- Schlagen Sie eine Pause vor, um eine Bestandsaufnahme ihres Erlebens zu machen.
- Erinnern Sie sie zur Unterstützung, dass Sie für sie da sind.
- Nähern Sie sich oder entfernen Sie sich räumlich von ihr.
- Verändern Sie die Situation etwa mit den Worten: »Ich möchte, dass Sie sich vorstellen, dass Ihr Mann im Moment nichts sagen kann und sich anhören muss, was Sie zu sagen haben.«
- Empfehlen Sie ihr, sich eine unterstützende Person vorzustellen – »Können Sie sich jemanden emotional Starken vorstellen, der jetzt neben Ihnen steht?«

Die Daumenregel lautet, dass Sie dem Experiment nicht wertend gegenüberstehen und kein eigenes Interesse in eine bestimmte Richtung investieren. Seien Sie bereit, das Experiment abzubrechen, seine Richtung zu ändern oder es in die Gegenrichtung zu führen; es gibt kein *richtiges* Ergebnis. Ein Experiment ist, was es ist – eine *Probe*, um zu sehen, was sich ergibt. Die Klientin bekommt Gelegenheit, mit einer anderen Seinsweise zu *spielen* und sie *auszutesten*, und *nicht*, um ein bestimmtes Resultat zu erzielen.

Das Experiment entwickeln

Ein Experiment beginnt mit einer simplen Figur, einem Bild oder Thema. Während es sich entfaltet, wird es Form und Struktur annehmen. In diesem Stadium ist die Therapeutin am kreativsten. Sie geht empathisch und intuitiv auf ihren Klienten ein, während sich das Experiment entflicht, macht Vorschläge und ist gegebenenfalls willens, auf eine Entwicklungsrichtung zu verzichten und eine andere einzuschlagen, während sie der Bewegung ihres Klienten nachgeht. Sie nützt ihre Beobachtungskompetenz, ihre Fantasie und ihre Gegenübertragung zusätzlich zu den Rückmeldungen ihres Klienten, wenn sie die Arbeitsrichtung bemisst und das Ausmaß ihrer Beteiligung überprüft.

Wir werden uns nun über zwei der am weitesten verbreiteten Methoden des Gestaltexperiments verbreitern.

Amplifikation und Mäßigung

Eine wirksame Technik zur Awareness-Steigerung besteht in der Anregung, der Klient möge seine Verhaltens*weise* übertreiben. Die Begründung dahinter ist, dass sich unsere innere Erfahrung oft in unserer Körpersprache und in unserem Verhalten niederschlägt. Daher kann eine zufällige Geste wie ein Stirnrunzeln oder Lächeln, ein Schulterzucken oder das Zeigen mit dem Finger, schenkt man ihm Aufmerksamkeit, übertreibt man es oder inszeniert man es bewusst, ein starker Indikator für das am Rande des Blickfelds stattfindende Erleben sein. Desgleichen können dahingesagte Phrasen oder eine bestimmte Stimmlage über Gefühle Aufschluss geben, welche der Klient nicht zulässt bzw. übergeht.

In anderen Fällen mögen Sie den Eindruck gewinnen, dass Ihr Klient, dessen Energie beim Sprechen wahrlich keiner Anreicherung bedarf, das *Erleben* meidet, indem er auf Übertreibungen und Schnelligkeit setzt. Wenn jemand durch die Kommunikation rast und die Sprache der Extreme benutzt, kann das ausdrucksstark erscheinen, mit ihren tatsächlichen Gefühlen und Gedanken ist die Person jedoch nicht in Berührung. Eine Klientin sagte einmal, sie sei so verwirrt gewesen, dass sich ihr »Kopf buchstäblich drehte. Es war einfach nicht auszuhalten. Ich dachte, ich würde bersten«. Ihr wurde das Experiment angeboten, gleichmäßig zu atmen und sich auf die Spannung in ihrem Körper zu konzentrieren. Als sie langsamer wurde, begann sie zu weinen. »Ich habe wirklich Angst bekommen«, sagte sie, »und ich war wütend.«

Der leere Stuhl

Der ›leere Stuhl‹ ist wahrscheinlich das bekannteste Gestaltexperiment. Es stellt eine Möglichkeit dar, das zu verdeutlichen, was sich am Rande des Gewahrseins befindet, sowie Polaritäten, Projektionen und Introjektionen auszukundschaften. Sie verleiht dem Erleben des Klienten Stimme und befähigt ihn, entfremdete Eigenschaften zu erkennen und wieder zu sich zu holen. Der leere Stuhl eignet sich auch ausgezeichnet zum Erforschen interpersoneller Dynamiken und zum ›Ausprobieren‹ neuer Verhaltensweisen. Da es eine so bewährte Technik ist, werden wir detailliert darauf eingehen.

Das ›Leerer-Stuhl‹-Experiment benötigt, wie der Name sagt, einen weiteren Sessel oder einen Platz im Therapiezimmer, welcher sonst weder von Therapeut noch Klient genutzt wird. Die simple Variante ist, den Klienten eine Person aus seinem gegenwärtigen Leben oder aus der Lebensgeschichte imaginieren zu lassen, der nun auf diesem Stuhl ›sitzt‹. Er spricht dann mit ihr oder ihm und zensuriert seine Worte möglichst nicht. Das ist eine gute Methode, sämtliche Aspekte einer Situation an die Oberfläche und ins Bewusstsein zu bringen. Sie hat auch den Effekt, dass das Erleben unmittelbarer wird. Der leere Stuhl kann dazu genützt werden, allen verschiedenen Anteilen Stimme zu geben.

Der leere Stuhl ist zudem der herkömmliche Weg, den Impasse in einem ›Topdog-Underdog‹-Konflikt (eine Metapher für den inneren Kampf zwischen dem kontrollierenden und dem unterdrückten Anteil einer Person) zu explorieren und anzureichern. Diese ›Du-Solltest‹ und ›Du-Müsstest‹ des Topdogs werden von einem Sessel aus, die Wünsche und Bedürfnisse des Underdogs vom anderen wiedergegeben. Mithilfe der Therapeutin findet der ›schüchterne‹ Underdog den Mut, seine Autorität in die Hand zu nehmen und sich gegen das Herumkommandieren des introjizierten Topdogs zur Wehr zu setzen. Von einem vorteilhaften Ergebnis spricht man dann, wenn die beiden Seiten einander mäßigen – da jede die Funktion der anderen anerkennt; so kann die Klientin einander widerstreitende Anteile ihres Erlebens kennen lernen, sie in Besitz nehmen und sie miteinander aussöhnen.

Zu Beginn der Therapie, wenn der Klient mit dieser Art imaginativer Arbeit noch nicht vertraut ist, ist es besonders wichtig, sich beim Aufbauen der Szene Zeit zu lassen und erst einmal Energie und Interesse des Klienten für das Experiment einzuholen. Gestatten Sie dem Klienten in jedem Fall, wenn Sie ein Experiment, z. B. ein Rollenspiel, anordnen, zu dem das Gespräch mit einer anderen Person gehört, so viel wie möglich aus seiner inneren Bilderwelt einzubringen. Typische einleitende Worte mögen sein:

»Müssten Sie sich Ihren Mann hier im Raum vorstellen, wo wäre er? Würde er eher stehen oder sitzen? Welchen Abstand hielte er zu Ihnen?« (Beachten Sie, dass das zum Schaffen eines möglichst ›realistischen‹ Szenarios beiträgt – der distanzierte und lieblose Ehemann würde niemals in einer engen Dreiergruppe mit Frau und Therapeutin Platz nehmen. Er würde bestenfalls in einer entfernten Ecke des Raums sitzen, halb abgewandt, Zeitung lesend. Das hilft der Klientin auch unmittelbar, die ›Gefährlichkeit‹ einer Person, die sie als bedrohlich erlebt, richtig einzustellen.)

»Schließen Sie nun die Augen und stellen Sie sich vor, was er anhat, wie er dreinblickt und wie er sitzt oder steht.« (Achtung: Das greift unter Umständen auf den wichtigsten Aspekt der Beziehung der Klientin zu dieser Person zu). »Öffnen Sie nun langsam die Augen und sehen Sie ihn an. Was empfinden Sie? Was denken Sie? Was sagt er zu Ihnen? Gibt es etwas, was Sie ihm sagen möchten?« (Achtung: An dieser Stelle werden Sie oft an die Schwierigkeit rühren, die die Klientin mit der Situation hat, z. B. »Er mäkelt an mir rum« oder »Ich kann ihm nicht ins Gesicht sehen«).

Nun müssen Sie das Experiment möglicherweise neu aufziehen und anders einstellen. »Interessiert es Sie, einen Weg zu finden, wie Sie Ihren Mann ansprechen könnten ohne einzuknicken ... Wie riskant wäre es, ihm zu sagen, er solle aufhören?« Die Leerer-Stuhl-Technik ist leicht auf das richtige Maß einzustellen, das von einem äußerst simplen Hier und Jetzt auf der einen Seite bis hin zu einem komplexen, aktiven Explorieren der Anteile des Selbst reicht. Zu unserer Klientin könnte der Therapeut beispielsweise sagen:

Therapeut: Wäre er jetzt hier, was würden Sie ihm gerne sagen, müssten Sie nicht auf Ihre Wortwahl achten?
Beverley: Ich würde ihm sagen, dass ich von seiner fortwährenden Nörgelei die Nase voll habe (das kann schon reichen, und Therapeut und Klientin könnten dazu übergehen, *über* die Schwierigkeiten mit ihrem Mann zu *reden* und ihre Gefühl im Hier und Jetzt zu explorieren. Eine etwas höhere Risikostufe wäre:)
Therapeut: Stellen Sie sich vor, er wäre jetzt hier – wären Sie bereit, ihm das direkt zu sagen?
Beverley: Ähh … Ja. Meinen Sie …?
Therapeut: Es kann manchmal nützlich sein, die Konflikte hier in diesen Raum einzubringen.
Beverley: Okay, verstehe.
Therapeut: Wäre er nun bei uns in diesem Zimmer, wo genau wäre er?
Beverley: Na, das ist leicht – hinter dem Schreibtisch – nur wäre der viel größer und sein Stuhl wäre höher als der meine.
Therapeut: Stellen Sie sich Ihren Mann weiterhin an so einem Schreibtisch vor – wie blickt er drein? [*und so weiter*] … Was möchten Sie sagen?
Beverley: Du Mistkerl [*sie schreit*], du absoluter Mistkerl. Was glaubst du, wer du bist? Was glaubst du, wer ich bin?
Therapeut: Sagen Sie ihm, wer Sie sind, Beverley.
Beverley: Ich bin … Ich bin Beverley – Ich bin Beverley … Ich bin nicht dein … *[Beverley bricht ab und wendet sich dem Therapeuten zu]*. Ich wollte gerade sagen »Ich bin nicht dein besonderes kleines Mädchen.« Ich bin gerade auf etwas gekommen. Wissen Sie, an wen er mich erinnert?
Therapeut: [listig] An wen denn?

In diesem Beispiel war der leere Stuhl dazu herangezogen worden, um Beverleys Gewahrsein zu steigern, in welcher Weise sie das Gesicht Ihres Stiefvaters über ihren recht kontrollierenden und erdrückenden Partner legte. Eine höhere Risikostufe wäre, die Klientin der imaginierten Person ihre verletzlichsten Gefühle und Wünsche mitteilen zu lassen. Eine weitere wäre, den Sessel zu wechseln und aus der anderen Position zu reden oder körperliche Ausdrucksformen wie kathartisches Ausleben oder das Experimentieren mit Bewegungen hinzuzunehmen.

Wo Vorsicht geboten ist

Ergibt sich die Gelegenheit, mit dem leeren Stuhl zu arbeiten (oder irgendein Experiment dieser Art), hat der Therapeut eine wichtige Entscheidung zu treffen: Wird die Klientin am ehesten von einem Dialog mit Anteilen ihrer selbst oder wird sich der Kontakt mit dem Berater im Hier und Jetzt therapeutisch eher lohnen? – Klienten, die leicht mit Menschen in Kontakt kommen, ziehen oft Gewinn daraus, wenn sie den Kontakt mit Selbstanteilen in Anwesenheit eines empathischen Therapeuten explorieren. Spricht ein Klient über ein Dilemma oder eine Person, mit der er Schwierigkeiten hat, steigt klarerweise der Energiepegel gegenüber dieser Figur an und intensiviert sich so, dass man plötzlich das Gefühl hat, eine dritte Person sei im Raum. Das Umschalten auf einen Dialog mit dieser dritten Person oder dem Selbstanteil ist nur natürlich. Es gibt jedoch Klienten, für die tatsächlicher Kontakt zu einem anderen Menschen eine große Sache ist, wie etwa für jene, die sozial isoliert oder sehr in sich zurückgezogen sind. Hier entscheidet sich, ob es in Richtung Heilung geht. Für diese Menschen kann ein Dialog mit sich selbst unter Umständen erneute Kontaktvermeidung mit einem ›realen anderen‹ bedeuten. Therapeuten werden merken, dass so ein Experiment rasch inhaltsleer und fade wird. Die Therapeutin bekommt den Eindruck, dass sie nur eine belanglose Zuhörerin abgibt, und sie kommt sich unwichtig vor. In solchen Situationen wird man dem Klienten helfen, in einer realitätsnäheren Form mit sich in Kontakt zu kommen, indem man ihn mit der Therapeutin in Kontakt sein, seine Geschichte erzählen, sich um das Vermitteln seiner Erfahrung bemühen, ihn Ihre Reaktionen sehen und spüren und darauf gegenreagieren lässt.

Es gibt noch einen heiklen Punkt, den man besser meidet und den wir hier erwähnen wollen, bevor wir zur Erörterung der zahlreichen Experimentiermöglichkeiten übergehen. Ist der Selbstprozess Ihres Klienten brüchig (z. B. wenn er zum Fragmentieren neigt, eine Borderline- oder eine dissoziative Verarbeitungsstruktur aufweist), lautet die Faustregel, den Zwei-Sessel-Dialog zwischen den verschiedenen Selbstanteilen eher nicht zu machen. Diese Klienten brauche die Stabilität der therapeutischen Beziehung, die sowohl als Grenze als auch als bergendes Behältnis bei der Arbeit fungiert. Wenn diese Klienten sich auf einen inneren Konflikt einlassen, werden die Polaritäten extrem, und die Wahrscheinlichkeit der Integration sinkt statt anzusteigen. Leere Sessel-Dialoge sollte man anfangs auf die Hier-und-jetzt-Erkundung einer Interaktion mit einer realen Person in ihrem Leben beschränken, und das Ziel ist, neue Kommunikationsweisen und bessere Selbstmanagement-Strategien einzuüben.

Der Brennpunkt des Experiments

Das Experiment wird, wie gesagt, idealerweise von Berater und Klient kokreiert. Es hat keine vorher festgelegte Form. Nichtsdestotrotz schließen wir hier zur Anregung Ihrer Fantasie eine Liste mit Ideen an. Sie sind Vehikel auf dem Weg zur Experimentfindung. Manche Klienten finden es leichter, mit Visualisierungen, andere mit kinästhetischer oder auditiver Wahrnehmung zu experimentieren, andere mit dem Tun. Bedenken Sie (und fragen Sie), welche Modalitäten dem Klienten zu Gebote stehen. »Können Sie sich gut Menschen vorstellen? Spüren Sie Energie oder Emotionen in Ihrem Körper?« und so fort.

In dem reichhaltigen Möglichkeitsinventar gibt es einige allgemeine Kategorien.

Am Impasse bleiben. Dem Klienten vorzuschlagen, nichts zu tun, kann ein fruchtbares Unterfangen sein! Normalerweise vermeiden es Klienten, dieser heiklen Sache ins Angesicht zu sehen, und sie greifen zu verschiedenen Mitteln (z. B. Deflektieren bzw. Themenwechsel). Einen Klienten anzuhalten, an seinem Erleben bzw. an seinen Gefühlen des Blockiert- oder Handlungsunfähigseins dranzubleiben, kann sehr tief gehen (siehe Kapitel 3, wo wir das paradoxe Prinzip der Veränderung diskutieren). Behalten Sie das Axiom im Auge: ›Machen Sie nicht einfach etwas, sondern sitzen Sie *da*!‹

Das Gewahrsein steuern bzw. steigern: sich auf das innere Erleben und auf verschiedene körperliche Lagen konzentrieren, Empfindungen im Körper oder Gefühle wahrnehmen, darauf achten, was man denkt und den Klienten zum Nachspüren einladen, wie Gedanken und Gefühle sich in seinem Körper manifestieren. Ihn zu ermutigen, seine innere Erfahrung zu überprüfen und sie laut zu benennen schärft das Gewahrsein ebenfalls.

Angeleitete Visualisierung. Der Klient schließt die Augen und erkundet unter Anleitung der Beraterin eine Szene aus der Vergangenheit, welche er in seiner Vorstellung oder möglichen Zukunft in seinem Sinne verändern könnte. Der Klient fantasiert sie so detailliert wie möglich und setzt alle Sinne dazu ein.

Künstlerische Medien nutzen. Die Klientin stellt ihre innere oder äußere Welt mithilfe von Buntstiften, Farben, Knetmasse usw. dar. Normalerweise wird das auf einem großen Stück Papier gemacht, welches Container wie Grenze des Experiments ist.

Andere Ausdrucksformen anwenden. Nutzen Sie Musik, Stimme, Tanz, Trommeln, Fotos, Briefeschreiben – eben alle Kanäle, über die sich Ihr Klient ausdrückt.

Eine eingelernte Reaktion ins Gegenteil wenden, übertreiben oder reduzieren und eine neue erfinden. Präsentiert eine Klientin eine Situation, in der sie feststeckt, sehen Sie zu, dass sie eine elementare Eigenschaft oder Haltung wie etwa Sturheit, Schuld oder Perfektionismus finden. Stellen Sie sich dann vor, in welches Spektrum diese Eigenschaft fallen könnte. Was wäre ihr Gegenteil, also ihr entgegengesetzter Pol? Oder befindet sie sich in der Mitte zwischen zwei Extremen? Beschränkt die Klientin sich auf eine Position in diesem Kontinuum? Diese Fragen können sie zu Vorschlägen inspirieren, wie man das Repertoire ihrer Reaktionen erweitern könnte. Letztendlich gibt es folgende Optionen: ins Gegenteil zu gehen, mehr desselben oder weniger desselben zu tun.

Inszenierung. Es gibt zwei Typen der Inszenierung und des Rollenspiels. Die eine betrifft den kommunikativen Austausch, in dem die Klientin mit dem inneren Bild von einer realen Person aus ihrem Leben, sei sie aus der Vergangenheit oder aus der Gegenwart, tritt. Das ist ein besonders zielführendes Experiment, da es in der Therapiesituation einen direkten Zugang zu ko-kreierten Situationen außerhalb verschafft. Die andere Inszenierung ist die Verkörperung entfremdeter oder marginalisierter Seiten seiner oder ihrer selbst, welche nicht zur Gänze wahrgenommen werden (s. o. unter ›Der leere Stuhl‹). Die Klientin kann dabei einen Dialog mit diesen verschiedenen Eigenschaften oder eigenen Anteilen führen. Man verwendet ihn oft, wenn man Polaritäten erforscht. Eine Klientin, die aus Gewohnheit zu jedermann freundlich und dadurch erschöpft ist, könnte sich beispielsweise einen grausamen Teil ihrer selbst vorstellen, ihn in den Sessel gegenüber platzieren und mit ihm in Dialog treten. Die Klientin kann auch ihren inneren Dialog explorieren, diesem zuhören und ihren verschiedenen ›Teilen‹, Streitgesprächen oder Konflikten eine Stimme geben – wobei sie die Stühle häufig wechselt. Kurz gesagt eignen sich szenische Umsetzungen zum Schließen von Gestalten, indem man unausgedrückten Gefühlen und Gedanken zur Äußerung verhilft, zum Klären von Kernüberzeugungen und Introjekten, zum Wiederaneignen abgespaltener Seiten seiner selbst und zum Einüben neuer Verhaltensweisen.

Bei Beverley könnten wir z. B. einfach vorgeschlagen haben, dass sie ihren Mann ansieht und erspürt, wo sie angespannt bzw. energielos war. Wir könnten sie ermutigt haben, anders zu sitzen, sich anzusehen, was sie fühlte, welche Botschaften sie an sich selbst übermittelte oder ob es möglich wäre, mit ihrer beherzteren Seite in Fühlung zu gehen. Wir könnten ihr empfohlen haben, sich den gegenteiligen Pol vorzustellen oder ihn zu verkörpern, für sich einzutreten und zu dementieren, dass sie einen Fehler gemacht habe, und es nicht zuzulassen, dass ihr Mann die Dinge an sich reiße. Sie könnte damit experimentiert haben, ihm zu sagen, dass sie sich von ihm drangsaliert fühlte oder, alternativ, ihre fügsame und hilflose Position gar noch zu übertreiben.

Vergessen Sie nicht, den ganzen Bereich der Therapeuten-Klienten-Beziehung in Ihr Repertoire mit einzuschließen. Ermuntern Sie den Klienten, die Beziehung zu Ihnen zu erkunden, z. B.: »Gibt es etwas zu sagen, was Sie vor mir zurückhalten?« »Vielleicht gibt es etwas, was Ihnen unangenehm war, etwas, was ich sagte oder tat?« Oder: »Wäre es vorstellbar, dass Sie wütend auf mich sind?«

Das Experimentieren ist das Terrain in der Gestalttherapie, auf dem die erfahrenere Fachfrau sich auf das Risiko einlässt, die üblichen sicheren therapeutischen Grenzen etwas weiter hinauszuschieben. In der Literatur gibt es zahlreiche Beispiele, wie Therapeuten unübliche Experimente vorschlagen, wie etwa einen Spaziergang zu unternehmen, Klienten zu Hause zu besuchen, sich in einem Café zu treffen, ihnen Schwimmen beizubringen, ihre Mütter kennen zu lernen, Spiele mit ihnen zu spielen – die Liste ließe sich endlos fortsetzen. Während wir grundsätzlich auf Nummer sicher gehen, möchten wir auch dem anarchischen, gegen die Regel verstoßenden Geist der Gestaltpraxis Rechnung tragen. Wenn Ihnen jedoch bewusst ist, dass ein von Ihnen vorgeschlagenes Experiment bei Kolleginnen als hochriskant gilt, wäre es klug, es vorab mit Ihrem Supervisor zu besprechen.

Bedenken Sie, dass die Bandbreite der Experimente von einfachem Dirigieren des Gewahrseins (›auf die Atmung achten‹) bis zum vielschichtigen Rollenspiel reichen kann, das auch Figuren aus der Vergangenheit einbezieht. In den frühen Phasen einer Therapie wird die Therapeutin aktiver sein, Ermutigungen und Empfehlungen aussprechen und selbst mehr Energie hineinlegen. Tatsächlich ist ja jegliche Intervention, die ein Therapeut in der Therapie setzt, gewissermaßen ein Experiment. Es kann sich bezahlt machen, sich selbst die Frage zu stellen: »Was fehlt in dieser Situation? Was wäre, müsste ich ein Grundelement austauschen? Was würde einen signifikanten Unterschied herstellen? Gibt es eine Eigenschaft, die der Klient nie an den Tag legt, welche aber den Unterschied schlechthin bewirken würde?«

Ist ein Experiment gut konzipiert, wird es der Klient allmählich selbst in die Hand nehmen und Abgleichungen an der Richtung vornehmen: »Nein, ich muss ihm noch etwas sagen« Oder: »Mir ist gerade etwas aufgefallen, was mir nie bewusst gewesen ist.« Die Therapeutin bemerkt in solchen Fällen, dass das Energieniveau konstant steigt, während das Experiment sein Eigenleben annimmt. Die Therapeutin mag zwar eine Idee haben, wie ein wünschenswertes Ergebnis aussehen könnte, sie hat aber nur Ziele, die den *Prozess* selbst betreffen, z. B. dass der Klient Gefühle angemessen ausdrückt, mehr Support erfährt, unerledigte Geschäfte zu Ende bringt, zufrieden ist und sich entfremdete Anteile wieder aneignet. Die Therapeutin hat kein bestimmtes Ende und kein bestimmtes Resultat im Auge, hat keine *inhaltlichen* Ziele. Diese sollten in der Hand des Klienten sein und bleiben. Um das vorher Gesagte zu unterstreichen: Die Therapeutin sollte die Haltung schöpferischer Indifferenz mit Haut und Haaren verkörpern, in der alles möglich ist, und nach der es so etwas wie ein richtiges oder falsches Resultat überhaupt nicht gibt.

Die Arbeit abschließen

Es wird, z. B. im Rollenspiel, Zeiten geben, da der Klient aus seiner Rolle herausfällt und das Experiment abbricht. An diesem Punkt müssen Sie vielleicht zur Sprache übergehen, »Es sieht aus, als hätten Sie Ihre Rolle verlassen/Ihren Prozess unterbrochen«, und nachsehen, ob er eine Pause wünscht, aufhören oder in einer andere Richtung gehen will. Normalerweise gibt es jedoch einen Punkt, an dem das Experiment offenbar an seinem Schluss angelangt ist. Im Allgemeinen gibt der Klient Anzeichen, dass er ans Ende kommen will. Das könnte dann der Fall sein, wenn er aus der Rolle heraustritt, sich an Sie wendet, um über das Geschehene zu reflektieren, plötzliche eine Einsicht hat, oder wenn sein veränderter Energiepegel anzeigt, dass er an etwas anderem dran ist. An dieser Stelle laufen Therapeuten oft Gefahr, auf ihre eigenen Vorstellungen hereinzufallen, wie ein passender Abschluss zu sein habe, und spornen den Klienten zum Weiterführen des Experiments an. Bisweilen ist ein hohes Maß an Disziplin gefordert, um dem Prinzip schöpferischer Indifferenz treu zu bleiben und dem Klienten die Beendigung zu gestatten, die er sich aussucht.

Vor diesem Hintergrund ist es unmöglich, klar zu sagen: »Das ist jetzt der richtige Zeitpunkt, um abzuschließen«, sondern nur, dass eine interessante neue Ebene erreicht worden ist. Es ist jedoch umsichtig, das Experiment zumindest zehn Minuten vor Sitzungsende zu Ende zu bringen, damit Zeit bleibt, wieder Verbindung zum Berater aufzunehmen, nachzubesprechen und sich auf das Verabschieden einzustellen. Das kann eine ganz einfache Form annehmen, wie etwa den Klienten daran zu erinnern, dass er aufhören muss, da sich die Sitzung dem Ende zuneigt. Oder es ist eine aktivere Aufforderung vonnöten, nämlich dass das Experiment (z. B.) vorübergehend ausgesetzt ist und vertagt werden muss. Manchmal muss der Berater einfühlsam und einfallsreich sein, um dem Klienten beim Beenden des Experiments und der Rückkehr in die gegenwärtige therapeutische Beziehung behilflich zu sein.

BEISPIEL

Beverley spielte eine hitzige Debatte mit ihrem imaginierten Ehemann durch und zitterte vor Emotion. Der Berater merkte, dass es bis zum Sitzungsende nur mehr fünfzehn Minuten waren, und entschloss sich, sie zu unterbrechen. Er sagte Beverley, dass die Sitzung bald zu Ende sei, und dass sie ein vorläufiges Ende für diese Konfrontation finden möge. Er empfahl ihr, ihrem Mann zu sagen, dass sie vorerst aufhören werde, aber dass sie mit ihm noch lange nicht fertig sei und den Faden wieder aufnehmen werde. Sie stellte sich vor, ihn an einen sicheren Ort zu schicken, wo er warten würde, bis sie ihn wieder hervorholte. Der Berater bat Beverley dann, sich auf ihre Atmung zu konzentrieren, auf ihre Kontaktfunktionen zu achten, sich wieder im Raum und mit der Anwesenheit des Therapeuten zurechtzufinden und zu überprüfen, ob sie noch etwas tun müsse, bevor sie das Experiment ruhen lassen könne.

Das Gelernte assimilieren und integrieren

Nachdem ein Experiment abgeschlossen ist, sollte man unbedingt dem Assimilieren und Integrieren Zeit geben, da dann oft das wirkliche Lernen stattfindet. Die Klientin kann den kognitiven Sinn des eben Erlebten ergründen und durchbesprechen, welche Auswirkungen es in ihrem konkreten Lebensvollzug haben könnte. Es kann ein tiefsinniger Augenblick sein, wenn die Klientin erkennt, wie einschränkend sich ihre Grundüberzeugungen auf ihre Wahlmöglichkeiten ausgewirkt haben. Eventuell muss man mit der Klientin einen Plan fassen, wie sie diese neuen Erkenntnisse in ihr Leben mitnimmt. Hier tritt die wechselseitige Abhängigkeit und Beeinflussung von individuellen und sozialen Ressourcen überdeutlich zutage. Die frisch gewonnenen Einsichten, das neue Gewahrsein und die erweiterten Entscheidungsmöglichkeiten werden wahrscheinlich Zeit brauchen, bis sie voll integriert sind. Manchmal wird die Klientin ein spürbares Aha-Erlebnis haben und sie erkennt unvermutet, welche Chancen eine Verhaltensänderung birgt. Dann wieder wird das Experiment der erste Schritt sein, nämlich wenn man das Explorieren oder Vollenden einer größeren Schwierigkeit oder einer Gestalt anstrebt.

BEISPIEL

Nachdem Beverley ihrem Zorn Luft gemacht hatte, besseren Selbst-Support gefunden und dem inneren Bild ihres Mannes forsch gegenübergetreten war, erkannte sie, dass sie dem Konflikt mit ihrem Stiefvater stets aus dem Weg gegangen war. Diese Erkenntnis leitete eine neue Phase in ihrer Therapie ein, in der sie die lebensgeschichtlichen Wurzeln ihrer gegenwärtigen Schwierigkeiten erforschte. Beverley traf die Entscheidung, sich außerhalb der Therapie anders zu verhalten und ihren Stiefvater mit einem Ereignis aus der Vergangenheit zu konfrontieren.

Bricht eine Klientin das Experiment mitten drin ab und ist sie urplötzlich wieder in der Gegenwart, ist dennoch eine Nachbesprechung angezeigt. Der Berater sollte darauf Bezug nehmen, dass das Experiment vorerst zu Ende gekommen ist und die Klientin auffordern, sich bewusst zu machen, was die Unterbrechung herbeigeführt hat, was sie bedeuten könnte und was an dieser Stelle geschehen solle, damit sie sich rund fühle.

Manchmal ist es nach einem wirkmächtigen Experiment durchaus passend, in der Woche bis zur nächsten Sitzung Zeit vergehen zu lassen, damit es sich setzen kann und den Lernprozess erst in der Folgesitzung zu besprechen. Vergessen Sie diese überaus wichtige Assimilationsarbeit nicht, denn sie markiert den Unterschied schlechthin zwischen einer bloßen emotionalen Abfuhr und tiefgreifendem Umlernen.

LITERATUREMPFEHLUNGEN

Abram, A. / Hirzel, D. (2007): Fühlen erwünscht. Praxishandbuch für alle sozialen Berufe. 88 Übungen für verschiedene Zielgruppen und Symptomatiken. Paderborn: Junfermann

Brownell, P. (Hg.) (2008): Handbook for Theory, Research and Practice in Gestalt Therapy. Newcastle: Cambridge Scholars Publishing (siehe Kap. 10 – Experimental freedom)

Nitsch-Berg, H. / Kühn, H. (2000): Kreative Medien und die Suche nach Identität. Methoden der Integrativen Therapie und Gestaltpädagogik für psychosoziale Praxisfelder. Köln: EHP

Perls, F. S. (1975): Legacy from Fritz. Palo Alto, CA: Science and Behavior Books (siehe Kap. 2); dt: Das Vermächtnis der Gestalttherapie. Stuttgart 1990: Klett-Cotta

Polster, E. / Polster, M. (1973): Gestalt Therapy Integrated. New York: Vintage Books (siehe Kap. 9); dt: Theorie und Praxis der Integrativen Gestalttherapie. Wuppertal 2001: Peter Hammer

Schneider, K. (1990): Grenzerlebnisse. Zur Praxis der Gestalttherapie. Köln: EHP

Sills, C. / Fish, S. / Lapworth, P. (1995): Gestalt Counselling. Oxford: Winslow Press (siehe Kap. 12 und 13)

Smith, E. (1986): Retroflection: the forms of non-enactment. In: *Gestalt Journal* 9(1), 63–4

Spagnuolo Lobb, M. / Amendt-Lyon, N. (Hg.) (2003): Creative licence – the Art of Gestalt Therapy. Vienna: Springer; dt: Die Kunst der Gestalttherapie. Eine schöpferische Wechselbeziehung. Wien 2006: Springer

Zinker, J. (1977): The Creative Process in Gestalt Therapy. New York: Random House; dt.: Gestalttherapie als kreativer Prozeß. Paderborn 1981: Junfermann

10

ABSTUFUNGEN DES KONTAKTS: Die Beziehung regulieren

Der Gestalttherapeut ist überzeugt, dass ein schöpferischer, elastischer, zufriedener und wachstumsorientierter Lebensstil zur psychischen Gesundheit beiträgt. Das bedeutet, in Beziehung zur Welt zu stehen, sich auf *Kontakt* einzulassen und den ko-kreierten Tanz des ›Dazwischen‹ miteinander zu verwirklichen. Dieses Kontaktherstellen oder Begegnen findet kontinuierlich statt, muss aber je nach Feldbedingung in jeder Situation nachreguliert und modifiziert werden, da jede Situation einmalig ist.

Im Idealfall ist der Vorgang wechselseitigen Regulierens fortlaufend und wird in einem fort revidiert, da sich die Feldbedingungen wandeln. Dies lässt sich leichter begreifen, wenn wir einen Blick auf das heranwachsende Kind werfen. Wenn es ein Säugling ist, ist der natürlichste Ausdruck seines Organismus in Not zu schreien und auf Zuwendung zu warten (und sich danach zu sehnen) und mit der Zeit beim Schreien fordernder zu werden. Ist es älter, sucht es in seiner schöpferischen Anpassung eventuell einen Freund/eine Freundin auf, um sich dort Trost zu holen und seine Bedrängnis in Worte zu fassen.

Sind Bedürfnisse kontinuierlich oder treten sie immer wieder auf, eignet sich das Kind notgedrungen Methoden an, um diesen Bedürfnissen zu entsprechen und mit ihnen fertig zu werden; sind sie ›ausreichend erfolgreich‹, werden daraus Reaktionsmuster. Das ist notwendig und normal. Probleme entstehen, wenn die habituelle Reizantwort nicht in Abstimmung auf neue oder veränderte Feldbedingungen aktualisiert wird. Das mag situationsspezifisch gelten oder sich zu einem Kontaktverhalten in einem breiteren Spektrum von Umständen auswachsen (was üblicherweise nicht im Gewahrsein ist), sodass es sämtliche Aspekte des Sich-auf-die-Welt-Beziehens eines Menschen durchdringt. Die Person ist nicht mehr frei, neuartige Entscheidungen zu treffen oder sich anzupassen, sondern wiederholt dieselbe relationale Antwort, die einst nützlich gewesen ist oder zumindest so schien. Das ist bisweilen an missbrauchten Kindern ersichtlich, die im Erwachsenenalter allen intimen Beziehungen aus dem Weg gehen, oder an Menschen, die auf Stress stets mit übermäßigem Essen oder exzessivem Alkoholkonsum reagieren. Die Gründe, weshalb Klienten therapeutische Hilfe suchen, haben mit den kreativen Anpassungen zu tun, die, einst angemessen, mittlerweile zu fixierten Gestalten geworden sind.

VOM ›UNTERBRECHEN‹ ZUM ›MODIFIZIEREN‹ – eine theoretische Abhandlung

In den frühen Tagen der Gestalttherapie merkten die Praktiker nach und nach, dass sich gewisse energetische Störungsmuster im Kontaktprozess wiederholten. Perls (1947) und Perls et al. (1989 [1951]) arbeiteten sechs solcher Muster heraus: *Retroflexion, Konfluenz, Desensibilisierung, Introjektion, Projektion* und *Egotismus*. Polster und Polster ergänzten sie 1973 um ein siebentes: die *Deflexion*. Diese Kontaktstörungen gingen als ›Unterbrechungen‹ bzw. Unterbindungen in die Literatur ein und wurden ursprünglich als Hindernis im Kontaktvollzug und bei der Lebensfreude gesehen. Diese Bewertung von ›Kontaktunterbindung‹ erfuhr jedoch im Nachhinein eine radikale Neufassung (z. B. Swanson 1988; Wheeler 1991; Mackewn 1997). Die geänderte Sichtweise geht davon aus, dass nach feldtheoretischen Gesichtspunkten keinerlei Unterbindung als gut oder schlecht, hilfreich oder hinderlich anzusehen sei, es sei denn, man zöge Bedeutung und Bedarf einer jeweils spezifischen Situation heran. Aus relationaler Perspektive scheint es zudem wenig sinnvoll, das Wort ›Unterbindung‹ zu nutzen. Es würde suggerieren, dass eine beabsichtigte Beziehungsart existiere, welche man unterbrechen könne.

Man übernahm daher den Terminus ›Kontaktregulierung‹, weil er sich zum Beschreiben einer Abfolge von Prozessen besser eignet, welche schlicht kreative Anpassungsleistungen an die Herausforderungen sind, die das In-der-Welt-Sein mit sich bringt. Sie stellen allesamt Versuche dar, mit gewissen Seiten des Menschseins und des In-Beziehung-Seins zu Rande zu kommen: das Regulieren aggressiver Impulse; das Empfangen von Reizen; der Umgang mit Gebundenheit und Getrenntheit; die Notwendigkeit, der Welt Sinn abzugewinnen, authentisch zu sein und auf die Anforderungen in der Beziehung zu anderen zu reagieren. Jedes Individuum bildet nützliche und weniger nützliche regulative bzw. relationale Muster in den genannten Bereichen heraus. Eine gesunde Person ist in der Lage, ihre Reizantworten zu variieren, je nach Situation und Thema, dem sie sich schuldet.

Wir sehen es so, dass jede der sieben allgemein anerkannten Anpassungsreaktionen einen Pol eines Kontinuums besetzt, welches wie eine Farbskala auch den gegenteiligen sowie eine Unzahl von Schattierungen und Nuancen dazwischen aufweist. Jegliche Stelle auf dem Kontinuum kann zu gewissen Zeiten angemessen sein (z. B. wenn man unter gesellschaftlichem Anpassungsdruck steht und sich unterscheiden will; im Gegensatz dazu steht die Konfluenz zwischen Mutter und Neugeborenem); dann wieder wäre dieselbe

Position unnötig rigide und unangebracht, was von den Anforderungen und vom Kontext abhängt. Wir möchten betonen, dass selbstverständlich der Klient das letzte Wort hat, wenn es um das Beurteilen geht, was für ihn in einer bestimmten Situation angemessen ist.

Im Kasten 10.1 offerieren wir unsere Sicht der Regulierungsmechanismen. Bei jedem Kontinuum schlagen wir vor, wie man mit den Polaritäten arbeitet, die sich zu ›Dichotomien verhärtet‹ haben (Yontef und Jacobs, 2007). Leser, denen die herkömmlichen ›Unterbindungen‹ vertraut sind, werden merken, dass wir den Terminus ›Egotismus‹ gestrichen haben, da wir ihn für irreführend halten, und haben ihn durch ›Selbststeuerung‹ ersetzt. Wir haben uns auch bemüht, Worte (wo immer möglich Verben) zu benutzen, die diese Anpassungen als aktive kontaktregulierende Prozesse wiedergeben, und nicht als statische Haltungen. Folglich unterscheiden wir zwischen ›Introjekten‹ als festgefahrene Überzeugungen und dem hier und jetzt stattfindenden Vorgang des aktiven Introjizierens, wenn der Klient z. B. Ihre Vorschläge oder ›ach so weisen Worte‹ unhinterfragt übernimmt. Wie man Introjekte ausfindig macht, wird in Kapitel 11 besprochen. Vielleicht wollen Sie ja lieber Ihre eigenen Dimensionen festmachen oder die einmalige Polarität eines bestimmten Klienten erkunden; die folgenden stellen also lediglich Vorschläge dar.

Energie und Stimulus modifizieren:

retroflektieren ········· Impulsivität
deflektieren ········· akzeptieren
desensibilisieren ········· übersensibilisieren

Den zwischenmenschlichen Kontakt modifizieren:

Konfluenz ········· sich unterscheiden
introjizieren ········· ablehnen

Den Selbstprozess modifizieren:

Selbstkontrolle ········· Spontaneität
projizieren ········· zu sich nehmen

Abb. 10.1

ALLGEMEINE THERAPEUTISCHE ÜBERLEGUNGEN

In vielen Situationen sind sich die Klienten wahrscheinlich nicht bewusst, dass sie ihren Kontakt in einer bestimmten Weise regulieren bzw. dass sie auch eine andere Wahl hätten. Hier obliegt es dem Therapeuten, beim Klienten das Wahrnehmen und Verstehen dessen zu fördern, wie er sich im Kontakt verhält. Vielleicht müssen Sie auch schauen, was fehlt, welche andere Haltungen auf dem Spektrum zwischen den Polen verfügbar sind, was in der Grundstruktur des Klienten ›begraben‹ liegt, aber nicht im Gewahrsein ist. Der Klient merkt vielleicht nicht, dass er vor einer heiklen Emotion abbiegt, indem er das Thema wechselt, oder dass er sich jedes Mal körperlich anspannt, wenn er von seinem Vater spricht. Andere Äußerungsmöglichkeiten kennt er vielleicht nicht. Sie können ihm eine Hypothese zum Abwägen anbieten oder anmerken, was Ihnen aufgefallen ist und was Ihre Neugierde erweckt hat. »Mir fällt auf, dass Sie immer, wenn Sie von Ihrem Vater sprechen, die Fäuste ballen – ist Ihnen bewusst, dass Sie das tun?« Oder: »Haben Sie je in Betracht gezogen, ihm Ihren Zorn an den Kopf zu werfen?« – Es ist von Vorteil, diese Regulierung als eine Möglichkeit zu begreifen, Schmerz und unangenehme Gefühle zu vermeiden. Vermutlich hat es eine Zeit gegeben, in der sie dem Menschen Sicherheit vermittelte und ihm überleben half. Daher müssen Sie sich mitunter den Schmerz bzw. die Schwierigkeit der ursprünglichen Situation einfühlsam vorstellen, damit diese Form der Selbstregulierung Sinn bekommt. Sie werden dem Klienten behilflich sein, einen neuen, kreativeren Weg zu finden, um mit der Lage fertig zu werden, welche vorher durch diese fixierte Gestalt bzw. diesen Beziehungsstil zu managen gesucht wurde. Das kann der vordringliche Brennpunkt einer Therapie sein, wenn die Person überhaupt um eine Neuanpassung ihres Beziehungsstils ringt. Aus relationaler Perspektive betrachtet, muss man beim Verstehen eines Modifikationsprozesses stets die Tatsache in Rechnung stellen, dass er im Kontext wechselseitiger Beeinflussung stattfindet und bis zu einem gewissen Grad eine Reaktion auf die Hier-und-Jetzt-Beziehung ist. Der Klient mag deflektieren, retroflektieren oder introjizieren als Folge des Beziehungstyps, in dem er sich selbst wahrnimmt, vor allem im Umgang mit seinem Therapeuten.

Nun werden wir jede Polarität separat untersuchen.

RETROFLEKTIEREN ····· IMPULSIVITÄT

Man sagt von einer Person, sie retroflektiere, wenn sie ihren Handlungsimpuls zurückhält (z. B. Sprechen, Gefühle äußern, Verhalten). Der Energiefluss wird unterbrochen, was sich verschiedentlich auswirken kann. Der zurückgehaltene Impuls kann natürlich absterben. Wiederholt sich das jedoch oft oder ist der Impuls sehr energisch, kann dessen Unterdrückung bewirken, dass sich die Energie nach innen wendet und gegen das Selbst richtet. Das kann zu körperlichen Verspannungen, psychosomatischen Krankheiten, Kraftlosigkeit, Depression oder Selbstverletzung führen.

Interventionsvorschläge:

- Erkunden Sie, welche Glaubensgrundsätze, Introjekte und frühen Entscheidungen das Retroflektieren (bzw. die Impulsivität) begleiten. Es ist überaus wichtig, herauszufinden, welche Konsequenzen der Klient für wahrscheinlich hält, wenn er seine Energie in eine Handlung überfließen lässt. Eine Retroflexion sollte nur dann ›aufgelöst‹ werden, wenn sich Klient und Beraterin sicher sind, dass jener über genügend Support und Verständnis verfügt, um mit dem, was an Energie abgeführt wird, auch angemessen umgehen zu können.
- Da das Retroflektieren im Allgemeinen im Körper festgehalten wird, empfiehlt es sich, sich auf den Körperprozess zu konzentrieren, wenn man an der Lösung der Retroflexion arbeitet. Regen Sie den Klienten an, sich bewusst zu machen, wo in seinem Körper er die verhaltene Energie spürt. Er könnte auch von diesem Teil seiner selbst aus sprechen, ihm eine Stimme geben. Unter manchen Umständen werden Sie ihm vorschlagen, in diesen Teil ›hineinzuatmen‹ und sich zu entspannen.
- Lassen Sie das Retroflektieren im Beratungszimmer szenisch darstellen. Das ist dann besonders hilfreich, wenn der Klient das Introjekt, das oft im Kern einer Retroflexion sitzt, identifiziert hat (z. B. ›Werde ja nicht wütend‹). Der Klient konzentriert sich auf seinen Körper, steigert die Spannung absichtlich und wiederholt das Introjekt laut. Wenn und sobald er bereit ist, kann er die Anspannung loslassen und seine Energie in der Sicherheit des Therapiezimmers nach außen wenden (siehe Kapitel 9 über das ›Experimentieren‹). Der Tatsache eingedenk, dass aller Kontakt ko-kreiert ist, ermuntern Sie ihn nun, ihnen mitzuteilen, ob es mit Ihnen zu tun hat, dass er gerade retroflektiert.

Der andere Pol des Spektrums ist die Impulsivität bzw. der ungehemmte Ausdruck. Dieser kann eine unangemessene Form der Gefühlsäußerung oder

Impulsivität sein, die sich selbst oder andere gefährdet, wie etwa bei Selbstverletzung oder unkontrollierten und gewaltsamen Ausbrüchen.

Interventionsvorschläge:

- Erkennt der Klient die Notwendigkeit, seine Impulsivität im Zaum zu halten, tut er gut daran, das Bewusstmachen der Stadien seines Erfahrungszyklus' gewohnheitsmäßig zu betreiben. Er muss auf seine Empfindungen und Gefühle achten, Interesse für sie aufbringen, sie erkennen und anerkennen. Er kann sich überlegen, welche Handlungsmöglichkeit er hat und eine davon aussuchen. Hat er diese Schritte einmal bewusst vollzogen, wird er sein Tempo gedrosselt haben und auf angemessenere Handlungsweisen gekommen sein. Der Klient findet einen solchen Prozess möglicherweise sehr verwirrend, und er wird ihn im Beratungszimmer immer wieder durchspielen müssen. Er kann vom Therapeuten mitgestaltet werden, indem dieser ihn immer wieder anhält, sich seine Empfindungen bewusst zu machen, seine Gefühle zu benennen und sie zur Gänze anzuerkennen, während sie im Entstehen und noch lenkbar sind.
- Grounding-Übungen und andere Techniken, von denen in früheren Kapiteln die Rede war, könnten hier helfen. Klienten, die auf diesen Pol fixiert sind, erleben ihn so, als würden sie von ihren Gefühlen regiert. Sie sagen Dinge wie: »In jenem Moment war ich die Wut selbst. Ich hatte das Gefühl, gleich würde ich explodieren.« Sich zu erden und das Gewahrsein der Körpergrenzen zu stärken, kann bergend und beruhigend sein.

DEFLEKTIEREN ····· AKZEPTIEREN

Deflektieren heißt, einen inneren oder äußeren Reiz zu ignorieren oder sich von ihm abzuwenden, damit man ihn am Bekannt- oder Bewusstwerden hindert. Es gestaltet sich so, dass man entweder den Reiz selbst abblockt oder sich von ihm abwendet und sich auf einem Seitenweg davonmacht. Klienten lenken oft von ihren Gefühlen und Impulsen ab, indem sie endlos ins Reden geraten, lachen, statt sich ernst zu nehmen, oder indem sie sich immer nur auf die Bedürfnisse anderer konzentrieren. Von der Wirkung, die andere auf einen ausgeübt haben, zu deflektieren, findet man bei Klienten, die wiederholt auf ein anderes Thema umschwenken, wenn ein bestimmter Punkt zur Sprache kommt, die etwas partout nicht hören oder sehen wollen, die Gesagtes oder Getanes missverstehen oder umdefinieren. Deflexion ist eine Taktik, mit dem man das Wahrnehmen aktiv vermeidet. Das bedeutet, dass der Klient Ihre

Interventionen beiseite wischen wird, sobald Sie an die vermiedene Thematik rühren. Das kann außerordentlich trickreich vonstattengehen, und der einzige Hinweis ist oft der, dass sich die Beraterin plötzlich in einem Gespräch wiederfindet und keine Ahnung hat, wie sie da hingekommen ist!

Interventionsvorschläge:

- Leben Sie Beharrlichkeit vor, indem Sie beim Thema bleiben und Hypothesen anbieten, weshalb etwas schwer sein könnte. »Ich könnte mir vorstellen, dass Sie nur ungern über Ihre Adoption sprechen – und es fiele Ihnen leichter, den Gedanken daran zu vermeiden.« Zeitweise werden Sie den Deflexionsprozess sanft aber bestimmt unterbrechen müssen, etwa so: »Ich muss Sie ein Weilchen stoppen …«, bevor Sie Ihre Beobachtung über das, was er/sie gemacht hat, oder Ihre eigene Reaktion auf die Deflexion mitteilen. »Mir fällt auf, dass Sie jedes Mal, wenn ich auf dieses Thema zu sprechen komme, auf ein anderes lenken. Bemerken Sie das?« Oder: »Ich merke, dass Sie meine Frage nicht beantwortet haben. Ist das vielleicht deshalb, weil Sie nicht bereit sind, darüber zu reden?« – Das gewährt Raum und Sie erkennen das Recht des Klienten an, über etwas Bestimmtes nicht reden zu wollen, während Sie zugleich Bewusstheit fördern und den ›verstummten‹ Anteil bestätigen, welcher nicht minder bedeutungsvoll ist.

Wir haben den anderen Pol ›Akzeptieren‹ genannt. Dabei ist das Individuum verfügbar und offen dafür, die Welt in ihrer Fülle zu erleben. Das klingt äußerst positiv, kann aber auch Probleme machen, wird es ins Extrem getrieben. Wir werden täglich von einer Unzahl von Stimuli bombardiert, während aus unseren inneren und mittleren Zonen fortwährend Empfindungen, Gedanken und Gefühle hervorsprudeln. Eine im Übermaß akzeptierende Person nimmt im Gegensatz zum Deflektor zu viel auf und schenkt diesen Stimuli zu viel Beachtung. Sie vermag sie kaum zu ignorieren oder das Relevante herauszufiltern. In ihrer Rede scheint sie detailverliebt, konfus und unschlüssig, da sie sich in dem ganzen scheinbar so wichtigen Material verheddert. Im schlimmsten Fall trifft das auf Menschen mit psychotischem Prozess zu, die so unfähig sind, aus den auf sie einströmenden Reizen auszuwählen, sodass die Fähigkeit, bedeutungsvolle Gestalten zu bilden, überhaupt verloren geht und sie der Verwirrung vollends anheimfallen.

Interventionsvorschläge:

- Helfen Sie dem Klienten, mit der inneren und der mittleren Gewahrseinszone körperlicher Empfindungen, Gefühle und Gedanken stärker in

Berührung zu kommen, damit er erkennen lernt, was seine Reaktionen bedeuten und die notwendigen Handlungsschritte zu benennen.

- Helfen Sie dem Klienten, seine Erlebnisse nach Wichtigkeit zu ordnen, z. B.: »Was ist Ihnen jetzt wichtiger? Woran erkennen Sie das? Was ist noch wichtig?«
- Machen Sie Grounding-Übungen mit dem Klienten, welche Körperwahrnehmung und Körpererfahrung fördern.
- Explorieren Sie Introjekte, die von der Anpassung an andere stammen. Ermutigen Sie den Klienten sanft, sich vorzustellen, was passieren würde, ignoriere er gewisse Dinge oder Leute, ließe er gewisse Details außer Acht und so fort.
- Lassen Sie den Klienten damit experimentieren, dass er sich absichtlich etwas Ruhezeit gönnt, still ist oder zu Ihnen sagt: »Ich brauche jetzt einen Moment Zeit zum Nachdenken, um mich zu sammeln.« Im Leben ›draußen‹ traut er/sie sich vielleicht, Einladungen oder Situationen auszuschlagen, welche ihm zu laut wären oder ihn zu sehr stimulieren würden.

DESENSIBILISIEREN ····· ÜBERSENSIBILISIEREN

Das Desensibilisieren ähnelt dem Deflektieren. Auch damit kann man den Kontakt zu seinen Empfindungen vermeiden. Während die Deflexion hauptsächlich damit befasst ist, einen Stimulus von der mittleren Zone des Gewahrseins abzuhalten, ist die Desensibilisierung ein Abbrechen, das tiefer reicht, nämlich in die innere Zone des Gewahrseins. Hinweise erhalten die Therapeuten unter Umständen aus ihrer eigenen Phänomenologie. Sie werden schläfrig und fühlen sich in Gegenwart eines desensibilisierten Klienten bleischwer, während die Resonanz gegenüber einem deflektierenden Klienten energiegeladener daherkommt (z. B. Gereiztheit, Frustration oder angstvolle Unruhe, bei welchen es sich wahrscheinlich um die negierten Gefühle des Klienten handelt).

BEISPIEL

Keiko merkt nie, wenn sie hungrig ist oder sitzt die ganze Therapiesitzung lang auf der Stuhlkante, ohne zu merken, wie sie ihre Glieder versteift; Jean-Lucs Bruder ist gestorben und er behauptet, nichts zu empfinden; Jennifer war furchtbar misshandelt worden, erzählt ihre Geschichte aber mit vollkommen emotionsloser Stimme.

Interventionsvorschläge:

- Ermuntern Sie die Klientin, auf ihre Atmung und auf ihre körperlichen Empfindungen zu achten, und legen Sie größten Wert auf die Gewahrseinssteigerung in Bezug auf den Körper: Was fällt auf, wo ist Energie gebunden usw.?
- Bitten Sie die Klientin, sich vorzustellen, wie sie sich in einer Situation fühlen und wie ein/e andere/r darauf reagieren würde. Vielleicht kann sie sich auch rückbesinnen, wie sie gehandelt *hat*, was sie gesagt *hat* und wie ein Freund sich fühlen würde, hätte sie sich so verhalten. Das kann sie manchmal sanft zu sich selbst – und sicherlich zur Sehnsucht, sich zu finden, zurückbringen.
- Teilen Sie Ihre eigene Reaktion auf die Situation mit, gegenüber welcher sie sich unempfindlich gemacht hat, und bieten Sie verschieden Reaktionsmöglichkeiten an. Überprüfen Sie, wie hoch die Resonanz auf Ihre Spiegelung ist.

Gewinnt die Klientin ihre Empfindungsfähigkeit wieder, kann es sein, dass Sie ungesichertes Terrain betreten. Das gilt vor allem, wenn die nicht mehr gespürten Inhalte besonders traumatisch sind. Nachdem Sie das außerhalb des Gewahrseins liegende Material ins Blickfeld geholt haben, müssen Sie sorgsam darauf achten, ob die Klientin ihren Selbstprozess zu stützen vermag, sonst kippt sie ansatzlos in die traumatische Thematik, ohne genügend Ressourcen dafür zu haben.

Eine Person, die den anderen Pol, die Übersensibilisierung, erlebt, nimmt die Reize im Hier und Jetzt überdeutlich wahr, besonders diejenigen der inneren Gewahrseinszone. Sie ist auf sich selbst und ihre Umwelt eingestimmt, was manchmal zu feinsinniger Übereinstimmung und exquisiter Empathiefähigkeit führt. Im Extremfall kann dieser Mensch jedoch so zwanghaft auf seine Empfindungen und Gefühle fixiert sein, dass der Kontakt zum anderen ernstlich darunter leidet. Oder er wird wie der allzu Rezeptive von seiner eigenen Reagibilität überschwemmt, was im Fall helfender Berufe bis zur ›Ermattung durch Mitfühlen‹ führen kann. Auf körperlicher Ebene kann sich die Überempfindlichkeit als Hypochondrie äußern. Manche Menschen vereinen anscheinend beide Extreme des Kontinuums in sich. Ein Hypochonder kann sich beispielsweise seiner körperlichen Empfindungen im Übermaß bewusst sein, ist aber gegenüber seinen affektiven und emotionalen Verbindungen völlig taub, daher ist er mit Symptomen konfrontiert, die er sich nicht erklären kann.

Interventionsvorschläge:

- Die Empfehlungen sind vielfach ähnlich wie bei einem deflektierenden Klienten. Man sollte sehr langsam vorgehen und ihm Zeit geben, zu sich Verbindung aufzunehmen und die Bedeutung seiner Empfindungen zu ergründen. Er muss allmählich lernen, hochkommende Gefühle und Gedanken zu akzeptieren, zu tolerieren und zu benennen. Manchmal hilft es, wenn die Therapeutin Hypothesen anbietet, welche Gefühle und Emotionen es sein könnten, z. B.: »Ich frage mich, ob Sie Angst davor haben?«, solange die Therapeutin sie auch wieder fallen lassen kann, wenn der Klient nicht mitschwingt.
- Reagiert der Klient übersensibel auf tatsächliche oder eingebildete Kritik, sollte man dem nachgehen, was da bei ihm passiert. Was fühlt er? Was glaubt er von sich und der Welt? Realitätsprüfung zu erlernen, kann für einen Klienten entscheidend sein, der meint, wertloser als wertlos zu sein, wenn er nicht perfekt ist. Besonders dann, wenn sich so ein Prozess zwischen Klient und Therapeutin abspielt, muss sie ihn mit ihm durchgehen.

KONFLUENZ ····· DIFFERENZIERUNG

Eine gesunde Person kann sich flüssig und angemessen auf dem Kontinuum zwischen Verschmelzung (z. B. während eines liebevollen Sexualakts) und Differenzierung (z. B. Rückzug aufgrund eines Ruhebedürfnisses oder nach einer heftigen Auseinandersetzung) bewegen. Eine fixierte Position deutet auf eine gewisse Schwierigkeit entweder mit Bindung oder Getrenntheit hin. Ein Mensch, für den Nähe zum anderen bedrohlich ist (weil er Verlust, Zurückweisung, Verletzung oder Verlassenwerden befürchtet), löst das Problem entweder dadurch, dass er mit dem/der anderen verschmilzt, oder indem er sich innerlich zurückzieht. Ein Klient, der Kontakt über Konfluenz reguliert, handelt so, als wäre er Teil des/der anderen in einer Beziehung oder als wäre sie Teil von ihm. Konfluenz ist die Unfähigkeit, die interpersonelle Grenze klar zu erkennen. Die Gefühle und Wünsche eines anderen überwältigen den konfluenten Klienten nur allzu leicht und dann reagiert er, als wären sie seine und wird oft ängstlich, wenn Trennung ansteht oder angedroht wird.

Interventionsvorschläge:

- Ermuntern Sie die Person, eher ›Ich‹-Aussagen zu machen, statt von ›es‹ oder ›wir‹ zu reden. Sie könnten dafür Modell stehen, indem Sie selbst ›ich‹

sagen, z. B. in: »Ich werde traurig, wenn ich Ihnen zuhöre; wie fühlen *Sie* sich?« Oder: »Ich sitze in dem Sessel, Sie in jenem. Haben Sie eine Ahnung davon, was Sie sich im Moment gerade von mir wünschen?«

- Halten Sie nach Ähnlichkeiten und Unterschieden Ausschau und heben Sie sie hervor: »Das klingt, als würden Sie mit mir übereinstimmen/ähnlich denken wie ... aber Sie haben auch nicht übereingestimmt mit .../nicht dasselbe gedacht wie ...«
- Explorieren Sie einfühlsam seine Ängste in Bezug auf Trennung, Abschiede und Verlust. Das kann darauf hinauslaufen, dass Sie sich unerledigten Geschäften widmen müssen (siehe Kapitel 11), welche zunächst außerhalb des Wahrnehmungsfeldes sind.
- Wenn Sie im therapeutischen Prozess auf eine ›klinische Weggabelung‹ stoßen, teilen Sie dem Klienten Ihre Überlegungen mit und bieten Sie Möglichkeiten an, wie es weiter gehen könnte. Zu welcher fühlt er sich hingezogen oder hat er andere Vorschläge? Damit unterstreichen Sie, dass nicht nur eine Person, sondern *zwei* sich diesem Problem widmen!

Besteht der gewohnheitsmäßige Kontaktstil eines Klienten in übermäßiger Abgrenzung, wird er sich schwerlich in Therapie begeben. Wenn er doch geht, wird er manchmal sagen, er fühle sich nicht zu dieser Welt gehörig, komme im Gegensatz zu anderen schlecht mit Menschen aus, und er meint, dass »ihm etwas fehle«. Vielleicht wendet er eine Metapher für sich an, z. B. dass er sich wie ein Alien vorkomme oder in eine Blase eingeschlossen sei oder sich wie hinter einer Glaswand fühle.

Interventionsvorschläge:

- Arbeiten Sie an einem solchen Kontaktstil, fällt es Ihnen möglicherweise schwer, eine Verbindung zu diesem Klienten zu knüpfen. In der Therapie ereignet sich monatelang nichts. Ihre Inklusions- und Empathieversuche scheinen nicht zu fruchten. Geben Sie sich damit zufrieden, dass Sie für das Aufbauen eines Arbeitsbündnisses lange brauchen werden und offerieren Sie einen behutsamen dialogischen Approach.
- Scheint er in der Sitzung zurückgezogen, verfolgen Sie ihn nicht mit Fragen wie »Was ist los?« Das verstärkt nur seinen Rückzug. Befleißigen Sie sich der Haltung schöpferischer Indifferenz und warten Sie schweigend ab, bedacht, nicht auch selbst in zurückgezogene Kontaktlosigkeit zu verfallen. Praktizieren Sie (stille) Umschließung. Bleiben Sie wachsam und interessiert. Gelegentlich können Sie eine kleine Aufforderung einstreuen wie: »Es sieht

aus, als wäre es Ihnen wichtig, die Unterschiede zwischen uns festzuhalten, und ich frage mich, was das für Sie bedeutet.« Oder: »Ihnen scheint derzeit nach Rückzug zumute zu sein, und ich bin einverstanden, zu warten/hier bei Ihnen zu sein. Ich wollte nur sagen, dass im Falle, dass Sie darüber reden möchten, es mich sehr interessiert, zu hören, was Sie bewegt.«

- Zieht sich Ihr Klient während eines Austausches mit Ihnen zurück, reagiert er damit höchstwahrscheinlich auf Sie. Sie könnten kommentieren, dass Sie seinen Rückzug bemerkt haben und laut darüber rätseln, ob Sie etwas gesagt oder getan haben, wovon er abrücken wollte. Übernimmt er Verantwortung für seinen Rückzug und lässt er Sie wissen, was Ihr Part war, versuchen Sie sein Erleben und sein Bedürfnis, sich zu schützen, zu verstehen. Sie könnten ihn fragen, was er bräuchte, um wieder mit Ihnen in Austausch zu treten.

SELBSTSTEUERUNG ····· SPONTANEITÄT

Gesunde Selbststeuerung ist die Fähigkeit zur Selbstreflexion und Rückbezüglichkeit im besten Sinn. Wird sie zur Selbstkontrolle, d. h. zu einem habituellen, limitierenden Beziehungsstil, ist sie von zwanghafter Beschäftigung mit eigenen Gedanken, Gefühlen und Verhaltensweisen und mit der Wirkung auf andere gekennzeichnet. Diese Fixierung kann positiv eingefärbt, bewundernd oder selbstbeweihräuchernd sein oder kritisch und unterminierend; so oder so wird damit wirklicher Kontakt – zu sich selbst und zur/zum anderen – vermieden. Hier geht es darum, den Klienten von seiner Selbstüberwachung und Selbstreflexion weg und zu unmittelbarerem Kontakt zu Ihnen und seiner Umwelt hin zu bringen.

BEISPIEL

Kess unterbrach sich oft, als sie über ihre unglückliche Woche berichtete, um gebannt zum Fenster hinaus zu starren. Als der Berater nachfragte, was los sei, antwortete sie, dass sie sich blöd vorkäme, dass sie sich wohl doof anhöre und dass er sich fragen müsse, wieso sie ihre Sachen nicht auf die Reihe bekäme.

Interventionsvorschläge:

- Beobachten Sie, wie der Klient den Kontakt zu Ihnen zugunsten seines inneren Dialogs abbricht, und holen Sie ihn in den Hier-und-Jetzt-Kontakt zu sich zurück. Fühlen Sie sich in seine gegenwärtige Sorge um sich, um den Eindruck, den er macht oder in das Bedürfnis, perfekt zu sein und alles ›richtig‹ zu machen, ein. Mit der Zeit wird ihn die verlässliche empathische Beziehung mit einem neuen Beziehungserleben ausstatten und ein Gegengewicht zu seiner Neigung zur Selbstbeschäftigung darstellen.

- Halten Sie ihn zu Grounding-Übungen an, deren Schwerpunkt auf dem Körperprozess liegt und deren Hauptaugenmerk der äußeren Umgebung gilt (getreu der überlieferten Gestaltmaxime: »Verliere deinen Kopf und komme zu (deinen) Sinnen.«

Der Gegenpol ist das Nicht-Reflektieren bzw. die Spontaneität, die, wo angebracht, der Idealzustand des schlichten Seins im Hier und Jetzt ist, – des Lebens und Erlebens ohne Begleitkommentar. Andererseits finden notwendige Reflexion und Selbstbeobachtung auch nicht statt. Ihm geht die Fähigkeit ab, sich selbst und den/die andere/n gleichzeitig im Kopf zu halten, wissend, dass Einwirkungen immer auf Gegenseitigkeit beruhen – eine Erkenntnis, die der Umschließung innewohnt. Der Witz ist, dass gerade die fehlende Reflexion oft zu unangemessenem Therapeutenverhalten, unüberlegten Interventionen und Grenzüberschreitungen führte – was leider besonders auf gewisse Gestaltpraktiker der frühen Jahre zutrifft.

Interventionsvorschläge:

- Der habituell unreflektierte Klient greift möglicherweise zu dieser Form der Selbstregulierung, um schmerzhafteren inneren Erfahrungen aus dem Weg zu gehen. Es sieht aus, als würde er sich weg von seinen Gefühlen ins Handeln flüchten. Geben Sie dem Klienten Raum, seine Geschichte zu erzählen und stoppen Sie ihn, wenn er ›ein aufregendes Schauspiel‹ abzieht. Welchen Sinn hat er den Ereignissen gegeben, welche Gedanken und Meinungen hat er sich darüber gebildet? Sorgen Sie für Sprechpausen, damit er sich über seine Gefühle Rechenschaft ablegt, und zwar über die ›damaligen‹ und diejenigen, die jetzt durch das Erinnern aufsteigen.
- Helfen Sie dem Klienten beim Überlegen, was sich in den Momenten ereignet, bevor er den Drang zum Handeln verspürt. Fragen Sie ihn, was war, was er empfand (z. B. Langeweile, Furcht, Leere, Bedürftigkeit, Traurigkeit). Ergründen Sie, ob es das Bedürfnis gab, jenen Gefühlen auszuweichen. Wird er beim Nachdenken über sein Erlebnis agitiert, konzentrieren Sie sich auf den Aufbau des Selbst- und Umweltsupports.

PROJIZIEREN ····· ZU SICH NEHMEN

Über den Begriff des Projizierens herrscht Verwirrung. Das kommt daher, dass man ihn auf mindestens drei verschiedene Arten verwendet. Erstens für die Fähigkeit, sich etwas vorzustellen, was (noch) nicht da ist, für das Entwerfen von Zukunftsszenarios und für schöpferische Einfälle. Künstler projizieren ihre Vision auf die Leinwand, in einen Roman oder einen Film. In diesem Sinn sind das Projizieren und Projektieren eine wesentliche Komponente gelungenen Menschseins und der Vorstellungskraft, die nur uns Menschen gegeben ist. Zweitens wird es im Sinne der Übertragung gebraucht, also dann, wenn die projizierten Inhalte aus der Lebensgeschichte stammen und in der Gegenwart unangebracht sind, wie etwa wenn ein Klient seinen Berater wie seinen Vater oder wie einen gefürchteten Lehrer behandelt. Drittens bezeichnet die Projektion eine bestimmte Art, mit seinen abgespaltenen oder entfremdeten Selbstanteilen umzugehen. Leugnet ein Klient eine Seite seiner Persönlichkeit, weil sie sich mit seinem Selbstbild schlecht verträgt, projiziert er sie vielleicht (unbewusst) auf eine andere Person. An sich selbst leugnet er diese Eigenschaft und sieht sie nur im anderen: »Ich bin doch nicht wütend, du bist diejenige, die feinselig ist.« In dieser Bedeutung gebrauchen wir den Ausdruck hier.

Natürlich muss man sich ernstlich ein paar Fragen hinsichtlich der relationalen Gültigkeit des Terminus ›Projektion‹ stellen, da er impliziert, die Beraterin sei eine leere Leinwand, auf die der Klient projiziere. Es ist zudem unmöglich, Aspekte seiner selbst zu ›projizieren‹, und der Prozess wäre nichts als Einbildung oder falsche Zuschreibung. Der Terminus setzt sich über die unausbleibliche Tatsache hinweg, dass der Berater am Erleben des Klienten Anteil hat. Der Begriff hat insofern eine unglückselige Geschichte, als er oft verwendet wurde, um jegliche emotionale Resonanz von Seiten des Therapeuten zu leugnen, wenn die Klientin eine Bemerkung über ihn machte, und er schlicht kommentierte: »Das ist nur Ihre Projektion.« Wir meinen, dass die Klientin nicht unbedingt eine Eigenschaft ihrer selbst leugnet, sondern dass es der Therapeut sein kann, der eigene Inhalte, die außerhalb seines Gewahrseins liegen, negiert. Ein relational ausgerichteter Therapeut wird das ko-kreierte Element jeglicher Projektion oder zumindest eine Metapher darin erkennen, welche die selektive Wahrnehmung einer Klientin verbildlicht, die ein Detail im Verhalten oder Auftreten des Therapeuten aufbauscht und es zum Aufhänger für ihre Projektion macht. Das sollte weniger problematisch sein, so der Therapeut eine ausreichend gute Eigentherapie genossen hat, in der er seine abgespaltenen Anteile aufspürt und seine Beteiligung an der therapeutischen Beziehung anerkennt.

Wir plädieren daher dafür, das Projizieren in erster Linie als Abspaltung eines Selbstanteils aufzufassen, welcher dann als eine bestimmte Beziehungserfahrung ko-kreiert wird. Diese kann eine reichhaltige Informationsquelle sowohl für Klient als auch Therapeut darstellen und über die vergangene wie gegenwärtige innere Welt des Klienten Aufschluss geben.

BEISPIEL

Ein hart arbeitender Klient erzählte uns von einer Begebenheit, als er nach einem besonders anstrengenden Tag nach Hause gekommen war. Seine Frau empfing ihn an der Türe und er sagte: »Du siehst wirklich müde aus«, worauf seine Frau scharfsinnig-einfühlsam antwortete: »Du solltest dich zwei Stunden hinlegen.« Als er aufwachte, fragte sie ihn: »Sehe ich nun ausgeruhter aus?«

Interventionsvorschläge:

- Sieht ein Klient Sie kritisierend oder wertend und sind Sie sich sicher, dass das nicht zutrifft, gehen Sie zunächst dem Sinn und der Wirkung nach, die jene Einschätzung auf ihn hat. »Wie fühlt sich das an, bei jemandem zu sein, von dem Sie meinen, er sei stets kritisch gegen Sie eingestellt?« Ergründen Sie zunächst, ob dasselbe Attribut möglicherweise auch für ihn gilt. »Waren Sie je kritisch mir gegenüber?« Am Anfang werden die Klienten meist bestreiten, dass sie zu so etwas fähig seien: »Nein, niemals, Sie versuchen ja Ihr Bestes ...« Sie müssen dieses Nachforschen vielleicht sehr behutsam angehen, z. B.: »Wären Sie mir gegenüber kritisch, was würde Ihnen da einfallen?« Manchmal schlagen wir den Klienten vor, sich im Raum umzusehen und Gegenstände, Farben oder Formen zu entdecken, die ihnen nicht gefallen, und Kritik am Eigentum des Therapeuten zu üben. Die Intensität lässt sich nach und nach steigern, bis die Klientin den Mut findet, Dinge anzusprechen, die ihr missfallen haben, sei es daran, wie der Therapeut zu ihr gesprochen hat oder was er getan hat (sicherlich ein weites Möglichkeitsfeld!)
- Es bietet sich des Weiteren an, nachzuforschen, wie die Klientin zu ihrer Projektion kam. Was hatten Sie getan oder gesagt, dass sie auf den Gedanken brachte, Sie seien wertend? Projektionen werden normalerweise ko-kreiert. Suchen Sie nach dem Körnchen Wahrheit in der Sicht des Klienten. Höchstwahrscheinlich haben Sie auf irgendeine Weise zu ihrem Erleben beigetragen, und Ihre Bereitschaft, das einzugestehen, kann sowohl das Erleben der Klientin als auch die verleugnete Einstellung normalisieren.

- Nachdem Sie den Hier-und-Jetzt-Inhalt der Projektion erforscht haben, kann man das Thema feststellen, das möglicherweise die Verbindung zur Vergangenheit ist, z. B.: »Also bin ich Ihrer Wahrnehmung nach zu der Person geworden, die Ihre Gefühle nicht ernst nahm.«

Der Gegenpol, nämlich das Aneignen oder Zu-sich-Nehmen, ist eine tragende Säule der Gestalttherapie: Man übernimmt Verantwortung für das eigene Erleben und nimmt die Konsequenzen des eigenen Handelns auf sich. Dieses Aneignen wird jedoch zum Problem, wenn ein Klient sich zu Unrecht verantwortet und sich vor lauter Schuld und Reue lahmlegt. Dies ist oft das Hauptthema bei Menschen, die als Kind vernachlässigt, misshandelt und missbraucht worden sind und sich für etwas verantwortlich fühlen, was außerhalb ihrer Kontrolle lag. Sie tragen Selbsthass und Schamgefühle bis in ihre Erwachsenenleben in sich und meinen, sie hätten jene Behandlung zumindest irgendwie verdient.

Interventionsvorschläge:

- Einfühlsam den Verantwortungs- und Schuldgefühlen des Klienten nachzuspüren, kann einen Prozess anstoßen, in dem er sortieren lernt, was ihm gehört und was nicht. Machen Sie sich einfühlend auf die Möglichkeit gefasst, dass Sie unter Umständen einen noch schlimmeren Schmerz darunter anrühren. Selbstbeschuldigung kann die schöpferische Anpassung eines Kindes sein, das sich eine untragbare Situation zu erklären und damit fertig zu werden sucht. Mitunter ist es leichter, die Verantwortung für eine schmerzliche Situation selbst zu tragen als den unerträglichen Gedanken hinzunehmen, dass ein geliebter Elternteil womöglich geisteskrank ist oder keine Sicherheit geben konnte.
- Gewinnen Sie den Klienten für eine kognitive Erkundung der Situation und stützen Sie sich auf die mittlere Zone, um die Fakten auseinanderzunehmen und Fragen zu stellen, z. B. wie er auf den Gedanken kam, dass er für diese Dinge verantwortlich sei. Das gilt besonders für sexuellen Missbrauch oder den plötzlichen Verlust einer Bezugsperson.

INTROJIZIEREN ····· ABWEISEN

Das Introjizieren ist ein Vorgang im Hier und Jetzt, kraft dessen man eine Meinung, Haltung oder Anweisung unhinterfragt aus der Umgebung aufschnappt, als handle es sich um die Wahrheit an sich. Beim Introjizieren vermeidet man das Nachdenken bzw. Bebrüten einer angebotenen Meinung, um festzustellen, ob sie auch wirklich gilt. Introjektion führt zu langanhaltenden Überzeugungen, für die man sich nicht bewusst entschieden hat. Man nennt sie Introjekte.

Es ist sehr wahrscheinlich, dass ein Klient, der hauptsächlich das Introjizieren zum Kontaktregulieren nutzt, auch das, was Sie sagen, aktiv introjizieren wird. Er wird Sie dazu verleiten wollen, ihm sein Verhalten zu deuten und nie innehalten, um ihre Vorschläge zu prüfen. Ein Berater kann das leicht übersehen, da es meist angenehm ist, wenn uns jemand so vollends zustimmt. Es ist jedoch wichtig, dicht an diesem Vorgang daran zu bleiben und den Klienten aufmerksam zu machen, wie willig er Ihre Vorschläge schluckt.

Interventionsvorschläge:

- Ermuntern Sie ihn, erst einmal innezuhalten und nachzudenken, bevor er ja sagt. Vor allem möge er sich Zeit lassen, in sich zu gehen und seinen Gefühlen nachzuspüren, welche durch Ihre Aussage ausgelöst wurden. Bekommt er dabei starke Angst, ermuntern Sie ihn, dabei zu bleiben und nachzuforschen, ob da nicht auch noch andere Gefühle wie etwa Zorn sind.

Der Gegenpol des Introjizierens ist das Abweisen. Es zeugt natürlich von Gesundheit, wenn man eine Haltung oder einen Grundsatz (oder auch eine therapeutische Intervention) verwirft, läuft sie den Werten und der Integrität des Klienten zuwider. Manchmal ist ein Klient jedoch prinzipiell und aus Gewohnheit ablehnend. Er weist jede Ihrer Interventionen zurück und ›spuckt sie wieder aus‹ oder tut dies in einem bestimmten Bereich bzw. rund um ein bestimmtes Thema. Manchmal lehnt er nicht nur Meinungen ab, sondern überhaupt alles, was man ihm gibt, inklusive Liebe und Aufmerksamkeit. Zurückweisungen kommen gern als Argwohn, Aufmüpfigkeit oder übertriebene Selbstständigkeit herüber.

Interventionsvorschläge:

- Muster des Ablehnens werden von Klienten oft zur Selbstdefinition verwendet. Ringt ein Klient darum, festzustellen, was sein ›Ich‹ und was sein ›Nicht-Ich‹ ist, fällt ihm das Definieren des ›Nicht-Ichs‹ oft leichter als ein ›Ich‹ festzulegen; er tut kund, was er alles nicht mag, was er nicht goutiert usw. Es ist von Vorteil, ihm auf der Suche nach seinem Selbstempfinden zu helfen, indem man ihn auf die innere und mittlere Zone konzentrieren lässt, ihn die ganz Bandbreite seiner Bedürfnisse, Gefühle und Empfindungen erkennen und sie in Worte fassen lässt.

- Oft stammt die ablehnende Haltung aus einer tiefen Angst, kontrolliert oder kritisiert zu werden. Sie werden merken, dass der Klient die Tendenz hat, Fragen nicht zu beantworten oder nicht auf Vorschläge einzugehen. In dem Fall müssen Sie ihm akzeptierend und offen entgegenkommen, ohne zu fordern, ja nicht einmal zu viele Fragen dürfen Sie stellen. Sie sitzen vielleicht an der Seite des Klienten, und zwar bildlich und buchstäblich, und lassen ihn wissen, dass er sprechen kann, worüber er will. Unterstützen Sie ihn beim Reden über sich und seine Interessen und fragen Sie wenig, damit er sich nicht in die Ecke gedrängt fühlt. Ist einmal eine gute Arbeitsbeziehung hergestellt, reagiert er vorteilhaft auf Konfrontationen, welche eher spielerisch und humorvoll sind.

LITERATUREMPFEHLUNGEN

Clarkson, P. / Mackewn, J. (1995): Frederick S. Perls und die Gestalttherapie. Köln: EHP

Gestalt Journal 1988: Boundary processes. In: *Gestalt Journal*, Spezialausgabe 11(2)

Mackewn, J. (1997): Developing Gestalt Counselling. London: Sage (siehe Kap. 12)

Perls, F. S. (1976) [1973]: The Gestalt Therapy Approach, an Eyewitness to Therapy. New York: Bantam; dt.: Grundlagen der Gestalt-Therapie. Einführung und Sitzungsprotokolle. München 1985: Pfeiffer

Polster E. / Polster, M. (1973): Gestalt Therapy Integrated. New York: Vintage Books (siehe Kap. 4); dt: Theorie und Praxis der Integrativen Gestalttherapie. Wuppertal 2001: Peter Hammer

Schneider, K. (1990): Grenzerlebnisse. Zur Praxis der Gestalttherapie. Köln: EHP

Sills, C. / Fish, S. / Lapworth, P. (1995): Gestalt Counselling. Oxford: Winslow (siehe Kap. 6)

Simon, L. (1996): The nature of the introject. In: *Gestalt Journal* 19(2), 101–30

11
UNERLEDIGTE GESCHÄFTE

Eine der wohlbekanntesten Formulierungen der Gestaltwelt sind die ›unerledigten Geschäfte‹. Wir haben sie in diesem Buch schon mehrmals verwendet. Sie beziehen sich vor allem auf schwierige oder traumatische Situationen in der Vergangenheit, welche nicht befriedigend gelöst wurden und daher nicht abgeschlossen sind.

An einem Ende des Befindlichkeitsspektrums finden wir den Leidensdruck bzw. die Frustration. Klienten berichten dann gelegentlich von einer vergangenen Szene, an die sie immer wieder denken müssen oder aber in ihrer Fantasie nicht loslässt. Sie kann sich auf Menschen beziehen, die gestorben sind oder sie verletzt haben, oder auf Lebenslagen, in denen sie sich übergangen oder schlecht behandelt fühlten.

Auf der anderen Seite des Spektrums können die posttraumatischen Belastungsstörungen, die einen mit ihren ständig wiederkehrenden Symptomen aus dem unbewältigten Trauma lebenslänglich verkrüppeln, zum Zusammenbruch der Funktionen oder sogar zu dissoziativen Zuständen führen. Ein schwerwiegendes Trauma führt oft zu Überflutungen, weswegen das Erleben fragmentiert oder teilweise abgespalten wird (z. B. indem man das narrative Gedächtnis der Fakten verliert, nur Emotionen verspürt oder nur somatische Symptome aufweist). In solchen Fällen ist das Fachwissen über die neurophysiologischen Grundlagen des traumatischen Symptoms unerlässlich, damit man das bestmögliche Prozedere findet, um das traumatische Gedächtnis zu löschen bzw. zu assimilieren. Mittlerweile gibt es bahnbrechende neue Erkenntnisse, wie man auf Überlebende von Naturkatastrophen, Terroranschlägen usw. am besten zugeht (siehe die Literaturempfehlungen zum Thema Trauma am Ende dieses Kapitels).

Im Allgemeinen schwindet die Energie oder der innere Kampf, der im Kern des unerledigten Geschäftes sitzt, aus dem Gewahrsein und die Person ist sich dann nur mehr, wenn überhaupt, der Symptome bewusst, welche zusammenhangslos oder rätselhaft erscheinen. Ein Kind, das beispielsweise dauernd Schläge befürchten musste, mag seinerzeit so reagiert haben, dass es seinen Körper permanent schmerzunempfindlich machte, um die Schläge auszuhalten. Als Erwachsener erinnert er/sie sich vielleicht nicht mehr bewusst daran, wird jedoch die Erinnerung angezapft oder steht er unter Stress, zeigt er sich in einer erstarrten Körperhaltung mit mangelnder Empfindungsfähigkeit und frei flottierender Angst. Der natürliche Prozess der Beendigung ist unterbrochen worden und ein beträchtliches Maß an Energie ist nötig, um diese unabgeschlossene Situation nicht ins Bewusstsein dringen zu lassen. Das führt zu einer Schwächung und Erschöpfung der Energiequellen und des Selbstsupports. Andere Beispiele für dieses Phänomen lassen sich beim posttraumatischen Stress finden, wenn der Klient Flashbacks und Angst erlebt oder unter Dauerspannung steht. Es ist tatsächlich so, dass er sein Trauma wieder und wieder durchlebt, als wäre es noch nicht vorbei. Es ist, als würde die Person – unbewusst – immer noch um den Umgang mit dem Leiden ringen, das sie einst überwältigte. In der Therapie geht es darum, die Unterstützung, den emotionalen Selbstausdruck bzw. den Abschluss zu finden, der es dem Menschen möglich macht, sich Neuem zuzuwenden.

Manchmal lässt sich die Situation eruieren, die nicht zu ertragen war (aber auch nicht zurückgelassen werden konnte). Der Klient kann sich dann mit der Beraterin an die Aufgabe des Vollendens machen. Manchmal genügt es, die Szene stärker ins Gewahrsein zu holen und genügend Stützung zu finden, um zu neuen Ufern aufzubrechen. Ein anderes Mal scheint der Klient auf der Stelle zu treten. Es bleibt unklar, was genau unerledigt und ungelöst ist, und es zeigt sich als nur als chronischer Spannungszustand oder als Depression ohne greifbare Ursache. In diesem Fall haben wir es mit einander widerstreitenden Kräften zu tun, die nicht im Gewahrsein sind und einander in Schach halten. Mitunter spricht man von einem Impasse. Dessen eine Seite ist der starke Drang, sich weiterentwickeln, verändern und gesunden zu wollen. Die andere nicht minder starke Seite widersetzt sich der Veränderung und erscheint für gewöhnlich in Form der ursprünglichen schöpferischen Anpassung, welche nun als altes eingeschliffenes Reaktionsmuster daherkommt.

Für die Widerstandsseite eines Impasses gibt es der Gründe viele. Oft sind da tiefsitzende Annahmen und Ängste, was die Folgen eines Wandels sein könnten, und der Klient ahnt sie nur undeutlich. Tief im Impasse eingebettet sitzt mitunter eine mächtige Kernüberzeugung bzw. ein Introjekt. Alte Muster erscheinen uns außerdem sicher und vertraut; sie mögen zwar schmerzen oder unangenehm sein, haben sich aber als Methoden *leidlicher* Bedürfnisbefriedigung bewährt, damals, als keine andere Problembewältigungsmaßnahme zur Verfügung stand. Diese kreativen Anpassungsleistungen waren die bestmögliche und bestauffindbare Strategie, mit den Ereignissen und mit der Bedrängnis unter jenen Feldbedingungen fertig zu werden. Es fällt dem Klienten schwer, eine eingeübte Reaktion aufzugeben, wenn sie ihn einst zu schützen oder ihm das Leben zu retten schien. Ebenso wahr ist, dass die Angst oder Furcht unweigerlich reaktiviert wird, welche in der schöpferischen Anpassung gebunden ist, wenn der Klient sich auf die Konfrontation mit dem Impasse und auf dessen Überprüfung einlässt.

Die Angst und die Depression, welche mitunter größere Umwälzungen im Selbstverständnis begleiten, kommen genau deswegen auf, weil die gesamte Existenz des Klienten erneut – wenigstens scheinbar –auf dem Spiel steht, da sich Grenzen auflösen und umbilden, während eine neue Selbstorganisation im Entstehen ist. Für den Klienten ist das ein echter Notfall. Die Kunst der Therapeutin besteht darin, den Betroffenen zu stützen, während sich seine Grenzen ausweiten und neu formieren, und ihn zu ›halten‹, bis er zu neuer Stabilität kommt.

Um Wege zu beschreiben, wie man mit unerledigten Geschäften, voreiligen Abschlüssen und Impasses arbeitet, haben wir fünf Subkategorien erstellt. So manch eine Therapie wird mit einer Kategorie auskommen, manche brauchen alle. Das Durcharbeiten kann eine Sitzung in Anspruch nehmen oder aber Monate, je nach Feldbedingungen und nach Brisanz des Problems. Hat ein Klient ein Trauma er- und überlebt, sollte sich die Therapeutin ihres Fachwissens versichern, sie sollte die Arbeit sehr langsam angehen und erst den Selbstsupport aufbauen, bevor sie das Äußern des Traumas zulässt. Hier ist sicherlich nicht der Ort, expressive Gestalttechniken ›alter Schule‹ anzuwenden, sie würden den Betroffenen u. U. erneut traumatisieren. Im Abschnitt ›Literaturempfehlungen‹ geben wir Hinweise auf hilfreiche Texte; siehe auch Kapitel 18 über ›Risikomanagement‹.

DEN GRUND EXPLORIEREN

Hierzu gehört es zu ergründen, wie es dazu kam, dass eine Angelegenheit unerledigt blieb, das Erheben der Anamnese, der Überzeugungen und Introjekte, die sie abstützen, also ›der Grund hinter der Figur‹ zu erfassen. Am besten erreicht man das durch die phänomenologische Erkundungs- und Verstehensmethode. Die folgenden Tipps mögen eine Hilfestellung sein:

- Identifizieren Sie das unerledigte Geschäft. Es ergibt sich womöglich erst dann, wenn man das Problem bzw. die Unlust eingehend erforscht hat und genauer zu fassen bekommt.

BEISPIEL

Christine hatte einen Großteil ihres Lebens mit einer Serie temporärer ›Stiefväter‹ zugebracht, denen sie ein Klotz am Bein gewesen war. Sie hatte sich dadurch ›schöpferisch angepasst‹, dass sie sich einredete, sie brauche keinen Vater und auch sonst keinen Mann, und genügte sich ohne einen durchaus selbst. Als Erwachsene kam sie in Therapie, da sie Probleme mit intimer Nähe hatte. Immer wenn sie und ihr Freund sich vor Herausforderungen oder Schwierigkeiten gestellt sahen, verlor sie das Interesse und wurde seiner überdrüssig. Die Beziehung wurde schal und endete schließlich damit, dass ihr Freund sie verließ. Das war mittlerweile etliche Male vorgekommen, und langsam regte sich der Verdacht in ihr, dass sie ihren Anteil an diesen Zurückweisungen hatte. Die ursprünglich kreative Anpassung war in den unbewussten Grund eingeschmolzen, und es dauerte Monate, bis sie den Zusammenhang sah. Erst dann vermochte sie, die aktuellen Schwierigkeiten mit unbewältigt Gebliebenem aus ihrer Kindheit in Beziehung zu setzen.

- Verfolgen Sie mit der Klientin deren deutlichste Erinnerung an die ursprünglich (traumatische) Situation oder ein repräsentatives Beispiel daraus zurück, welches sich für sie unerledigt anfühlt.

Unter Ermutigung des Beraters erinnerte sich Christine nach und nach detaillierter an das Kommen und Gehen der ›Stiefväter‹ ihrer frühen Jahre. Sie konnte an das Leiden und den Schmerz anschließen, den sie wiederholt empfand, wenn sie übersehen und vernachlässigt wurde. Sie erinnerte sich an die anfänglichen Gefühle der Frustration und Ohnmacht, welche darin gipfelten, dass sie alleine in ihr Zimmer weinen ging.

- Wir haben uns eine probate Technik aus dem EMDR angeeignet, um das Erinnern der Klienten zu fördern. Sie nennt sich ›Floatback‹ (Shapiro 2001) – Zurückgleiten. Die Klientin wird gebeten, das am stärksten hervortretende Element ihrer gegenwärtigen Belastung festzumachen (z. B. eine Körperempfindung, ein Gefühl oder einen Glaubenssatz sie selbst betreffend). Dann schließt sie die Augen und lässt die Erinnerung zum frühesten Zeitpunkt zurückgleiten, in dem sie sich so gefühlt oder so gedacht hat. Das führt oft zu überraschenden Ergebnissen, vor allem, wenn man die Frage nach der frühesten dieser Erinnerungen wiederholt stellt.

- Finden Sie heraus, wo die Energie am stärksten ist, z. B. in der enttäuschten Emotion, körperlichen Verspannung oder Erstarrung oder im wiederholten Nachgrübeln, was hätte sein können oder sollen, wozu oft Selbstvorwürfe oder Beschuldigungen gehören.

> Christine merkte allmählich, wie sie sich zunächst verspannte und sich hernach lethargisch fühlte, wenn ihr Freund den Wunsch äußerte, mit ihr zusammenzuziehen, und dass ihr das als kleines Mädchen bei jedem neuen Stiefvater genau so ergangen war. Es fiel ihr auch ein, dass sie ursprünglich gedacht hatte, etwas könne mit ihr nicht stimmen, wenn sie so ignoriert und abgelehnt wurde.

- Ermuntern Sie die Klientin, ihre Gefühle, Gedanken, Körperempfindungen und Annahmen ins volle Gewahrsein zu bringen.

> Über mehrere Wochen hinweg brachte Christine mehr und mehr Details ihrer Kindheit ans Licht und bekam dadurch ein immer schärferes und genaueres Bild vor allem ihrer körperlichen Reaktionen und Emotionen.

- Identifizieren Sie Kontaktunterbrechungen und Regulierungsmechanismen.

> Christine und ihr Berater konnten einige Mechanismen festmachen. Sie retroflektierte ihre Emotionen, desensibilisierte sich, wenn Intimität ›drohte‹ und projizierte das Desinteresse anschließend auf ihren Freund.

- Behalten Sie feldtheoretische Prinzipien im Auge und sorgen Sie dafür, dass Sie und die Klientin das Ziel, die Funktion und die Verwobenheit der speziellen Kontaktregulierung, mit der Sie arbeiten, wirklich erfassen. Besprechen Sie deren Konsequenzen im Leben der Klientin, und zwar sowohl in der Vergangenheit als auch in der Gegenwart. Wie wäre ihr Leben verlaufen, hätte sie sich nicht so verhalten? Zu solchen Überlegungen gehört auch das sorgfältige Prüfen der Implikationen der Blockierung – derer, die einem das Leben schwer machen, aber auch derer, die sekundären Gewinn bringen, d. h. ein anderes Bedürfnis befriedigen, was sich durchaus lohnt.

> Es war mit Händen zu greifen, dass Christines augenscheinliche Langeweile und ihr Desinteresse am Zusammenziehen mit ihrem Freund in engem Zusammenhang mit ihren Kindheitserlebnissen standen und sie erfolgreich aber unbewusst vor erneuter Verletzung bewahrten. Christine war über diesen Zusammenhang schockiert und erstaunt zugleich, da sie geglaubt hatte, über ihre Kindheitserfahrungen hinweg zu sein.

In dieser Phase des Explorierens führt die Gelegenheit, seine Geschichte einer aufnehmenden Beraterin zu erzählen, manchmal den Abschluss ganz natürlich herbei. Mitunter genügt die Gewahrseinssteigerung in einem stützenden therapeutischen Klima alleine. Man spürt die Schließung an der Erleichterung oder Befriedigung, als wäre eine Tür zugefallen und lasse die Klientin zu Neuem aufbrechen.

DAS PROBLEM BZW. DEN IMPASSE KONFRONTIEREN

Kommt es nicht dazu, ist unter Umständen direktiveres Arbeiten gefragt. Es kann sein, dass ein bestimmtes Verhalten, eine Emotion oder eine Äußerungsweise Figur wird. Dann stehen Ihnen verschiedene Auswahlmöglichkeiten zu Gebote. Das grundlegende Ziel ist jedoch, dem Unausgedrückten an die Oberfläche zu verhelfen.

- Hat der Berater das Problem einmal identifiziert, kann er seine Arbeit direkt auf die Frage richten, wie jenes sich im Hier und Jetzt aktualisiert. Sie können sich dabei auf Kernüberzeugungen konzentrieren, die sich mit der Zeit manchmal von selbst ändern, da die Klientin die korrigierende Erfahrung einer therapeutischen Beziehung macht. Die Grundsätze können auch direkt angesprochen werden. Es besteht die Möglichkeit, kognitiv daran zu arbeiten, d. h. den Glaubenssatz zu ermitteln, ihn zu artikulieren, ihn auf seinen Realitätsgehalt zu überprüfen und Alternativen zu schaffen, die der Klientin angemessen und annehmbar erscheinen.

> Christine arbeitete folgenden Glaubenssatz heraus: »Keinem Mann wird je etwas an mir liegen, denn ich bin nicht liebenswert.« Wir unterteilten diesen Satz in zwei Aussagen und überprüften ihn sorgfältig. Sie widmete sich auch der Frage, wie sie diese Kontaktregulierung in der Therapie anwandte, nämlich so, dass sich ihre Überzeugungen bestätigten, d. h. dass sie das Interesse am

(männlichen!) Therapeuten verlor, immer wenn er ihr emotional zu nahe kam, und dass sie seine Aufmerksamkeit abwies, sodass er sich gründlich weggestoßen fühlte. Der Therapeut fand die Arbeit in solchen Momenten wieder schwierig, fühlte sich gelegentlich in der Defensive oder nahm Ärger in sich wahr. In der Supervision besprach er seine Empfindlichkeit gegenüber dem Abgelehnt-Werden, und das befähigte ihn, empathisch zu bleiben, wenn Christine Rückzug brauchte. Schlussendlich erklärte Christine sich einverstanden, über die Möglichkeit »Manchen Männern liegt vielleicht tatsächlich etwas an mir« nachzudenken und »Auch ich bin es wert, geliebt zu werden.« In einer späteren Therapiephase änderte sie letzteren Satz auf »Ich bin liebenswert«.

- Manchmal ist dem Klienten sonnenklar, was geschehen sollte, aber es ist schwer zu bewerkstelligen. Dann bemüht er sich wieder vorwärts zu kommen, bleibt aber im Impasse hängen und fühlt sich festgefahren oder gelähmt. Er wird von Angst oder einer vermeintlichen Gefahr blockiert, als stünde sein Leben auf dem Spiel. Noch weiter in die Tiefe zu gehen erschiene ihm bedrohlich bis unmöglich. Diese Angst nimmt bisweilen die Gestalt namenloser Leere oder Verwirrtheit an, und er wähnt sich am Rande eines Abgrunds. Das kommt oft an der Schwelle zu einem mächtigen Umschwung oder einem großen Wachstumsschritt vor. Perls et al. (1989 [1951]) nennen die therapeutische Aufgabe, die es an dieser Stelle zu bewältigen gilt, das ›Schaffen eines geschützten Notfalls‹. Der Therapeut trifft eine klinische Einschätzung des verfügbaren Supportausmaßes und der Herausforderung (bzw. des ›Notfalls‹), die der Klient verträgt, sodass sie ihm nützt. Mit dem schöpferischen Anpassungskonzept im Blick ermutigt die Therapeutin den Klienten, bei seinem Unbehagen und dem Gefühl des Blockiertseins zu bleiben, die Energie anschwellen zu lassen und dem Prozess zu vertrauen. Die Therapeutin braucht ein gerüttelt Maß an Bestimmtheit, will sie die schmerzliche Verwirrtheit weiter zulassen, ohne sich nach einem leichteren Ausweg umzusehen.

BEISPIEL

Eine andere Klientin, Natascha, kam in der Hoffnung zur Therapie, sie werde ihre fortwährende ›irrationale‹ Angst vor geschlossenen Räumen verstehen lernen. Im Arbeitsfortschritt sprach sie über allerlei Probleme mit ihrem Sich-in-der-Falle-Fühlen, kam aber kaum vom Fleck. Der Therapeut bemerkte, dass sie bei den Geschichten über ihre Kindheit jegliche Körperwahrnehmung vermied. Mit der Zeit fasste sie etwas mehr Mut, um Empfindungen zuzulassen, geriet aber bald in namenloses Entsetzen, worauf sie sich sogleich in sich zurückzog und erstarrte. Allen Mut zusammennehmend und unter kräftiger Unterstützung durch den Therapeuten nahm sie sich vor, nach und nach zu diesem dunklen Etwas hinzusehen, was sie mehrere Monate lang in nur noch tiefere Dunkelheit stürzte; oft wurde sie desorientiert und panisch. Der Therapeut musste all seinen eigenen Support aufbieten, um ihrem Elend standzuhalten, entschloss sich aber nach reichlich Supervision, dem sich entfaltenden Prozess zu vertrauen. Schlussendlich erinnerte sich Natascha an eine Szene, in der sie als Kind in einem engen Zimmer missbraucht worden war, eine Erinnerung, die sie verdrängt hatte, und konnte nun die Arbeit mit einem neuen Verständnis ihres Impasses fortsetzen.

Wo Vorsicht geboten ist: Wenn Sie an der Erinnerung eines Traumas arbeiten, vermeiden Sie unter allen Umständen, dass Sie den Klienten zum Durchleben einer Erinnerung ermutigen, ohne ihn eine andere Assimilierungsweise oder einen anderen Schluss finden zu lassen. Das würde zu einer alles anderen als hilfreichen Retraumatisierung führen, und der Klient wäre noch schlimmer dran: Es ist für ihn/sie unerlässlich, dass er etwas Kontrolle behält und mit dem Hier und Jetzt Verbindung hält, und dass er während solch ›regressiver‹ Episoden auf Ihre stützende Präsenz zählen kann. Lesen Sie auch das Kapitel 7 über die ›Stärkung des Supports‹, bevor Sie sich auf so eine Arbeit einlassen.

MIT DER VORSTELLUNGSKRAFT ARBEITEN

Die obigen Abschnitte drehten sich um das Explorieren und Konfrontieren unabgeschlossener Angelegenheiten, während es in den folgenden um Fantasie und Kreativität beim Experimentieren mit so einer Schwierigkeit geht.

- Offerieren Sie ein oder mehrere Experimente zum Ausprobieren verschiedener Ausdrucksformen. Das kann man in der Fantasie oder in einem Rollenspiel unter Ihrer Anwesenheit durchführen (siehe Kap. 9 ›Experimentieren‹). Manche Klienten sind nicht in der Lage, eine angemessene Antwort hervorzubringen oder sich auch nur eine vorzustellen. In diesem Fall dürfen Sie Vorschläge machen. Diese ›Experimente‹ können winzig sein, z. B. zum inneren Bild eines Verstorbenen »Ich vermisse dich« zu sagen, oder groß, wie etwa eine rituelle Bestattung oder ein Begräbnis auszurichten oder eine Totenwache für jemanden zu halten, welche die Klientin versäumt hatte.

> Christine spürte, dass es noch etwas Ungelöstes gab, das Macht über sie hatte; als sie ihre Geschichte wiedererzählte, merkte sie, wie ohnmächtig sie sich angesichts der Vorwürfe und Ablehnung durch die diversen Männer gefühlt hatte, die bei ihr zu Hause aus und ein gegangen waren. Der Berater initiierte eine Reihe verschiedener Experimente, die einen Dialog mit der deutlichsten Stiefvater-Figur herbeiführen sollten, und mit sehr viel anfänglichem Support wurde Christine zornig und ungehalten und sagte ihm, wie sehr sie seine Einmischungen hasste. Sie wurde danach sehr lebhaft und erregt und fand, sie habe nun die Kraft und Durchsetzungsfreude gefunden, die sie stets an sich vermisst hatte.

- Manchmal gerät der Klient an einen Punkt, an dem er sich nicht sicher ist, wie sehr er sich überhaupt verändern will (z. B. bei Suchtproblemen). Da empfiehlt es sich, die Pros und Contras und die wahrscheinlichen Folgen der verschiedenen Optionen durchzugehen. Empfehlen Sie ihm, sich klarzumachen, wie er enden wird, wenn er sich ändert/nicht ändert. Das heißt auch, dass ihm bewusst sein muss, dass er, entschließt er sich zur Veränderung, auch etwas aufgibt (Gutes wie Schlechtes), und dass er etwas gewinnen könnte. Wenn er darauf verzichtet, das Leben über fixierte Gestalten und ausgediente Muster vorhersagbar machen zu wollen, wird er sich mit der existenziellen Tatsache konfrontieren müssen, dass das Leben eben unberechenbar ist und stets die unbekannte Erfahrung des Hier und Jetzt vor sich haben wird, mit all den Möglichkeiten, das Leben schöpferisch zu gestalten.
- Katastrophenfantasien, welche unter dem Veränderungsunwillen lauern, könnten durch eng am Thema bleibendes Befragen exploriert werden. »Wenn Sie weiter so leben, was wird dann sein?« Setzen Sie in der Art fort, bis das Thema ausgeschöpft ist. Widersprechen Sie dem Klienten nicht und bleiben Sie schöpferisch indifferent. Werfen Sie gelegentlich eine Frage ein wie: »Und was würde daraus folgen?« Oder: »Wie übel wäre das denn?« Bei einem sehr labilen Klienten sollte man diese Technik nicht anwenden, sie kann aber bei jemandem, dessen Selbstprozess adäquat abgestützt ist, sehr viel bewirken. Zum Beispiel:

Therapeut: Was befürchten Sie, wenn Sie gegenüber Ihrem Freund stärker und fordernder auftreten?
Ezri: Das wäre ihm eindeutig nicht recht.
Therapeut: Und dann?

Ezri: Dann könnte er mich verlassen.
Therapeut: Und was würde das bedeuten?
Ezri: Dann wäre ich allein.
Therapeut: Und dann?
Ezri: *[nach einer Pause]* Fast wollte ich sagen, dass ich das nicht durchstehen würde. Ich wäre nicht lebensfähig. Aber ich vermute, das ist gar nicht so. Ich wäre schrecklich einsam. Ich wäre schrecklich traurig. Vielleicht würde ich überschnappen.
Therapeut: Wie würde das aussehen?
Ezri: *[Pause]* Na ja, vermutlich würde ich gar nicht überschnappen. Ich würde mich mehr mit meinen Freundinnen treffen ... *[lacht]* ... Schon komisch – ich merke gerade, dass das Schlimmste, was mir passieren könnte, verletzt zu sein wäre. Das ist ziemlich erleichternd.

MIT INTROJEKTEN ARBEITEN

Introjekte sind für unsere Funktionstüchtigkeit wesentlich. Sie sind grundlegende, internalisierte gesellschaftliche Regeln, die uns gemeinschaftsfähig machen. Nachvollziehbare Beispiele sind etwa forsche Anweisungen an Kinder, die oft, ohne verstanden zu werden, absorbiert werden, wie etwa »Spiele nicht in der Nähe von Eisenbahnschienen« oder »Komm nach Hause, bevor es dunkel wird«, »Du sollst nicht stehlen« usw. Introjekte spielen bei der Rigidität einer unerledigten Angelegenheit eine gewisse Rolle, ja sie machen deren Kern aus. Sie bestehen in Annahmen über die Welt oder in Zuschreibungen, die man Kindern aufzwingt, sie selbst betreffend, wie etwa »Mache dich nie von anderen abhängig« oder »Du wirst es nie schaffen« oder »Tu's den anderen an, bevor sie's dir antun«. Ein Mensch, der unter dem Einfluss eines Introjekts steht, steht unter starkem Anpassungsdruck. Fühlt er sich unbehaglich, geht er dagegen an. Achtet ein Klient auf seine mittlere Zone, kann er die Anweisung bisweilen tatsächlich ›hören‹ und auf Befragung angeben, wer sie ihm ›eingegeben‹ hat.

Anregung: Denken Sie an Ihre Kindheit zurück. Welche Botschaften und Anweisungen gehörten da zu Ihrem Familienalltag? Gab es bestimmte Regeln rund um das Essen? »Ellbogen vom Tisch!« »Mit offenem Mund spricht man nicht!« Welche Botschaften erhielten Sie, Körperlichkeit, Ehrlichkeit,

Moral und Kultur betreffend? Nun überlegen Sie, wie viele dieser frühen Belehrungen Sie immer noch befolgen. Haben Sie sich im Erwachsenenalter freiwillig dafür entschieden oder gibt es welche, nach denen Sie leben, ohne sie zu hinterfragen?

Viele Probleme, welche die Vergangenheit unabgeschlossen halten, beruhen auf einem Glauben oder einer Meinung, die unbewusst übernommen wurde und nie hinterfragt worden sind. Die Aufgabe der Therapeutin ist nun, solche Introjekte ins Gewahrsein zu holen, sodass der Klient sich entscheiden kann, ob er sie behalten möchte oder nicht. Die Therapeutin sollte ihn bei der Auswahl, welche Glaubenssätze ihm dienlich sind und welche nicht, nicht beeinflussen. Behalten und Verwerfen ist Vorrecht des Klienten.

Interventionsvorschläge

- Machen Sie sich die weit verzweigten Auswirkungen des Introjekts klar. Sie explorieren miteinander die dahinter stehenden Annahmen sorgfältig und bringen damit das Introjekt oder den Glaubenssatz ins Gewahrsein:
  »Mir fällt auf, dass Sie fest davon überzeugt sind, nichts richtig hinzukriegen.«
  »Wie sind Sie zu dem Schluss gekommen, dass es von Schwäche zeugt, wenn man seine Emotionen zeigt?«
  »Wie sind Sie zu dieser Ansicht gekommen?«
  »Stimmt es denn, dass Sie *nie etwas* hinkriegen?«
  »Meinen Sie, dass es *immer* falsch ist, seine Gefühle auszudrücken?«
- Klienten mit genügend Support können aufgefordert werden, das Introjekt zu übertreiben, damit sie begreifen, wie eingeschränkt und einschränkend es nunmehr ist, z. B.: »Sagen Sie mir mit Ihrer ganzen Entschlossenheit und Überzeugungskraft, dass Sie Ihren Zorn nie rauslassen werden.« Sie könnten den Klienten bitten, seinen Glaubenssatz laut auszusprechen oder ihn sogar hinauszuschreien. »Ich werde meinen Zorn *nie* und unter *keinen* Umständen zeigen.« Das reicht oft schon, um das Introjekt klar zu erkennen. Es zeigt dem Klienten, wie starr er an diesem Glauben festgehalten hat und wie unhinterfragt er ihn auf alle Lebenslagen anwendet. Vielleicht wird der Klient an dieser Stelle neugierig oder er fragt sich ernsthaft, warum er so viel darauf gibt.
- Manchmal ist ein Rollenspiel oder eine szenische Umsetzung vonnöten. Man hilft dem Klienten, zurückzugehen und der Person oder Situation ins Gesicht zu sehen, von der er das Introjekt übernahm. Dann kann er neu

entscheiden, die Botschaft zurückweisen, sie verändern, oder sich mit dem ›Introjektor‹ auf der Grundlage seiner Ressourcen und seines Verständnisses im Hier und Jetzt auseinandersetzen. Diese Arbeit des Neu-Entscheidens nennt man ›Gestalt-Transaktionsanalyse‹ (Goulding 1992).

Solche erstarrten Botschaften abzubauen macht es dem Klienten möglich, entschieden aus dem Impasse herauszutreten.

MIT POLARITÄTEN ARBEITEN

Jedes Individuum setzt sich aus einer unendlichen Reihe von Polaritäten zusammen.

Immer wenn es eine Seite seiner selbst erkennt, ist deren Gegenbild bzw. der andere Pol bereits mitenthalten. Er ruht dort als Hintergrund, verleiht der gegenwärtigen Erfahrung Tiefe und ist doch mächtig genug, als Figur eigenen Rechts aufzutreten, sobald sie genug Kraft hat. »Wird diese Kraft gestützt, kann sich Integration entwickeln.« (Polster und Polster 1973, 61)

Die Erstarrung im Kern eines Impasses kann auf eine fixierte Gegensätzlichkeit zurückzuführen sein. Alle Eigenschaften sind polar. Jeder Aspekt eines Menschen ist Teil einer Zweiheit; die jeweils andere ist nicht im Gewahrsein und bildet den Hintergrund derjenigen, die Figur ist. Manche davon sind eindeutig wie etwa ›männlich und weiblich‹, ›schwach und stark‹, ›glücklich und traurig‹. Andere sind ausgeklügelter und sind nur in der Phänomenologie eines bestimmten Individuums zu finden. Perls war begeistert von der Entdeckung der Polarität bzw. Spaltung, welche er ›Topdog‹ (»Ich sollte mehr üben, gesund essen und Gestaltlehrbücher lesen«) contra ›Underdog‹ (»Ich bin heute zu gestresst, ich versuch's morgen«) nannte.

In Kapitel 10 diskutierten wir die Polaritäten, die gemeinhin verschiedene Formen der Kontaktsteuerung charakterisieren. Andere werden von jedem in der ihm eigenen Weise organisiert. Gesundes Funktionieren zeichnet sich dadurch aus, dass man sich elastisch auf dem Kontinuum zwischen den Polen bewegt, je nach Anforderung einer Situation. Ein Klient mag beispielsweise in dem Glauben erzogen worden sein, eine Polarität habe lediglich zwei Positionen, z. B. mächtig/ohnmächtig, und man solle sich tunlichst an die mächtige halten. Daraus folgt, dass man sich ›Ohnmacht‹ prinzipiell nicht gestattet, und das kann in Beziehungen von erheblichem Nachteil sein, in denen Kompromisse oder Hingabe gefragt sind – die Voraussetzungen für Intimität. Theoretisch sind alle Positionen auf dem Kontinuum zeitweise nötig, z. B. Gewaltanwendung zum Selbstschutz. Ein Mann kann sich nicht in der Fülle seiner Maskulinität erleben, hält er nicht Weiblichkeit ebenso hoch, und so fort. Es liegt auf der Hand, dass sich das nicht verallgemeinern lässt, und dies steif und fest behaupten zu wollen wäre eine unzulässige Vereinfachung. Mutwillige Grausamkeit braucht die Welt nicht. Manche Klienten tun sich leichter, wenn sie diese alles andere als wünschenswerten Eigenschaften als Zerrformen natürlicher Attribute auffassen. Vor dem Hintergrund dieser wesentlichen Einschränkung vertreten wir die Meinung, dass alle Positionen auf dem Polaritätskontinuum natürliche und notwendige Komponenten menschlichen Lebens sind. Einen Pol als schlecht, schwach oder unattraktiv zu bezeichnen, legt die Person auf eine starre Position fest und suggeriert, dass es sich um ein ›objektiv‹ richtiges Urteil handle.

Anregung: Identifizieren Sie eine Seite oder eine unliebsame Eigenschaft, die Sie nie ›outen‹. Sie wissen, dass Sie sie haben, halten sie aber unter Verschluss. Das mag Grausamkeit, Tadelsucht, Eifersucht oder Konkurrenzverhalten sein. Kommen Sie mit dieser Eigenschaft ganz in Kontakt, akzeptieren Sie, dass sie zu Ihnen gehört, ob sie Ihnen gefällt oder nicht. Suchen Sie sich eine Situation, in der diese Eigenschaft eventuell notwendig oder hilfreich wäre. Auf welch positive Weise würden Sie sie dann beschreiben?

Eine Grundüberzeugung der Gestalttheorie lautet, dass der ungesunde Prozess vor allem in der Leugnung und Abspaltung eigener Anteile besteht, welche uns kaum zu bewältigen bzw. integrierbar erscheinen. Wie wir in Kapitel 10 ausführten, wird dieser abgespaltene Anteil auf jemand anderen projiziert oder aus dem Gewahrsein getilgt. Dazu ist Energieaufwand nötig, was die Verfügbarkeit frischer Energie senkt, welche für das Reagieren auf eine neu entstehende Situation nötig wäre. Das geht hauptsächlich über den Vorgang des Polarisierens vonstatten, wobei der Klient einen Pol leugnet, um sich mit dem anderen zu identifizieren: »Ich könnte nie lügen« oder »Ich werde nie wütend«, »Ich wäre meinen Kindern gegenüber nie brutal«. Dieser Prozess spielt sich oft kognitiv oder emotional ab, kann sich aber auch in eingeschränkter oder übertriebener körperlicher Energie manifestieren. Die Therapeutin hat die Aufgabe, den Klienten wieder zu seiner Flexibilität und dem vollen Spektrum möglichen Reagierens zurückzuführen.

- Beginnen Sie mit dem Ermitteln des anderen Pols der Eigenschaft, an der der Klient starr festhält. Das wird dem Klienten neu sein und nicht unbedingt auf der Hand für ihn liegen. Der Gegenpol der Liebe etwa wäre Hass oder Ablehnung. Der Klient möge sich das Gegenteil ›seiner‹ Qualität vorstellen, Sie müssen ihm aber vielleicht mit Vorschlägen beispringen.

- Im nächsten Schritt ermuntern Sie den Klienten, die Vorstellung zuzulassen, dass es diesen nicht sichtbaren Pol vielleicht doch gibt. Fragen, wie »Könnten Sie sich vorstellen, ... zu empfinden?«, rufen oft die Antwort hervor: »Nie im Leben!« Oder: »Nein, unmöglich!« Die Intensität der Entrüstung gegen den anderen Pol gibt Ihnen einen leisen Hinweis, wie viel Energie darin gebunden sein muss, um ihn außerhalb des Gewahrseins zu halten. Die Arbeit mit zwei Stühlen und das Rollenspiel sind hier offenkundig angezeigt, da ein gewisses Identifizieren mit dem anderen Pol erlebt und erfahren werden soll. Zunächst wird sich das wie ein ›als ob‹ anfühlen. Dann wird der Klient, sofern Sie mit Ihrer Intervention richtig liegen, die verleugnete Eigenschaft allmählich ausfüllen und Energie in sie investieren. Sie können den Klienten zu einem Dialog zwischen den zwei gegensätzlichen Haltungen gegenüber einem Problem auffordern, z. B.: »Ich werde dieser Person nie verzeihen, weil ...« Und: »Ich werde ihr vergeben, weil ...« Ermutigen Sie den Klienten, abwechselnd in jeden Pol alle Begeisterung und Energie hineinzulegen und dann jeweils vom andern aus zu antworten, wobei Ihr wachsames Auge auf den körperlichen Reaktionen, Gefühlen und sonstiger Resonanz ruht. Diese Übung kann zu ungeahnter Integration führen.
- Ergründen Sie, ob sich die Bezeichnung des Pols neu fassen (re-framen) lässt. ›Stark oder schwach‹ lässt sich beispielsweise als ›stark oder flexibel‹ (oder sensibel, verletzlich, offen, großzügig) re-framen. Schauen Sie, was Ihrem Klienten sinnvoll erscheint.
- Wichtig ist, sich klar zu machen, dass die Verantwortungsübernahme für einen bestimmten Pol nicht bedeutet, dass man danach handelt. Den Anteil an sich anzuerkennen, z. B. Mordgelüste zu hegen oder neidisch zu sein, heißt lediglich, dass wir die volle Bandbreite unserer menschlichen Möglichkeiten kennen lernen.

Sie verfolgen den Zweck, die Elastizität und Beweglichkeit auf dem Kontinuum zwischen den Polen wieder herzustellen, sodass sich wieder Resilienz einstellt und die Reaktionsmöglichkeiten erweitern, wenn man mit fixierten Gestalten und neuen Situationen zu tun hat. Beide Pole werden als solche bestätigt und sämtliche Stellen auf dem Kontinuum werden, je nach Kontext, als wichtig erachtet.

DIE ARBEIT INTEGRIEREN

Der Abschluss einer unerledigten Angelegenheit wird nie zur Gänze vollbracht. Wir halten die Erwartung, man könne von den Auswirkungen eines schlimmen Verlusts, einer Entbehrung oder einer Misshandlung vollständig genesen, für unrealistisch. Melnick und Roos (2007) sagen, dass mit dem ›Mythos des Abschließens‹ aufzuräumen sei und dass gar manche Lebensereignisse als unabschließbar hinzunehmen seien.

Die Klientin wird in einem bestimmten Bereich immer verletzlich bleiben, und Sie werden dieses Feld oft wieder betreten müssen, nämlich dann, wenn neue Situationen eine ähnliche Krise heraufbeschwören. Die letzte Phase ist jedoch, das Gelernte zu assimilieren, nach der bestmöglichen Form schöpferischer Anpassung ans Hier und Jetzt Ausschau zu halten und sich dann neu zu orientieren.

> Christine entschloss sich, ihrem derzeitigen Freund von ihrer Lebensgeschichte zu erzählen, und die beiden kamen überein, dass Christine ihre Befürchtungen und Ängste kundtun werde, sobald sie sich bemerkbar machten. Daraufhin wurde ihre Beziehung so sehr Entdeckungs- und Wachstumsraum, wie es die Therapie gewesen war. Von den Fesseln ihres unerledigten Geschäfts befreit, erkannte sie, wie eng sie die Bandbreite der Reaktionen auf ihren Freund gehalten hatte. Sie begegnetet nun den Herausforderungen, die neue Situationen mit sich brachten und ihr neue Seinsweisen abverlangten, mit freudiger Erregung.

In vielerlei Hinsicht sind unerledigte Geschäfte das Haupthindernis gesunden Lebens im Hier und Jetzt, und wenn die Therapie greift, wird die Klientin mit Ihrer Hilfe neu auftretende unerledigte Angelegenheiten schneller auffinden.

LITERATUREMPFEHLUNGEN

Clarkson, P. / Mackewn, J. (1993): Key Figures in Counselling and Psychotherapy: Fritz Perls. London: Sage (siehe S. 68–72 und 115–20.); dt.: Frederick S. Perls und die Gestalttherapie. Köln 1995: EHP

Harris, E. (2007): Working with forgiveness in Gestalt therapy. In: *Gestalt Review* 11(1), 108–19

Korb, M. P. / Gorrell, J. / Van De Riet, V. (1995): Gestalt Therapy: Practice and Theory, 2. Aufl. New York: Pergamon Press (siehe S. 63–4 und 127–9)

Melnick, J. / Roos, S. (2007): The myth of closure. In: *Gestalt Review* 11(1), 90–107

Polster, E. / Polster, M. (1973): Gestalt Therapy Integrated. New York: Vintage Books (siehe Kap. 2); dt.: Theorie und Praxis der Integrativen Gestalttherapie. Wuppertal 2001: Peter Hammer

TRAUMA-FACHLITERATUR

Bauer, A. / Toman, S. (2003): A Gestalt perspective of crisis debriefing. In: *Gestalt Review* 7(1), 56–71

Briere, J. / Scott, C. (2006): Principles of Trauma Therapy. A Guide to Symptoms, Evaluation and Treatment. London: Sage

Brownell, P. (Hg.) (2002): 9-11 Gestalt therapists, traumatic experience, and response to anxiety. In: *Gestalt!* 6(1). Siehe: http://www.g-gej.org/6-1/index. html

Hardie, S. (2004): Literature review of PTSD. In: *Gestalt!* 8(1)(Winter). Siehe: http://www.g-gej.org/8-1/litreview.html

Herman, J. (2001): Trauma and Recovery. London: Pandora

Ogden, P. / Minton, K. / Pain, C. (2006): Trauma and the Body: A Sensorimotor Approach to Psychotherapy. New York: Norton

Rothschild, B. (2000): The Body Remembers. London: Norton

Shapiro, F. (2001): Eye Movement Desensitizing and Reprocessing. New York: Guilford Press; dt.: EMDR – Grundlagen und Praxis. Handbuch zur Behandlung traumatisierter Menschen. 3. Aufl. Paderborn 2012: Junfermann

DEUTSCHE TRAUMA-FACHLITERATUR

Anger, H. / Schulthess, P. (2008): Gestalt-Traumatherapie. Vom Überleben zum Leben: Mit traumatisierten Menschen arbeiten. Bergisch Gladbach, EHP

Butollo, W. / Krüsman, M. / Hagl, M. (1998): Leben nach dem Trauma. Über den therapeutischen Umgang mit dem Entsetzen. München: Pfeiffer

Butollo, W. / Hagl, M. / Krüsmann, M. (2003): Kreativität und Destruktion posttraumatischer Bewältigung. Forschungsergebnisse und Thesen zum Leben nach dem Trauma. München: Pfeiffer

Butollo, W. / Karl, R. (2014): Dialogische Traumatherapie. 2., durchges. Aufl. Stuttgart: Klett-Cotta

Deistler, I. / Vogler, A. (2005): Einführung in die Dissoziative Identitätsstörung. Multiple Persönlichkeit. Therapeutische Begleitung von schwer traumatisierten Menschen. Paderborn: Junfermann

Huber, M. (2003): Trauma und die Folgen. Trauma und Traumabehandlung Teil 1. Paderborn: Junfermann

Huber, M. (2003): Wege der Traumabehandlung. Trauma und Traumabehandlung Teil 2. Paderborn: Junfermann

Jansen Estermann, C. (2013): Trauma und interkulturelle Gestalttherapie. Traumatischen Erfahrungen mit eigenen Ressourcen begegnen. Bergisch Gladbach: EHP

Reddemann, L. (2003): Imagination als heilsame Kraft. Stuttgart: Pfeiffer

12
ÜBERTRAGUNG UND GEGENÜBERTRAGUNG

> Man kann keine gute Therapie geben, ohne die Übertragungsphänomene kompetent zu handhaben. Man kann auch keine gute Therapie geben, wenn man Entwicklungsprobleme ignoriert. In der Gestalttherapie gehen wir jedoch mit beidem aus dem dialogischen und phänomenologischen Blickwinkel um. (Yontef 1991, 18).

WAS WIR UNTER ÜBERTRAGUNG UND GEGENÜBERTRAGUNG VERSTEHEN

Die Übertragung ist ein Phänomen, das in den frühen Jahren des 20. Jahrhunderts zunächst von Freud beschrieben wurde. Es hieß, der Klient übertrage Aspekte aus vergangenen Beziehungen auf die gegenwärtige zum Analytiker. Er/sie benähme sich gegenüber dem Analytiker, als wäre dieser Mutter, Vater oder eine andere signifikante Bezugsperson von früher. Freud betrachtete sie zunächst als Störfaktor in der Analyse, später wurde die Deutung der Übertragung jedoch zum wichtigsten therapeutischen Brennpunkt. Perls (1947) war eifrig bestrebt, die Gestalttherapie von dieser Überbetonung wegzuführen; er leugnete die Tatsache der Übertragung nicht, stellte aber deren Stellenwert infrage. Er behauptete, dass das vorrangige therapeutische Bedürfnis tatsächlicher Beziehung und authentischem Kontakt gelte. Im Bestreben, sich von der psychoanalytischen Therapie zu distanzieren, behaupteten Gestalttherapeuten darauf gerne, sie würden »nicht mit Übertragung arbeiten«. Was sie damit meinten, war, sie arbeiteten nicht in derselben Weise damit wie Psychoanalytiker. Freilich ist sie ein nicht wegzudenkender Bestandteil einer Therapie, wie Yontef in unserem Eingangszitat feststellt. Analytiker tendieren dazu, die Übertragung zu explorieren und zu vertiefen, während Gestalttherapeuten sich um das Verstehen und das Bearbeiten ihrer Auswirkung im Hier und Jetzt bemühen. Trotz allem ist sie Teil der ›echten‹ Beziehung, der wechselseitigen Einflussnahme und des Miteinander-Schaffens. Diese Abgrenzung vom Freudianischen Verständnis, das da meint, Übertragung sei vom Klienten erzeugt und werde von einem neutralen Analytiker rezipiert, ist maßgeblich. Parlett (1991, 76) zitiert Hunter Beaumonts Beschreibung der Übertragung als ›Konstellieren des

Feldes‹ nach der Vorerfahrung, die ein Klient mitbringt, bis (laut Parlett) »das Feld selbst die nächsten Geschehnisse determiniert«. Nach dieser Auffassung sind Einfluss und Wirkung des Therapeuten für das Verstehen der Übertragungsphänomene hochrelevant. Seine Antwort auf die (Selbst-) Darstellung des Klienten, besonders auf seine Übertragung, nennt man Gegenübertragung. Nach der Gestalt wäre es jedoch zutreffender, diesen Vorgang Ko-Übertragung zu nennen. Im Folgenden zeigen wir, wie sich eine ko-kreierte Übertragungsbeziehung entfalten könnte.

BEISPIEL

Edith fühlt sich einsam und isoliert. Ihre Erwartung ist, dass die Umwelt sich über ihre Gefühle hinwegsetzt, und sie hat sich schon vor langer Zeit abgewöhnt, sich zu äußern. Sie ist sich auch sicher, dass man sie nicht gerne anhört. Sie spricht unzusammenhängend von ihren Problemen. Der Therapeut fühlt sich nicht gefordert. Er ist nicht in seinem Gewahrsein und beginnt die Bedeutung ihrer Worte herunterzuspielen. Er hört nur halbherzig zu und blickt auf die Uhr. Unbewusst registriert Edith diese nur allzu vertrauten Anzeichen des Desinteresses. Sie spult den Bericht über ihre flaue Ehe herunter und endet mit der entschuldigenden Aussage, dass sie ihre Schwierigkeiten wahrscheinlich zu ernst nähme. Die Sitzung führt zwar zu dem Abkommen, dass sie vier Sitzungen machen würden, aber weder Therapeut noch sie sind von dem Vorhaben richtig überzeugt.

Zum Glück hat der Therapeut eine Supervisionssitzung, bevor Edith das nächste Mal kommt. Dort gesteht er, eine ›ziemlich fade Klientin‹ angenommen zu haben und gibt einen langweiligen, desinteressierten Bericht von der Sitzung. Die Supervisorin verspürt den Zug, in einen Parallelprozess einzusteigen und glaubt beinahe selbst, Edith sei fade. Sie stoppt sich rechtzeitig ab und erkundigt sich nach Ediths Geschichte und nach der Beziehung, die sich gerade zwischen ihr und dem Therapeuten entspinnt. Die Supervisorin fragt ihn: »Aber was geschah dann? Wie hat Edith darauf reagiert? Wo war ihre Energie? Was sagte ihr Körper?« Der Therapeut macht die unangenehme Entdeckung, dass ihn das alles keinen Deut interessiert hatte. Allmählich dämmert ihm, dass er und Edith eine distanzierte Beziehung miteinander geschaffen hatten und kaum involviert waren. Er spürt in seine tiefer liegenden Gefühle hinein und bedient sich in der Supervision der Zwei-Stühle-Arbeit, um sich einen möglichen anderen Dialog zwischen ihnen auszumalen. In der nächsten Sitzung sagt er: »Ich habe über Sie nachgedacht, Edith, und mir ist aufgefallen, dass ich wenig von Ihnen weiß, auch nicht, wie Sie sich fühlen, wo

Sie mir doch von wichtigen Ereignissen in Ihrem Leben berichten. Werden Sie mir mehr davon erzählen?« Diesmal bleibt er bei der Sache, ist gegenwärtig und inklusiv. Als Edith ihre eigenen Gefühle und Reaktionen flüchtig beiseite zu wischen sucht, stoppt er sie und fordert sie auf, sich auf ihre körperlichen Empfindungen zu konzentrieren. Dies desorientiert Edith zunächst, doch allmählich wird sie lebhafter, und das ko-kreierte Feld wird vibrierender und interessanter, da sich eine echte Begegnung ereignet.

Das Ausmaß an ko-kreierter Übertragung wird in jeder Situation anders sein, je nachdem, wie hoch die Beziehungserwartungen des Klienten sind und wie sehr sie außerhalb des Gewahrseins von Therapeut und Klient liegen. Unzweifelhaft ist es so, dass je mehr Therapeut und Klient sich auf einen Ich-Du-Dialog einlassen, desto weniger Übertragung aufkommen wird. Dies vorangestellt sei gesagt, dass es Zeiten geben wird, in denen es konstruktiv zum Verständnis beiträgt, wenn man die Gegenübertragung herausfiltert und die Beiträge von Klient und Therapeut separat identifiziert, damit der Klient ein tieferes Verständnis für seine Erlebnisse entwickelt und für die Art, wie er seine Welt konstruiert.

Der Prozess, in dem der Klient (ja eigentlich jede/r) seine Lebensgeschichte heranzieht, um die Gegenwart zu begreifen und seine Erwartungen an Beziehungen auszuformen, ist im Alltag natürlich notwendig. Darüber erkenne ich die Absicht einer alten Freundin, die auf mich zukommt, um mich zu begrüßen. Mein Erkennen und mein Auf-sie-Zugehen (beispielsweise um sie zu umarmen) beruht auf meiner Vorwegnahme bzw. meiner Übertragung von Erinnerungen an unsere Freundschaft und von ähnlichen frühen Erfahrungen mit anderen. Diese Form der Übertragung, die auf Vorerfahrungen zurückgreift, ist eine wesentliche und notwendige Funktion, welche unserer Welt Sinn gibt.

Der wohl bedeutendste Aspekt *gesunden* Projizierens ist, dass es sich ständig auf den aktuellen Stand bringt und die Erwartungen und Vorannahmen sich von der Realität der Gegenwart modifizieren lassen. Gelegentlich müssen wir jedoch auch dafür eintreten, dass etwas, was wahr *gewesen* ist, *immer* wahr sein wird, und wir müssen unseren Bezugsrahmen nicht aktualisieren – genauer gesagt *können* wir das auch nicht: Die relationalen Muster, auf denen er beruht, lassen sich nicht umstellen, da sie außerhalb des Gewahrseins verarbeitet werden, und das sind unsere Grundstrukturen.

Während ein kleines Kind seine Mühe hat, der Welt, in die es geboren ist, Sinn abzugewinnen, tut es das, indem es Muster und vorhersehbare Ereignisse aufzufinden und ein Gespür dafür zu bekommen sucht, welche Handlungen welche Ergebnisse einbringen. Um dies zu tun, muss es Schablonen oder fixierte Gestalten von der Welt etablieren, damit es weiß, wie es mit ihr umgehen muss, damit seine Bedürfnisse befriedigt werden. Diese Schablonen dienen dazu, seine Beziehungen mit seinen wichtigen Bezugspersonen, die physische Welt und seinen Platz darin zu begreifen. Die frühesten Schablonen stammen aus dem relationalen Feld mit den primären Versorgungspersonen – meist Mutter und Vater (oft auch Großeltern oder ältere Geschwister) – und diese frühen Beziehungen, später sind es die in der Schule, bilden meist die Grundlage zum Verständnis aller späteren, vor allem der intimsten. Das augenscheinliche Beharren auf Übertragungsphänomenen lässt sich oft aus einem unerledigten Geschäft, das aus diesen frühen Beziehungen datiert, erklären, welches nach Lösung trachtet.

Hatte ich beispielsweise als Kind einen gewalttätigen, bevormundenden Vater, würde ich meine Beziehungsschablone danach ausbilden. Jedes Mal, wenn ich ihm begegnete, würde ich gewaltsame, bevormundende Reaktionen erwarten (oder ›übertragen‹). Erwartete ich diese Reaktion von jedem Mann, der eine gewisse Arroganz an den Tag legt, auch später, wenn ich erwachsen und ausgezogen bin, wäre das mittlerweile zu einer ko-kreierten Übertragung geworden, die mich in meinen Beziehungen einschränkt.

Anregung: Vervollständigen Sie rasch die folgenden sechs Sätze mit einem Adjektiv oder einer anderen kurzen Beschreibung; z. B. Mütter sind gütig, fürsorglich und sie passen auf dich auf.

Mütter sind …

Väter sind …

Brüder sind …

Schwestern sind …

Männer sind …

Frauen sind …

Kaninchen sind …

Die Therapeutin geht davon aus, dass Übertragung und Kontaktregulierung, welche im Therapiezimmer stattfinden, die Beziehungen des Klienten und ihrer selbst im weiteren Feld widerspiegeln. So gesehen stellt sich der Beratungsraum als Proberaum der Beziehung des Klienten zum Leben dar.

WIE MAN ÜBERTRAGUNG ERKENNT

Das ›Echtheitssiegel‹ beim Erkennen von Übertragungsphänomenen ist das Gefühl mangelnder Deckungsgleichheit in der Art, wie der Klient zu Ihnen ist. Übertragung ist ein aktiver Vorgang, genauer müsste man ihn ›Übertragen‹ nennen, aber aus Gründen der Eindeutigkeit entscheiden wir uns weiterhin für den üblicheren Wortgebrauch. Bei stärkeren Übertragungen mögen Sie den Eindruck bekommen, Ihr Klient benimmt sich Ihnen gegenüber derart merkwürdig und unangemessen, dass er nicht Sie damit meinen kann. Sie werden alle Mühe haben, sich einen Reim auf sein Verhalten zu machen, als täten oder sagten Sie Dinge, die nur er so sieht. Manche Klienten idealisieren – oder vergöttern – Sie bereits nach wenigen Sitzungen und erklären Ihnen, dass Sie die perfekte Therapeutin sind, dass alles, was Sie sagen, tiefgründig und aufschlussreich sei und dass nur Sie ihn so komplett verstünden. Für die (meisten) Therapeuten ist es kaum zu glauben, dass eine solche Übertragung möglich ist, vor allem, wenn Sie sich um eine ausreichend gute Beziehung zum Klienten bemüht haben. Andere Klienten wiederum sehen Ihre Urlaubspausen (auch wenn sie langfristig angekündigt waren) als vorsätzlichen Wunsch, sie im Stich zu lassen und ihnen zu demonstrieren, wie egal sie Ihnen sind. Geht man dem nach, können Sie sich mit den Argumenten, die für diese Annahmen vorgebracht werden, überhaupt nicht identifizieren, zumindest bewusst nicht, aber die Klienten scheinen starr an diesem Bild von Ihnen festzuhalten.

Manchmal werden Sie die Übertragung lediglich an einer inkongruenten Reaktion auf den Klienten (Gegenübertragung) Ihrerseits erkennen, wie etwa außerordentliche Müdigkeit, Reizbarkeit, Kritik oder aber Beschützerinstinkt oder Zuneigung. Darauf werden wir in diesem Kapitel noch zu sprechen kommen.

Will man Übertragung (und Projektionen) akkurat erkennen, sind natürlich Selbst-Gewahrsein und Klarheit beim Therapeuten gefragt, welche besonders deshalb schwer zu erreichen sind, da der Therapeut ja auch seine Rolle in diesem ko-kreierten Geschehen innehat. Auch aus diesem Grund ist es wichtig, dass Berater in ihrer Ausbildung selbst in Therapie sind.

Anregung: Sehen Sie sich Ihre eigene Lebensgeschichte an, und da vor allem Ihre Beziehungen. Gibt es fixierte bzw. sich wiederholende Muster, die während Ihres ganzen Lebens Anwendung fanden? Zum Beispiel Partner zu wählen, die Sie schlecht behandelten, oder solche, die sich immer um Sie kümmerten; Freunde zu finden, die entweder dominant oder unterwürfig waren? Manchmal ist es leichter, diese Muster an unseren Freunden oder geliebten Menschen zu erkennen. Haben Sie eine/n Freund/in, der/die ein bestimmtes Beziehungsmuster ständig wiederholt und das er/sie nicht so klar sieht wie Sie und ihre anderen Freunde?

MIT DER ÜBERTRAGUNG ARBEITEN

Klarerweise obliegt der Therapeutin eine wichtige Entscheidung in Bezug auf die Übertragung (die, nicht zu vergessen, ja Ko-Übertragung ist). Sie muss sich klar werden, ob sie die Strategie fährt, das Gewahrsein zu steigern, die Übertragung zu benennen bzw. zu dekonstruieren, wiedergutmachend zu reagieren oder die Übertragung vorläufig mit oder ohne Kommentar zuzulassen. Diese Alternativen sind samt und sonders, je nach Phase der Therapie, zulässig; bei einem sehr Ich-schwachen oder traumatisierten Klienten ist positive Übertragung u. U. eine wertvolle Hilfe auf dem Weg zu einem Arbeitsbündnis und sollte daher nicht unterbrochen werden. Auch Klienten, die eine entbehrungsreiche Entwicklungsgeschichte hinter sich haben, brauchen den temporären Support einer positiven Übertragungsbeziehung, um sich von dort aus weiterzuentwickeln.

Es gibt viele Möglichkeiten, Übertragungsphänomene zu klassifizieren. Wir halten uns an die Arbeit von Hargaden und Sills (2002). Sie stellen drei Typen von Übertragungsbeziehungen fest, die wir hier übernehmen. Es sind die *projektiven, introjektiven und transformativen Übertragungen.*

PROJEKTIVE ÜBERTRAGUNGEN

Diesen Übertragungen begegnet man am häufigsten. Sie können negativ oder positiv sein. Eine negative projektive Übertragung findet dann statt, wenn die Klientin Sie so sieht, als wiesen Sie dieselben negativen Eigenschaften oder Attribute auf wie eine Person aus ihrer Beziehungsvergangenheit (oder diese Erwartung an Sie richtet). Dafür wäre typisch, dass man Sie als tadelsüchtige, feindselige oder vernachlässigende Elternfigur sieht und Sie behandelt, als wären Sie diese Figur und Ihre Reaktionen und Eigenschaften, die nicht in dieses Bild passen, ignoriert.

Eine positive projektive Übertragung ist von ähnlicher Dynamik, nur eben positiv, und der Klient projiziert, Sie seien warmherzig, weise und allwissend. Im Extremfall handelt es sich um eine ›schwärmerische‹ Übertragung, in der alles, was Sie tun und sagen, vollkommen richtig oder bestätigend erscheint. Einfach nur bei Ihnen zu sein bedeutet bereits, sich wohler zu fühlen! Wir verwenden hier Hargaden und Sills Ausdruck »jemanden zum Idol machen«, anstatt des üblicheren ›Idealisierens‹, da wir meinen, dass ›Idol‹ die unrealistische, überhöhende Übertragung besser einfängt, in der der Therapeut als »das Beste, was einem passieren konnte«, erscheint.

Das, was meist übertragen wird, ist die frühe Beziehungsdynamik selbst, welche unter Objektbeziehung bekannt ist. Dabei wird keine bestimmte Person in die Therapie mit herein übertragen, sondern eine dynamische relationale Polarität, bei der – um das Beispiel von weiter oben fortzuführen – die eine Seite kritisch, feindselig und ablehnend eingestellt ist und die andere eingeschüchtert, gedemütigt und kraftlos. In dieser Dynamik besetzt der Klient den einen Pol und Sie den anderen.

Diese Dynamik, mit der der Klient seine Beziehungswelt organisiert, findet weitgehend außerhalb des Gewahrseins statt. Die relationalen Erwartungen sind zu habituellen, fixierten Gestalten geworden, die leicht getriggert werden oder sich bestätigen können, wenn der Klient einen Anflug derselben Eigenschaft an Ihnen sieht.

Es gibt einige Umstände, unter denen Sie der Wahrnehmung gerne auf die Sprünge helfen oder die Übertragung gerne ansprechen würden, sobald sie ihnen auffällt. Das gilt besonders für die negative Übertragung, in der der Klient Sie als tadelnd oder wertend befürchtet oder erlebt. In Kurztherapie-Settings oder bei ausreichend selbst-gestützten Klienten, die einen klaren Veränderungsplan haben, der nicht unbedingt das Verstehen ihrer Beziehungen beinhaltet, kann es nutzbringend sein, jegliches Übertragungsphänomen anzumerken und zu besprechen, das die Aufgabe behindern könnte. Etwas Übertragung wird es natürlich immer geben – das ist eine Lebensrealität. Langfristig kann sie sich entwickeln oder stärker werden, sie kann sich verändern oder sich umkehren (ins Positive oder Negative). Um dem zu begegnen, steht Ihnen eine Bandbreite möglicher Reaktionen zur Verfügung:

Das Gewahrsein steigern

- Erlauben Sie sich, die Übertragung voll und ganz zu erleben, ohne Kritik, Missbilligung oder Billigung! Das ist eine schwierige Aufgabe, die mit der Erfahrung leichter wird; im Allgemeinen können Sie auf die Übertragungsäußerung einer Klientin mit schöpferischer Indifferenz, Empathie und Akzeptanz antworten. Erwecken Sie Gewahrsein, indem Sie beschreiben, was Sie sehen:

»Sie scheinen immer skeptisch, wenn ich einen Vorschlag mache.«
»Sie scheinen sich zu scheuen, sich mir gegenüber verletzlich zu zeigen.«

- Explorieren Sie, welcher Natur die Übertragung in der Beziehung ist:

  »Haben Sie eine Vorstellung davon, woran ich jetzt denken könnte?«

  Oder:

  »Sie erwarten anscheinend, dass ich Sie tadle.«

- Raten Sie, was die Klientin empfinden könnte und bieten Sie z. B. Folgendes an:

  »Ärgern Sie sich jetzt über mich?«

Wichtig ist, dass Sie nicht einmal einen Hauch von Kritik oder Missbilligung mit Ihrer Stimme tragen, wenn Sie die Übertragung ansprechen, da sie Scham hervorrufen und eine offene Tür beim Klienten zustoßen könnte, nämlich die, eine mächtige oder schwierige Emotion erkunden zu wollen. Geschieht das mit einem Klienten, bleiben Sie an seiner aufsteigenden Reaktion (siehe Kapitel 8 über ›Scham‹) und kommen Sie später auf die Übertragung zurück.

Den relationalen Auslöser verstehen

- Wie wir bereits sagten, ist die Übertragungsreaktion des Klienten fast immer eine Antwort auf eine Facette der Beraterin, handle es sich nun um deren Muster oder um ihre Art, eine Intervention zu setzen, eine Geste, einen Ausdruck oder einen Ton in ihrer Stimme (was ihr üblicherweise nicht bewusst ist). Fragen Sie nach, ob da etwas dran sein könnte:

  »Sie sehen aus, als wären sie eben wütend geworden. Was ist geschehen?«
  »Was habe ich getan oder gesagt, dass Sie plötzlich dicht machten?«

  Die Beraterin kann auch ihr eigenes Erleben ins Spiel bringen, nämlich wie *sie* den fraglichen Moment erinnert und sich gegebenenfalls für ihren Part in der Gesprächspassage oder das Missverstehen entschuldigen. Besteht die schlimmste Angst einer Klientin darin, dass Sie auf sie wütend werden könnten, kann es äußerst heilsam sein, zu hören, dass Sie tatsächlich genervt waren, dass das keine große Angelegenheit sei und an Ihrem Engagement für sie nichts ändere. Wir merken an, dass Sie, wenn schon, Ihre Gefühle in schwachen Dosen äußern sollten – mit anderen Worten, also eher von ›Ärger‹ als von einer ›Stinkwut‹ zu reden. Das empfehlen wir deswegen, da die ungleiche Machtdynamik in einer helfenden Beziehung die Wirkung auf die Klientin ohnehin verstärken wird.

Erkunden Sie den Widerhall, der aus anderen Beziehungen stammt

- Fragen Sie die Klientin, ob die Art und Weise, wie sie Sie erlebt, auch für andere Menschen in ihrem Leben gilt: »Erwarten Sie auch von anderen, dass man kein gutes Haar an Ihnen lässt?« Damit kann man Übertragungsprozesse anschaulich machen, da die Klientin erkennt, wie unwahrscheinlich es ist, dass jeder und jede ihr gegenüber kritisch ist. Oder umgekehrt, wenn sich jede/r vor ihr fürchtet, dass sie vielleicht doch etwas tut, womit sie dazu einlädt.
- Besprechen Sie, welche Auswirkungen wahrscheinlich sind, wenn sie das Feld in dieser Weise ko-kreiert. Beispielsweise bittet sie wahrscheinlich nie um Rückmeldung, da sie Kritik befürchtet, und möglicherweise hat sie ihren Freunden und Kolleginnen erfolgreich suggeriert, dass sie auf Rückmeldungen nichts gibt. Folglich erhält sie weder gute noch schlechte, daher kann sie ihre aus der Übertragung rührenden Erwartungen nie aktualisieren.
- Stellen Sie die Verbindung zu der ursprünglichen Beziehung her. Gehen Sie an die lebensgeschichtlichen Wurzeln mit allem, was dazugehört. »Haben Sie sich schon einmal so gefühlt?« »Wer war der letzte Mensch, der Sie stark bemängelte?« »Hat sie jemand ständig missachtet, als Sie klein waren?« Solche Fragen können zu einem wertvollen Verstehen der Beziehung mit den frühen Bezugspersonen führen.

Benennen oder konfrontieren Sie die Übertragung und bieten Sie eine Hier-und-Jetzt-Beziehung an

- Das ist natürlich die naheliegendste Möglichkeit für einen herkömmlichen Gestalttherapeuten, wozu das Benennen und das Rütteln an der Übertragungserwartung gehört. Sie könnten dies mit folgenden Sätzen tun: »Sie behandeln mich, als wäre ich Ihr Vater, Ihre Mutter, Ihre Lehrerin (etc.). Ich finde mich in Ihrer Reaktion nicht wieder. Wie kommt es, dass Sie mich so sehen?« Oder: »Sie fragen mich immer wieder, wie Sie dieses Problem lösen sollen, als hätte ich die richtigen Antworten parat. Ich frage mich, wodurch Sie mich in diese Expertenrolle drängen.«
- Sie könnten die Reaktion des Klienten als gültig hinnehmen (auch dann, wenn sie möglicherweise übertragungsgesteuert ist) und ihr authentisch begegnen, indem Sie ihm Ihre Resonanz oder Ihre Phänomenologie eröffnen. »Sie sehen mich als beanstandend, aber tatsächlich habe ich gerade

ein warmes Gefühl Ihnen gegenüber.« Oder wie Perls et al. sagen (1989 [1951]: 249):

> »He [the therapist] meets anger with explanation of the misunderstanding, or sometimes an apology, or even with anger according to (his own) truth of the situation.«

Bei manchen Klienten kommt eine Konfrontation schnell kritisch, vorwurfsvoll oder beschämend an, daher sollte man die Intervention als Vermutung oder Hypothese im Geiste gegenseitiger Erkundung anbieten. »Es sieht aus als …« oder »Ich frage mich …«

Arbeiten Sie die unerledigte Angelegenheit durch

- Übertragungsphänomene sind fixierte Gestalten, worunter manchmal unerledigte Geschäfte aus der Vergangenheit sind. Diese sollten dekonstruiert und durchgearbeitet werden (siehe Kapitel 11).
- Ist das Übertragungsgeschehen im Bewusstsein, ist ein Experiment zweckmäßig, in dem Sie eine Begegnung mit der ursprünglichen Quelle der Übertragungsreaktion inszenieren. Das kann ein Rollenspiel, ein szenisches Spiel, eine Zwei-Stühle-Arbeit und anderes sein, was das historische Material in die Gegenwart bringt (siehe Kapitel 9).

Offerieren Sie eine bestätigende Antwort

- Am einfachsten ist das Zeigen von Anteilnahme an einer Übertragungsreaktion der Angst oder das Verständnis für einen übertragungsinduzierten Angriff auf Ihre Person. Wollen Sie sich gründlich in korrigierende therapeutische Antworten auf Beziehungs- und Übertragungsbedürfnisse vertiefen, lesen Sie Erskine (1999).
- Generell gilt, dass die Klientin, die echte Überzeugung aufbauen können sollte, alle Reaktionen auf Sie äußern darf, ja sollte, auch wenn sie irrational scheinen oder heikel sind. Von einem Berater aufgefangen zu werden und eine unterstützende dialogische Beziehung geboten zu bekommen, ist oft per se heilsam.

INTROJEKTIVE ÜBERTRAGUNGEN

Bei dieser zweitgenannten Übertragungsform tendiert der Klient zu einer Beziehung mit Ihnen, die entwicklungspsychologisch notwendig gewesen wäre, ihm aber nicht beschieden war. In diesem Fall ist es das Übertragen eines Beziehungsbedürfnisses nach einem/r ›anderen‹, die sieht, erkennt, bestätigt, aufnimmt, sich einstimmt, beruhigt und unterstützt (damit ist sie der idealisierenden und spiegelnden Übertragung verwandt, die von Kohut 1971 und 1977 erläutert wurde). Dieses Bedürfnis, gesehen und angenommen zu werden, besteht das ganze Leben lang, in der frühen Kindheit ist sie jedoch für die gesunde Entwicklung des Selbst überaus notwendig. Klienten, die eine solche Beziehung in ihren frühen Jahren entbehren mussten, legen wahrscheinlich eher eine introjektive Übertragung an den Tag. Wir benutzen diesen Terminus, um der Idee Ausdruck zu verleihen, dass die Klientin gewissermaßen versucht, eine/n unterstützende/n andere/n zu introjizieren und zu internalisieren.

Es lässt sich durchargumentieren, dass gerade in dieser Übertragungsbeziehung das stärkste Heilpotenzial liegt. Sie als Therapeutin erlauben sich, als akzeptierende, interessierte, mitgehende ›andere‹ gebraucht zu werden, die es in der frühen Kindheit der Klientin nicht gab. Verfügbar und aufnehmend zu sein und eine dialogische Beziehung zu offerieren, reicht vielleicht bereits. Wir möchten betonen, dass es NICHT Ihre Aufgabe ist, der Elternteil sein zu wollen, den die Klientin nicht hatte. Hingegen stellen wir eine ansprechbare und ansprechende Gegenwärtigkeit für ihr Erleben im Hier und Jetzt zur Verfügung, wozu die Trauer um den Elternteil gehört, den sie nicht hatte und nie haben wird. Für diesen Umstand ist es typisch, dass Ihre Klientin viel redet und ihr Leben detailliert beschreibt und nicht viel Input von Ihrer Seite zu benötigen scheint. Indes reagiert sie hochsensibel auf nonverbale Zeichen Ihrer Präsenz und Bestätigung. Sie erleben vielleicht, dass die Klientin, wenn Sie intervenieren und eine Frage stellen oder einen Kommentar abgeben, zwar höflich lächelt, aber unbeirrt mit ihrem Bericht fortfährt. Dennoch bekommen Sie nicht den Eindruck, dass Sie auf Abwege geführt werden. Indes spüren Sie eine beständige relationale Verbindung zu ihr.

Bei der introjektiven Übertragung kann es leicht sein, dass Sie das Gefühl bekommen, all die Ausbildungsjahre waren nichts nütz, oder sie fühlen sich in eine leichte Trance versetzt oder wollen mütterlich beschützen. Das sollten Sie durchaus für eine Weile zulassen. Eine solche Beziehung wird wahrscheinlich ein Weilchen im Vordergrund sein und dann den Hintergrund für die weitere therapeutische Reise bilden. Die folgenden therapeutischen Überlegungen mögen Ihnen eine Hilfestellung sein:

- Wenn Sie die Gefühlsfärbung des Klienten in ein, zwei Worten spiegeln, lassen Sie ihn Ihre Umschließung und Ihr Verständnis spüren. Das erleichtert ihm, auf sich selbst zu hören und sich in sich einzufühlen. Wenn Sie allzu lange oder überwiegend kognitive Anmerkungen machen, gehen Sie vollkommen an ihm vorbei.
- Selbstverständlich werden Sie manchmal mit Ihrer Vermutung falsch liegen. Ist Ihr Klient darüber enttäuscht oder fühlt er sich missverstanden, spürt er wahrscheinlich eine so tiefe Wut oder Traurigkeit, die sowohl ihn als auch die Therapeutin beunruhigt. Hören Sie einfach zu und fragen Sie ihn sanft nach seinem Erleben, und unterstützen Sie ihn dabei, ihm einen Namen zu geben.
- Wenn sich seine Gefühle gelegt haben, kann es angebracht sein, Verbindungen zu frühen Beziehungen herzustellen. Denken Sie jedoch daran, dass der Klient in dieser Übertragung oft sehr alte, nonverbale und präkognitive Bedürfnisse wieder spürt. Wenn er gerade in dieser Therapiephase ist, kann jegliche Infragestellung als schnöde Zurückweisung oder als Forderung, anders sein zu sollen, erlebt werden. Halten Sie Ihre Interventionen kurz und schlicht.

TRANSFORMATIVE ÜBERTRAGUNGEN

Die transformative Übertragung gehört zwar in eine andere Kategorie, in der Literatur ist sie jedoch meist innerhalb der Übertragung abgehandelt worden, daher erläutern wir sie hier. Sie ist eng an den psychoanalytischen Begriff der projektiven Identifikation (z. B. Ogden 1982) und an Rackers (1982 [1968]) Konzept der konkordanten Gegenübertragung angelehnt (siehe Staemmler (1993) und Jacobs (2002), die sie aus gestalttherapeutischer Sicht debattieren).

Dabei fühlt der Therapeut starke, primäre Emotionen, welche nach psychoanalytischen Theorien dem unterdrückten Erleben des Klienten zugeschrieben werden, das quasi in den Therapeuten ›hineinverlegt‹ worden ist. In der Gestalt sehen wir dieses Phänomen jedoch anders; sie rückte von dem Gedanken ab, der Klient könne etwas ›in den Therapeuten hineinverlegen‹. Wir sehen es als eine Form tiefer empathischer Resonanz, bei der der Therapeut sich nicht nur in die ›erfahrungsnahen‹ Gefühle des Klienten, sondern auch in seine tiefsten, unergründeten oder auch geleugneten Emotionen einfühlt.

Der Prozess nimmt seinen Ausgang, wenn Gefühle, die der Klient als überwältigend und unmöglich zu bewältigen erlebt, geleugnet und negiert werden. Die Therapeutin schwingt jedoch mit ihnen mit und erlebt die entfremdeten Seiten stellvertretend. Sie fühlen sich oft wie fremde und ungebetene ›Eindringlinge‹ an. Ein Zeichen dafür, dass Sie womöglich ein vom Klienten abgewiesenes Gefühl aufgefangen haben, ist, wenn Sie etwas Merkwürdiges oder Fremdes wahrnehmen – eine Emotion, Empfindung, ein unerwartetes Bild, eine körperliche Bewegung und so fort. Therapeuten berichten, dass sie mit einem Mal panisch wurden, ihnen schlecht oder schwindlig wurde oder Heißhunger sie überfiel; eine erzählte, dass sie sich ›wie in Flammen stehend‹ fühlte, eine andere überkamen Wellen mörderischer Wut.

Um diesen Übertragungstyp aufzulösen, muss die Therapeutin bereit sein, dieses fremde Gefühl wie ihr eigenes zu verantworten.

Mögliche therapeutische Erwiderungen

- Die Rolle der Therapeutin besteht im Annehmen, Halten und *Zu-sich-Nehmen der Gefühle,* damit sie das tut, wozu der Klient nicht imstande war. Während jene akzeptiert und integriert werden, werden sie vom Klienten anerkannt, und dieser erlaubt sich dann, sie wieder in seinen ›Besitz‹ zu nehmen.
- ›Bergen‹ Sie die Emotion einfach und sitzen Sie sie aus. Arbeiten Sie mit dem Klienten ganz normal weiter, so gut Sie können, dessen eingedenk, dass Ihre Aufgabe vielfältig ist: Sie müssen einen Weg finden, mit jenem Gefühl zu leben und es neben Ihrer dialogischen Präsenz in sich zu verwahren, ohne aus ihm heraus zu handeln; Sie müssen über das Gefühl reflektieren, es erkunden und assimilieren. Eines Tages werden Sie so weit sein, dass Sie den Klienten sanft auffordern, seine Angst und seine Verletzlichkeit oder seine übergroße Bedürftigkeit u. a. als Seines anzuerkennen.

Bei manchen Klienten kommt es nie zu dieser Form von Übertragung. Wenn doch, raten wir Ihnen, gerade dann guten Gebrauch von Ihrer Supervision und Eigentherapie zu machen, weil man sonst leicht die Orientierung und seine beziehungsgeleitete Arbeitsweise verliert.

DIE GEGENÜBERTRAGUNG VERSTEHEN

Ursprünglich waren in der analytischen Tradition *sämtliche* Reaktionen auf den Klienten Gegenübertragung genannt worden, als Gestalttherapeuten halten wir dies jedoch für eine unzulässige Verallgemeinerung. Es ist wichtig, die Kategorie zu ermitteln, in die Ihre Reaktion fällt.

- Erstens: Handelt es sich um eine reelle Antwort auf die Situation im Hier und Jetzt? Etwa wenn Sie ein positives Gefühl gegenüber dem Klienten haben – ist das deshalb, weil der Klient freundlich und warmherzig ist? Oder sind Sie vorsichtig und ängstlich und ist das deshalb, weil der Klient schwierig oder aggressiv ist? Das wäre dann eine gewöhnliche Hier-und-Jetzt-Reaktion.
- Zweitens kann es sich um eine *reaktive* Gegenübertragung handeln. Diese kommt dem traditionellen Verständnis des Ausdrucks eher nahe, denn Sie reagieren auf die übertragenen Erwartungen bzw. Hoffnungen des Klienten (welche projektiv, introjektiv oder transformativ sein können).
- Drittens: Wie sehr ist Ihre eigene Übertragung im Spiel, d. h. Ihre unerledigte Angelegenheit in Bezug auf Personen dieser Art (Clarkson (1992) nennt das »proaktive Gegenübertragung«)? Beispielsweise könnten Sie auf eine Klientin ängstlich reagieren, wenn Sie sie an Ihre bedürftige Mutter erinnert. Gut ist, wenn Sie sich folgende Frage stellen: »Kenne ich dieses Gefühl/diesen Gedanken von irgendwo?« Lautet die Antwort Ja, ist anzunehmen, dass die Gegenübertragung zumindest weitgehend Ihre eigene Übertragung ist. Daher sollten Sie sie sich zur weiteren Erforschung, idealerweise in der Supervision oder Eigentherapie, aufheben, während Sie sich natürlich klarmachen, dass Sie die ko-kreierte Beziehung weiterhin beeinflussen wird. Haben Sie Ihren Beitrag einmal erkannt, können Sie darüber reflektieren, was Sie aus Ihrer Resonanz auf den Klienten über ihn gelernt haben: Wie kam es, dass dieser Klient diese Übertragung in Ihnen evoziert hat?

Inszenierte Übertragung/Gegenübertragung

Erlebt der Klient Übertragungsgefühle und -gedanken, verhält er sich wahrscheinlich so, dass er eine komplementäre Antwort im anderen provoziert und hervorlockt. Sieht und behandelt ein Klient (oder jemand anderer) Sie konstant so, als wären Sie kalt und gleichgültig wie etwa sein Vater, verspürt man leicht den Druck, dem zu entsprechen und in die Rolle zu schlüpfen, besonders dann, wenn Sie einen ›kalten‹ Persönlichkeitszug haben, der Ihnen kaum bewusst ist. Sie werden darauf bald ›gegenübertragend‹ reagieren, als wären Sie tatsächlich diese sich distanzierende, vernachlässigende Person, die der Klient vor Augen hat. Sie fühlen sich dann womöglich in etwas gefangen, was man Übertragungsinszenierung nennt, bei der Sie praktisch zur aktiven Teilnehmerin in der lebensgeschichtlichen Übertragungsdynamik werden.

Anleitung: Steigern Sie Ihr Gewahrsein in Bezug auf Ihre potenzielle Gegenübertragung, indem Sie sich einen bestimmten Klienten vorstellen sowie auf Ihre Körperempfindungen und Gefühle achten. Stellen Sie sich nun vor, dass Sie berechtigt sind, alles zu sagen und zu tun, ohne Verletzung oder Retourkutschen befürchten müssen. Was würden Sie sagen? Was haben Sie zurückgehalten oder gestehen Sie sich nur ungern ein (vielleicht gewisse Schattenseiten)? Wie viele von diesen Reaktionen oder Impulsen kommen Ihnen überhaupt vertraut vor, und wie viele beziehen sich speziell auf diesen Klienten?

Wenn Sie Ihre eigene körperliche Resonanz und Ihre Empfindungen nachspüren, während der Klient vor Ihnen sitzt, werden Sie dadurch feinere übertragungsgeleitete Mitteilungen auffangen, bevor sie Figur werden.

Haben Sie Ihre Gegenübertragung einmal festgestellt, verfügen Sie über folgende Möglichkeiten:

- Nutzen Sie Ihre Gegenübertragung als Informationsquelle über die Gefühle des Klienten bzw. darüber, was ihm widerfahren sein mag und sich nun in der Gegenwart wieder ereignet. Besonders wenn die Gefühle stark sind, müssen Sie u. U. sorgfältig (etwa in Supervision) überlegen, wie Sie diese in die Hier-und-Jetzt-Beziehung am besten eingliedern. Vielleicht ist der Klient überhaupt noch nicht bereit, Ihre Resonanz zu hören. Dann müssen Sie sich die relationale Antwort für später aufheben. Eine übereilte Offenbarung könnte Scham oder Angst im Klienten in einem solchen Maß hervorrufen, dass er sich aus der Therapie zurückzieht.
- Legen Sie Ihre Gegenübertragung offen. Normalerweise zielt die Therapeutin unter Betonung der tatsächlichen Beziehung und des intersubjektiven Felds darauf ab, ihre Gegenübertragung zu benennen, um das Gewahrsein des Klienten zu mehren, dass er durchaus Einfluss auf seine Beziehungen hat. Dämpfen Sie Ihre Antwort mithilfe Ihrer Einsicht und Ihres Mitgefühls und bieten Sie sie dem Klienten als versuchsweise Hypothese an, wie er sein Verständnis für die Probleme, die er sich in Beziehungen zuzieht, verbessern könnte. Wir legen darauf großen Wert, denn sowohl Klient als auch Therapeutin sollten sich bewusst sein, dass die Intervention in der Absicht, dem Klienten zu helfen, gesetzt wird und nicht dazu, damit sich die Therapeutin klug oder überlegen vorkommen kann oder eigene Spannungen abführt. Lesen Sie bitte den Abschnitt über die Richtlinien zur Selbstoffenbarung in Kapitel 4, um Ihr Rüstzeug zu verbessern.

BEISPIEL

Therapeutin: »Mir ist etwas aufgefallen, dass das, was sich zwischen uns tut, Ihnen vielleicht ein besseres Verständnis Ihrer Beziehung zu Ihrem Chef/Kollegen/Ihrer Frau/etc. vermitteln könnte. Wenn Sie sprechen, übt das eine ähnliche Wirkung auf mich aus, so wie Sie sie an ihm/ihr beschreiben. Ich finde, dass ich mich nicht angesprochen fühle, wenn Sie von Ihrem Problem erzählen. Es ist, als ginge es mich nichts an. Vielleicht möchten Sie sich das näher ansehen und zusammen mit mir verstehen, woran das liegen könnte.«

An diesem Beispiel werden Ihnen einige Dinge auffallen. Erstens haben wir bewusst eine Sprache gewählt, die zwar nicht die Sprache der Selbstverantwortlichkeit ist (›es‹ übt eine Wirkung … aus), sondern Worte und Idiome sind, die dem Klienten vertraut sind. Sie werden sich in seinen Bezugsrahmen fügen und ihn nicht davon herauslocken. Wenn wir herausarbeiten wollen, dass das, was in der Therapie geschieht, die Außenwelt widerspiegelt, ist nicht der Zeitpunkt, neue Kommunikationsmuster vorzuzeigen. Der Therapeut berücksichtigt auch die jeweiligen Lebensumstände des Klienten, damit die Intervention Gewicht bekommt. Ein weiteres Merkmal des Fallbeispiels ist, dass sich die Therapeutin tentativ anhört und die Exploration als Wunsch formuliert. Das ist nicht bloße Manipulation oder falsche Bescheidenheit. So eine Intervention, und mag sie auch noch so hellsichtig sein, ist wertlos, würde sie nicht am Erleben und an der Phänomenologie des Klienten andocken. Die Therapeutin legt daher ihre eigene Phänomenologie zur Prüfung vor und nicht wie eine Tatsache. Zu guter Letzt verhandelt die Therapeutin mit dem Klienten darüber, ob er das Thema ergründen möchte. Das lässt die Entscheidungsmacht beim Klienten und *er* kann für den Prozess Verantwortung übernehmen.

Anregung: Wenn Sie als Therapeutin ein Gefühl haben, das Sie verwirrt oder vielleicht gar nicht Ihnen gehört, stellen Sie sich ein frühes Szenario im Leben des Klienten vor, das die Gefühle, die Sie verspüren, sinnvoll erscheinen lässt; wer in seinem Leben könnte sich so gefühlt haben wie Sie sich jetzt? Bei welcher Gelegenheit könnte der Klient, als er jünger war, dasselbe empfunden haben wie Sie?

Wir müssen unbedingt betonen, dass alle Therapeuten (wie andere Menschen auch) Fehler machen. Manchmal werden Sie sich dabei ertappen, dass Sie eine

Gegenübertragungsreaktion ausleben oder nach einer (oder mehreren) Sitzungen beim Reflektieren merken, dass Ihre Einstellungen tief im ko-kreierten Übertragungsfeld wurzeln.

Wesentlich ist, dass Sie sich in solchen Momenten annehmen. Selten werden Sie einen nachhaltigen Fehler gemacht haben. Unserer Erfahrung nach sind die meisten Klienten innerhalb ihres Prozesses gestützt genug, um darüber hinwegzusehen, dass etwas nicht hilfreich gewesen ist. Gehen Sie offen in die nächste Sitzung, um dem nachzugehen, was sich ereignet hatte, und um die Reaktion des Klienten auf Sie einfühlsam anzunehmen, Ihre Fehler anzuerkennen, ja, sich dafür zu entschuldigen. Wir wollen Ihnen Mut machen, solches Agieren geradezu willkommen zu heißen, denn manchmal ist es nur dadurch möglich, dass Sie und Ihr Klient zu einer tieferen Bedeutungsschicht in Ihrer Beziehung vordringen. Diese Begebnisse können ein überaus fruchtbares Feld zum Erkunden und Begegnen sein. Ihr Wille zum Nachforschen und zur miteinander geteilten Aufgabe, eine echte Begegnung herzustellen, kann Sie beide bereichern.

EROTISCHE ÜBERTRAGUNG

Verliebt sich ein Klient in eine Therapeutin, handelt es sich fast immer um ein Übertragungsphänomen. Zumindest beruht es auf der ganz speziellen Vertraulichkeit der Beratungsbeziehung. Sie kann problematisch werden, wenn die Übertragung erotisch oder sexuell gefärbt ist. Die meisten Kulturen tabuisieren das offene Zur-Sprache-Bringen von Sexualität und oft ist es mit Scham, Unsicherheit oder Missbrauch gekoppelt. Zudem ist sie stark mit Energie aufgeladen und stellt dadurch ein Minenfeld für den unbedarften Berater dar, da ja die relationale Natur der Begegnung auch bei ihm/ihr erotische Energie hervorrufen kann. Schaffen Sie ein Klima der Offenheit bezüglich Anziehung und Sexualität. Selbstoffenbarungen und Fragen des Klienten in diesem Bereich verdienen denselben Respekt, dieselbe Bejahung und dasselbe Interesse wie alles andere. Wenn Sie den Eindruck gewinnen, der Klient verwechselt dies mit tatsächlichem sexuellen Kontakt, mag es angezeigt sein, auf die Grenzen Ihrer Beziehung zu verweisen und sich auf den ethischen Verhaltenskodex zu berufen, dem Sie sich verpflichten, etwa mit den Worten:

> »Ich will mit Ihnen die Grenzen unserer Beziehung besprechen. Der ethische Code, dem ich mich verpflichte, gestattet mir nicht, eine Beziehung außerhalb unserer Sitzungen mit Ihnen zu pflegen. Das heißt, wir werden nie befreundet sein und auch nie etwas anderes als eine therapeutische Be-

ziehung zueinander haben. Es heißt auch, dass Sie und ich nie eine sexuelle Beziehung miteinander haben werden, auch nicht, wenn die Therapie beendet ist. Das hat den Sinn, dass Wesen und Zweck unserer *therapeutischen* Beziehung sowohl jetzt als auch in Zukunft erhalten bleiben.«

Nachdem Sie das geklärt haben, sollte es möglich sein, alles zu explorieren, was in diesem Bereich hochkommt. Behalten Sie die folgenden Warnhinweise im Auge:

- Die Forschung hat gezeigt, dass sexuelle Beziehungen zwischen Klient und Therapeut auf lange Sicht fast immer traumatisierend und missbräuchlich sind, sogar dann, wenn die Beziehung nach Therapiebeendigung aufgenommen wurde.
- Manchmal fühlt sich die Therapeutin von den Liebesbezeugungen oder sexuellen Gefühlen ihr gegenüber in Verlegenheit bzw. aus der Fassung gebracht. Es sei daran erinnert, dass sie, reagiert sie mit Angst oder Rückzug, womöglich Missbilligung bekundet oder Scham auslöst.
- Werden Sie direkt gefragt, ob Sie den Klienten attraktiv finden, müssen Sie entscheiden, ob Sie die Frage beantworten oder zunächst explorieren (»In welcher Weise ist meine Antwort für Sie von Bedeutung?«). Halten Sie eine direkte Antwort für angezeigt, suchen Sie nach einer passenden Bejahung. »Ich *halte* Sie für eine/n sehr attraktive/n Mann/Frau.« Spüren Sie die unterschiedlichen Nuancen, wenn Sie sagen »Ich *finde* Sie attraktiv« oder »*Ich fühle mich* von Ihnen *angezogen*« (was u. U. provozierend und grenzüberschreitend ist). Hier hilft die Vorstellung, was ein guter Elternteil zu seinem pubertierenden Sohn bzw. zu seiner pubertierenden Tochter sagen würde, wenn er um Antwort gebeten wird.
- Sexualität ist oft ein sich falsch darstellendes Bedürfnis nach Zuneigung, Liebe oder Bejahung. Wenn die Klientin als Kind verführerisch sein musste, um Aufmerksamkeit von einem Elternteil zu erheischen, wird sie dasselbe bei Ihnen tun.
- Zwischen erwachsener Sexualität und der eines Kindes besteht ein himmelweiter Unterschied. Viele unserer Klienten kommen mit frühen Inhalten in Berührung und entdecken oder erproben ihre Sexualität und deren Wirkung auf andere wie ein Kind. Sie brauchen dann feste (elterliche) Grenzen, welche freundlich und akzeptierend gesetzt werden und dartun, was angemessen ist.
- Klientinnen mit einer Geschichte sexuellen Missbrauchs versuchen möglicherweise ›die Grenzen auszutesten‹, was eine unbewusste Reinszenierung

ihrer Missbrauchserfahrung ist. Sie möchten vielleicht berührt oder gehalten werden oder unbedingt attraktiv in Ihren Augen sein.

- Halten Sie die Augen in Bezug auf Ihre eigene Sexualität und eventuelles verführerisches Verhalten offen, weil sich dies ja gern außerhalb des Gewahrseins aufhält.
- Erotische Gegenübertragungsgefühle des Beraters sind normal und müssen in der Supervision oder Therapie besprochen werden. Sie sind eine ergiebige Erkenntnisquelle, wenngleich wir davon abraten, sie dem Klienten mitzuteilen, denn das hat keinen erkennbaren therapeutischen Wert; diese Offenbarung kommt womöglich als mächtiger Anspruch von Seiten der Therapeutin einher, der den Klienten bloß einschüchtern würde oder eine Übertragungsdynamik wiederholt.

Wenn eine Therapeutin diese Kunst praktiziert, muss sie jene Patienten, die ihre Liebe erklären, zartfühlend und verständnisvoll behandeln. Die Liebe, die der Therapeutin entgegengebracht wird, ist um nichts weniger ›echt‹, wenngleich sie nicht so realitätserprobt ist wie eine Liebe, die außerhalb eines therapeutischen Settings stattfindet (Storr 1979, 78).

Anregung: Nehmen Sie sich Zeit und denken Sie über Ihre Muster nach, die die Sexualität betreffen. Sprach man in Ihrer Familie darüber? Welche Botschaften haben Sie in Bezug auf Ihre eigene Sexualität oder Ihr Geschlecht erhalten? Wie wichtig ist es für Sie, dass man Sie anziehend findet? Welchen Support würden Sie benötigen, um diese Themen mit Klienten zu diskutieren, wann immer sie hochkommen?

CONCLUSIO

Übertragung ist eine nicht wegzudenkende Beziehungskomponente; als solche findet sie in den meisten therapeutischen Beziehungen statt, ob man sie nun anerkennt oder nicht. Sie ist der Modus, in dem der Klient sein relationales Feld organisiert, und daher reichhaltige Informationsquelle der Beraterin. Im Gegensatz zur Psychoanalyse sind wir nicht an der Arbeit an der sich verändernden Deutung der Lebensgeschichte interessiert. Vielmehr ist die Vergangenheit so weit Thema, als sie *noch aktiv* ist und in die Gegenwart und die Beziehung zum Therapeuten im Hier und Jetzt hineinspielt.

Wir beschließen dieses Kapitel mit zwei letzten Faustregeln. Erstens mache man sich über das eigene Übertragungsprofil und die eigene Vulnerabilität schlau. Machen Sie sich Ihre eigenen relationalen Erwartungen bewusst, damit Sie sie berechnen und zulassen können. Zweitens verbinden Sie das Vertrauen in den Prozess zwischen Ihnen beiden mit gelegentlichem Nachfragen, wie denn die Beziehungsdynamik wirklich ist. Finden sich darin etwa Übertragungs- und Gegenübertragungsmomente, die bis dato unerkannt geblieben sind?

LITERATUREMPFEHLUNGEN ZUM THEMA ÜBERTRAGUNG

Bocian, B. / Staemmler, F.-M. (Hrsg.) (2013): Kontakt als erste Wirklichkeit: Zum Verhältnis von Gestalttherapie und Psychoanalyse. Bergisch Gladbach: EHP

Clarkson, P. / Mackewn, J. (1993): Key Figures in Counselling and Psychotherapy: Fritz Perls. London: Sage (siehe S. 132–4 und 177); dt.: Frederick S. Perls und die Gestalttherapie. Köln 1995: EHP

Erskine, R. (1999): Beyond Empathy. Philadelphia, PA: Brunner-Mazel (siehe Kap. 6)

Hargaden, H. / Sills, C. (2002): Transactional Analysis – a Relational Perspective. London: Routledge (siehe Kap. 4 und 5)

Mackewn, J. (1997): Developing Gestalt Counselling. London: Sage (siehe Kap. 10)

Melnick, J. (2003): Countertransference. In: *British Gestalt Journal* 2(1), 40–48

Ogden, T. (1982): Projective Identification and Psychotherapeutic Technique. London: Jason Aronson

Philippson, P. (2002): The Gestalt therapy approach to transference. In: *British Gestalt Journal* 1(1), 16–20

Schraml, J. (2012): Zur Bedeutung von Übertragung und Gegenübertragung für die Integrative Gestalttherapie. In: *Gestalttherapie*, 26, H. 1, 76–96

Staemmler, F.-M. (1993): Projective identification in Gestalt therapy with severely impaired clients. In: *British Gestalt Journal* 2(2), 104–10

Thomas, B. Y. (2007): Countertransference, dialogue and Gestalt therapy. In: *Gestalt Review* 11(1), 28–41

LITERATUREMPFEHLUNGEN ZUM THEMA EROTIK

Amendt-Lyon, N. (2015): Beziehungsorientierte sexuelle Themen: Liebe und Begierde im Kontext. In: G. Francesetti / M. Gecele / J. Roubal (2015): Gestalttherapie in der klinischen Praxis. Bergisch Gadbach: EHP, 593–598

Cornell, B. (2004): Love and intimacy – a reply to Quilter in ›Letters to the Editor‹. In: *British Gestalt Journal* 13(1), 41–2

Latner, J. (1998): Sex in therapy. In: *British Gestalt Journal* 7(2), 136–38

Mann, D. (1997): Psychotherapy: An Erotic Relationship. London: Routledge

Morin, J. (1996): The Erotic Mind. New York: Harper Perennial Library

O'Shea, L. (2000): Sexuality: old struggles and new challenges. In: *Gestalt Review* 4(1), 8–25

O'Shea, L. (2003): The erotic field. In: *British Gestalt Journal* 12(2), 105–10

Quilter, S. J. (2004): Yes! But … what about love? in ›Letters to the Editor‹. In: *British Gestalt Journal*, 13(1), 38–40

www.gestalttherapie.at/downloads/gt00_sexualitaet.pdf

13
DER PROZESS IM KÖRPER

> Die Therapeutin muss zu jeder Stunde ein körperhaftes Feld nähren, das stark genug ist, um den Klienten dabei zu unterstützen, das Leben seines Körpers und seine Körpererfahrung ständig als zu seinem fortlaufenden Erleben gehörig zu begreifen. (Kepner 2003, 10)

Wie sich ein Klient körperlich bewegt und ausdrückt, ist eine Erscheinungsform der unausgesprochenen Innenwelt des Menschen. In der Art, wie sie/er nach außen strebt oder an sich hält, so setzt die Klientin Gefühle, Bedürfnisse, schöpferische Anpassungen und Überzeugungen physisch um. Dieser informative Mitteilungskanal kann vergebens sein und übersehen werden, es sei denn, der Therapeut spürt seinem eigenen Körperprozess bewusst und sensibel nach und ›horcht‹ geistesgegenwärtig auf die nonverbalen Botschaften, die vom Körper des Klienten kommen.

Das ist u. a. das Markenzeichen der Gestalt, die sich als ›verkörperte‹ Therapie versteht, d. h. dass das im Körper gespürte Erleben bzw. die Lebendigkeit Ausgangspunkt aller therapeutischen Arbeit und ein verlässlicher Mahner für die Klientin sind, ihre eigene somatische Erfahrung in ihre Selbstwahrnehmung miteinzuschließen.

Die neurowissenschaftliche Forschung hat jüngst ein Areal im Gehirn ausgemacht, das die ›Spiegelneurone‹ (Rizzolatti et al., 1996) enthält; sie bilden das Erleben des anderen reell ab und sind wahrscheinlich die neurologische Basis empathischer Resonanz. Sie lassen uns den anderen wirklich *spüren*.

Wenn Klientinnen über Angst, Depression, körperliche Misshandlung oder sexuellen Missbrauch, Süchte und Essstörungen berichten, sind die Körperempfindungen bzw. deren Fehlen die einzig verfügbaren Hinweissignale darauf, was verborgen oder vermieden wird. Sie sind das Zugangsportal zu der Dynamik, die dem Problem zugrunde liegt. Bei vielen Klientinnen zeigen die körperlichen Empfindungen auch eine Entwicklungsproblematik an, bei anderen sind sie die einzigen Nachweise einer traumatischen Anamnese, und für manche sind sie ein Medium, das auszudrücken, was nicht in Worte gefasst werden kann.

Die körperliche Antwort der Therapeutin kann auch der unausgesprochene Widerhall, das aus der Einfühlung gewonnene Wissen und das Vehikel für ein tieferes Verständnis der Welt des Klienten sein. Dort werden

Ebbe und Flut der verkörperten Beziehungsdynamik spürbar. Die Gestalt ist eine der wenigen Therapien, die dem im Körper stattfindenden Prozess Augenmerk schenken und sich der künstlichen Geist-Körper-Spaltung aktiv verweigern.

Anregung: Nehmen Sie sich einen Moment Zeit, um Ihren Körper wahrzunehmen. Spüren Sie, ob und wo Sie verspannt sind, überprüfen Sie Ihre Körperhaltung und machen Sie davon einen ›Schnappschuss‹: Welche Botschaft will Ihnen Ihr Körper mitteilen? Nun strecken Sie beide Arme nach vor, als hielten Sie einen großen Wasserball. Bleiben Sie eine Minute lang in dieser Stellung. Ändern Sie sie nun, indem Sie die Arme vor der Brust verschränken und Ihren Kopf senken, bleiben Sie eine Minute so und sehen Sie, wie sich ihr Selbstgefühl ändert.

Das bloße Ändern einer Körperhaltung bzw. das bloße Achten auf den körperlichen Prozess (z. B. was Sie in Ihren Füßen und Ihren Gliedern fühlen) kann unsere Einstellungen und Gefühle uns selbst und der Welt gegenüber grundlegend verändern. Für viele Klienten ist es ein entscheidender Schritt, das wahrzunehmen, was vermieden worden und aus dem Sichtfeld verdrängt worden ist, und wieder Anschluss an die Energie, Vitalität und Intelligenz des im Körper repräsentierten Prozesses zu finden. Diese natürlichen Vorgänge wiederherzustellen kann ein unschätzbarer Heilfaktor sein, der dafür sorgt, dass man wieder ›voll funktionstüchtig‹ ist.

In vielen Kulturen wird einem eingeimpft, man solle sich vom Körper abschneiden, ihn links liegen lassen, unempfindlich machen, schmähen oder gar bestrafen. Jede Kultur verfügt über die ihr eigenen Bedeutungszuschreibungen körperliche Berührung, Gestik, Körperausdruck, Körpergrenzen und nonverbale Kommunikation betreffend. Der Berater muss sich unbedingt dafür öffnen, den jeweils einzigartigen Hintergrund des körperhaften Prozesses eines Klienten kennenzulernen und sensibel darauf einzugehen.

Entscheidend ist, dass sich die Gestalttherapeutin gleich zu Beginn einer Therapiesitzung mit ihrem eigenen Körperempfinden verbindet und davon ausgehend auf ihre körperlichen Reaktionen achtet, immer wieder auf die simple Körperwahrnehmung zurückgreift und ihre ›leibhaftige‹ Gegenwart ins relationale Feld einbringt. Im ganzen Buch bringen wir immer wieder Beispiele, wie man ›in den Körper kommen‹ kann und wir empfehlen, dass Sie sich einige aussuchen, die Sie während Ihrer Arbeit mit Klienten regelmäßig heranziehen.

DER KÖRPERHAFTE PROZESS OHNE BETEILIGUNG VON BERÜHRUNG

> Es ist sehr aufschlussreich, wenn man Körperprozesse als existenzielle Botschaften von geleugneten Anteilen seiner selbst betrachtet. Der Therapeut ist mit der Aufgabe betraut, diese Botschaften für den Klienten verständlich zu machen. (Kepner 1987, 69)

Bevor wir uns die Arbeit mit dem Prozess im Körper ansehen, möchten wir ein paar allgemeine Punkte vorausschicken. Erstens: Nehmen Sie eine ganzheitliche Sichtweise ein; sämtliche Aspekte eines Menschen stehen miteinander in Verbindung. Bemerken oder kommentieren Sie eine körperlichen Bewegung nicht bloß im luftleeren Raum, denn das könnte vor allem neue Klientinnen abschrecken. Eher empfiehlt sich folgende Formulierung: »Während Sie darüber sprachen, wie wütend Sie auf Ihren Chef sind, waren Ihre Hände sehr aktiv – ist Ihnen das aufgefallen? Meinen Sie, dass sie damit etwas ausdrücken wollten?« Zweitens: Praktizieren Sie Umschließung, spüren Sie, wie Ihr Körper reagiert, oder stellen Sie sich vor, wie Sie sich im Körper fühlen würden, wären Sie in der Lage dieser Klientin. Drittens: Vergessen Sie nicht, dass auch die Emotion, besonders die der Scham, stärker hervortritt, sobald ein körperliches Geschehen Figur wird.

Therapeutische Vorschläge

- **Die Körperwahrnehmung schärfen:** Der erste Schritt ist, sich gegenüber dem physischen Prozess des Klienten zu sensibilisieren. Nun gehen Sie Bewegungen, Spannung oder Aktivitätsniveau seines Körpers genau durch. Schauen Sie, was passiert und was nicht passiert. Ist seine Atmung flach oder tief? Sitzt er in einer bestimmten Haltung da? Haben Sie den Eindruck, er sei in sich gekehrt oder dass er expressiv sei? Gibt es eine repetitive Bewegung oder Handlung? Während Sie dies durchforsten, kann ein Merkmal oder eine Figur hervortreten. Ermuntern Sie den Klienten, seine Körperbewusstheit stärker zuzulassen. Wo spürt er Spannung, wie hält er seinem eigenen Empfinden nach den Körper?
- **Gewahren Sie Ihre körperlichen Reaktionen auf die Klientin:** Ihr Körper antwortet oder reagiert möglicherweise so, dass Sie daraus wertvolle Information ziehen können – z. B.: Werden Sie angespannt, agitiert oder energielos? Sehen Sie sich an, ob eine Gegenübertragungsreaktion im Anzug ist – macht Sie Ihre körperliche Reaktion stutzig?

- **Ihre somatische Rückmeldung mitteilen:** »Ich spüre einen Druck auf der Brust, wenn ich Ihnen zuhöre.« Sie können dabei gestikulieren oder Ihren Körper berühren (z. B. während des Sprechens die Hand auf den Brustkorb legen).
- **Die ›Es‹-Sprache in die ›Ich‹-Sprache überführen:** Um die Bewusstheit einer Klientin zu steigern und deren Beziehung zum Körper zu fördern, können Sie ihr vorschlagen, ihre körperverleugnende Sprache umzustellen, z. B.: »Es tut weh« zu »Ich tue mir weh«; »Mein Nacken ist verspannt« zu »Ich bin im Nacken verspannt« oder »Ich spanne meinen Nacken an.«
- **Sich auf die Atmung konzentrieren:** Perls et al. (1979 [1951], vgl. S. 206f.) beschreiben Angst als unterdrückte und des Sauerstoffs beraubte Erregung. Ohne Atmen kein Erleben, und ändern wir unsere Atemweise, hat das Auswirkungen auf unser Erleben der körperlichen Vorgänge und unserer Emotionen. Das bloße Beachten der Atmung kann bereits transformativ sein.

  Das Atmen gehört zum Selbstsupport ganz wesentlich dazu. Wenn Menschen Angst haben oder erschrecken, beschleunigt sich ihre Atmung und wird flach. Sie werden oft erleben, dass sich die Atmung einer Klientin ändert, wenn sie über eine bestimmte Szene oder Emotion spricht. Ihr Atmen stützt dann ihre Erfahrung wahrscheinlich nicht. Bringt man sie dazu, den Atemrhythmus zu ändern, kann das ein gesundes und stützendes Atmen erneut in die Wege leiten. Bei anderen Gelegenheiten wird es vonnöten sein, dass Sie sie auf ihr Atemmuster rückbesinnen lassen, damit es regelmäßiger und ruhiger wird.

  Hält eine Klientin ihren Atem an, entweder aufgrund einer Retroflexion oder weil sie sich die Stützung durch ihre Umgebung nicht gestattet, kann man sie zum Ausatmen und nicht bloß zum Atmen ermuntern. Das führt Spannung ab und schafft Raum für das Einatmen (die Inspiration!), welches sich dann auf natürlichem Weg einstellt.
- **Die Arbeit lebendiger machen:** Es gibt zahlreiche und mannigfaltige Techniken, die Energie zu steigern. Die Methoden, die wir verwenden, enthalten: die Klientin anhalten, lauter zu sprechen, sich im Raum zu bewegen, den Energiefluss zu visualisieren und zu steuern, Farben und andere künstlerische Medien zu verwenden.
- **Das Vertrauen in den Körper stärken:** Dieses kann man durch Gymnastik, Massagen, Kampftechniken, Yoga, Wandern und Schwimmen erreichen.
- **Die Körperhaltung zurechtrücken:** Man kann einer Klientin aufzeigen, wie eng die innere und die mittlere Zone miteinander verbunden sind, indem man sie probeweise mit erhobenem Haupt aufrecht sitzen und im

Gegensatz dazu im Sessel versinken oder aufstehen lässt, damit sie durchsetzungsfreudiger wird, und so fort.

- **Grounding-Übungen:** Meditations- und Achtsamkeitsübungen mit der Betonung des ›Ich … Hier … Jetzt‹ sind besonders zielführend. Eine Kurzfassung lautet: »Werden Sie sich Ihrer Füße bewusst, wie sie auf dem Boden stehen.«
- **Katharsis:** Spannungen und Emotionen sind allesamt im Körper lokalisiert. Schreien, Polsterschlagen, Brüllen, Singen und Tanzen gehören zum kathartischen Repertoire. Man kann auch auf die Zwei-Stühle-Arbeit zurückgreifen, womit Sie Techniken und andere Experimente fördern und beleben, die diese Art des Ausagierens begünstigen. Die Beraterin muss jedoch schöpferisch indifferent in Bezug auf das Ziel bleiben, da jeder Klient ein anders Ausdrucksspektrum hat, jegliche Spannungsabfuhr individuell ist und jede vorzeitige oder ungestützte Freisetzung nutzlos oder sogar gefährlich ist.

  Zu bedenken ist auch, dass ein kathartischer Ausbruch ein vorübergehendes Wohlgefühl herbeiführen kann, weil natürliche Opiate freigesetzt werden. Das erweckt mitunter den fälschlichen Eindruck, eine Lösung habe stattgefunden. War die kathartische Ausdrucksform jedoch nichts anderes als der Neuaufguss eines alten Schmerzes, wird der Effekt der Arbeit lediglich sein, dass eine fixierte Gestalt sich trotz des temporären Wohlgefühls erst recht festfährt. Katharsis ist nur dann therapeutisch, wenn das Ausagieren blockierter Gefühle zu einer neuen Assimilation führt – etwa, weil ein einfühlsamer und unterstützender Berater da ist oder weil das Erleben auf neue Weise symbolisiert oder verstanden wurde.
- **Die Botschaften aus dem Körper entschlüsseln:** Eine altbewährte Technik ist, die Klientin von den verschiedenen Körperteilen aus ›sprechen‹ zu lassen. Das bewirkt, dass sie die Komplexität ihrer Erfahrung zu sich nehmen und integrieren kann. Es zeigt auch, wie direkt unser Körper Gedanken, Gefühle und Einstellungen abbildet. Die Technik eignet sich auch zum Herausarbeiten der verschiedenen Modi, in denen der Körper übergangen und hintangestellt wird.

  Wenn die Klientin ein körperliches Symptom aufweist, kann sie es aus einem Blickwinkel heraus explorieren, den Laotse folgendermaßen charakterisierte: »Heute suchen wir uns unsere Probleme nach dem Geschenk, das sie für uns bereithalten, aus.« Sähe man das Symptom in einem günstigen Licht, welchen Dienst könnte es einem erweisen? Was ist sein sekundärer Gewinn? Hält die Krankheit die Betroffene vielleicht von Überarbeitung ab? Oder erspart es ihr, außer Haus und zu gesellschaftlichen Zusammenkünften gehen zu müssen? Bedeutet es, dass sich jemand um sie kümmern soll? Auf diese Weise erkennen Sie mit der Zeit jegliche Botschaften oder schöpferische Anpassungsleistungen, die der Körper in kniffligen Lagen unternimmt.

- **Wissensvermittlung:** Manch hoch intelligente und belesene Menschen sind in Sachen Körper und dessen Funktionsweise schlecht unterrichtet. Hier ist direkte Information über physische Stresssymptome, Angst, Panik, posttraumatische Belastungsstörungen, Entspannungstechniken usw. gefragt, da sie Sicherheit gibt.

Bei all diesen Tipps liegt die Betonung auf der schöpferischen Indifferenz, mit der Sie Ihre Experimente leiten. Natürlich werden Sie Ahnungen, intuitive Regungen, Ideen und Vorschläge haben, die die Klientin in verschiedene Richtungen führen mögen, aber es gibt kein Richtig oder Falsch, wenn es darum geht, die körperlichen Empfindungen einzubeziehen. Es lässt sich nicht sagen, wie man sich am besten bewegt, ausdrückt oder dem physischen Prozess zum Ausdruck verhilft. Jede Klientin ist einmalig, daher hat sie das ihr eigene Ausmaß an Expressivität, Kontakt und Lösung.

Anregung: Die nun folgende ist eine Fokussierungstechnik (Kelly, 1998), die Sie mit Klienten machen können, um das Integrieren von Erfahrung zu fördern:

Stufe eins: Die körperlichen Empfindungen bewusster wahrnehmen. Achten Sie auf Ihr Körperselbst und darauf, welcher physischen Sensationen Sie sich im Moment bewusst sind (z. B. »Ich habe Schmetterlinge im Bauch, mein Kiefer fühlt sich verspannt an, meine Beine können nicht stillhalten« usw.). Geben Sie dem Klienten Zeit zum vollen Gewahrwerden dessen, was er verspürt, bevor Sie weitermachen.

Stufe zwei: Identifizieren Sie das Gefühl bzw. die Emotion. Bleiben Sie an der körperlichen Empfindung und sehen Sie, welches Gefühl sich ihr zuordnen lässt (z. B. Traurigkeit, Angst, Wut, Groll, Freude etc.). Nehmen Sie sich so viel Zeit, wie nötig. Lassen Sie den Klienten bei dessen Gefühl und dessen Beziehung zur körperlichen Empfindung (das eine drückt das andere aus), bevor Sie weitergehen.

Stufe drei: Benennen Sie Gedanken und innere Bilder. Während Sie an Ihrer Körperempfindung und an Ihrem Gefühl bleiben, achten Sie darauf, welcher Gedanke, welches Bild oder welche Erinnerung in Ihnen hochsteigt, die dazu passen könnte (z. B. »So habe ich mich immer gefühlt, wenn meine Eltern stritten«, »Ich muss an die Zeit denken, als ich vor einer Menschenmenge stand und eine Rede halten musste« etc.).

Gelegentlich wird ein Klient bei Stufe drei (Erinnerung und Gedanke) beginnen; Sie können ihn bitten, auf Stufe eins und zwei zurückzuschalten, z. B. »Während Sie mir von Ihrem deprimierten Erleben erzählen, achten Sie darauf, welche Empfindungen Sie in Ihrem Körper genau jetzt wahrnehmen.« Kommt der Klient sofort mit einem Gefühl an, nehmen Sie wieder das Körpergefühl in den Fokus, z. B.: »Woran merken Sie, dass Sie traurig sind? Welche Empfindungen spüren Sie in Ihrem Körper? Während Sie sich auf Ihren Körper konzentrieren, prüfen Sie, ob ›traurig‹ im Moment die genaueste Bezeichnung Ihrer Erfahrung ist oder ob es sich präzisieren ließe.«

So kann man auf die Integration geleugneter Aspekte seiner selbst hinarbeiten. Es handelt sich hier um keine Formel, die hundertprozentig einzuhalten ist. Sie können davon absehen und mit allem arbeiten, was hochkommt und was sich für den Klienten im jeweiligen Moment richtig anfühlt.

Frank (2001, 2003) entwickelte eine andere Form des Experimentierens, und zwar die ›Developmental Body Work‹ – die entwicklungsorientierte Körperarbeit –, welche die Hinterlassenschaft früher psychophysischer Blockaden zu verstehen sucht, während sie in der Hier-und-Jetzt-Beziehung mit der Therapeutin auftreten. Die Therapeutin gibt auf die nonverbalen Bewegungs- und Antwortmuster Acht, um die unerledigten Angelegenheiten, die sie repräsentieren, aufzudecken (und zu lösen).

> Während die Therapeutin den Klienten beobachtet, kreiert sie eine Aufgabe und lässt sich dabei von den augenfälligsten Phänomenen inspirieren – vom Neigen des Kopfes, dem Anhalten des Atems, dem Anspannen der Schultern oder dem Lagewechsel. Die Therapeutin weiß, dass beim Dranbleiben am Augenscheinlichen das relevanteste, existenziellste Anliegen des Klienten, d. h. seine nicht gespürte Not, ganz leicht zum Vorschein kommt. (Frank 2003, 189)

Eine ganz neue Herangehensweise von Ogden et al. (2006), ›Sensomotorische Psychotherapie‹ genannt, stammt zwar nicht aus der Gestalttheorie, stellte aber eine weitere seinem Wesen nach gestalttherapeutische Grundlage für die Körperarbeit dar.

DIE BERÜHRUNGSPROBLEMATIK

> »Wenn wir glauben, dass der Körper mit dem Selbst ident ist, dann berühren wir keinen ›Körper‹, wenn wir eine Person anfassen, sondern das eigentliche Selbst dieser Person mit unserem eigenen.« (Kepner 1987, 75)

Die Berührung in der Gestalttherapie dient einem anderen Zweck als in Körpertherapien wie Massage, Alexandertechnik oder Shiatsu. Es ist daher ratsam, die verschiedenen Formen nicht zu mischen (es sei denn, Sie haben eine spezielle Ausbildung in kombinierter Psychotherapie und Körperarbeit). Wir sind überzeugt, dass ein Praktizierender, will er wirksam und gefahrlos mit Berührung arbeiten, eigens dazu ausgebildet sein muss. Dennoch wollen wir einige generelle Richtlinien in Bezug auf körperliche Berührung aufstellen:

- Die steigende Anzahl ethischer Beanstandungen in Bezug auf Sexualität durch Klientinnen hat viele praktizierende Therapeuten zu dem Entschluss geführt, sie grundsätzlich nicht zu berühren, da theoretisch jede Berührung fehlgedeutet werden kann. Des Weiteren gilt, dass in der westlichen Kultur Berührungen eher für Familien- und Intimpartner reserviert sind. Berührung ist daher hoch bedeutungsgeladen, wobei sie mütterlich, väterlich oder sexuell aufgefasst werden kann. Es ist daher leichter, sich des physischen Kontakts überhaupt zu enthalten, wenngleich man damit auf viele nutzbringende Möglichkeiten verzichtet. In Latino-Kulturen (um nur ein Beispiel zu nennen) würde es als merkwürdiges Betragen gelten, berührte man einander beim Begrüßen oder Verabschieden nicht, und das gilt auch für Therapeut und Klient. Eine allgemeine Richtlinie lautet, dass es besser ist, einen Klienten so lange nicht zu berühren, bis die Beziehung auf festen Beinen steht und Sie mittlerweile ein Gespür dafür haben, was Berührung für diesen Menschen bedeutet, besonders im Zusammenhang mit seinen frühen Jahren und seiner Kultur. Bei manchen Klienten möchten Sie vielleicht nachfragen, bevor Sie eine kleinere körperliche Intervention setzen, wie etwa die Hand auf seine Schulter zu legen: »Ich verspüre den Impuls, meine Hand auf Ihre Schulter zu legen – wie wäre das für Sie?«
- Sie werden oft nonverbale Zeichen vom Körper der Klientin aufnehmen, welche Ihnen von der Angst oder dem Zögern gegenüber der Annäherung oder Berührung erzählen. Ein Dilemma entsteht oft dann, wenn die Klientin um physischen Kontakt oder eine Umarmung am Schluss der Stunde bittet. Wahrscheinlich ist es am besten, eine Pause einzulegen und zuerst zu fragen, was das für sie bedeuten würde und welche Wirkung es bei ihr hätte.

Wenn Ihnen nicht recht wohl dabei ist, können Sie ehrlich sagen: »Das ist mir jetzt nicht angenehm; können wir nächstes Mal darüber reden?« Sie müssen dann natürlich einfühlsam auf das Gefühl des Zurückgewiesenseins oder der Irritation eingehen, die die Klientin womöglich erlebt, da Sie Ihr die Bitte abschlagen.

- Die Themen und Schwierigkeiten mit ihrem Körper sind bei den Klienten oft prä- oder nonverbal repräsentiert oder außerhalb des Gewahrseins. Der eine ist vielleicht invasiv oder missbräuchlich berührt oder behandelt worden, in einem Alter, in dem er noch nicht artikulieren bzw. verstehen konnte, was sich da vollzog. Sexuell missbrauchte Klientinnen werden oft angewiesen, den Missbrauch zu vergessen oder zu leugnen. Es ist daher besonders wichtig, behutsam vorzugehen, da die Klientin vielleicht nicht ausdrücklich weiß, dass eine bestimmte Körperstelle mit ihrem Missbrauch in Zusammenhang steht, oder sie lädt geradezu unbewusst neuerlichen Missbrauch ein und reproduziert damit das Gefühl missbraucht zu sein. Wenn Sie keinen soliden, klinischen Grund haben, Berührung einzusetzen, lassen Sie sie am besten bleiben. Ihr Impuls entspringt vielleicht einem ganz normalen menschlichen Mitgefühl. Es mag aber auch eine Reaktion auf eine wenig hilfreiche, aus der Übertragung geborenen Einladung sein.
- Berühren Sie einen Klienten nicht, bevor Sie sich sicher sind, welchen Bedeutungsgehalt eine bestimmte Körperstelle bei ihm hat. Brust, Pobacken oder Genitalregion dürfen Sie nie und unter keinen Umständen anfassen.
- Wenn Sie einen Klienten berühren, müssen Sie sich vorher überlegen, welche Auswirkungen das auf Ihre Beziehung hat, die an und für sich schon von einem Machtgefälle geprägt ist. Lassen Sie sich von einer Klientin berühren? Darf sie nach Ihrer Hand greifen, wenn sie leidet, Ihren Arm oder Ihr Gesicht berühren oder sie umarmen, ohne sie um Erlaubnis zu bitten? Der Therapeut muss sich im Klaren sein, welche Übereinkunft in Bezug auf Berührung zu treffen ist und wie diese angeboten werden soll. Wie immer Sie sich einigen werden, so wird es Auswirkungen haben, in welchem Licht die Beziehung gesehen wird.

Anregung: Versuchen Sie, sich zu erinnern, welche Botschaften in Ihrer Familie in Bezug auf Körperlichkeit vermittelt wurden. Wie lauteten die Regeln und Anordnungen bezüglich Berührung und körperlicher Zuneigung, Nacktheit, Sexualität? Haben Sie Familienmitglieder anders berührt, als Sie in die Pubertät kamen? Es lohnt sich, diese Übung auch mit Klienten zu machen.

Nach so vielen Warnungen sind Sie mittlerweile wahrscheinlich restlos verkrampft und gründlich in Verlegenheit, was Berührung anlangt. Sollte das dabei herausgekommen sein, bitten wir um Nachsicht. Es gibt viele Möglichkeiten, Berührung als wirksame Körperintervention einzusetzen, wie etwa leichter aber stetiger Druck auf den Brustkorb oder auf den unteren Teil des Rückens, um den Atem zu verstärken und die Katharsis zu fördern. Wir sind der Meinung, dass Therapeuten über eine eigene Ausbildung und Supervision verfügen sollten, wenn sie in dieser Weise zu arbeiten gedenken. Manche Formen der Berührung sind die natürliche und normale Erweiterung einer einfühlsamen, menschlichen Beziehung und tragen wesentlich dazu bei, dass echte Begegnung stattfindet.

ALLGEMEINE ÜBERLEGUNGEN ZUR BERÜHRUNG ALS NATÜRLICHER UMGANGSFORM

Es gibt viele, zumeist ritualisierte Formen der Berührung rund um das Begrüßen und Verabschieden, den Händedruck, Wangenkuss, eine Umarmung u. a. Bei manchen Klienten kann eine bewusst formelle Begrüßung wirkungsvoller Bestandteil der bergenden und haltenden Struktur der Therapie und ›Anker‹ einer bestimmten Ich-Du-Begegnung sein. Andererseits fühlen manche Klienten sich sozial genötigt, diese Rituale auszuführen. Natürlich würden wir einen Händedruck beim Erstgespräch nie ausschlagen, aber wir sollten ein Klima schaffen, in dem sich jede Situation jede Woche als einzigartig erweist und immer wieder anderes Verhalten erfordert. Die Versuchung ist nur allzu groß, sich zur Komplizin eines Rituals zumachen, das mit dem Klienten nie besprochen wurde. Es ist immer hilfreich, solche Rituale ins Gewahrsein zu bringen: »Mir ist bewusst, dass Sie mir bei jedem Treffen/Abschied die Hand entgegenstrecken, mich um eine Umarmung bitten, mich auf den Rücken tätscheln … Wie ist das für Sie? Welche Mitteilung enthält das? Gibt es Zeiten, in denen Sie das nicht möchten?«

Während der Sitzungen berühren Sie die Klientin vielleicht leicht und begütigend am Arm, halten ihr in schlimmen Zeiten die Hand, legen schützend den Arm um ihre Schulter, umarmen sie herzlich am Ende einer therapeutischen Reise, legen ihr während eines Experiments stärkend die Hand auf den Rücken, damit sie der Angst ins Auge sehen kann. Damit kann die Therapeutin direkt und unmittelbar auf einer tiefen Kontaktebene kommunizieren. Nicht zu vergessen ist, dass diese Gesten normalerweise zu einer mitfühlenden menschlichen Beziehung dazugehören. Über Berührung drücken wir Zuneigung und Wertschätzung aus, stützen und beruhigen, wenn man mit einer schmerzlichen Emotion konfrontiert ist, oder vermitteln Empathie. Sie kann gute Dienste während eines Experiments leisten oder die Aufmerksamkeit auf einen fühllos geworden Körperteil des Klienten lenken. Sie kann Ihre Präsenz in Zeiten, da die Verbindung unterbrochen scheint, sowie ruhige Bewegtheit, Akzeptanz und Verbundenheit vermitteln.

LITERATUREMPFEHLUNGEN

Clance, P. R. / Thompson, M. B. / Simerly, D. B. / Weiss, A. (1994): The effects of the Gestalt approach on body image. In: *Gestalt Journal* 17(1), 95–114

Clemmens, C. / Bursztyn, A. (2005): Culture and the body. In: T. Levine Bar-Joseph (Hg.): The Bridge: Dialogues Across Cultures. New Orleans: Gestalt Institute Press

Corrigall, J. / Payne, H. / WilkinsonH. (2006): About a Body – Working with the Embodied Mind in Psychotherapy. London: Routledge

Frank, R. (2001): Body of Awareness. Cambridge: Gestalt Press

Frank, R. (2003): Kreativität verkörpern und Erfahrung entwickeln: Der therapeutische Prozess und seine entwicklungspsychologische Grundlage. In: M. Spagnuolo Lobb / N. Amendt-Lyon (Hg.) (2006): Die Kunst der Gestalttherapie. Eine schöpferische Wechselbeziehung. Wien: Springer

Gregory, S. (2015): Die Arbeit mit Körpererfahrungen in der Gestalttherapie – fünf Stile. In: *Gestalttherapie* 29, H. 1, 35–47

Hartley, L. (2009): Contemporary Body Therapy, The Chiron Approach. Hove: Routledge (enthält viele lesenswerte Kapitel, z. B. Kap. 3 ›Gestalt Body psychotherapy‹)

Hunter, M. / Struve, J. (1998): The Ethical Use of Touch in Psychotherapy. London: Sage

Kepner, J. I. (1987): Body Process: A Gestalt Approach to Working with the Body in Gestalt Therapy. New York: Gardner; dt.: Körperprozesse. Ein gestalttherapeutischer Ansatz. 6. Aufl. Bergisch Gladbach 2010: EHP

Kepner, J. I. (1995): Healing Tasks in Psychotherapy. San Francisco, CA: Jossey-Bass, for the Gestalt Institute of Cleveland Publications

Kepner, J. I. (2001): Touch in Gestalt body process psychotherapy. In: *Gestalt Review* 5(2), 97–114

Ogden, P. / Minton, K. / Pain, C. (2006): Trauma and the Body: A Sensorimotor Approach to Psychotherapy. London: Norton

Parlett, M. (2001): On being present at one's own life. In: E. Spinelli / S. Marshall: Embodied Theories. London: Continuum

Parlett, M. (Hg.) (2003): Special focus on embodying. In: *British Gestalt Journal* 12(1), 2–55

Smith, E. / Clance, P. / Imes, S. (1998): Touch in Psychotherapy. New York: Guilford Press

Staunton, T. (2002): Body Psychotherapy. Hove: Brunner-Routledge

Totton, N. (2005): New Dimensions in Body Psychotherapy. Berkshire: Open University Press

14
MIT TRÄUMEN ARBEITEN

Perls bezeichnet Träume als die ›Via regia der Integration‹ (1969, 71). Er meinte, ein Traum signalisiere nicht bloß ein unerledigtes Geschäft, sondern sei eine »existenzielle Botschaft«, durch die ein Individuum »sein Lebensskript, sein Karma, seine Bestimmung« verstehen lerne (Baumgardner 1975, 117). Für Perls war jedes Traumelement ein Bestandteil der Person im Wachzustand, wenngleich von unterschiedlichen Bewusstheitsgraden. Alle Träume bestünden daher aus Projektionen der Anteile des Träumenden. Der Therapeut stehe nun vor der Aufgabe, der Klientin zu helfen, die Aspekte ihres Selbst, welche im Traum auf Menschen oder Objekte projiziert wurden, wieder zu sich zu nehmen und für sich zu beanspruchen.

Isadore From wiederum sah »die Ereignisse im Traum nicht als Projektion, sondern als Retroflexion« und als Aussage über die Beziehung zum Therapeuten (Muller 1996, 72). Er gab zu verstehen, dass es in der Arbeit darum gehe, die Retroflexion dessen, was man während des Wachseins nicht ausdrückte, zu verstehen und aufzulösen.

Sichera (2003, 96) weist darauf hin, dass Perls et al. (1989 [1951]) dem Therapeuten dringend davon abraten, verstehen, deuten oder nach einer konkreten Bedeutung suchen zu wollen, sondern den Traum als Kunstwerk bestehen zu lassen, das eine hermeneutische Botschaft enthalte, die über »sorgfältige literarische und bildhafte Darstellung« rezipiert werden solle.

Wir meinen, dass alle diese Erklärungen – zeitabhängig – Gültigkeit beanspruchen dürfen und die Therapeutin stets für die sich jeweils herauskristallisierende Bedeutung eines Traumes offen sein sollte. Das kann eine unerledigte Angelegenheit sein – speziell bei Wiederholungsträumen oder Alpträumen, die nach Lösung schreit. Er kann ein repräsentatives Bruchstück der gesamten Lebensgeschichte des Träumenden sein oder er kann eine aktuelle dringliche Angelegenheit bzw. Thematik anzeigen. Er kann den Versuch darstellen, entfremdete oder geleugnete Anteile wieder in unseren Besitz zu nehmen. Er kann als Statement zur therapeutischen Beziehung gewertet werden und eine gute Gelegenheit zu einer Begegnung zwischen Therapeut und Klient sein.

Es gibt viele Methoden in der Therapie, mit dem Traum umzugehen, und dazu muss der Traum nicht vollständig sein. Man kann ohne Weiteres mit Traumfragmenten oder mit dem Gefühl, das der Klient beim Erwachen hatte, arbeiten, besonders da das Stück, das erinnert wird, oft das an die Oberfläche drängende unerledigte Geschäft ist. Für Perls (1969) war es eindeutig, dass Deutung nicht zur Traumarbeit der Gestalttherapie gehört. Er betonte, dass sich die Bedeutung eines Traums nur durch den Träumenden selbst über Explorieren und Experimentieren erhellen könne. Er war der Überzeugung, dass Träume, vor allem die wiederkehrenden, eine Botschaft für den Träumenden bereithalten, welche sich ermitteln lässt. Diese Botschaft kann eine Aussage oder eine Illustration der gegenwärtigen Lebensumstände des Betreffenden sein oder dessen anstehende Probleme aufzeigen. Ein Wiederholungstraum, in dem Sie verfolgt oder gejagt werden, hat sicherlich etwas anderes zu sagen als einer, in dem Sie sich allein in einem leeren Haus wiederfinden. Des Weiteren vertrat Perls die Ansicht, Träume enthielten eine ontologische Botschaft über das Existenzielle wie etwa Tod oder Körperlichkeit.

Gestalttherapeutisch gesehen repräsentiert jeder Aspekt, jede Begebenheit, jedes Thema, jeder Prozess im Traum eine Seite des Klientenlebens. Daher ermuntert ihn die Beraterin, den Traum aus jedwedem Blickwinkel zu untersuchen. Nun folgen ein Traumbeispiel, das ein Klient in die Therapie einbrachte, sowie einige Herangehensweisen an die Traumarbeit.

> Jake hatte einen Therapeuten aufgesucht, da es ihm miserabel ging und er nichts weiterbrachte im Leben. Eines Tages berichtete er von folgendem lebhaften Traumfragment, das ihn aufgewühlt hatte, ohne dass er es verstand. Als er sprach, war seine Stimme leise und gedämpft.
>
> »Ich ging einen einsamen Strand entlang und war nervös und ängstlich, der Himmel war dunkel und bewölkt und die Wellen donnerten gegen die Küste. Dann sah ich jemanden aus der Ferne auf mich zukommen. Es war meine Mutter, nur viel jünger. Sie weinte und war unglücklich und flehte mich an.«

EXPLORATIONSMETHODEN

Praktizieren Sie die phänomenologische Methode, während Sie sich den Traum anhören

Gehen Sie mit der Energie und dem Interesse des Klienten mit und beobachten Sie, an welchen Stellen die Energie niedergehalten wird oder stockt. Bleiben Sie währenddessen auf das Gewahren des Hier und Jetzt konzentriert. In den Träumen bedeuten Bilder, Symbole und Metaphern bei jedem Individuum etwas anderes. Für Sie mag ein Symbol etwas ganz anderes darstellen als für den Träumenden. Der erste Schritt besteht nun darin, nachzusehen, ob in seinem Leben etwas unmittelbar ansteht und nachzufragen, welchen Sinn die Dinge, Worte, Symbole und Menschen im Traum für ihn haben. Welche Assoziationen stellt er her? – Diese können Ereignisse in seinem Leben betreffen, vergangene oder gegenwärtige, oder es können Töne, Bilder oder Worte sein. Träume sind oft ein Versuch, komplexe, an die Oberfläche drängende Gefühle bewusster zu machen, so wie ein Kind seine Erfahrungen in Worte zu fassen sucht und sich Sprache wie Ausdrucksformen aus dem Spielen mit diesen Worten bzw. Symbolen ergeben, welche sich nicht an die Logik halten. Eile verbietet sich, wenn die Bilder konkret und ›linkshemisphärisch‹ werden sollen.

Die Therapeutin fragte Jake, was eine verlassene Küstenlandschaft für ihn bedeute. Er antwortete mit einer gewichtigen Erinnerung: »Ich erinnere mich an einen solchen Strand, wir verbrachten dort unsere Ferien, nachdem Vater uns verlassen hatte, um mit einer anderen Frau zu leben.«

Den Traum im Präsens erzählen lassen

Die Klienten sprechen in der ersten Person und im Präsens, was das Erleben unmittelbarer macht.

»Ich gehe einen verlassenen Strand entlang. Ich bin nervös und ängstlich, der Himmel ist dunkel und bewölkt, und die Wellen schlagen gegen die Küste. Nun sehe ich jemanden von ferne auf mich zukommen. Als die Person sich nähert, erkenne ich, dass es meine Mutter ist, nur viel jünger als jetzt, sie weint und ruft: ›Du musst mir helfen, ich sterbe, und nur du kannst mir helfen …‹«

Beim Wiedererzählen des Traums war Jakes Energie vollkommen anders. Er strotzte vor Emotion und Vitalität, im Gegensatz zum ersten Traum, den er matt und distanziert erzählt hatte. Er machte weiter, sichtlich interessiert und neugierig, wie der Traum zu verstehen sei, und er stellte ganz von selbst Verbindungen her.

Jakes Beraterin sagte: »Können Sie einen Moment innehalten, Jake? Mir fällt auf, dass Sie beim Erzählen ganz unbeweglich und gespannt dasitzen und

> Ihre Stimme sehr leise wird, als hielten Sie an sich.« Nach dieser Intervention wurde Jake sich seiner körperlichen Retroflexion und Hilflosigkeit gegenüber seiner Mutter bewusst.

Arbeiten Sie mit dem Traumerlebnis, als wäre es real

Wird der Traum ein zweites Mal wiedergegeben, werden Ihnen etliche Themen und Figuren ins Auge springen, wie etwa eine veränderte Stimmlage, körperlichen Reaktionen, Kontaktregulierungsmodi usw. Sie können den Klienten darauf aufmerksam machen.

Lassen Sie den Traum nonverbal darstellen

Das können Sie tun, indem Sie den Klienten verschiedene Körperhaltungen einnehmen, sich im Raum bewegen oder ein Geräusch von sich geben lassen. Er/sie könnte mit Knetmasse arbeiten oder eine Skizze machen, die den Traum darstellt.

> Jakes Therapeutin entschied sich für Letzteres und schlug ihm vor, Papier und Filzstifte zur Hand zu nehmen und den Traum zeichnerisch darzustellen, dann einen Schritt zurück zu treten und sich das Bild aus der Distanz anzusehen. Er wurde aufgefordert, zu schauen, welche Botschaft ihm das Bild zu vermitteln schien. Was fehlte darin und was würde er gerne hinzufügen? Wie mochte sich die Figur, die den Strand entlangging, gefühlt haben? Was mochte ihr geschehen sein?

Den Traum aus dem Blickwinkel jeder Person bzw. jedes Objekts im Traum erzählen lassen

Dieses Experiment beruht auf der Überzeugung, dass jede Traumfacette zum Träumenden gehört, wobei ihm manche bekannt, manche unbekannt sein werden und möglicherweise verleugnet sind. Bisweilen erweist es sich als interessant, mit dem Traummerkmal zu beginnen, mit dem der Klient sich am wenigsten identifiziert, wie etwa mit der Weite einer Landschaft oder einem Detail am Rande. Das kann zu überraschenden Einsichten führen. Gibt es jedoch einen Traumaspekt, der starkes Interesse erweckt oder sonst wie aufgeladen scheint, beginnen Sie mit dem und arbeiten Sie sich zum dem

Teil vor, der am weitesten weg und am verworrensten ist. Geht der Klient die verschiedenen Charaktere des Traumes durch, wird er oft spontan Einfälle, plötzliche Einsichten oder Identifikationen erleben. Das fördert das Klarwerden über Sinn und Symbolik, welche zwar vorhanden, aber außerhalb des Gewahrseins gewesen sind.

> »Ich bin die Küste, die Jake entlangwandert. Ich bin schon lange da, meilenweit und nur sehr wenige Menschen betreten mich je. Mir ist kalt und ich bin einsam.« Als Jake aus der Position der ›einsamen Küste‹ sprach, wurde er traurig und die Tränen kamen ihm, als er sagte: »Ich fühle mich derzeit wirklich einsam.«

Klienten werden sich manchmal nur ungern mit einem furchterregenden, aggressiven oder unangenehmen Traumaspekt identifizieren. Es ist tatsächlich schwierig, dies mit den am meisten geleugneten Anteilen zu tun. Unter Umständen ist sanfte Ermutigung nötig, wenn es darum geht, diese Rollen einzunehmen. Das kann sich äußerst lohnen, da diese Projektionen enorme Energie und Kraft mit sich führen, welche in eben diesem Leugnen und Projizieren gebunden sind.

Dies ist auch für Sie der Zeitpunkt, einen Schritt zurückzutun und sich bewusst zu machen, ob etwas Wesentliches im Traum fehlt. Manchmal benennt es der Klient selbst: »In der Bibliothek waren keine Leute.« Oder: »Der Junge hatte keine Füße.« Oft bemerkt der Träumende den offensichtlich fehlenden Aspekt aber nicht, und es schadet nicht, wenn der Therapeut nachfragt: »Wo waren die anderen?« Oder: »Hat sich das Auto nicht bewegt?« und so fort. Perls meinte, fehlende Einzelheiten im Traum stünden für fehlende Persönlichkeitsanteile.

Initiieren Sie Zwiegespräche oder Experimente zwischen den Charakteren bzw. Objekten des Traums

> Jake sollte ein Gespräch mit seiner Mutter, wie sie ihm im Traum erschienen war, im Rollenspiel darstellen. Als das Experiment seinen Lauf nahm, zeigte sich, dass es an Jakes Aussagen (im Traum) nichts gab, was seiner Mutter half bzw. sie zufriedenstellte, und er wurde immer verzagter, bis er plötzlich aus der Szene heraustrat und sich mit den Worten an die Beraterin wandte: »Das ist wie mit meiner echten Mutter. Immer erwartete sie, dass ich mich um sie kümmere und für ihre Bedürfnisse sorge. Ich hasste diesen Druck.« Bei

der Nachbesprechung behauptete Jake, noch nie mit so einem Zorn ob der Bedürftigkeit (welche ihm seit seiner Kindheit bekannt war) seiner Mutter in Kontakt gekommen zu sein, was ganz normal gewesen wäre.

Lassen Sie den Traum anders enden

Dies gilt vor allem für Albträume. Sie könnten den Klienten anhalten, sich stärker und mächtiger zu fantasieren oder eine Person zu Hilfe zu rufen, die ihn unterstützt. Die beiden würden den Traum noch einmal (oder öfters) durchspielen und sehen, wie sich das Ende veränderte oder löste.

Jake stellte sich vor, wie sein Vater an dem Strand auf ihn und die Mutter zukam. Als er ganz da war, nahm er die Mutter in die Arme, tröstete sie und sagte ihr, dass er für sie beide sorgen werde. Jake erkannte, dass sein Vater derjenige war, der seiner bekümmerten Mutter helfen hätte sollen, und dass die Bürde der Schuld auf ihm, Jake, gelastet hatte. Dann merkte er, wie wütend er auf seinen Vater war, dass er sie vor so vielen Jahren verlassen hatte.

Lassen Sie den Klienten eine Skulptur aus den Traumelementen machen

Wenn Sie mit einer Gruppe arbeiten, ist das eine ideale Methode, die Gruppenmitglieder einzubeziehen und ihre bewusste und unbewusste Weisheit in der Traumarbeit zu nutzen. Diese Vorgangsweise eignet sich besonders für Themen innerer Nähe und Distanz. Der Klient teilt die Charaktere (sich selbst inklusive) und die bedeutenden Gegenstände im Traum Gruppenteilnehmerinnen zu und stellt sie dann so im Zimmer auf, wie sie zueinander stehen, wobei er sich von seinen Gefühlen und Instinkten leiten lässt und nicht so sehr von seinem Denken. Dann spricht jedes Gruppenmitglied aus der Position des Charakters, den er darstellt. Er/sie tut kund, wie er sich fühlt, was er braucht und so fort. Dann stellt entweder der Träumer die Charaktere nach seinen Wünschen um oder die Personen selbst sagen als erste, wo sie lieber wären und weshalb. Sie nehmen ihre neuen Plätze ein und wiederholen das Procedere, einer nach dem anderen, und sagen, wie sie sich nun fühlen.

Ist ein Klient nicht in einer Gruppe, kann man die Übung abändern und Kissen oder Gegenstände aus dem Raum verwenden, welche die verschiedenen Komponenten darstellen, und sie im Raum positionieren. Dann spricht der

Klient entweder von jedem Teil aus und macht die Prozedur des Umstellens je nach Nähe und Distanz durch oder er tritt zurück und sieht sich die Aufstellung (von einer Meta-Ebene aus) an und experimentiert mit dem Umstellen der Charaktere.

Sehen Sie den Traum als Aussage über den Therapeuten oder die Therapie

In diesem Fall kann der Traum eine Retroflexion von Seiten des Klienten von etwas sein, was er nur schwer ausdrücken kann. Wenn Sie den Traum hören, lassen Sie Ihre Fantasie spielen, welche Botschaft er an Sie enthalten könnte. Handelt der Traum beispielsweise vom Versorgt-, Erschreckt- oder Verlassenwerden oder von sexueller Anziehung zu einer geheimnisvollen Fremden? Klingt irgendetwas aus der letzten Sitzung bei Ihnen an? Will der Klient Ihnen mit dem Traum etwas sagen, was ihm im Hier und Jetzt der Therapie nicht leicht fällt?

> Die Therapeutin reflektiert: Ich habe die letzte Therapiesitzung mit Jake im Geiste noch einmal durchgespielt und versuchte mich zu erinnern, ob er mich als bedürftig erlebt haben könnte. Da fiel mir ein, dass ich meinen bevorstehenden Urlaub angekündigt hatte, und ich frage mich, ob er mir das wohl als Bedürftigkeit (nach einer Pause) ausgelegt hatte. Die andere Möglichkeit wäre, dass er vielleicht selbst bedürftig war oder sich allein und im Stich gelassen fühlte, weil eine vorübergehende Trennung bevorstand, jetzt da ihm die Anforderungen in seinem Leben zu viel waren.

Die Techniken, die wir oben skizziert haben, eignen sich auch zur Arbeit mit Fantasien oder Tagträumen, welche Sehnsüchte, Konflikte und unerledigte Geschäfte repräsentieren können, die an der Peripherie des Gewahrseins des Klienten sind. Denken Sie daran, dass Sie wahrscheinlich spüren, was im Traum fehlt oder vermieden wird (z. B. der gegensätzliche Pol eines Gefühls, ein fehlendes Familienmitglied).

Zu guter Letzt ziehen Sie vielleicht die Möglichkeit in Betracht, dass ein Traum, wie Sichera (2003) meint, einen Ausschnitt der Begegnung zwischen Therapeut und Klient porträtiert und dazu einlädt, sich miteinander auf eine poetische Entdeckungsreise zu begeben. Miteinander erschaffen Sie und Ihr Klient eine neue Sprache für das jeweils Entstehende und setzen sich mit dem Traum auseinander, der das Medium Ihres Kontakts ist.

LITERATUREMPFEHLUNGEN

Amram, D. (1991): The intruder: a dreamwork session with commentary. In: *Gestalt Journal* 14(1), 61–72

Bate, D. (1995): The oral tradition and a footnote to dreams. In: *British Gestalt Journal* 4(1), 52

Baumgardner, P. (1975): Legacy from Fritz: Gifts from Lake Cowichan. Palo Alto, CA: Science and Behavior Books (siehe Kap. 2)

Downing, J. / Marmorsteing, R. (Hg.) (1973): Dreams and Nightmares: A Book of Gestalt Therapy Sessions. New York: Harper & Row

Gegenfurtner, N. (2005): Eine empirische Studie über die gestalttherapeutische Arbeit mit Träumen: Prozessanalysen von Klienten- und Therapeutenverhalten im Rahmen von 30 Therapiestunden. München LMU Diss.

Grey, L. (2005): Community building viewed from a group dream perspective. In: *Gestalt Review* 9(2), 207–15

Higgins, J. (1994): Honouring the dream – an interview with Dolores Bate. In: *British Gestalt Journal* 3(2), 117–24

Perls, F. S. (1966): Dream seminars. In: J. Fagan / I. L. Shepherd (Hg.): Gestalt Therapy Now: Theory, Techniques, Applications. New York: Science and Behavior Books, 204–33

Perls, F. S. (1976): The Gestalt Approach and Eyewitness to Therapy. New York: Bantam; dt: Grundlagen der Gestalt-Therapie. Einführung und Sitzungsprotokolle. München 1985: Pfeiffer

Perls, F. S. (1981): Gestalt Therapy Verbatim. Moab, UT: Real People Press, 77–230; Gestalttherapie in Aktion. Stuttgart 1993: Klett-Cotta

Rosenblatt, D. (1999): Türen öffnen. Was geschieht in der Gestalttherapie. Bergisch Gladbach: EHP

Sichera, A. (2003): Therapy as aesthetic issue. In: M. Spagnuolo Lobb / N. Amendt-Lyon (Hg.): Creative Licence: the Art of Gestalt Therapy. New York/Vienna: Springer Verlag, 93–99; dt: Therapie, eine Frage der Ästhetik: Kreativität, Träume und Kunst in der Gestalttherapie. In: M. Spagnuolo Lobb / N. Amendt-Lyon (Hg.) (2006): Die Kunst der Gestalttherapie. Eine schöpferische Wechselbeziehung. Wien: Springer, 109–116

15

SUPERVISION IN ANSPRUCH NEHMEN UND IHREN STIL FINDEN

EINEN SUPERVISOR AUSSUCHEN

Sich supervidieren zu lassen ist die Voraussetzung ethischer Gestaltpraxis. Spätestens mit Beginn Ihrer Praxis werden Sie einen Supervisor brauchen, besser noch vorher, damit Sie optimal vorbereitetet sind und sich Ihrer Bedürfnisse als angehender Therapeutin bewusst werden. Wichtig ist, dass Sie einen Supervisor wählen, der Ihren Anforderungen genügt, so wie Sie es bei einem Therapeuten tun würden. Am Anfang werden Sie den Supervisor treffen, um zu klären, ob Sie zueinander passen. Sie müssen so weit möglich abklären, ob die folgenden Voraussetzungen gegeben sind:

- Die Supervisorin muss abschätzen können, was bei Ihrem Ausbildungsstand bzw. Ihrem Weiterbildungsstatus gefragt ist.
- Sie muss Ihr individuelles Wachstumspotenzial und Ihren Lernstil erkennen.
- Sie müssen das Gefühl haben, angenommen, akzeptiert und verstanden zu werden.
- Sie müssen den Eindruck von einem Rapport und beziehungsorientiertem Engagement haben.
- Der Wille zur Zusammenarbeit muss gegeben sein: Die Supervisorin muss bereit sein, sich mit Ihnen als Partnerin durch Probleme durchzukämpfen (statt Sie aus einer ›Expertinnen‹-Position heraus anzuleiten).
- Sie muss über die Fähigkeit verfügen, Sie so zu fordern, dass es Sie motiviert und nicht demoralisiert.
- Sie muss Sinn für Humor haben.

Wenn Sie bereits Supervisionserfahrung haben, werden Sie die Initiative ergreifen und einfordern, was Sie möchten. Sie werden bereits wissen, welcher Arbeitsstil eines Supervisors Ihnen am ehesten zusagt, und was bei Ihnen erfahrungsgemäß am ehesten wirkt und was nicht. Vielleicht möchten Sie eine begrenzte Sitzungszahl vereinbaren, bevor Sie sich auf einen längerfristigen Vertrag einlassen. Sie müssen sich auch klar werden, welches dieser drei am häufigsten angebotenen Settings in Ihrem Stadium beruflicher Entwicklung am günstigsten ist.

- Einzelsupervision: Diese ist flexibler, vertraulicher, man exponiert sich nicht so sehr, und sie kann auf Ihren persönlichen Bedarf abgestimmt werden.
- Gruppensupervision: Sie bietet vielfältigere Rückmeldungen, kollegiale Unterstützung bzw. Herausforderung, an der man lernen kann und zu der man beitragen kann, wenn andere supervidiert werden. Sie birgt auch das Risiko, die Konkurrenz- oder Schamthematik hochkommen zu lassen. Innerhalb des Gruppenformats gibt es mehrere Möglichkeiten. Einerseits das individuelle, bei dem die Supervisorin mit jedem Teilnehmer separat arbeitet und die Beiträge der anderen moderiert. Andererseits die Supervision ›durch die Gruppe‹, wobei die Supervisorin das Erlernen reflexiver und supervisorischer Skills entstehen lässt und fördert, wo nötig, instruiert und den Gruppenprozess managt.
- Intervision: Sie ist kollegialer, weniger strukturiert (und kostengünstiger!). Sie eignet sich für selbstbewusste Ausübende mit viel Erfahrung. Die Herausforderung besteht darin, als Gruppenteilnehmer professionell zu bleiben und einander nach bestem Wissen und Gewissen sowohl zu unterstützen als auch zu fordern, ohne in den ›sozialen Modus‹ zu verfallen. Peergruppen brauchen einen ganz klaren Vertrag, wie sie arbeiten möchten und wie Rollen und Verantwortlichkeiten über die Teilnehmerinnen zu verteilen sind.

Wird Ihnen ein Supervisor zugeteilt, empfehlen wir, die erste Stunde dafür zu verwenden, sich über Ihre Aufgaben und Ziele (und die der Auftraggeber) einig zu werden und einen Vertrag zu schließen, was (aus dem gegebenen Angebot) für Sie in Frage kommt und wie Sie mit dieser ›arrangierten‹ Beziehung optimal umgehen werden; sie werden ein klares Abkommen treffen, was Ihre Verantwortlichkeiten sind, und wie Sie Schwierigkeiten handhaben werden. So können Sie das Beste aus Ihrer Supervision machen und allenfalls zusätzliche Unterstützung einplanen.

Anregung: Denken Sie an eine Aktivität, ein Hobby, eine Sportart oder Fertigkeit, die Sie gut beherrschen. Nehmen Sie sich einen Augenblick Zeit und schreiben Sie auf, wie Sie sie erlernt haben. Wie lange brauchten Sie, was half Ihnen am meisten, war jemand dabei, welche Rolle spielte diese Person, wie gingen Sie mit Rückschlägen um? Wenn Sie den Lernprozess von vorne begännen, was würden Sie anders machen?

DAS BESTE AUS DER SUPERVISION MACHEN

Mit einem Vorhaben zur Supervision kommen

Manchmal ist es angezeigt, zur Gestaltsupervision zu kommen und einfach zu schauen, was kommt. Es kann aber auch sein, dass die Supervisionssitzungen von einer Vorplanung profitieren, vor allem dann, wenn Sie ohnehin ein Problem in petto haben, bei dem Sie Hilfe benötigen. Es folgen nun einige Schlagworte, die Ihnen helfen mögen, Ihr Material zu ordnen.

Der Klient und seine Geschichte

- Was geschah in der Sitzung, welche Themen tauchten auf, wovon handelt die Geschichte des Klienten, seine Anamnese, Beschreibung des Klienten und seines Körperprozesses.

Die Einschätzung des Klienten

- Einschätzung und Diagnose (vor allem bei neuen Klienten).
- Was bei der Planung zu berücksichtigen ist.
- Risikolevel und Passung thematisieren.
- Ereignisse im weiteren Feld, die sich eventuell auswirken.

Aufgaben in der Praxis

- Skills und Strategien (eine bestimmte Intervention zu optimieren oder neue Vorgangsweisen zu explorieren).
- Konzeptualisierung (z. B. Ihre Arbeit nach theoretischen Gesichtspunkten beschreiben).
- Professionelle und praxisrelevante Themen (Protokollieren, Berichte schreiben, Honorare erhöhen usw.).
- Ethische Gesichtspunkte, die sich ergeben haben bzw. ergeben könnten.
- Einen Überblick über die Gesamtheit Ihrer Fälle erstellen (Ihr Kliententypus, Ausgeglichenheit Ihres Klientenprofils im Sinne von Problematiken, Geschlechtszugehörigkeit etc.).

Der relationale Prozess zwischen Ihnen und Ihrem Klienten

- Was geschieht im ko-kreierten ›Dazwischen‹.
- Das Arbeitsbündnis.
- Brüche in der Beziehung.
- Übertragungs- und Gegenübertragungsreaktionen.

Ihre persönlichen Angelegenheiten und Ihr Entwicklungsfortschritt

- Themen, die nur bei bestimmten Klienten auftreten (z. B. blockiert, entmutigt oder verwirrt sein).
- Themen identifizieren, über die Sie nur ungern offen reden (z. B. Fehler, ›untherapeutische‹ Haltungen oder Gefühle).
- Bereiche, die der Aufmerksamkeit und der Ausweitung bedürfen (z. B. sich auf Selbstexploration konzentrieren, Übertragung erkennen, körperliche Perspektiven mit einbeziehen).
- Sich über Ihren Gesamtentwicklungsstand als Therapeutin Gedanken machen.

Der eigentliche Supervisionsprozess

- Probleme, die Sie mit Ihrem Supervisor haben (z. B. sich missverstanden oder in der Defensive zu fühlen).
- Wiederkehrende Muster im Supervisionsprozess (z. B. wird der Supervisor zu direktiv, ordnen Sie sich zu sehr unter oder begehren Sie auf?).
- Den eventuellen Parallelprozess in der Supervision erkennen (z. B. der Supervisor und Sie inszenieren Ihre Beziehung zueinander ähnlich wie Sie und der Klient es tun).
- Über die am häufigsten vorkommenden Supervisionsthemen reflektieren und darauf achten, welche nicht vorkommen.
- Supervisionsthemen von eventuellen Therapieangelegenheiten trennen lernen.
- Eine kritische Sichtung der Supervision, ihrer Ziele und ihres Erfolgs (siehe unten).

Lebensthemen, die in die Supervision hineinwirken

- Lebensumstände, Probleme, Stress, Krankheit, die sich auf Ihre Fähigkeit auswirken, sich zu konzentrieren, verfügbar und präsent zu sein.

Den Erfolg feiern

- Zu guter Letzt dürfen Sie sich über Ihre Erfolge, über gute Interventionen und bestätigende Rückmeldungen von Klienten, über Ihre Leistung und Ihr Wachstum freuen (vielleicht benötigen Sie ja Hilfe, um überhaupt darauf zu kommen!).

Es lohnt sich sehr, Ihre individuellen Bedürfnisse des jeweiligen Entwicklungsstadiums mit Ihrem Supervisor zu besprechen. Sind Sie beispielsweise

Praxisanfängerin, werden Sie ein gerüttelt Maß an Anleitung in dem, was Sie tun und wie Sie es tun, brauchen. Eine erfahrenere Therapeutin will wahrscheinlich mehr gefordert werden; sie trachtet nach unterschiedlichen Umformulierungen der Probleme oder holt sich Ermutigung, um kühnere Interventionen auszuprobieren. Ein sehr erfahrener Praktizierender braucht möglicherweise einen gemeinsamen Reflexionsraum, will neue Theorie integrieren oder die relationalen Feinheiten von Übertragung und Gegenübertragung abwägen.

Wahrhaftigkeit und Verletzlichkeit wagen

Unserer Erfahrung nach ist Ihnen Supervision, vorausgesetzt obige Kriterien sind größtenteils erfüllt, dann am ehesten dienlich, wenn Sie möglichst ehrlich sind und Verletzlichkeit zulassen, Ihre Fehler eingestehen, ›untherapeutische‹ Reaktionen auf Klienten einbekennen und Ihre Konflikte und Widerstände benennen, die der Input des Supervisors bei Ihnen ausgelöst hat. Supervisanden sind oft bestrebt, das Wunschbild, das sie von sich haben, darstellen zu wollen (worauf Perls hingewiesen hat), d. h. sie geben den braven Supervisanden, der kaum Fehler macht und den Supervisor beeindruckt. Wir möchten Sie ermutigen, den Geist der Gestalt dadurch hoch leben zu lassen, dass Sie die Person sind, die Sie eben sind, mitsamt Ihren Fehlern, und Vertrauen zu haben, dass genau das Sie zur besseren Gestalttherapeutin macht. Wir haben in unseren Supervisionen oft gesehen, dass der größte Lerneffekt sich aus dem Eingestehen klinischer Irrtümer und aus unseren negativen Reaktionen auf den Klienten ergibt bzw. daraus, dass wir positiver, ängstlicher oder erotisch angetaner sind als sonst. So etwas schafft die bessere Lernvoraussetzung und stärkt das Arbeitsbündnis mit dem Supervisor.

Wenn Sie Supervision erhalten, sollten Sie Emotion und Wirkung anlässlich einer Rückmeldung artikulieren und gegebenenfalls mehr davon einfordern. Zur Überprüfung, ob Sie die Rückmeldung korrekt vernommen haben, können Sie nachfragen oder sie zu klären suchen; hierauf lassen Sie Ihre Reaktion wissen, besonders, wenn Sie verstört sind, und erbitten vielleicht etwas Zeit zum Verdauen, bevor Sie Antwort geben.

> »Ich fühle mich kritisiert und bin in Sorge. Heißt das, dass Sie mich für eine inkompetente Therapeutin halten?«
>
> »Könnten Sie auch etwas nennen, was ich gut gemacht habe, da ich mir gerade vorkomme, als wäre ich zu nichts nutze.«
>
> »Ich merke, dass mich das, was Sie gesagt haben, sowohl ängstigt als auch aufregt.«

»Sie gehen Ihre Vorschläge zu schnell durch, und ich brauche mehr Zeit zum Nachdenken.«

Die Möglichkeit der Beschämung ist im supervisorischen Feld oft gegeben – für den Supervisanden, der seine Arbeit offen legt, aber auch für die Supervisorin, die effiziente Hilfe leisten will. Dies zwischen Ihnen offen zu benennen bringt derlei Gefühle in ein normales Maß.

Ein Transkript zur Supervision mitbringen

Einen Mitschnitt, ein Transkript oder einen schriftlichen Bericht zur Supervision mitzubringen, ist eine ausgezeichnete Möglichkeit, mehr vom Klienten selbst einzubringen und nicht Ihre Geschichte über ihn! Haben Sie die Aufnahme vorgespielt, können Sie sich ›Makro‹-Themen vornehmen, wie etwa Ihre Effizienz überhaupt, Ihren Arbeitsstil, die Übertragungsmuster, die Frage, was vermieden wurde und wo Verbesserungsbedarf besteht. Sie können sich auch einzelne Mikro-Momente oder bestimmte Interventionen vorknöpfen wie zum Beispiel:

1. Was tut sich beim Klienten und was ist das zu bearbeitende Thema?
2. Was fühlten, was dachten Sie, wie reagierten Sie körperlich?
3. Wie würden Sie Ihre derzeitige Beziehung zum Klienten beschreiben?
4. Was waren Ihre Überlegungen hinter der Intervention?
5. Wie wirkte sich Ihre Intervention beim Klienten aus? Wie hilfreich war sie?
6. Wie haben Sie sich diese Wirkung erklärt?
7. Welche Interventionsalternativen hätten Sie gehabt?
8. Welchem theoretischen Hintergrund entsprang Ihre Intervention?
9. Was war schwierig, verwirrend, aufregend?
10. Was möchten Sie sich in dieser Supervision näher ansehen?

Wir bringen nun das Beispiel von einer Intervention und dem daraus folgenden Widerhall aus einem Transkript, das in die Supervision eingebracht worden war:

Therapeutin: »Was spüren Sie jetzt, da Sie mir das erzählen *[als Antwort auf den Klienten, der eine ›Geschichte über‹ den Zorn verlautbarte]*?«

Klient: »Ich fühle mich okay.«

Es folgen nun die Antworten, die sich der Supervisand auf die oben aufgezählten Fragen gab.

1. Der Klient scheint sehr dem Denken verhaftet zu sein.
2. Ich bin unruhig (und spiegle vielleicht das vom Klienten geleugnete Gefühl wider).
3. Unsere Beziehung scheint unterbrochen.
4. Ich versuchte, dem vermiedenen Gefühl an die Oberfläche zu verhelfen.
5. Entweder deflektierte der Klient oder er verstand die Intervention nicht. Sie war nicht sehr hilfreich.
6. Meine Hypothese ist, dass der Klient nicht über genügend Support verfügte, um das Gefühl auszudrücken (oder ich täuschte mich!).
7. Ich hätte ihn fragen können, was er in seinem Körper spürte.
8. Meine Hypothese bezog sich auf eine mögliche Retroflexion.
9. Ich war unsicher, ob ich die Frage noch einmal in veränderter Form stellen oder das Thema wechseln sollte.
10. Ich möchte mir noch überlegen, wann es angezeigt ist, den Klienten mit einer möglichen Deflexion zu konfrontieren.

DIE GESTALTSUPERVISION ›GESTALTISCH‹ HALTEN

Vieles von dem bisher Erörterten gilt für gute Supervision jeglicher Provenienz. Nun möchten wir uns speziell auf den Gestaltansatz in der Supervision konzentrieren und der Frage nachgehen, wie Sie Ihre Supervision als Reflexionsraum nützen können, der die Prinzipien der Gestaltpraxis so verankert und verkörpert, dass die dynamischen Felder Therapie und Supervision in schöpferischem Dialog sind. Ist Ihr Supervisor kein Gestalttherapeut bzw. sind Sie in einer integrativen Supervisionsgruppe innerhalb einer Institution, müssen Sie Ihren Supervisor und Ihre Kolleginnen möglicherweise für einen Dialog über die wesentlichen Faktoren des Gestaltansatzes gewinnen.

GESTALTPRINZIPIEN VERKÖRPERN

Außer den Prinzipien, die wir bereits behandelt haben, möchten wir folgende grundlegende Aspekte guter Gestaltsupervision betonen:

Erfahrungen entstehen

Das Steigern des Gewahrseins ist das Um und Auf des Explorierens, wenn Sie in der Supervision ein Thema bringen. Wenn Sie Ihren Klienten vorstellen, sollten Sie dies nicht distanziert und theoretisierend tun. Machen Sie Ihre Erzählung ›erfahrungsnäher‹, indem Sie beim Sprechen auf Ihre eigenen Gefühle, Gedanken und Empfindungen achten; haben Sie ein Auge auf die Resonanz Ihres Supervisors, während dieser zuhört; achten Sie darauf, was sich zwischen Ihnen und Ihrem Supervisor ereignet, und seien Sie neugierig, welche Beziehungsmuster sich entfalten und ob sich womöglich diejenigen mit Ihrem Klienten widerspiegeln (was ein sogenannter Parallelprozess wäre); Sie nehmen sich ausreichend Zeit, um neue Gedanken, Bilder oder Assoziationen aufsteigen zu lassen. Auf diese Weise halten Sie den Eindruck von der ko-kreierten Beziehung, vom Hier-und-Jetzt-Prozess und vom körperlich spürbaren Erleben Ihrer selbst und Ihres Klienten lebendig.

Wenn Sie den Klienten in theoretische Begriffe zu fassen suchen, weil Sie Ihr Auge auf das Bemessen und Planen richten, werden Sie mit der phänomenologischen Methode beginnen, d. h. Ihre Vorurteile einklammern und sorgsam die ›Fakten‹ aus der Darstellung des Klienten herauslösen und merken, wenn Ihre Formulierungen von Mutmaßungen bzw. emotionalen Reaktionen getönt sind. Erst danach werden Sie vorsichtige und vorläufige diagnostische Bilder erstellen und Behandlungsoptionen ins Auge fassen.

Dialog

In dem Maß, in dem Sie sich auf eine dialogische Beziehung mit Ihrem Klienten einlassen, werden auch Sie und Ihr Supervisor sich einer dialogischen Auseinandersetzung stellen, in welcher sich beide Parteien so authentisch wie möglich begegnen und einen Kontakt wagen, dessen Resultate Sie nicht zu bestimmen suchen. Nehmen Sie versuchsweise einen simplen Dialog über ein Supervisionsthema mit Ihrem Supervisor auf und achten Sie genau auf Ihre Gefühle im Hier und Jetzt und auf Ihre Eindrücke und Bilder, in der Gewissheit, dass das, was kommen muss, auch kommen wird.

Eine Feldperspektive

Sie werden sich die engeren und weiteren Feldbedingungen ansehen, die für das eingebrachte Ereignis bzw. Thema, damals wie jetzt, in der Therapie wie in der supervisorischen Dyade, relevant sind. Zu den aktuellen Feldbedingungen gehören z. B. kulturelle Unterschiede, zur Zeit stattfindende politische oder soziale Ereignisse, das Wetter, die wirtschaftliche Situation, die Stilllegung einer Buslinie, das neugeborene Enkelkind der Frau des Klienten und so fort. Zu den weitläufigeren Feldbedingungen, deren Einfluss spürbar sein mag, gehören die historische Beziehung zwischen den Kulturen von Therapeut und Klient, die therapeutische Vorerfahrung des Klienten oder das, was zwischen Ihnen beiden in der Vorwoche vorgefallen ist (oder in naher Zukunft geschehen könnte). Ihre Aufgabe ist nun, aufmerksam darauf zu achten, was für den Klienten bedeutsam ist und was in seiner Erzählung nicht vorkommt.

SELBST-SUPERVISION, WENN SIE FESTSTECKEN

In jeder Reise mit einer Klientin wird es Momente geben, in denen Sie komplett feststecken. Dies kann sich mit der Erfahrung der Klientin decken, aber jedenfalls glauben Sie, dass sich in der Arbeit nichts weiter bewegt. Es gibt zwei Fragen, die Sie sich dabei stellen müssen. Ist die Klientin im Impasse gelandet oder handelt es sich um eine Schwierigkeit in Ihrem Ansatz, die erst gelöst werden muss, bevor sich wieder Fortschritt einstellt? Vor allem wenn die Therapeutin am Anfang ihrer Ausbildung steht, sieht sie einen solchen Stillstand schnell als eigenes Versagen an und verzagt an der Frage, ob sie es ›wohl jemals richtig hinkriegt‹. Es gehört zu den Stärken der Gestalttherapie, diesen ›Stillstand‹ positiv zu werten. Die Gestalt sieht den Impasse nicht als Hindernis, das überwunden werden will, sondern als Schwierigkeit, die es zu verstehen gilt.

Die beste Strategie ist anfänglich, an ihm ›daran zu bleiben‹ (getreu dem paradoxen Prinzip der Veränderung) und wissbegierig hinzuspüren, welche Botschaft oder welche Sichtweise er wohl übermitteln mag. Wir raten Ihnen daher, nicht in die populäre Falle zu tappen, zu meinen, man sei als Therapeutin nicht ›gut genug‹; verwenden Sie Ihre Energie stattdessen darauf, das Wesen, das ›Gelände‹ und die Möglichkeiten zu erkunden, die in diesem Patt enthalten sind. Manchmal ist genau das der springende Punkt in einer Therapie, da die Klientin ihr aktuelles Problem und die Klemme, in der sie steckt und welche sie ursprünglich zur Therapie bewogen hat, hiermit ins Hier und Jetzt einbringt.

Wir empfehlen Ihnen drei Bereiche zur Selbst-Supervision, wenn Sie einen frischen Wind brauchen:

Erstens, das Arbeitsbündnis und die therapeutische Beziehung:

- Überprüfen Sie den ursprünglichen Vertrag, den Sie mit dem Klienten eingegangen sind. – Tun Sie aktuell das, was Sie miteinander vereinbart haben, oder hat einer von Ihnen auf eine andere Agenda umgeschaltet? Meinen Sie, dass die Klientin an etwas arbeiten ›sollte‹, wofür Sie keine Zusage ihrerseits haben? Oder hat die Klientin mittlerweile ein anderes Problem für wichtiger befunden, es aber nicht ausdrücklich kundgetan? Denken Sie sich eine Metapher aus, welche die Situation des Festklemmens beschreibt, und explorieren sie deren Bedeutung (z. B. ›wie in einem Nebel zu sein‹ oder ›langsam zu ertrinken‹).
- Analysieren Sie das Problem anhand der Beziehung zu Ihnen. Wie wird das Problem innerhalb der therapeutischen Beziehung umgesetzt? Ist dieses Anstehen eine Mitteilung an Sie, und wie könnte sie lauten? Wie tragen Sie eventuell zu dem Patt bei oder lösen es gar aus?
- Fragen Sie sich, ob Sie etwa eine unerkannte Gegenübertragung im Griff hat. Kommt Ihnen dieses Festsitzen vertraut vor oder nicht? Fühlen Sie sich bei Klienten oft so oder nur bei diesem?

Zweitens, der Prozess der Klientin:

- Fragen Sie die Klientin, wie sie die Therapie im Moment findet. Hat sie auch den Eindruck, dass sie kaum vorwärts kommt? Wie erklärt sie sich das?
- Welche Metapher findet sie für ihre Blockierung?
- Gibt es ein Introjekt oder eine Kernüberzeugung, die die Klientin bremst (z. B. ›eine Person zu sein, der nie etwas gelingt‹)?
- Verfügt sie über genügend Support, um sich auf kritische Veränderungen einzulassen?
- Hat sie Angst vor Veränderung?
- Teilt Sie mit dem Impasse in Wahrheit dem Berater ihren Leidensdruck mit und benötigt sie lediglich eine beständige, emotional auf sie abgestimmte Resonanz, die keinerlei Forderung nach Veränderung enthält?
- An welcher Stelle des Erfahrungszyklus klemmt sie fest? Ist z. B. Bewusstheit gegeben und fehlt ihr bloß die Energie? Hat sie Energie mobilisiert, weiß aber nicht, wie sie sie einsetzen soll? Und so fort.

Drittens, Ihr eigener Prozess:

- Scheint der Klient nicht betroffen zu sein und Sie sind es sehr wohl? – Überlegen Sie, ob Ihnen womöglich Ihre eigenen Erwartungen, wie Therapiefortschritt zu sein habe, im Wege stehen.

- Führen Sie ein imaginäres Gespräch mit Ihrer Klientin, indem sie einen leeren Stuhl benutzen. Übertreiben Sie Ihre Reaktionen, z. B.: »Ich habe komplett und absolut die Schnauze voll davon/von Ihnen, da …« Könnten Sie alles sagen, ohne Konsequenzen befürchten zu müssen, was würde Sie sagen?
- Wenn Sie mehr Erfahrung haben, werden Sie den Prozess immer stärker bereits während der Sitzung wahrnehmen. Sie werden über das Geschehen reflektieren können, während es sich vollzieht, es wird Ihnen der Rat aus der letzten Supervision einfallen bzw. wo Ihr Repertoire erweiterbar ist. Viele Therapeuten (wir mit eingeschlossen) können in Zeiten des Impasses innerlich ganz bewusst einen geschätzten Supervisor zu Hilfe rufen, seine Worte, seinen Rat, seine Anweisungen ›hören‹ und die Antwort auf die Frage erraten: »Was hätte er wohl in dieser Situation gesagt oder getan?«
- Gehen Sie mit sich ins Gericht, ob Sie vielleicht zu viel arbeiten, ob Sie zu viele schwierige Klienten genommen haben, ob Sie Ziel und Konzentration verloren haben oder ob sie womöglich nicht ausreichend für sich selber sorgen.
- Stellen Sie sich vor, was passieren würde, wären Sie in dem Moment schöpferisch indifferent.

DEN INTERPERSONELLEN PROZESS ABRUFEN (IPA)

IPA ist eine Supervisionsmethode, die von Kagan (1980) entwickelt wurde. Sie fußt auf dem Kerngedanken, dass wir in den Therapiesitzungen viel mehr ›erkennen‹ und bemerken, als wir uns zugestehen. Dieser Vorgang ähnelt jenem, den wir bereits erläutert haben, als wir die Vorteile, die in die Supervision mitgebrachten Transkripte haben, diskutierten. IPA sucht jedoch weniger den Anschluss an die gedankliche Reflexion, sondern eher an eine tiefere Intuition und an das implizite Wissen.

IPA hilft den Beratern, sich die Dynamik der Therapeut-Klienten-Beziehung bewusst zu machen und sich darauf einzustellen; sie schätzen sie möglicherweise gering, weil sie zu ›diplomatischem Verhalten‹ neigen, wie Kagan es nannte. IPA eignet sich hervorragend zum Identifizieren momentaner Gegenübertragungserfahrungen, die normalerweise übergangen werden. Die Methode erfordert u. a. sorgfältiges Explorieren der Sitzung, indem man in sie *eintaucht*, während man sich den Prozess in Erinnerung ruft, idealerweise unter Zuhilfenahme eines Video- oder Tonbandmitschnitts.

Sie hören sich den Teil einer aufgenommenen Sitzung an, den Sie zuvor als signifikant bewertet haben. Während Sie zuhören, stimmen Sie sich auf Ihren eigenen inneren Prozess ein und halten das Band an, sobald Ihnen einfällt, dass Sie an der Stelle etwas gefühlt oder gedacht haben, dem Sie nicht genügend Beachtung geschenkt haben.

Sie können IPA alleine durchführen. In dem Fall müssen Sie Ihr eigener Befrager sein. Es ist jedoch besser, wenn Sie einen Supervisor oder Kollegen haben, der Sie bei dem Vorgehen unterstützt. Wenn Sie das Band anhalten (oder auf Vereinbarung Ihr Supervisor), leitet der Befrager Ihre Reflexion an, indem er etwa folgende Fragen stellt:

1. Welche Gedanken/Gefühle/Empfindungen hatten Sie?
2. Wie, glauben Sie, fühlte sich Ihre Klientin? Wie mochte sie Sie gesehen haben? Was wünscht sie sich von Ihnen?
3. Gibt es etwas, was Sie nicht ausgesprochen haben?
4. Was wäre das Risiko gewesen, hätten Sie gesagt, was Sie sagen wollten?
5. Was hätten Sie ihr/ihm zu dem Zeitpunkt gerne gesagt?
6. Wie hätte sie/er vermutlich reagiert, hätten sie es gesagt?
7. Gab es hierzu noch andere Überlegungen?
8. Hat sie/er Sie an jemanden aus Ihrem Leben erinnert?

Diese Übung ist eine gute Gelegenheit, unter weniger Druck und mit mehr Muße zuzuhören, zu überlegen und Dinge an die Oberfläche kommen zu lassen, die nicht in vollem Gewahrsein waren und Sie nicht auf der Höhe Ihrer Effizienz sein ließen.

RÜCKSCHAU HALTEN BZW. SICH VOM KLIENTEN SUPERVIDIEREN LASSEN

Es gehört zur therapeutischen Kompetenz, zusammen mit dem Klienten immer wieder kritische Sichtungen vorzunehmen, Einschätzungen zu tätigen und den Arbeitsvertrag neu überprüfen bzw. umzustellen – manchmal innerhalb einer Sitzung. Von Zeit zu Zeit werden Sie auch formale Rückschausitzungen abhalten. Das gehört zum ganz normalen Praxisalltag. Wir haben jedoch einen zusätzlichen Blickwinkel anzubieten, wenn es um solche Besprechungen geht: Der Klient kann Ihr Partner in der Selbstsupervision sein. Er/sie hat Erfahrungen aus erster Hand, die therapeutische Beziehung betreffend, weswegen seine Überlegungen eine wunderbare Gelegenheit sind dazuzulernen.

Vielleicht kündigen Sie der Klientin schon im Vorhinein an, dass Sie gerne einen gemeinsamen Check vornehmen würden und bitten sie, darüber nachzudenken, wie sie die Therapie sieht. Sie können während dieser Besprechungen:

- Den ursprünglichen Arbeitsvertrag noch einmal durchgehen und nachsehen, was die Klientin beim Erstgespräch wollte.
- Prüfen, ob die Klientin und Sie der Meinung sind, dass er noch aufrecht ist und wie es mit dem Fortschritt steht.
- Erwägen, welche Entwicklung Ihre gemeinsame Einschätzung des Problems mit der Zeit durchgemacht hat.
- Fragen Sie die Klientin, wie sie es bisher empfunden hat, bei Ihnen in Therapie gewesen zu sein, welche Aspekte sie besonders hilfreich und welche als weniger hilfreich erlebt hat, und ob es etwas gibt, was Sie oder sie selbst anders hätten machen sollen.
- Dann können Sie zur Besprechung etwaiger notwendiger Veränderungen übergehen.
- Sie können sich auf einen weiteren Kurzzeitvertrag, einen fortlaufenden Langzeitvertrag oder ein Abschlussdatum einigen.

Die angesprochenen Bereiche werden Ihnen Stoff zum Nachdenken geben und Sie die Punkte erkennen lassen, die Sie später mit Ihrer Supervisorin diskutieren sollten. Eine solche Lagebesprechung empfehlen wir etwa alle drei Monate, doch können Frequenz und Formalien variieren. Miller et al. (2008) sind der Ansicht, dass gute Therapeuten dann zu Spitzentherapeuten werden, wenn sie vom Klienten Rückmeldungen, ihre Effizienz betreffend, einholen und danach handeln. Wenn Sie die Therapie mit einer Klientin beenden, kann es nutzbringend sein, eine Folgebesprechung sechs Monate oder ein Jahr danach abzuhalten, d. h. die Klientin kommt wieder, um sich der Verbindung zu vergewissern und zu berichten, wie es ihr seit Therapiebeendigung ergangen ist. Manche Therapeuten bieten diese Nachbesprechung kostenlos an, weil sie dadurch Aufschluss über die Nachhaltigkeit ihrer Wirksamkeit nach Entlassung erhalten.

So wird die formellere Rückschau Bestandteil der wissenschaftlichen Erforschung Ihrer Berufsausübung (siehe Kapitel 16) und trägt so wesentlich zu Ihrer Entwicklung bei.

Natürlich gelten für die Supervisionsbeziehung dieselben Prinzipien. Sie und Ihr Supervisor werden Ihre gemeinsame Arbeit kritisch unter die Lupe nehmen, erkunden, was am nützlichsten und was am nutzlosesten gewesen ist, sie werden Ihre Klientel überwachen und kontrollieren und miteinander eruieren, wo es Wachstumspotenzial gibt.

IHREN EIGENEN STIL ENTWICKELN

Eine der interessantesten und diffizilsten Aufgaben im Frühstadium Ihrer Therapeutenlaufbahn ist das Herausfinden, welche Form von Gestalttherapie am besten zu Ihrer Persönlichkeit und zu Ihrer Philosophie passt, und dabei kann Ihnen Ihre Supervisorin helfen. Später werden Sie Ihren Stil vielleicht neu überdenken und erweitern und Ihre Grenzen weiter hinausschieben.

Es beginnt mit der Überlegung, was Sie als Person in die Therapeutenrolle einbringen. Wir führen hier einige wenige Polaritäten an, über die Sie sich Gedanken machen mögen. Wo auf dem Spektrum liegen Sie? Wären Sie gern anders und wenn ja, wie?

vorsichtig .... risikofreudig
selbstoffenbarend .... zugeknöpft
körperzentriert .... kognitiv ausgerichtet
strategisch .... prozessgeleitet
unterstützend .... konfrontierend
intuitiv .... praktisch veranlagt
phänomenologisch .... deutend
direktiv .... emergenzorientiert

Fassen Sie von sich aus eher das Gesamtbild eines Klienten, dessen Leben und dessen existenzielle Themen ins Auge oder konzentrieren Sie sich auf den sich jeweils entfaltenden Prozess, auf winzige körperliche Regungen, auf seine jeweilige Wortwahl? Polster (1998, 267) schildert, wie extrem verschieden zwei seiner Lehrer mit Inhalt und Prozess umgingen. »Paul Goodman war stark inhaltlich ausgerichtet, er sucht immer wieder nach dem Haupthandlungsstrang im Leben des Patienten … [wohingegen] … Paul Weisz am anderen Ende des Spektrums arbeitete, indem er getreu am ›Wie‹ jeder augenblicklichen Erfahrung blieb bis ins kleinste und feinste Detail.«

Auf diese und viele andere mehr Fragen gibt es Antworten, die nur auf Sie ganz allein zutreffen. Wir bieten hier einige Fragen an, die Ihnen beim Entdecken und Entwickeln Ihres ureigenen Stils helfen sollen.

- Wie sind Sie, wenn Sie auf der Höhe Ihrer therapeutischen Kunst sind, welche Qualität verkörpern Sie, wie gehen Sie vor?
- Wie setzen Sie Ihren körperlichen Prozess ein, sprechen Sie Ihre physischen Reaktionen und Vermutungen aus, welche auf den körperlichen Empfindungen beruhen?
- Welcher Modus und welcher therapeutische Ansatz sind in Ihrer Eigentherapie am nützlichsten gewesen? Was am wenigsten und warum? Meinen Sie, andere Leute würden genauso darauf reagieren wie Sie?
- Wie würden Ihre Klientinnen Sie als Therapeutin beschreiben? Gefällt Ihnen diese Beschreibung? Hätten Sie sie gerne anders?
- Welche Seiten oder Eigenschaften haben Sie in Ihrem Privatleben, die Sie nicht in Ihren Therapeutenberuf einbringen? Warum tun Sie das nicht?
- Welche Klienten bzw. Themen finden Sie am schwierigsten, welche am einfachsten?
- Welche Fertigkeiten oder Techniken verwenden Sie am öftesten? Wobei müssten Sie über Ihren Schatten springen und was könnten Sie sich niemals vorstellen?

Anregung: Entwerfen Sie das Bild eines idealen, umfassend kompetenten Therapeuten. Welche Qualitäten hätte er oder sie? Haben Sie diese Eigenschaften bereits? Wie können Sie sie zur Entfaltung bringen?

Ihre klinische Arbeit ist auch für Ihr persönliches Wachstum sowie für das Ihrer Klienten nutzbar. Bleiben Sie flexibel und experimentieren Sie mit neuen Seins- und Arbeitsweisen. Im Laufe der Jahre haben wir (die Autoren) beide viele verschiedene Entwicklungsphasen durchgemacht, was unseren Stil betrifft. Manche verliefen glatt und natürlich, andere wiederum forderten uns stark heraus. Vergessen Sie nicht, dass der Wandel der Arbeitsweise (wie jeder andere Veränderungsprozess) mitunter mit Zweifels- und Unsicherheitsattacken einhergeht.

Gestalt, Form und Wesen der therapeutischen Beziehung werden natürlich enorm davon beeinflusst, was Sie mitbringen (einschließlich Ihrer ungelösten Probleme und Reaktionen in der Begegnung). Ihre therapeutisch zu bearbeitenden Punkte zu erkennen und ihren eigenen Stil zu finden ist ein guter Ausgangspunkt, wenn Sie abschätzen lernen, wie viel innerhalb und wie viel außerhalb Ihres Gewahrseins liegt. Ein apokryphes Aperçu lautet: »Die Therapie ist dann beendet, wenn der Klient dieselben Probleme hat wie der Therapeut und beide nichts davon merken!« Ernsthafter gesprochen ist die augenfälligste Konsequenz der wechselseitigen Einflussnahme in einer relationalen Therapie die, dass wir als Therapeuten unsere Eigentherapie, Selbstgewahrsein und Support bisweilen an die erste Stelle setzen müssen. Dann können wir uns dem Ziel widmen, eine klare, resiliente und einfühlsame Präsenz in die therapeutische Begegnung einzubringen.

LITERATUREMPFEHLUNGEN ZUM THEMA SUPERVISION

Boeckh, A. (2008): Methodenintegrative Supervision – ein Leitfaden für Ausbildung und Praxis. Stuttgart: Klett-Cotta

Carroll, M. / Gilbert, M. (2005): On Being a Supervisee: Creating Learning Partnerships. London: Vukani Publishing

Gephart, H. (2003): Die Feldtheorie Kurt Lewins als Theoriebeitrag zur Gestaltsupervision. In: *Gestalttherapie* 17, H.1, 31–40

Gilbert, M. / Evans, K. (2000): Psychotherapy Supervision – An Integrative Relational Approach. Buckingham: Open University Press (siehe Kap. 4 – ›Creating an Effective Learning Environment‹)

Houston, G. (1990): Supervision and Counselling. London: Rochester Press

Inskipp, F. / Proctor, B. (2001): Making the Most of Supervision, Teil 1. London: Cascade Publications (online zu bestellen)

Kearns, A. (2005): The Seven Deadly Sins? London: Karnac (siehe Kapitel 7 – ›Shame in the Supervisory Relationship‹); dt.: Scham in der supervisorischen Beziehung. Mit dem Feinde leben. In: *Gestalttherapie* 18, H.1, 65–82

Maclean, A. (2002): The Heart of Supervision. Washington, DC: Topdog-g Publishing (siehe Kap. 3 – ›Windows on the Processes of Supervision‹)

Schreyögg, A. (2010): Supervision. Ein integratives Modell. Wiesbaden: VS

Resnick, R. / Estrup, L. (2000): Supervision – a collaborative endeavor. In: *Gestalt Review* 4(2), 121–137

Wyman, L. / Cohen, A. (2007): Supervising the revisited Fritz Perls: reflecting on »real Gestalt«. In: *Gestalt Review* 11(1), 52–58

Yontef, G. (1997): Supervision from a Gestalt therapy perspective. In: C. E. Watkins Jr. (Hg.): Handbook of Psychotherapy Supervision. New York: Wiley, 147-63

LITERATUREMPFEHLUNGEN ZUM THEMA PERSÖNLICHER STIL

Bloom, D. (2008): Borders and bridges. In: *British Gestalt Journal* 17(2), 5–7

Korb, M. / Gorrell, J. / Van de Riet, V. (2002): Gestalt Therapy – Practice and Theory. New York: *Gestalt Journal Press* (siehe Kap. 6 – ›The Therapist‹)

16

DER REFLEKTIERTE PRAKTIKER

Am Ende dieses Kapitels werden wir einige exzellente Überblicksarbeiten über das weite Feld der Forschungsmethoden empfehlen, die Ihrer therapeutischen Praxis dienlich sein können. In diesem Kapitel gedenken wir, einige Gedanken aufzuwerfen, welche das Interesse des Praktikers erwecken sollen und ihn die Notwendigkeit des Forschens erkennen lassen; wir werden skizzenhaft darlegen, wie man ein gestaltfreundliches Forschungsprojekt in die Wege leitet und vor allem Mut machen, in der Gestaltpraxis eine *Forscherhaltung* an den Tag zu legen.

WAS IST FORSCHUNG?

Zum schöpferischen Leben gehört fortlaufendes Recherchieren ohnehin dazu, wie z. B. wenn man ein Restaurant für einen besonderen Anlass auswählt, eine geeignete Schule für sein Kind sucht oder eine passende Weiterbildungsveranstaltung wählt. Mit anderen Worten ist Recherche die Beschaffung neuer, dienlicher Information über Dinge, die von Belang für Sie sind.

Die einfachste Variante des Forschens ist das systematische Studium eines bestimmten Gegenstandes, was Kenntnisstand und Einsicht fördert. Im psychotherapeutischen Zusammenhang muss sie auch für die klinische Praxis taugen. Seriöse wissenschaftliche Forschung ist ein schöpferischer Vorgang, zu dem das Sammeln handfester Daten, Analyse- und Erkenntnismethoden und entsprechende Schlussfolgerungen gehören.

Der Typ Forschung, den wir im Weiteren diskutieren und der in einer guten Gestalttherapie Anwendung findet, ist im Idealfall auch für die Forscherin transformativ. Der Forschungsvorgang besteht im Explorieren neuer Verstehensweisen und neuer Richtungen. Er wird ganzheitlich, phänomenologisch, feldsensibel und dialogisch sein.

WARUM FORSCHUNG WICHTIG IST

Dafür liegen viele Gründe vor, wobei manche pragmatisch und mache bloß Zielvorstellungen sind.

- So manche staatlichen Stellen, Institutionen, Arbeitgeber und Klienten stützen sich auf publizierte Forschungsergebnisse, wenn sie herausfinden wollen, welche Therapieform am besten wirkt und wie viel Zeit sie in Anspruch nehmen wird. Langfristig kann sich das in Entscheidungen niederschlagen, dass bestimmte Therapien gefördert, beworben und offiziell anerkannt werden und andere nicht.
- Ein ethischer und professioneller Auftrag an uns lautet, uns kundig zu machen, welche Art von Therapie bei welchem Klienten am besten wirkt, welche Interventionsformen förderlich sind und welche schaden.
- Nicht minder wichtig und professionell ist es, über verlässliche Studien Bescheid zu wissen und sie auf Anfrage zur Verfügung zu stellen, damit unsere Klienten einen Nachweis in der Hand haben, dass unsere Therapieform wirksam ist und sich vor allem bei ihrem Thema oder ihrem Bedarf lohnt.
- Die Forschung hat immer wieder neue Ideen hervorgebracht und bedeutsame Entwicklungen auf dem Gebiet psychologischer Therapien angestoßen (z. B. die neurowissenschaftliche Forschung und Säuglingsbeobachtung in jüngerer Zeit). Wissenschaftliche Nachweise halten unsere Praxis und unseren Ausbildungsstand auf dem Laufenden, indem Sie uns die Dinge in immer neuem Licht sehen lassen.
- Sich eine ›Forscherhaltung‹ anzueignen, fördert den Geist reflexiver Praxis, welche dadurch zunehmend effizienter wird (z. B. von Rijn et al., 2008).

DAS HEISSE EISEN IN DER FORSCHUNG – DIE WIRKSAMKEIT DER PSYCHOTHERAPIE

In den letzten Jahren haben sich zwei kontroverse Trends im Feld der Psychotherapie herauskristallisiert. Der eine tendiert zur relationalen Therapie, welche seit Jahrzehnten Herzstück der Gestalttherapie ist. Der zweite neigt der evidenzbasierten, schematisch vorgehenden Kurzzeitbehandlung zu. Für den einen wie den anderen finden sich – wenngleich unterschiedliche – Forschungszweige, die sie abstützen, und so wird weiter hitzig debattiert, welcher Forschung die höchste Validität für sich beanspruchen darf.

Die Psychotherapieergebnisforschung der letzten fünfzig Jahre ist jedoch wiederholt und überzeugend zu dem Schluss gekommen, dass alle nennenswerten Therapieansätze wirken (siehe z. B. Luborsky et al. 1975; Elliot 2002). Wie Cooper (2008a) in einem Kongressvortrag sagte:

> Die Forschung macht übereinstimmend deutlich, dass die Art von Therapie, die ein Ausübender anwendet, sich nur geringfügig auf die Ergebnisse auswirkt. Viel wichtiger sind das Ausmaß der Motivation des Klienten, die Intensität, in der er sich auf den therapeutischen Prozess einlässt, und die Fähigkeit, in psychologischer Weise über sich zu reflektieren. Die zweite Hauptingredienz scheint die Qualität der therapeutischen Beziehung zu sein, wobei die herzlichen, verständnisvollen, Vertrauen erweckenden Therapeuten die besten Ergebnisse verzeichnen.

Meta-Studien zur Ergebnisforschung lassen erkennen, was für die Wirksamkeit einer Therapie unverzichtbar ist; es ist nicht die Eleganz therapeutischer Theorien und Methodologien, sondern es sind bestimmte ›gemeinsame Faktoren‹, die weitgehend mit der Art von Beziehung zwischen Klient und Therapeut zusammenhängen. Manchmal nennt man sie ›heilende Beziehung‹; sie ist von gegenseitigem Respekt und einfühlsamem Verstehen auf Therapeutenseite gekennzeichnet, wodurch sich der Klient akzeptiert und bestätigt fühlt, obwohl er seine Fehler und Verletzlichkeiten offenlegt (Asay and Lambert 1999; Wampold 2001). Die Wechselseitigkeit der Beziehung gehört ebenso dazu wie das geteilte Verständnis der Therapieziele und Therapieprozesse. Wir verknüpfen diese Aussagen mit dem Beweis, den Miller et al. (2008) über die therapeutische Haltung erbracht haben, nämlich dass die Frage an den Klienten, was er in der Therapie am hilfreichsten fände und das anschließende Verstärken des hilfreichen Vorgehens, so überaus wichtig ist. Unseres Erachtens gehört das zum Respekt einer Beziehung, in der man Absichten teilt und auf ein gemeinsames Ziel hinarbeitet. Bei manchen Problemen werden die einen Ansätze besser funktionieren als andere, aber grundsätzlich wirkt sich jeder kohärente Approach, den eine Therapeutin in Abstimmung auf die Einstellungen des Klienten kompetent und selbstsicher anwendet, positiv aus.

Der gegenwärtige Disput dreht sich um die Frage, ob Forschungsnachweise eher für zielgerichtete Kurzzeittherapien sprechen, welche streng nach Handbuch vorgehen und auf Symptomreduktion zielen, wie etwa die KVT, oder für eine relational orientierte Psychotherapie wie die Gestalt, für psychodynamische und personenzentrierte, welche alle nicht ergebnisfokussiert sind, unter Umständen länger dauern und einen umfassenderen und ganzheitlichen Wandel ins Auge fassen.

Symptomreduzierende Psychotherapien werden von einer großen Anzahl randomisierter Kontrollstudien abgestützt, welche therapeutische Interventionen an vergleichbaren Gruppen mit vergleichbaren Symptomen testen. Die Hauptkritik an dieser Art von Therapieforschung gilt einem ihr innewohnenden Paradox: Je zuverlässiger und quantifizierbarer sie ist und je strenger sie angewendet wird, um den Einfluss einzelner Variablen zu minimieren, desto weniger repräsentativ ist sie für die tatsächliche klinische Praxis in einem nicht experimentell ausgerichteten Setting.

Relationale Therapien können auf ebenso vorteilhafte Forschungsergebnisse verweisen, was ihre Wirksamkeit in einer großen Bandbreite von Faktoren betrifft, und sie produzieren oft weitreichendere Effekte, vor allem eine allgemeine Verbesserung der Lebensqualität. Der Hauptkritikpunkt hier ist die geringere Anzahl von Studien und was noch wichtiger ist: Da ja jede Therapie ko-kreiert ist und mit jedem Klienten in der nur einen Weise vor sich geht, eignet sie sich nicht für Studien, welche therapeutische Standardmethoden vergleichen. Was nun die Erforschung der Gestalttherapie angeht, so stammt die detaillierteste von Greenberg und Forschungskollegen (z. B. Greenberg und Watson 2006), und die eindrucksvollste ist von Strümpfel (2004), in der er 60 Studien mit mindestens 3000 Klienten sichtet, welche verschiedenste Diagnosen aufweisen. Insgesamt zeigen die Studien auf, dass die Gestalttherapie in allen Fällen ebenso gut bzw. besser wirkt als andere Therapien. Die meisten dieser Studien sind jedoch qualitativ und prozessorientiert und werden daher von den geldgebenden Stellen als nicht so ›wissenschaftlich‹ valide wie jene eingeschätzt, welche auf Symptomreduktion beruhen.

Die Debatte wird auch durch die Tatsache verzerrt, dass die meisten universitären Forscher sich dem KVT-Ansatz verschrieben haben und eher über dessen Wirksamkeit Studien publizieren. Auf diese höhere Zahl wird gerne verwiesen, was impliziert, dass die kognitive Verhaltenstherapie wirksamer sei.

Die hochfavorisierte ›evidenzbasierte Praxis‹ hatte ursprünglich die besten Absichten. Sie wollte hieb- und stichfeste Daten sammeln, um zu beweisen, was bei einem bestimmten Krankheitsbild auf welche Weise wirkte, damit sich die bestmögliche Behandlungsmethode fände. Sie verlor jedoch die ›menschlichen‹ Variablen aus dem Blick und führte zu schematisierten Therapieansätzen. Uns dünkt das wie ein Fall von ›fixierter Gestalt‹ und nicht wie eine anpassungsfähige, sensibel reagierende Vorgehensweise auf das, ›was ist‹.

Was kann nun die Gestalttherapie beitragen? Ihre Betonung der Reflexivität, d. h. des Wahrnehmens und Ansprechens auf das Erleben, ist für die ›praxisbasierte Evidenz‹ wie geschaffen. Mit anderen Worten lässt sich das, was hilft, dadurch erfahren, dass man die therapeutische Arbeit in Aktion studiert. Wir sind überzeugt, dass wir die idealen Voraussetzungen haben, en detail zu explorieren, was tatsächlich funktioniert, welche Interventionen helfen und wie sie helfen.

ZWEI VERSCHIEDENE ERKENNTNISWEGE UND FORSCHUNGSPHILOSOPHIEN

Das weit verbreitete Desinteresse an der Erforschung der Gestalttherapie und die relativ wenigen publizierten Forschungsergebnisse von Seiten relational ausgerichteter Praktiker erklärt sich weitgehend aus deren Haltung gegenüber allem ›Wissenschaftlichen‹ bzw. sogenannter quantitativer Forschung. Dieser traditionelle bzw. positivistische Ansatz geht von der Annahme aus, dass Menschen objektiv und unparteiisch studiert werden könnten. Ein solches Forschungsparadigma geht ›distanziert‹ vor. Es versucht sich in Objektivität und jongliert mit Zahlen und Mengen, daher die Bezeichnung ›quantitativ‹. Sie stellt den Versuch dar, der Wahrheit auf die Spur zu kommen, die ›da draußen‹ der Entdeckung harrt.

Seit einigen Jahrzehnten erfreut sich jedoch eine andere Forschungsperspektive größerer Beliebtheit und Akzeptanz, welche auf dem sogenannten ›post-positivistischen‹ bzw. ›postmodernen‹ Denken beruht und sicherlich die Grundposition innerhalb der Gestalttheorie ist. Sie geht davon aus, dass es vielfältige Realitäten gibt, dass Wahrheit für jeden etwas anderes ist und dass der Untersuchungsvorgang unweigerlich auf die zu gewinnenden Befunde abfärbt. Das bedeutet ferner, dass jede Forscherin in ihren nur zu ihr gehörigen Kontext (bzw. ihre Feldbedingungen) eingebettet ist. Die Fragen, die sie stellt, die Art und Weise, wie sie befragt und untersucht, und die Bedeutung, die sie dem gibt, wird nur für sie gelten. Diese Modalität des Forschens ist Anteil nehmend, kooperativ und subjektiv. Gemeinhin ›qualitativer Ansatz‹ genannt, erkennt sie der Qualität von Erfahrung großen Wert zu und verlässt sich nicht nur auf Messbarkeit und Messwerte.

Anregung: Sie haben sich für den Kauf eines neuen Autos entschieden. Etliche Umfragen in Autozeitschriften preisen ein bestimmtes Modell an, weil es verlässlich, angenehm zu fahren und zweckmäßig sei, und das Preis-Leistungsverhältnis stimme. Wie sehr sind Sie von solchen Bewertungsumfragen bzw. Zahlen zu beeindrucken (quantitative Belege)? Oder würden Sie sagen, dass Ihre Wahrscheinlichkeit, das Auto zu kaufen, nicht davon beeinflusst wird? Entscheiden Sie sich erst, nachdem Sie eine lange Testfahrt unternommen haben (qualitativer Nachweis)?

Beide Forschungsmethoden, quantitative wie qualitative, haben ihre Qualitäten, es kommt auf den Zweck an. Quantitative Studien und Vergleiche stellen wesentliche Differenzierungen her und legen Daten zur Therapiewirksamkeit vor, während die qualitative Forschung für Kontext, Hintergrund und Tiefe sorgt. Während Gestalttherapeuten eindeutig qualitative Methoden bevorzugen, halten wir eine Synthese aus beiden für erstrebenswert, da beide ihren Wert haben und verschiedene Aspekte desselben Ganzen darstellen. Um die Synthese erfolgreich zu betreiben, muss man anerkennen, dass es grundsätzlich zwei verschiedene Forschungsmotive gibt, welche sich in ›reine‹ oder Grundlagenforschung und ›angewandte‹ Forschung gliedern. Die Grundlagenforschung verdankt sich dem Wunsch, zu explorieren und zu lernen. Im guten Fall bringt sie reichhaltige Information und tiefere Beziehungen hervor und entdeckt neues Territorium. In der Gestaltpraxis ist das das Gebiet phänomenologischer Untersuchung und schöpferischer Indifferenz, welche nicht auf ein bestimmtes Ergebnis aus sind und deren einziges Motiv und Interesse darin besteht, für das sich Entfaltende offen zu sein. Angewandte Forschung hingegen geht von dem Wunsch aus, einen Unterschied zu setzen und einen Nutzen zu bringen. In der Gestaltpraxis heißt das, seine Praxis fortwährend zu optimieren, Interventionen zu verfeinern und ein besseres Verständnis dafür zu entwickeln, wie man dem Klienten am ehesten hilft.

Als Forscherin versucht die Gestaltpraktizierende, die Kluft zwischen den beiden Forschungstypen zu überbrücken. Als Grundlagenforscherin wird sie sich der Haltung schöpferischer Indifferenz befleißigen, sie wird ihrer eigenen Energie und der des Klienten folgen, aktiv nach tieferem Verständnis streben, aber Bedeutung auch von selbst entstehen lassen.

Als angewandte Forscherin wird sie ihre Interventionen evaluieren und deren Effizienz kritisch überprüfen. Sie versichert sich, dass ihre Therapieform dem Klienten dienlich ist und einen vorteilhaften Unterschied in seinem Leben setzt. Diese evaluierende Herangehensweise wird bei Kurzzeitverträgen vonnöten sein und auch bei denjenigen, die ihre Wirksamkeit gegenüber Klienten und finanzierenden Stellen unter Beweis stellen müssen.

JEDER GUTE GESTALTTHERAPEUT IST OHNEHIN FORSCHEND TÄTIG

Wir halten dafür, dass eine gute Gestalttherapeutin in dem Sinne forscht, als sie mit ihrem Klienten neues Wissen, neue Kenntnisse und neue Bedeutungen sucht und findet. Der Reflexionsraum einer Supervision gehört hier mit dazu. Die Therapeutin ist auch Klinikerin, weswegen sie ihr neu gewonnenes Wissen und Verstehen in den Dienst der Verbesserung der Lebensqualität des Klienten (und manchmal auch ihrer selbst) stellt.

Wenn Sie einen Klienten sehen, sind Sie stets um das bestmögliche Verständnis der vorgebrachten Problematik, seiner Beziehung zum Leben und Ihrer beider Beziehung zueinander bemüht. Sie wenden dabei die phänomenologische Methode an, stellen Fragen, überwachen die eigene Resonanz und die des Klienten, achten auf Rückwirkungen und bilden vorläufige Teilansichten aus. Darauf aufbauend setzen Sie klinische Interventionen, achten auf deren Wirkung, lernen aus dem jeweiligen Geschehen und verfeinern oder justieren die Auffassung, die Sie ursprünglich hatten. Dann setzen Sie eine weitere Intervention, welche auf Ihrem neuen Verständnis beruht. Sie werden Ihre Arbeitshypothesen nach den Reaktionen des Klienten ausrichten und so weiter und so fort.

Nach einer Therapiesitzung werden Sie beispielsweise ruhig dasitzen und sich die abgelaufene Sitzung herbei holen, sie nach Mustern, Themen oder veränderungsträchtigen Punkten absuchen und sich Ihren Part darin überlegen. Vielleicht registrieren Sie, dass Sie die Wirkung, die die Aussage des Klienten auf Sie ausübte, übergangen haben, gehen die Sitzung im Lichte dieser Erkenntnis noch einmal durch und gelangen zu einer anderen Auffassung. Das können Sie dann in Ihrer Supervision besprechen, Sie können Ihre Interventionsstrategie neu bewerten oder das nächste Mal überprüfen, indem Sie nachfragen, wie sich der Klient nach der letzten Sitzung fühlte bzw. wie er darüber gedacht hat.

BEISPIEL

Naomis depressiver Klient hatte sich verabschiedet und sie fragte sich beim Nachbereiten der Sitzung, warum sich die Beziehung am Schluss so klebrig angefühlt hatte. Sie ging ihre Interventionen durch und merkte, dass sie unwillkürlich eine Schamreaktion beim Klienten hervorgerufen hatte, als sie sich nach seiner Arbeitslosigkeit erkundigt hatte. In der Supervision rätselte sie, ob sie an einer Wiederaufnahme der Arbeit wohl allzu interessiert gewesen sei und ob sich hier etwa ein Übertragung in Szene setzte. Sie nahm sich vor, das nächste Mal abzuprüfen, ob Ihre Frage dem Klienten unangenehm gewesen war und ob sie wertend rübergekommen war.

Aus der Sicht der Gestalttherapie ist jede Sitzung ko-konstruierte, forschende Befragung. Deren primäre Aufgabe ist zwar das Verstehen des Prozesses, aber die relationale Natur des Unterfangens bringt es mit sich, dass die Therapeutin auch ihre eigenen Ansichten und Reaktionen berücksichtigen muss. Aus einem so angelegten Forschungsvorgang lernt auch die Therapeutin, und üblicherweise leitet er bei ihr und beim Klienten Veränderung ein.

Zusammenfassend ist zu sagen, dass die reflexive Gestaltpraxis ein kontinuierlicher Zyklus ist. Er setzt sich aus dem Untersuchen der klinischen Thematik, dem Sammeln von Eindrücken und Daten mit dem Klienten zusammen, wobei Sie Vergleiche anstellen, Themen finden, Zusammenhänge herstellen und neue Ideen schöpfen, um dann mit neuen Augen auf das Problem zu blicken, zu experimentieren und erneut zu forschen.

FORSCHUNGSMETHODEN

Der Fokus der Psychotherapieforschung liegt überwiegend auf dem Vorher und Nachher einer Behandlung. Die ›Prozessforschung‹ verschreibt sich einem anderen Ansatz. Er kümmert sich um die Wirkung von Inventionen von Augenblick zu Augenblick und sucht zu eruieren, welche Momente die gewichtigsten im therapeutischen Prozess sind und die stärkste Wirkung tun. Greenberg und Kollegen haben aussagekräftige Forschungsergebnisse darüber publiziert, besonders über die Arbeit mit den zwei Stühlen (Greenberg und Malcolm 2002). Diese Forschungsmethode stützt sich entweder auf Fragebögen, die dem Therapeuten oder Klienten vorgelegt werden und ermitteln sollen, was in den Sitzungen geschieht, oder man transkribiert Tonbandprotokolle, um sowohl Inhalt als auch die emotionale Resonanz zu identifizieren, denn im Idealfall werden beide Möglichkeiten genutzt. Das Abrufen des interpersonellen Prozesses, wie wir es in Kapitel 15 beschrieben haben, wird auch zum Ermitteln der Erfahrungen der Studienteilnehmer herangezogen. Man kann damit leicht die Kongruenz zwischen der Meinung des Klinikers und des Klienten feststellen, wenn es um die veränderungsträchtigen Augenblicke in einer Sitzung und deren Stellenwert geht.

Es gibt noch andere Methoden, die sich besonders für das Beforschen der Gestalttherapie eignen, z. B. die heuristische Forschung, der kooperative Forschungsansatz bzw. Forschergemeinschaften, die hermeneutische Forschung, die Grounded Theory, die deutende phänomenologische Analyse und die wertschätzende Erkundung (Appreciative Inquiry). Die meisten dieser Methoden sind phänomenologisch ausgerichtet, beziehen Subjektivität und Einflussnahme des Forschers ein und basieren auf Zusammenarbeit und Emergenz. Wer sich näher mit diesen Methoden befassen möchte, dem seien die Literaturempfehlungen am Ende dieses Kapitels ans Herz gelegt.

Hier konzentrieren wir uns auf eine spezielle Methode, welche man *Aktionsforschung* nennt. Sie eignet sich am besten, wenn es gilt, unsere AusbildungskandidatInnen in die Forschung einzuführen.

> »Die Aktionsforschung ist ein Anteil nehmender, demokratischer Prozess, der sich mit der Entwicklung praktischen Wissens befasst, wo lohnende menschliche Ziele angestrebt werden … Ihr geht es um die Synthese aus Aktion und Reflexion, Theorie und Praxis, unter Teilnahme anderer mit anderen, damit praktische Lösungen für dringliche menschliche Probleme und Fragen gefunden werden; breiter gefasst geht es um das Gedeihen von Individuen und ihrer Gemeinschaften.« (Reason & Bradbury 2001, 1)

Die Grundmethode ist ein immer wiederkehrender Zyklus aus Planen-Handeln-Beobachten-Reflektieren. Sie gründet in der praktischen Arbeit und stellt für die Form von Reflexivität und kooperativer Beforschung eine Struktur zur Verfügung, welche wir oben als die Essenz der Gestalttherapie dargestellt haben. Hier ein Beispiel:

Eine Klientin rügt sich, weil sie es nicht lassen kann, an einen Freund zu denken, der sie grausam zurückgestoßen hat.

- Sie sehen sich ihre körperlichen Resonanz an, während sie spricht, und kommen zu dem Schluss, dass sie mit ihrer retroflektierten Wut in Kontakt kommen muss (**Plan**).
- Sie machen dann den Vorschlag, sie möge immer auf eventuelle Zorngefühle achten, wenn sie an die Zurückweisung denkt (**Aktion**).
- Es fällt Ihnen auf, dass sie, sobald sie versucht, obigen Vorschlag zu befolgen, noch selbstkritischer wird – diesmal wegen ihres mangelnden Durchsetzungsvermögens; desgleichen kommt eine gewisse Frustration ihr gegenüber bei Ihnen auf (**Beobachtung**).
- Sie fragen sich, was die beiden genannten Folgen zu bedeuten haben (**Reflexion**).
- Sie beschließen, die Arbeit an der Wut aufzugeben und konzentrieren sich stattdessen auf die kritische Einstellung der Klientin zu sich selbst (**neuer Plan**).
- Sie hören ihr während ihrer Selbstvorwürfe einfühlsam und still zu (**Aktion**).
- Sie hören, wie ihr Begebenheiten aus der Kindheit einfallen, in denen sie sich von ihrem Vater abgelehnt fühlte (**Beobachtung**).

- Sie merken, dass ihre oberste Priorität lautet, einen Zusammenhang zu ihrer Kindheit herzustellen (Reflexion).
- Und so fort …

Ein weiterer Forschungszugang ist die *eigene reflexive Befragung* in Bezug auf einen bestimmen Aspekt Ihrer Praxis. Vielleicht konfrontieren Sie sich nur ungern mit einer Klientin, die, im Gegensatz zur obigen, allem und jedem die Schuld an ihrer Misere gibt, sodass Sie sich unfähig und blockiert fühlen.

- Sie beschließen, Ihr inneres Erleben mitzuverfolgen, während Sie vor der Klientin sitzen (**Plan**).
- Sie merken, dass Sie sich über ihre fortwährenden Anschuldigungen ärgern und werden nervös bei dem Gedanken, ihr das eventuell mitzuteilen. Ihre Nervosität verwandelt sich in Angst, während Sie sich zum Sprechen bereit machen, aber zu guter Letzt geben Sie doch nur einen verständnisvollen Kommentar ab (**Beobachtung**).
- Nach der Sitzung denken und spüren Sie nach, was Konfrontation für Sie bedeutet. Sie werden sich einer Überzeugung bewusst, die da heißt: »Die Klientin mag mich nicht, wenn ich nicht mitfühlend bin.« Sie fragen sich, ob Ihre Scheu vor Konfrontation auch bei anderen Leuten zum Tragen kommt (**Reflexion**).
- Sie beschließen, Ihre Konfrontationsfähigkeit anhand all Ihrer Klientinnen zu überprüfen (**Plan**).
- Während Ihrer Arbeitswoche fällt Ihnen auf, dass die Klienten, die Sie konfrontieren, nur solche sind, die Sie wirklich mögen (**Beobachtung**).
- Während Ihrer Reflexion denken Sie über den Zusammenhang nach, den Sie zwischen Konfrontation und Sympathie herstellen. Es geht Ihnen auf, dass Ihr ursprünglicher Drang, der Klientin entgegenzutreten, eigentlich dem Wunsch entsprang, ihr Vorwürfe machen zu wollen (**Reflexion**).
- Sie nehmen sich vor, sie um Erlaubnis zu fragen, ob sie ihr eine Rückmeldung geben und einfach kommentieren dürfen, was Ihnen aufgefallen ist. Währenddessen werden Sie auf Ihre Atmung achten, um Ihren Support zu regulieren (**Plan**).

Im ersten Beispiel wird der reflexive Praktiker vielleicht etwas mehr über das relationale Arbeiten mit dieser bestimmten Klientin begreifen. Im zweiten macht er eine Entdeckungsreise zu sich selbst und erkundet ihre Wirksamkeit. In beiden Beispielen kommt es zum Reflektieren, Handeln, Experimentieren und Erlernen von Effizienz.

Im Folgenden geben wir ein Format wieder, mit dem Sie Ihr persönliches therapeutisches Handeln erforschen und Ihre Berufsausübung weiterentwickeln können:

1. PLAN
   Gehen Sie Ihre Praxis durch und suchen Sie ein Teilgebiet aus, in dem Sie sich Klarheit verschaffen möchten – z. B.: »Warum sind mir lange Schweigephasen in der Therapie unangenehm?« Oder: »Wie sehr steht mein Wunsch, dass es dem Klienten besser gehe, meiner Konfrontationsfähigkeit im Wege?«
   Überlegen Sie sich eine Untersuchungsmethode und stellen Sie einen Handlungsplan auf – z. B.: »Während der nächsten langen Schweigephase werde ich mir eventuell aufsteigende Introjekte und meine körperliche Spannung ansehen und die Klientin fragen, wie sie das Schweigen empfindet.«
2. HANDELN
   Führen Sie das Experiment aus.
3. BEOBACHTEN
   Sammeln Sie Daten.
4. REFLEKTIEREN
   Lassen Sie das Experiment nach der Sitzung oder in der Supervision Revue passieren und schauen Sie, was sich daraus lernen lässt und welche neue Erkundung oder welche neue Frage daraus entstehen. Setzen Sie den Zyklus fort.

ZWEIT- UND DRITTPERSONEN-BEFRAGUNG

Diese einfache Form klinischer Praxiserforschung, die Sie mit Ihrem Klienten als Lernpartner ausführen (die sogenannte ›Zweitpersonenbefragung‹) wird von Miller et al. (2008) als Königsweg gesehen, will man ein besserer Therapeut werden. Wenn Sie die Wirkung bestimmter Interventionen erkunden möchten, fragen Sie den Klienten nach seinem Erleben. Die Drittpersonenbefragung ist das Einholen von Beobachtungen und Überlegungen von einer neutralen dritten Partei. Das mag eine Supervisorin oder Kollegin sein, oder, sofern der

Klient einverstanden ist, die Meinung von dessen Familie oder seinen Arbeitskolleginnen. Beschreibt man lediglich die Schritte dieser Art Befragung, klingt sie recht mechanistisch und reduktionistisch. Lässt die Therapeutin jedoch Gefühle, Empfindungen, Bilder und Metaphern auf beiden Seiten zu und gliedert sie sie in das Datenmaterial und die Reflexion ein, werden sie zum integrierenden Bestandteil des reichhaltigen Gesamtpakets, welches das therapeutische Gespräch und die therapeutische Auseinandersetzung beinhaltet.

KLINISCHE FORSCHUNG BETREIBEN

Betreiben Sie diese Form der Aktionsforschung individuell oder als Teilnehmerin an einem größeren Forschungsprojekt, so ist Ihre Haltung die wichtigste Ausgangslage. Von den vielen hilfreichen Eigenschaften, die eine Gestaltpraktizierende mitbringt, sind der Geist der Offenheit, des Sich-nicht-Verteidigens, der Neugierde und des Engagements im Verein mit schöpferischer Indifferenz gegenüber den Ergebnissen und der Wille zum Erkunden und Lernen elementar.

Die zweite Voraussetzung ist die der Reflexivität, also die Fähigkeit der Therapeutin, ihre eigenen Gefühle und Reaktionen zu erkennen und kritisch zu reflektieren, was sie zum Prozess beiträgt, und ihre Wirkung auf den Forschungsfokus unter Beobachtung zu halten. Es erweist sich erneut, wie unverzichtbar die Berücksichtigung vorab getroffener Annahmen durch die Forscherin, die Interaktionen zwischen Untersucher und Untersuchungsgegenstand und die notwendige Feinabstimmung im Lichte dieses sich ständig wandelnden Gewahrseins sind. In diesem Sinne ist gut ausgeführte relationale Psychotherapie die Essenz des reflexiven Ansatzes.

Reflexiv zu sein bedeutet, uns des persönlichen, relationalen und kulturellen Feldes, in welchem wir leben und operieren, bewusst zu sein, und dessen, wie sich dies auf unser Weltverständnis und auf den Ansatzpunkt unseres Forschungsvorhabens auswirkt. Damit drücken wir auf andere Weise aus, dass es keine ›neutrale‹ Position gibt, aus der man ein Forschungsprojekt angehen könnte; wir sind immer voreingenommen und generieren Bedeutungen in der uns je eigenen Weise. Wenn wir unsere Befunde darlegen, können wir unsere Voreingenommenheit lediglich offen und ehrlich deklarieren und es der Leserin (oder Klientin) überlassen, sich ihre Meinung über unsere Ausgangsstellung und unsere Schlüsse zu bilden. Diese Transparenz in Bezug auf Werte und Überzeugungen des Forschers, welche die Ergebnisse zwangsläufig beeinflussen, nennt Etherington (2004) ›Reflexivität des Forschers‹ bzw. ›kritische Reflexivität‹.

Die dritte Qualität ist das Bestreben, Ihre Studien sowohl nützlich als auch valide (und überzeugend) zu gestalten. Damit Ihnen das gelingt, müssen Sie folgende Voraussetzungen erfüllen: (a) Ihre Information mit einer anerkannten Methode zusammentragen, (b) systematisch vorgehen und (c) für die Reliabilität Sorge tragen. Während sich die Kriterien dieses Forschungsansatzes von denen statistischen, quantitativen Vorgehens stark unterscheiden, müssen Sie sich dennoch weiterführende Gedanken machen, ob Ihre Rückschlüsse im weiteren Feld grundsätzlich taugen, ob Ihre Exploration kohärent ist, ob Ihre Methode und Ihr Befragungsspektrum schlüssig dargestellt und nachvollziehbar ist. Sie müssen Ihr Forschungsmotiv und Ihre Vorannahmen skizzieren können und kritische Reflexivität an den Tag legen.

IHRE EIGENE ARBEITSWEISE ERFORSCHEN

Überlegen Sie ein Weilchen, wie Sie folgende Fragen eines Klienten beim Erstgespräch beantworten würden:

»Wie erfolgreich sind Sie in der Behandlung meiner Problematik?«
»Gibt es irgendwelche Risiken?«
»Wie viele Sitzungen werde ich benötigen?«
»Sind Sie die ideale Person, um mir zu helfen?«
»Wie hoch ist ihre Erfolgs- und Misserfolgsrate bei diesem Problemtyp?«
»Welche Forschungsergebnisse liegen über Ihren Ansatz vor?«

Gar mancher Gestaltpraktiker hätte seine liebe Not, diese Fragen zu beantworten. Das ist zwar die unvermeidliche Konsequenz eines Ansatzes, der die organismische Selbstorganisation und die Schlagkraft immer wieder neuen Gewahrseins und Kontakts hochhält. Doch muss genau das oft als Ausrede herhalten, dass man schlecht therapiert und den Klienten nicht mit der besten und kürzestmöglichen Therapie versorgen kann.

Anregung: Stellen Sie sich vor, Sie wollen jemanden, sagen wir eine gute Freundin, zu einem Therapeuten schicken. Wie entscheiden Sie, wer sich dafür am besten eignet und welche Therapierichtung die beste ist? Gehen Sie nach ›Dienstalter‹, Qualifikationen, Reputation oder Bekanntheit und Sympathie? Sehen Sie nach, ob es Wirksamkeitsstudien zu diesem Ansatz gibt?

Wie sehr analysieren Sie missglückte Behandlungen in Ihrer Praxis und wie viel lernen Sie aktiv aus Ihren Erfolgen?

Die Forschungsfragen Ihre eigene Praxis betreffend können weit gesteckt sein wie etwa: »Bin ich eine erfolgreiche Therapeutin?« »Bei welchen Klienten bin ich am wirksamsten?« Oder: »Welche meiner Interventionen ist am wirksamsten?« Wir empfehlen Ihnen jedoch, die Fragen enger zu fassen, etwa: »Wie wirkt es sich auf den Klienten aus, wenn ich über mich selbst Auskunft gebe?« Oder: »Führt die Konzentration auf meinen Körperprozess dazu, dass sich die Klientin ihres Körpers stärker bewusst wird?«

Bei Ausbildungskandidatinnen sind die zwei wichtigsten Forschungsprojekte meist (1) der Prozessbericht, d. h. die Analyse eines Transkripts eines Sitzungsausschnitts mit einem Klienten, und (2) die Einzelfallstudie, welche sich mit der gesamten therapeutischen Reise eines Klienten reflexiv und profund auseinandersetzt. Das analysierte Tonbandtranskript ist bereits eine solide Basis für ein Aktionsforschungsprojekt, das der Frage nachgeht, wie Sie Ihre klinischen Fertigkeiten verbessern können. Der Zweck der Fallstudie (als Forschungsprojekt) wiederum ist, die Erfahrung selbst, den Prozess, die Interaktionen, das Glaubenssystem, das Erleben und die Reaktionen auf das therapeutische Procedere verstehen zu lernen. Hierbei handelt es sich eher um ein ›Grundlagenforschungs‹-Projekt, dessen Hauptziel die Steigerung des Gewahrseins und die Erweiterung des Verständnisses sind. Nichtsdestotrotz wird das ermittelte Wissen die therapeutische Arbeit prägen und vervollkommnen, vor allem wenn Sie und Ihre Kollegen sich über die Themen einig sind, die sich aus Ihren Fallstudien ergeben. Oft werfen eine gründliche Fallstudie bzw. mehrere zusammen die Fragen auf, die dann die Grundlage zu weiteren fruchtbaren Aktionsforschungsprojekten bilden.

Die kontinuierlichen persönlichen Aufzeichnungen, die von den meisten Ausbildungseinrichtungen verlangt werden und zur klinischen Reflexion über sich selbst gehören, sind aus einer reflexiven Praxis nicht wegzudenken und dürfen an sich schon als Forschungsbemühen gelten.

WIE SIE MIT DEM ERFORSCHEN IHRER WIRKSAMKEIT ALS PRAKTIKERIN BEGINNEN

Wir halten es für wesentlich, dass eine Therapeutin zumindest ein gewisses Gespür hat, worin ihre Wirksamkeit liegt. Wir haben bereits ausgeführt, dass der zentrale Forschungsbereich der Gestalt der Prozessforschung gilt. Wir treten auch dafür ein, dass man den Therapieerfolg bemisst. Wir meinen damit zwar nicht, dass Sie übermäßig ergebnisorientiert werden sollen, doch halten wir es in dem Maß für nötig (und möglich), als Sie Ihrem reflexiven und reaktiven Ansatz ›praxisbasierter Evidenz‹ treu bleiben. Der wird Sie leiten, und Sie werden ineffizientes Arbeiten sein lassen und unverdiente Selbstkritik und das (seltener) zu Unrecht ausgesprochene Selbstlob ausgleichen können.

Die folgenden Fragen werden Ihnen beim Reflektieren und kritischen Hinterfragen Ihrer Wirksamkeit helfen, welchen Klienten auch immer Sie beleuchten. Sie sollten für langfristige und allgemeine Betrachtungen herangezogen werden, und nicht für Momentaufnahmen, da die meisten Therapien streckenweise mühsam, verwirrend und für beide Seiten frustrierend sind. Das sind die Herausforderungen, die durchgearbeitet werden müssen.

Checkliste zur Einschätzung des Therapieerfolgs

- Ist die Klientin mit dem Therapiefortschritt zufrieden?
- Stimmen Sie ihrer Einschätzung zu und tut das auch Ihr Supervisor(!)?
- Erreichen Sie die Ziele, die Sie sich bei der letzten gemeinsamen Rückschau gesteckt haben?
- Ist ihr relationaler Standpunkt bzw. Ihre Gegenübertragung der klinischen Situation angemessen?
- Spiegelt die Rückmeldung, die die Klientin von Freunden, Familie oder an ihrer Arbeitsstelle bekommt, ihre Selbsteinschätzung wider? (Wohlgemerkt missfällt die Veränderung der Klientin so manchen Familienmitgliedern und anderen aus ihrem sozialen Netz).
- Bessert sich ihr allgemeines Funktionsniveau und legt sie stärkere Widerstandskraft und Handlungskompetenz an den Tag?
- Lassen ihre Veränderungen eine respektvolle und relationale Haltung gegenüber der größeren Gemeinschaft, in der sie lebt, erkennen?
- Ist der Kontakt zu Ihnen bedeutsamer geworden?
- Assimiliert sie das Erlernte und wird sie einfallsreicher?

Ein weitere Möglichkeit, Ihre Wirkungsweise zu evaluieren, wäre die Teilnahme an einem größer angelegten Projekt wie etwa dem CORE (Clinical Outcomes in Routine Evaluation). Das ist eine gut validierte, standardisierte Einschätzung des Klienten vor und nach der Therapie und beinhaltet die Selbsteinschätzung des Klienten auf seiner Stufe emotionaler Gesundheit und psychischen Wohlbefindens, welche sich auf vier verschiedene Skalen stützt. Der Vergleich der Werte vor und nach der Therapie liefert den Maßstab für das ›Ergebnis‹, nämlich ob und wie sehr sich Leidensdruck und Dysfunktion des Klienten geändert haben. Dann können Vergleiche mit einer großen Bandbreite von Therapeuten und Therapierichtungen angestellt und zu landesweit üblichen Orientierungswerten in Beziehung gesetzt werden (siehe Scheinberg et al. 2008, 314-317). Vielleicht möchten Sie sich ja auch im CORE Practitioner Forschungs-Netzwerk engagieren, ein Projekt in Großbritannien, das derzeit vielversprechende Daten über die Durchschlagkraft der Gestalttherapie veröffentlicht (siehe Website des *British Gestalt Journals* – Abschnitt Forschung).

GRÖSSERE FORSCHUNGSPROJEKTE

Im Folgenden führen wir einige Punkte an, die Ihnen beim Abwägen Ihrer Forschungsmöglichkeiten helfen:

1. Aufgabe eins lautet, sich für eine Forschungsfrage zu entscheiden. Davon gibt es drei Grundtypen: Vergleichen, Beziehungen herstellen und ergebnisoffene Untersuchungen anstellen (siehe Horowitz 1982 für weitere Details). Zum Beispiel:
   (i) Vergleichsgruppenstudien: Die zufällige Zuordnung von Testpersonen zu verschiedenen Bedingungen wie etwa bei Therapie- und Kontrollgruppen. Die Frage könnte beispielsweise lauten: Ist eine Therapieform erfolgreicher als eine andere?
   (ii) Relationale oder korrelationale Studien: das Ausmaß der Verbindung bzw. Korrelation zwischen verschiedenen Faktoren werden untersucht, z. B. wie korrelieren verschiedene Therapierichtungen und Ergebnisse. Die Frage könnte lauten: Wovon hängt der therapeutische Erfolg ab, welche Interventionen sind am erfolgreichsten?
   (iii) Deskriptive Studien: Die Beobachtung und Klassifizierung dessen, was man ›herausgefunden‹ hat, sei es an einem bestimmten Fall oder mithilfe einer Reihe von Interviews. Mögliche Frage: Wie sieht die Erfahrung für den Klienten oder den Therapeuten aus und was lässt sich daraus lernen?
2. Aufgabe zwei ist das Feststellen Ihrer Ausgangshypothesen, Ihrer Motive und Einseitigkeiten, wozu auch Faktoren wie Alter, Geschlechtszugehörigkeit, sozialer Status, ethnische Zugehörigkeit, religiöses Bekenntnis, politische und sexuelle Orientierung gehören sowie Einstellungen gegenüber dem Forschungsgegenstand und den Konsequenzen bestimmter Ergebnisse und so fort.

3. Entscheiden Sie sich für Ihre Forschungsmethode/n: Wird sie qualitativ, quantitativ oder eine Kombination aus beiden sein? Möchten Sie beispielsweise harte Daten gewinnen, um zu einer Entscheidung zu kommen, müssen Sie unter Umständen quantitativ forschen. Wenn Sie über eine Sache so viel Information wie möglich gewinnen wollen, ist eher die qualitative gefragt. Wenn Sie die Beziehung zwischen dem Erleben von Menschen und dem Grad ihrer Veränderung interessiert, ist eine kombinierte Vorgangsweise anzuraten.
4. Machen Sie sich die ethischen Implikationen Ihres Forschungsvorhabens klar, die materielle Situation des Klienten, seine Würde, die Diskretion, sein informiertes Einverständnis, Wohlbefinden usw. mit eingeschlossen.
5. Führen Sie das Projekt aus und reflektieren Sie regelmäßig über den Prozess, indem Sie Supervision in Anspruch nehmen und die Methodik nach Bedarf anpassen.
6. Ermessen Sie Validität und Reliabilität Ihrer Ergebnisse. Zum Beispiel:
   Bei quantitativem Vorgehen: Objektivität, Reliabilität, Validität, Präzision, Verallgemeinerbarkeit, Reproduzierbarkeit.
   Bei qualitativem Vorgehen: Neutralität bzw. transparente Subjektivität, Zuverlässigkeit, Authentizität, Übertragbarkeit, Nachprüfbarkeit.
7. Versuchen Sie, den Sinnzusammenhang Ihrer Befunde zu ermitteln. Sie sollten dazu auch die bereits existierende wissenschaftliche Literatur heranziehen.
8. Nutzen Sie die Ergebnisse konstruktiv zur Verbesserung Ihrer professionellen Belegdaten und Ihrer Berufsausübung, nehmen sie nötigenfalls bewusste Veränderungen vor und setzen Sie sie in die Tat um.

BEISPIEL

Überlegen Sie sich Strategien, wie Sie die Wirksamkeit der Gestalttherapie untersuchen könnten.

a) Sie könnten ein Tiefeninterview mit einem Klienten führen. Sie könnten mehrere Berichte von verschiedenen Klienten zusammentragen und sie miteinander vergleichen. Das ergäbe ein reichhaltiges Narrativ persönlichen Erlebens. Sie wäre höchst eigenwillig und von der jeweiligen Stimmung des Klienten, je nach Zeitpunkt, eingefärbt, wäre von Ihrer Art der Fragestellung mitgeformt sowie von seinem Bedürfnis, Ihre Erwartung entweder zu erfüllen oder zu durchkreuzen usw. Sie würden einen subjektiven Eindruck erhalten, was Effizienz ist (qualitativ).

b) Sie könnten jeden Klienten bitten, eine Einschätzung auf einer Skala von 1-10 zu treffen, sowohl nach jeder Sitzung als auch nach Therapieende und auch noch ein Jahr danach. So könnten Sie einen prozentuellen Wert ermitteln. Sie hätten eine Statistik und eine numerische Einschätzung (quantitativ).

WISSENSCHAFTLICHE LITERATUR EVALUIEREN

Entscheidende Fragen oder wie man eine kritische Haltung gegenüber veröffentlichten Forschungsergebnissen entwickelt

Die Fähigkeit, die en masse veröffentlichen Forschungsergebnisse kritisch zu beleuchten, ist unseres Erachtens unentbehrlich, wollen Sie sich eine informierte Meinung über Validität, Schlussfolgerungen oder Implikationen bilden. Die meisten Studien sind überaus mangelhaft, stehen methodisch auf tönernen Füßen, sind nicht repräsentativ und im schlimmsten Fall bewusst voreingenommen, um etwas zu ›beweisen‹, sich Ansehen zu verschaffen oder einer Idee das Wort zu reden.

Folgende Fragen können Ihnen beim Analysieren von Studien helfen und Ausgangsbasis einer hinterfragenden Haltung werden.

- Wer finanziert und fördert das Forschungsprojekt? – Welche Behörde, welcher multinationale Pharmakonzern, der für die Erforschung der stärkeren Wirksamkeit von Antidepressiva gegenüber der Psychotherapie bezahlt?
- Wo ist die Arbeit publiziert worden? In einem anerkannten, von Fachleuten begutachteten Zeitschrift oder in einer Zeitung, die politische Ziele verfolgt?
- Ist dieses Forschungsergebnis in anderen ähnlichen Studien bestätigt worden?
- Welche Voreingenommenheit oder welche Motive trieben den Forscher/die Forscherinnen dazu, diese Studie zu durchzuführen? Sind diese Motive ermittelt worden und werden sie deklariert? Versuchen die Forscher etwa, die Überlegenheit ihres Ansatzes zu demonstrieren?
- Welche Vorannahmen – implizit wie explizit – liegen dem Studiendesign zugrunde (z. B. dass eine kleine Stichprobe repräsentativ sei, dass sechs Sitzungen bereits ›Psychotherapie‹ ausmachen, dass Fragebögen aufrichtig ausgefüllt würden usw.)?

- Wie überzeugend ist die Operationalisierung der Schlüsselbegriffe? – Wurde ›Effizienz‹ z. B. anhand veränderten Verhaltens oder geänderter Symptome, der Therapeutenmeinung, des subjektiven Berichts des Klienten oder anhand eines nach sechs Monaten vorgelegten Fragebogens definiert?
- Welche Methodik wurde angewandt und wie sauber ist sie umgesetzt worden? Zum Beispiel: Wurden die Klienten, die vorzeitig aus der Studie ausgestiegen sind, berücksichtigt?
- Wie wurden die Variablen gehandhabt? – Zum Beispiel: Wurde einem möglichen ethnischen Bias Rechnung getragen? Wurden relationale Faktoren berücksichtigt?
- Wie repräsentativ war die Stichprobe bzw. der untersuchte Bereich? – Waren die Auskunftgeber womöglich allesamt wohlangepasste Psychotherapie-Ausbildungskandidaten?
- Wie verallgemeinerbar sind die Ergebnisse? – Zum Beispiel: War die Stichprobe groß genug? Ließe sich die Studie auf die Mehrheit der Menschen anwenden?
- Wie könnte man die Ergebnisse noch interpretieren, und welche Erklärungen gäbe es außerdem? – Zum Beispiel: Wäre es den Klienten möglicherweise auch ohne Therapie besser gegangen?
- Wie wirken sich die Ergebnisse bei Ihnen aus? Beruflich? Oder Persönlich? – Zum Beispiel: Sind Sie persönlich daran interessiert, dass sich Ihre Hypothesen bewahrheiten?

CONCLUSIO

Wenngleich wir zutiefst überzeugt sind, dass jede gute Therapie einzigartig, dynamisch, relational und emergent ist, müssen wir unsere praktische Arbeit dennoch beforschen – was am besten mit einer Kombination aus qualitativen und quantitativen Methoden zu bewerkstelligen ist. Unsere Forschung sollte uns kollektiv wie individuell befähigen, die Wirkkraft unserer Praxis zu evaluieren und zu steigern, indem wir hieb- und stichfeste Belege vorlegen, die auf politische Entscheidungsträger, finanzierende Stellen und Auftraggeber einwirken.

Damit wir dazu in der Lage sind, müssen wir die aktuellen Studien erstens verstehen, zweitens kritisch beleuchten und drittens eine Einstellung zum Forschen selbst entwickeln, die über das implizite Forschen, das eine gute Gestaltpraktikerin ohnehin betreibt, hinausgeht und als solche artikulieren.

LITERATUREMPFEHLUNGEN

Barber, P. (2002): Gestalt, holistic research and education. In: *British Gestalt Journal* 11, 78–90

Barber, P. (2006): Becoming a Practitioner Researcher, a Gestalt Approach to Holistic Enquiry. London: Middlesex University Press

Bond, T. (2004): Ethical Guidelines for Research. Rugby: BACP

Bongers, D. / Schulthess, P. / Strümpfel, U. / Leuenberger, A. (2005): Gestalttherapie und Integrative Therape. Eine Einführung. Bergisch Gladbach: EHP

Brown, J. (1997): Researcher as instrument. In: *Gestalt Review* 1(1), 71–84

Brownell, P. (Hg.) (2008): Handbook for Theory, Research and Practice. In: Gestalt Therapy. Newcastle: Cambridge Scholars Publishing

Butollo, W. / Maragkos, M. (1999): Gestaltorientierte empirische Forschung. In: R. Fuhr / M. Sreckovic / M. Gremmler-Fuhr (Hg.): Handbuch der Gestalttherapie. Göttingen: Hogrefe, 1091–1120

Cooper, M. (2008): Essential Research Findings in Counselling and Psychotherapy: The Facts are Friendly. London: Sage

Etherington, K. (2004): Becoming a Reflexive Researcher – Using Our Selves in Research. London: Jessica Kingsley

Finlay, L. / Evans, K. (2009): Relational Centred Research for Psychotherapists. West Sussex: Wiley–Blackwell

Gegenfurtner, N. / Fresser-Kuby, R. (Hg.) (2007): Emotionen im Fokus. Bergisch Gladbach: EHP

Gestalttherapie 1992: Sonderheft Forschung. Hg. Deutsche Vereinigung für Gestalttherapie. Köln: EHP

Goldacre, B. (2008): Bad Science. London: Fourth Estate Ltd. (siehe auch: www.badscience.net)

Greenberg, L. S. / Elliott, R. (2002): Emotion focused therapy. In: F. W. Kaslow (Hg.): Comprehensive Handbook of Psychotherapy. New York: John Wiley

Hartmann-Kottek, L. (2012): Gestalttherapie. 3. erw. Auflage. Heidelberg: Springer

Lebow, J. (2006): Research for the Psychotherapist. London: Routledge

O'Leary, Z. (2004): The Essential Guide to Doing Research. London: Sage

McLeod, J. (2003): Doing Counselling Research, 2. Aufl. London: Sage

Miller, S. / Hubble, M. / Duncan, B. (2008): Supershrinks. In: *Therapy Today* 19(3), 4–9

Parlett, M. (Hg.) (2002): *British Gestalt Journal* Special Edition on Research 11(2), 78–119

Scheinberg, S./Johannson, A./Stevens, C./Conway-Hicks, S. (2008): Research communities in action: three examples. In: P. Brownell (Hg.): Handbook for Theory, Research and Practice in Gestalt Therapy. Newcastle: Cambridge Scholars Publishing (siehe S. 299–309)

Spinelli, E. (2005): The Interpreted World: An Introduction to Phenomenological Psychology. London: Sage (siehe Kap. 7 – Phenomenological Research)

Stevens, C. (2005): Gestalt students at Tate Modern: a qualitative research study. In: *British Gestalt Journal* 14(2), 103–108

Stevens, C. (2006): A heuristic-dialogical model for reflective psychotherapy practice. In: D. Loewenthal/D. Winter (Hg.): What is Psychotherapeutic Research. London: Karnac, 171–183

Strümpfel, U. (2004): Research on Gestalt therapy. *International Gestalt Journal* 12(1), 9–54

Strümpfel, U. (2006): Therapie der Gefühle. Forschungsbefunde zur Gestattherapie. Bergisch Gladbach: EHP

Teschke, D. (2001): Existentielle Momente in der Psychotherapie. Münster: LIT

Yontef, G./Jacobs, L. (2007): Introduction to Gestalt therapy. In: R. Corsini/D. Wedding (Hg.): Current Psychotherapies. Belmont, CA: Brooks Cole (siehe S. 353–358.) (Kostenloser PDF-Download dieses Kapitel von der Website des Pacific Gestalt Institutes: http://www.gestalttherapy.org/faculty-publications.asp)

17
DAS ENDE DER REISE

> »Das Grundproblem nicht nur der Therapie, sondern des Lebens überhaupt ist, dieses für ein Wesen lebbar zu machen, dessen dominantes Merkmal das Gewahren seiner selbst als einzigartiges Individuum einerseits und seiner Sterblichkeit andererseits ist« (Perls 1970, 128).

Das Beenden einer therapeutischen Reise stellt eine bedeutende Trennung dar und rührt u. U. alle unsere Glaubenssätze und Ängste auf, welche Isolation, Verlust und Tode begleiten. Die Gefahr ist, dass Klient und Berater auf fatale Weise zusammenspielen, indem sie jene Themen meiden und zu keinem rechten Abschluss kommen; wie Perls anmerkt, ist die Konfrontation mit der Tatsache unserer Sterblichkeit eine immense Herausforderung. Der Klient hat jedoch die Gelegenheit, einen selbst gewählten und ordentlichen Abschluss herbeizuführen und Schöpfer des eigenen Lebens zu werden, da er die Bedeutung dieses Ereignisses voll verantwortet und einen vollzogenen Abschied erlebt. Manche Menschen finden, dass das Ende einer therapeutischen Reise der Abschnitt des gesamten Therapieerlebnisses ist, der am tiefsten geht.

BEENDIGUNGSMUSTER

Es gibt verschiedene Methoden, sich um den Schmerz und die Angst, die durch Verlust oder ein Beziehungsende ausgelöst werden, herumzuschwindeln. Manche Klientinnen gehen dieser heiklen Angelegenheit aus dem Weg, indem sie ›vorzeitig abbrechen‹. Sie ziehen sich innerlich und manchmal tatsächlich zurück, wenn das Therapieende naht. Das sind diejenigen, die die letzte Sitzung versäumen oder wohl anwesend sind, sich aber gegen Ende zunehmend aus der Beziehung zurückziehen. Andere Klienten ertragen es nicht, loszulassen und zögern deshalb das Ende hinaus, indem sie sich immer wieder neue unerledigte Geschäfte oder therapeutische Themen einfallen lassen. Es ist keineswegs ungewöhnlich, dass sie in den letzten Therapiephasen die ursprünglichen Themen aufwärmen. Sie erwecken den Eindruck, als fielen sie auf ein früheres Funktionsniveau zurück, und produzieren Themen und Probleme, die jenen zu Therapiebeginn ähneln. Unserer Erfahrung nach ist das eine Form, sich alte Bewältigungsstrategien ›wieder anzuziehen‹, um eventuell darauf zurückzugreifen, wenn es die Therapie nicht mehr gibt. Es kann aber auch der Versuch sein, sich selbst und die Therapeutin überzeugen zu wollen, dass sie für die Beendigung noch nicht bereit sind.

Die Therapeutin hat die Aufgabe, der Klientin nicht nur dabei zu helfen, dass sie im Guten geht, sondern währenddessen auch noch so viel wie möglich über sich erfährt. Jeder Abschluss, vor allem ein bedeutsamer wie ein Therapieende, wird sämtliche vergangenen Abschiede anklingen lassen. Die Klientin kann sich in frühere Zeiten zurückversetzt fühlen und mit der unerledigten Angelegenheit nicht betrauerter Verluste in Kontakt kommen. Sie kann bei automatischen Reaktionsmustern Zuflucht suchen, die sich als kreative Anpassungsleistungen herausgebildet haben, als sie mit Abschieden und Trennungen fertig werden musste. Besonders relevant sind die frühesten Beziehungserfahrungen mit den primären Bezugspersonen. Dort prägen sich normalerweise die relationalen Muster, oft Bindungsstile genannt, aus, die auf jegliche künftige Nahebeziehung abfärben, die naturgemäß Intimität und Trennungen zum Inhalt hat.

Anregung: Geben Sie sich einige Minuten Zeit, um die Abschiede in Ihrer Lebensgeschichte Revue passieren zu lassen, und zwar sowohl die bedeutsamen als auch die minder wichtigen. Lässt sich ein typisches Schema erkennen, wie Sie diese Beziehungen beendeten? Gehen Sie beispielsweise schnell weg, schauen Sie nicht zurück oder tun Sie so, als gäbe es kein Ende und sagen stattdessen »bis bald«? Fallen Ihnen Reaktionsmuster an sich selber auf? Es gibt auch dann jedes Mal ein Ende, wenn wir vor einem Neuanfang oder einem Übergang stehen. Auch wenn die Veränderung selbst gewählt ist, wie etwa beim Heiraten oder wenn man einen neuen Job annimmt, gibt es einen Abschied, der vollzogen werden will. Sehen Sie sich diese Lebensveränderungen noch einmal an, sobald Sie Ihre Verabschiedungsmuster erkannt haben.

Haben Sie Ihre Einstellung zum Abschiednehmen einmal erkannt, überlegen Sie, wie sich das auf Sie als Therapeutin auswirkt. Welchen Vermeidungsmustern arbeiten Sie am ehesten in die Hände? Was vermeiden Sie eventuell selbst?

Der Therapeut unterstützt die Klientin, sich all ihrer Erlebnisse bewusst zu werden, die dieses Abschiednehmen betreffen, und er wird sorgsam auf deren Stellenwert achten. Es ist *die* Gelegenheit, fixierte Gestalten rund um das Thema Abschied aufzulösen und dem des Übergangs ins Auge zu blicken.

Es gibt noch eine ganze Reihe weiterer Variablen, die das Abschiedserleben des Klienten beeinflussen:

- Bestimmte Übertragungs- und Gegenübertragungsprobleme in der therapeutischen Beziehung, die zu Schwierigkeiten führen, so sie nicht befriedigend gelöst wurden. Zum Beispiel könnte die Therapeutin wie die verletzliche Mutter erlebt werden, die man nicht verlassen darf.
- Entfernte Auswirkungen des präsentierten Problems wie etwa von Beziehungsproblemen oder schwerem Verlust.
- Die kulturellen Implikationen des Abschiedes, Rituale, die einzuhalten sind.
- Die aktuellen Feldbedingungen, die Ihren Einfluss geltend machen. Welche Hilfe ist aus der Umwelt des Klienten nach Therapieende zu erwarten? Macht der Klient gerade andere aufreibende Veränderungen durch oder ist er in einer Übergangsphase?

Eine gelungene Therapie kann als Prozess gesehen werden, in dem Klient wie Therapeut den Vertrag erfüllt und alte fixierte Beziehungsmuster durchgearbeitet haben und zu einer kongruenten Beziehung auf Augenhöhe gefunden haben. Ist dies eingetreten, fühlt sich der Abschied ›richtig‹ an. Es kann aber auch sein, dass dieser dadurch umso schmerzhafter ist. Beziehungen, die authentisch sind und auf Gegenseitigkeit beruhen, sind selten und nähren einen auf einzigartige Weise. Beide Seiten finden es u. U. schwierig, einander auf Wiedersehen zu sagen.

BEISPIEL

B'Elanna war zweieinhalb Jahre in Therapie gewesen. Eines Tages kam sie zur Sitzung und verkündete, die Arbeit habe ihr sehr geholfen habe und sie sei nun zur Beendigung der Therapie bereit. Es war klar, dass sie entschlossen war, sich noch am selben Tag zu verabschieden. Sie war bass erstaunt, als ihr Berater andeutete, dass sie vielleicht doch etwas mehr Zeit bräuchten, um einander auf Wiedersehen zu sagen. Sie gingen ihrer Erwartung, sie würden ohne viel Aufhebens auseinandergehen, genauer nach. Da erinnerte sich B'Elanna, wie ihre Mutter sie zu Beginn eines jeden Semesters am Bahnhof abgesetzt hatte, damit sie den Zug zurück ins Internat nähme. Die Verabschiedungen ihrer Mutter waren knapp gewesen, und nie sah sie sich nach B'Elanna um. Diese merkte, dass sie selbst mit Trennungen genauso verfuhr. Als sie eine bestimmte Erinnerung an eine solche Verabschiedung ins Internat abrief, wurde ihr bewusst, wie sehr sie ihren Abschiedsschmerz unterdrückt hatte. Sie beschloss, es diesmal anders zu machen und kam mit dem Therapeuten überein, sich noch fünf Wochen Zeit zu lassen, in denen sie beide ihren Abschied voneinander vollziehen würden.

DAS WESEN DES ABSCHIEDS

Etwas weiter hinten in diesem Kapitel werden wir die Aufgaben skizzieren, die für Abschiede in der Therapie allgemein gelten. Es empfiehlt sich jedoch anzuerkennen, dass es viele verschiedene Arten des Abschiednehmens gibt: geplante und ungeplante, gewählte oder erzwungene. Jeder hat ihre Herausforderungen und Chancen.

GEPLANTER ABSCHIED

Bei unbefristetem Vertrag

Hier ergibt sich das Therapieende von selbst und wird miteinander vereinbart. Oft tritt die Klientin selbstbewusster und selbstkompetenter im Angesicht früherer Probleme auf und hält Selbstsupport wie Energie trotz der Herausforderungen, die das Leben stellt, aufrecht. So ein Vertrag gibt der Klientin Gelegenheit, sich ganz bewusst für das Therapieende zu entscheiden. Es tritt dann ein, wenn sie erkennt, dass sie alleine weitergehen kann und sich selbst Therapeutin geworden ist. Wichtig ist, dass der Berater das ›Gut-Genug‹ akzeptiert und nicht erwartet, dass die Klientin alle Problembereiche, die er bei ihr identifiziert hat, mit ihm erledigen will!

Der Kurzzeitvertrag

Bitte lesen Sie Kapitel 20, das dies ausführlich behandelt.

UNERWARTETE ABSCHIEDE

Wenn der Therapeut zur Verabschiedung gezwungen ist

Gelegentlich wird das Ende einer Therapie von Faktoren im Leben des Therapeuten bestimmt. Er kann erkranken, umziehen müssen, seine Klientel reduzieren wollen oder in Pension gehen. Hat der Klient ohnehin Probleme mit dem Verlassenwerden (und wer hat die nicht!), werden sie wahrscheinlich neu geschürt. Auch hier ist es unerlässlich, dem Klienten beim Artikulieren seiner Gefühle und Gedanken zu helfen. Die folgenden Tipps mögen Ihnen eine Hilfe sein, wenn Sie eine unerwartete und unwillkommene Beendigung ansagen müssen:

- Kündigen Sie sie so früh wie möglich an.
- Geben Sie dem Klienten die Möglichkeit, in irrationalem Maß zornig oder enttäuscht von Ihnen zu sein. Das kann extrem wichtig sein, damit die unerledigten Angelegenheiten rund um den Abschied an die Oberfläche kommen. Ist der Grund Ihre eigene Lebenskrise, ist es nur natürlich, wenn der Klient um Ihretwillen besorgt und bekümmert ist. Sorgen Sie dafür, dass er nicht meint, Sie vor seinem Zorn oder seiner Traurigkeit bewahren zu müssen und allzu verständnisvoll zu sein.
- Geben Sie gerade so viel Auskunft über Ihre Gründe wie nötig, um dem Klienten zu versichern, dass die Beendigung nichts mit der therapeutischen Arbeit zu tun hat.
- Lassen Sie ihn, wenn möglich, Zeitpunkt und Frist des Abschieds wählen.
- Bieten Sie ihm, so möglich, Ihre Kapazität an Ihrem neuen Praxisort auch dann an, wenn eine Inanspruchnahme nicht gerade praktikabel für ihn wäre; immerhin zeigen Sie damit, dass Sie sich grundsätzlich gerne weiter für ihn engagieren würden.
- Seien Sie in kalkuliertem Maß authentisch in Ihren Reaktionen (siehe Kapitel 4, Abschnitt ›Richtlinien der Selbstoffenbarung‹)
- Bieten Sie ihm an, ihm bei der Hilfe nach einem neuen Therapeuten behilflich zu sein – manchmal ist es angemessen, wenn Sie ihm die Sucharbeit abnehmen und die Übergabe selbst in die Wege leiten.
- Jeder, der so einen Umzug schon einmal gemacht hat bzw. seine Praxis aus irgendeinem Grund schließen musste, weiß, wie sehr einen diese Tätigkeit emotional auslaugt. Gönnen Sie sich reichlich Supervision und Unterstützung während dieser Zeit und unterschätzen Sie die damit verbundene Strapaze nicht.

Wenn die Klientin ›untertaucht‹

Es kommt gelegentlich vor, dass eine Klientin unerwartet und überstürzt die Therapie abbricht. Sie erscheint einfach nicht zur Sitzung. Welche Gründe auch immer sie dazu bewogen haben – sei es Enttäuschung über Ihre klinische Kompetenz oder Therapie-Angst - sie hat das Entscheidungsrecht. So ein Abbruch passiert eher in der Anfangsphase einer Therapie, wenn die Klientin noch unentschlossen ist, ob sie sich auch festlegen will. Wir raten eher davon ab, der Klientin nachzutelefonieren und sie zu fragen, was passiert ist. Sie könnte sich bis nach Hause ›verfolgt‹ fühlen und Sie aufdringlich finden. Angebrachter wäre ein kurzes Schreiben, in dem Sie Ihr Bedauern ausdrücken, dass sie nicht kommen konnte, und entweder Ihre nächste Sitzung bestätigen oder sie bitten, wegen einer neuen anzurufen. Ein Brief ist besser als eine E-Mail oder SMS, da diese zu informell sind und möglicherweise in die Privatsphäre eindringen. Kommt keine Antwort, können Sie es dabei bewenden lassen oder sie noch einmal schriftlich wissen lassen, dass Sie der Annahme sind, sie werde ihre Therapie vorerst nicht fortsetzen. Sie wünschen ihr alles Gute und schreiben, dass Sie sich freuen würden, in Zukunft von ihr zu hören, sollte sie es sich anders überlegen.

Seien Sie sich darüber bewusst, dass das Abtauchen einer Klientin (überhaupt wenn es schon nach einigen wenigen Sitzungen eintritt) mitunter heißt, dass sie bekommen hat, was sie wollte, und dass es ihr besser geht. Verkehrt sie nicht in therapeutischen Zirkeln und sind ihr daher ›die Prinzipien eines geordneten Abschieds‹ nicht geläufig, ist sie vielleicht der Ansicht, dass sie die Beratung nun nicht mehr braucht (zu ihrem praktischen Arzt ginge sie nach einer erfolgreichen Behandlung ja auch nicht mehr). In jedem Fall müssen Sie den besten Weg für sich finden, abzuschließen und nicht mehr weiter ›an ihr festzuhalten‹, indem Sie etwa von Ihrer Supervision Gebrauch machen und eventuell ›Anhängiges‹ durcharbeiten.

War die Klientin schon eine Weile bei Ihnen, sieht die Sache anders aus. Es ist unter Umständen angezeigt, in Ihrem Schreiben etwas mehr auszusagen. Lassen Sie jedoch Vorsicht walten, denn das ist eine Mitteilung außerhalb des Therapieraums. Auch wenn Sie eine noch so zündende Idee haben, warum sie wohl nicht gekommen sei, brächen Sie – symbolisch gesprochen – die Grenzen, bezögen Sie sich in diesem Brief ausdrücklich auf Therapieinhalte; Ihre therapeutischen Interventionen gehören ins Beratungszimmer. Es könnte zu einer tatsächlichen Diskretionsverletzung kommen, da der Brief von jemand anderem geöffnet werden könnte. Wägen Sie Ihre Worte sorgfältig ab. Sie könnten z. B. kundtun, dass die Verbindung offensichtlich gerissen ist, und dass Sie hoffen, dass die Klientin wiederkommen und dies mit Ihnen besprechen wird.

Wenn der Klient ›vorzeitig‹ aufhören will

Wir sind vom Entscheidungsrecht des Klienten aufrichtig überzeugt. Er könnte ja richtig liegen. Vielleicht müssen Sie beide ihrem Prozess vertrauen. Ebenso sehr haben aber Sie das Recht, um ›potentielle Klienten‹ zu kämpfen – weil Sie die Vision haben, dass hohes Wachstumspotenzial in ihnen steckt. Ihr dialogisches Beziehungsengagement befähigt Sie, den Wunsch, mit der Therapie aufzuhören, zu hinterfragen, sofern Sie den Eindruck haben, dass die Klientin einer Schwierigkeit aus dem Weg gehen will. Manche Klienten hören freilich dann auf oder drohen es zumindest an, wenn sie wütend auf Sie sind oder sich missverstanden fühlen, dies aber nicht artikulieren können. Eröffnen Sie das Gespräch, indem sie fragen, was sie zu ihrer Entscheidung veranlasst hat. Folgende Fragen mögen Ihnen dabei behilflich sein:

- Was ist in jüngster Zeit im Leben der Klientin und in der Therapie vorgefallen?
- In welchen Sinnzusammenhang bringt sie das?
- Gibt es etwas an Ihnen oder an der Therapie, das sie unzufrieden stimmt?
- Wie hat sie in der Vergangenheit entschieden, dass es an der Zeit ist, eine Beziehung zu beenden oder eine Situation zu verlassen?
- Woran würde sie merken, dass sie in Wahrheit den Abschied umgehen will?
- Sie können auch Ihr eigene Ambivalenz in Bezug auf ihre Entscheidung offen legen: ›Ein Teil von mir trägt Ihre Entscheidung mit; Sie haben das Recht zu wählen. Ein anderer Anteil meiner selbst würde gerne um Ihren Weiterverbleib kämpfen und die Arbeit fortsetzen.‹

Es ist so gut wie immer unangebracht, respektlos und ethisch nicht vertretbar, einer frühzeitig aufhörenden Klientin zu sagen oder auch nur anzudeuten, dass sie es nicht schaffen wird oder nicht so beisammen ist, dass sie ›allein existieren‹ kann. Eher empfiehlt sich: »Es ist in Ordnung für mich, wenn Sie aufhören, aber es entgeht mir nicht, wie abrupt Ihre Entscheidung ist. Ich frage mich, ob Sie bereit sind, dem gründlicher nachzugehen.«

DIE AUFGABEN BEI THERAPIEABSCHLUSS

Unserer Erfahrung nach sind bei Therapieabschluss folgende Aufgaben zu erfüllen. In der Beendigungsphase springt man zwischen diesen Aufgaben hin und her. Hat man lange miteinander gearbeitet, sollte die Verabschiedung sich über mehrere Wochen oder sogar Monate erstrecken. Vielleicht müssen Sie diese Thematik in den Sitzungen selbst aufs Tapet bringen, sofern der Klient den Eindruck erweckt, als wolle er sich darum herumschwindeln.

Das Wahrnehmen des Abschieds fördern

Dies mag zwar auf der Hand liegen, es ist aber wichtiger als gedacht. Die Befundlage bestätigt, dass einer der wichtigsten Faktoren der Trauerarbeit der ist, Bedeutung und Sinn eines Todesfalls vor sich beschreiben zu können. Dasselbe gilt für jeden anderen wichtigen Abschied, einschließlich dem von der Therapie. Der Klient braucht ein sinnvolles Narrativ, wie sich das Therapieende in die gemeinsame Reise fügt. Sie können das dadurch fördern, dass Sie ihn zum Reflektieren darüber auffordern, was ihn anfangs zu Ihnen geführt hat, was sich entwickelt hat und wie es ihm jetzt ergeht.

Wir haben alle die Neigung, die Tatsache der Endlichkeit verschiedentlich zu leugnen. Manchmal erklären wir uns einverstanden, dass der Klient nötigenfalls zur Nachbetreuung zurückkommen kann. Das kann ein echtes Angebot, aber auch eine Vermeidungsstrategie sein. Es ist hart, sich von jemandem zu trennen, zu dem wir eine bedeutsame und vertrauliche Beziehung gehabt haben. In letzterem Fall nehmen wir unseren Klienten nicht nur die Chance auf einen ›sauberen‹ Abschied, sondern auch auf ein echtes Durchleben der letzten wichtigen Therapiephase – das Erkennen, dass sie allein zurechtkommen werden. Sind Sie miteinander zu dem Schluss gekommen, dass der Abschluss ansteht und haben sie ein Datum ins Auge gefasst, sollte es normalerweise eingehalten werden, auch wenn neue (bzw. alte) Symptome auftauchen. Man kann den Klienten bitten, nachzuspüren, was diese Symptome jetzt rund um den Abschied bedeuten könnten.

Achten Sie auf Stellenwert und Folgen des Verabschiedens

Sowohl Berater als auch Klient müssen sich klar darüber werden, auf wie vielfältige Weise die Therapie im Leben dieses Klienten bedeutsam gewesen ist.

- »Das hier ist der Ort, an den ich jeden Dienstag um drei Uhr nachmittags kam, und das vier Jahre lang.«

- »Sie sind der erste Mensch, mit dem ich je über die Geisteskrankheit meiner Mutter gesprochen habe. Es war, als hätte ich Ihnen alles von mir erzählt, nicht nur das Oberflächliche.«
- »Ich habe mich daran gewöhnt, herkommen und besprechen zu können, wenn es Probleme in meinem Leben gibt. Nun muss ich das für mich selber tun.«

Auf beiden Seiten könnte es einfache anerkennende Worte geben wie:

- »Ich mag Sie. Sie werden mir fehlen, wenn Sie nicht mehr in meinem Leben sind.«

BEISPIEL

B'Elanna war zunächst überrascht, als ihr Berater sie nach früheren Abschieden in ihrem Leben befragte. Hatte es größere, kompliziertere gegeben? Sie verneinte. Der Berater verlieh sanft seiner Ungläubigkeit Ausdruck »Gar keine? Was war mit Ihrer Ehe?« B'Elanna schüttelte entschieden den Kopf. »Das war bloß eine Erleichterung – es war furchtbar gewesen.« »Und als Sie Ihr Zuhause und Ihr Land verließen?« – Wieder eine verneinende Antwort: »Es war ohnehin übel dort. Ich war froh, wegzukommen.« Als der Berater die vielen Abschiede aufzählte, die B'Elanna erlebt hatte, tat sie jeden beiläufig ab. In jedem Fall behauptete sie, dass die verlorene Person bzw. Situation keinen Kummer wert sei. Als sie tiefer in die Sache eindrangen, begann B‹Elanna ihr Muster zu erkennen. Sie war in einer Weise aufgewachsen, dass sie selbständig und stark sein musste. Als in ihrem Land Krieg ausbrach war sie frühzeitig gezwungen gewesen, solch ›kindischen Bedürfnisse‹ wie etwa Trauern hinter sich zu lassen. Dann hatte sie ihr Leben lang Verluste auf diese Weise zu bewältigen versucht. Diese Erkenntnis führte sie dazu, den Abschied von ihrem Therapeuten und den Umgang mit Trauer neu zu beleuchten.

Für manche Klienten wird die Beziehung zum Therapeuten die bedeutsamste und intensivste in ihrem Leben sein. Sich aus so einer Beziehung zu verabschieden ist daher ein großer Schritt. Auch tritt die offensichtliche Merkwürdigkeit der therapeutischen Grenze deutlich zutage. Man ist sich so nah gewesen und wird sich wahrscheinlich nie mehr wieder sehen. Das ist auch für den Therapeuten hart und hat mitunter zu verheerenden Grenzverletzungen geführt (sich auszumachen, dass man sich in Gesellschaft treffen wird, Freundschaft zu schließen usw.). Unseres Erachtens ist ein sauberes Ende oft notwendig, damit das, was in der Therapie erreicht wird, versiegelt und unter Verschluss gehalten wird.

Ermutigen Sie vollständiges Äußern von Gefühlen

Darunter können Trauer, Zorn, Furcht, Erleichterung, Aufregung bzw. eine Mischung aus allem sein. Sie können sie mit Fragen wie ,»Was hat die Beziehung für Sie bedeutet? Was nehmen Sie wahr, jetzt, da Sie den Abschied ins Auge fassen?«, anregen. Jetzt ist es Zeit, einige Ihrer Reaktionen offen zu legen.

Auch vertraute und gewohnte negative Gefühle wie Depression, Bitterkeit, Selbstmitleid, Schuld, alte Beziehungsmuster usw. können bewusst gemacht und durchgearbeitet werden. Abarten altbekannter Introjekte oder Glaubenssätze können dabei sein, wie etwa: »Alles, was mir wichtig ist, wird mir genommen.« »Wären Sie eine bessere Therapeutin gewesen, würde ich jetzt nicht mehr leiden.« Selbstredend stehen fixierte Vermeidungsmuster der Klientinnen der Bedeutungsgebung, dem Abschiedsschmerz und der Gefühlsäußerung im Wege.

BEISPIEL

B'Elanna war tief bewegt ob ihrer Entdeckungen, die sie um das Thema Abschied an sich gemacht hatte, und trauert lange und intensiv um ihre Vergangenheit. Sie hatte ihr Therapieende für Juli angesetzt, aber Anfang Juni kam sie in gereizter Stimmung einher und maulte über die Park-Usancen. Es sollte, sagte sie, ein besseres System geben, das Klienten anwies, wo sie parken konnten. Ihr Therapeut pflichtete ihr bei, wie unpraktisch die Parksituation war und entschuldigte sich, dass er nicht klarer darüber Auskunft gegeben hatte, aber B'Elanna klagte erst recht, wie furchtbar der Verkehr auf dem Weg hierher gewesen sei. Er neckte sie sanft: »Hierher zu kommen ist wahrlich ein ziemlich großer Aufwand, nicht wahr?« B'Elanna starrte ihn entgeistert an, ärgerte sich zunächst und zog sich dann in sich zurück. Der Therapeut merkte, dass er einen Missgriff getan hatte und entschuldigte sich. B'Elanna nahm die Entschuldigung an und entspannte sich zusehends; sie begann zu weinen und sagte: »Ich weiß nicht, wie ich ohne Sie zurechtkommen soll.« Der Therapeut hatte ein warmes Gefühl ihr gegenüber, spürte auch seine eigene Traurigkeit und sprach das aus. Sie saßen eine Weile schweigend in wechselseitiger Anerkennung ihrer beider Trauer da.

Anerkennen und feiern Sie, was erreicht wurde und was unerledigt geblieben ist

Blicken Sie auf Ihre gemeinsame Wegstrecke zurück, auf die Stolpersteine wie auf die Erfolge, auf die Veränderungen, die es gab und die es nicht gab. Sie können den Klienten bitten, die verschiedenen Stadien und Wendepunkte Ihrer gemeinsamen Reise im Geiste vorüberziehen zu lassen, anzuerkennen, was am wichtigsten und was transformativ gewesen ist, und auch die Phasen, in denen sich wenig zu bewegen schien und er sich festgefahren fühlte. Sie könnten Ihre Einsichten mitteilen, wie Sie die Reise des Klienten und wie Sie die bedeutsamen Momente empfunden haben. Ihre Würdigung und Anerkennung kann unterstützend und bestätigend wirken. Fragen Sie ihn/sie, ob er/sie sich Feedback von Ihnen wünscht, Ihnen welches geben will oder ob er sich selbst Rückmeldung geben will.

BEISPIEL

B'Elannas Stimmung schwankte, als es Juli wurde. Doch war sie zugleich freudig erregt bei dem Gedanken, »es ordentlich zu machen«, wie sie es formulierte. In der allerletzten Sitzung redeten sie lange über die gemeinsame Arbeit. B'Elanna sagte: »Wissen Sie, der Tag, an dem ich wirklich Vertrauen zu Ihnen fasste, war der, als ich Ihnen von meinem Ärger in der Arbeit erzählte und Sie sich gemerkt hatten, was ich ein ganzes Jahr zuvor über meinen Großvater erzählt hatte.« Als der Therapeut sie bat, ihren Wandel seit Therapiebeginn zu würdigen, merkte sie, wie viele Dinge anders geworden waren, um wie viel lebendiger sie sich fühlte und wie optimistisch sie auf ihr Leben sah.

Anregung: Eine Visualisierung erfüllt zu diesem Zeitpunkt vielleicht ihren Zweck. Leiten Sie Ihre Klientin folgendermaßen an: »Versetzen Sie sich um sechs Monate in Ihre Zukunft. Wie wird es Ihnen dann damit ergehen, dass Sie mit der Therapie aufgehört haben, was werden Sie unter Umständen bedauern? Gäbe es etwas, von dem Sie sich wünschen, Sie hätten es gesagt, getan oder sonst wie ausgedrückt?«

Es ist vollkommen in Ordnung, wenn ungelöste Angelegenheiten übrig bleiben. Melnick und Roos (2007) stellen die starke Gewichtung, die die Gestalttherapie dem Abschließen unerledigter Geschäfte beimisst, ohnehin infrage und meinen, dass es durchaus zu vereinen sei, die Energie von einem Menschen, den man verloren hat, abzuziehen und ihm trotzdem verbunden zu bleiben. Sie nennen das ›gebunden bleiben und loslassen‹ (S. 102) und behaupten, dass von dieser Verbundenheit mit einer bedeutsamen Bezugsperson viel Lernen und Wachsen ausgehe.

Zukunftsplanung

Machen Sie gegen Ende Ihrer gemeinsamen Rückschau Punkte aus, um die es in Zukunft gehen könnte. Welche erwartet die Klientin in den kommenden Monaten und wie wird sie künftige Krisen und Schwierigkeiten handhaben, vor allem solche, die denen ähneln, die sie ursprünglich in Therapie brachten? Wenn Ihre Beziehung zueinander schon lange besteht, werden Sie als Ressource internalisiert worden sein. Ihr Vorbild, Ihre Stimme, Ihre Fürsorge und Aufmerksamkeit wird mit ihrer inneren Landschaft verschmelzen. Welche Ressourcen gibt es in ihrem Leben noch, auf die sie zurückgreifen könnte, jetzt, da die Therapie zu Ende geht? Welche sozialen Netze oder Aktivitäten könnte sie ins Leben rufen?

BEISPIEL

B'Elanna griff den Vorschlag des Therapeuten ernsthaft auf und überlegte gewissenhaft, wie sie sich der Zukunft stellen werde, welche Herausforderungen ihr begegnen könnten und wie sie damit fertig würde. Es erleichterte den Therapeuten, dass sie solche Gedanken laut machte, da sie es früher an solchen Wünschen bzw. Fähigkeit eindeutig hatte missen lassen, nämlich Pläne für sich zu machen und sich abzusichern. Als er ihr dies mitteilte, merkte sie, dass sie fest geglaubt hatte, dass sie keine Zukunft habe, die der Rede wert sei. Als sie diese tiefe Verunsicherung mit ihrer frühen Kindheit in einem Land, das sich im Krieg aufrieb, in Zusammenhang brachten, waren sie beide sehr berührt – davon, was sie durchgemacht hatte und darüber, dass sie ihren Selbst-Support soweit wiedergewonnen hatte, dass sie für ihre Zukunft Sorge tragen konnte.

Natürlich wäre es unmöglich (und zweckwidrig!), zu viel vorwegnehmen zu wollen. Die Klientin unternimmt nun ihre eigene Reise (alleine), und das Unbekannte gehört zur Angst, aber auch zur freudigen Erregung dazu.

Verabschieden Sie sich

Die Entscheidung, wie Sie abschließen wollen, sollte gemeinsam gefällt werden. Sie können miteinander herausarbeiten, was wichtig ist und betont werden sollte. Manche Klienten möchten ein bestimmtes Ritual ausführen, z. B. eine Geste, ein kleines Geschenk oder Symbol hinterlassen, das an sie erinnert.

BEISPIEL

B'Elanna wollte kein bestimmtes Ritual erfinden. Sie sagte, es sei ihr wichtig, bis ganz zum letzten Augenblick der Verabschiedung in Beziehung zu bleiben. Sie kündigte an, dass sie in der letzten Sitzung untröstlich weinen werde, aber als sie dann da war, lachten sie auch miteinander, während sie sich die gemeinsame Zeit herholten und die unternommene Reise feierlich würdigten. Tränen stiegen B'Elanna in die Augen, als sie den Therapeuten anblickte um auf Wiedersehen zu sagen. Der Therapeut war gerührt und ließ es sich anmerken. Als sie den Gang entlang schritt, der vom Therapieraum wegführte, drehte sich B'Elanna noch einmal um und hielt ein Weilchen inne. Sie lächelten einander freundlich an. Dann wandte sich B'Elanna wieder um und schritt von dannen, und der Therapeut machte die Tür zu. Er wusste, er würde sie wahrscheinlich nie wiedersehen; er war zufrieden, aber auch melancholisch und dachte darüber nach, wie schwer es war, solch intensive Beziehungen hinter sich zu lassen.

Nehmen Sie Ihre Energie zurück

Die letzte Aufgabe ist die Rücknahme der Energie aus der therapeutischen Beziehung, damit man in die ›fruchtbare Leere‹ des Erlebenszyklus‹ eintaucht und für neues Beziehungsengagement und neu entstehende Figuren verfügbar wird. Diese Aufgabe ist sowohl vom Berater als auch vom Klienten zu erfüllen, und zwar jeweils alleine in den Tagen und Wochen nach der letzten Sitzung.

Vorsicht: Man nennt das Betrauern oft ›Trauerarbeit‹, und unserer Meinung nach ist die volle Konfrontation und das ganz Dabeisein bei einem Abschied dieser Natur wahrlich ›Arbeit‹. Sie kann befriedigend und transformativ sein, aber auch erschöpfend, und Klient wie Therapeut sollten sich in dieser Zeit starken Rückhalts sicher sein können.

DER ABSCHIED DES THERAPEUTEN

Unser Hauptaugenmerk galt selbstverständlich der Hilfe, die wir dem Klienten angedeihen lassen, damit er seine Muster, eine Beziehung zu beenden, erkennen kann. Die Therapeutin hat, wie bereits gesagt, unweigerlich ihre eigenen Muster. Auch wir haben mit Bindungsproblemen und Verlusten zu kämpfen und auch wir reagieren auf den Widerhall des Todes, der uns aus jedem Abschied entgegenweht. Es ist zum Wohle unserer Klienten und unserer selbst unumgänglich, um unsere eigenen Reaktionen in dieser Hinsicht zu wissen, und zwar aus zwei besonders wichtigen Gründen:

- Wir müssen dafür sorgen, dass unsere Kontaktregulierungsmuster, wenn es um Abschied geht, den notwendigen Aufgaben nicht im Wege stehen. Wir müssen uns vergewissern, dass wir einerseits die Wichtigkeit der Abschiedsphase nicht übersehen, und uns andererseits nicht gegen das Loslassen sträuben.
- Eine erfolgreiche Therapeutin wird sich im Laufe ihrer beruflichen Laufbahn oft aus gelungenen und lohnenden Beziehungen verabschieden müssen. Umso wichtiger, dass wir wissen, wie dies in einer Form zu tun ist, die uns weiser macht und abrundet, sodass wir keine Energie für das Aufrechterhalten alter Vermeidungsmuster verschwenden.

Das aktuelle Beispiel oben betraf B'Elanna, eine Klientin, die sich ihrem Abschied ganz und gar stellte. Dasselbe hätte man über einen Therapeuten schreiben können, der sich in jedem Stadium und bei jeder anstehenden Aufgabe mit der Bedeutung und dem Gewicht des Verlustes der Beziehung zu dem jeweiligen Klienten konfrontieren musste.

Wir raten Ihnen, Ihre Muster noch stärker zu erkunden, damit Ihre Abschiede so sauber wie möglich ausfallen.

Anregung: Versuchen Sie, sich an Ihren ersten Schultag zu erinnern. Wissen Sie noch, wie Sie sich fühlten, bevor Sie gingen? Wie sehr half man Ihnen bei der Vorbereitung? Menschen finden oft, dass dieses Trennungserlebnis das Muster ihrer späteren Veränderungen und Anpassungen prägte. Wenn Ihnen keine frühe Erinnerung einfällt, nehmen Sie den ersten Tag, an dem Sie ins Gymnasium oder in Ihr Psychotherapieausbildungsinstitut eintraten. Wie könnte dieses Erlebnis Ihre Haltung gegenüber Abschieden beeinflusst haben, wie wirkt es sich auf Ihre Arbeit als Therapeutin aus? Was haben Sie seither gelernt – sowohl in der Theorie als auch im tatsächlichen Erleben, das Ihren Prozess bereicherte?

LITERATUREMPFEHLUNGEN

Houston, G. (2003): Brief Gestalt Therapy. London: Sage (siehe Kap. 6 – ›The Ending‹)

Kuschnik, L. (2010): Lebensmut in schwerer Krankheit. Begleitung bei Krebs. Bielefeld: Luther

Mackewn, J. (1997): Developing Gestalt Counselling. London: Sage (siehe 209–214)

Melnick, J. / Roos, S. (2007): The myth of closure. In: *Gestalt Review* 11(2), 90–107

Müller-Ebert, J. (2001): Trennungskompetenz. Die Kunst, Psychotherapien zu beenden. Stuttgart: Klett-Cotta

Murray Parkes, C. / Sills, C. (1994): Psychotherapy with the dying and the bereaved. In: P. Clarkson / M. Pokorny: The Handbook of Psychotherapy. London: Routledge, 494–514

Philippson, P. (2009): The Emergent Self. An Existential-Gestalt Approach. London: Karnac (siehe Kap. 6 – ›Death and Endings‹)

Roos, S. (2001): Chronic sorrow and the Gestalt construct of closure. In: *Gestalt Review* 5(4), 289–310

Sabar, S. (2000): Bereavement, grief and mourning: a Gestalt perspective. In: *Gestalt Review* 4(2), 152–68

Worden, J. W. (2008): Grief Counseling and Grief Therapy: A Handbook for the Mental Health Practitioner, 4. Aufl. New York: Springer Publications.

TEIL II

WIE MAN MIT HERAUSFORDERNDEN BEGEGNUNGEN UMGEHT

18

DAS RISIKO ABSCHÄTZEN UND MANAGEN

Es kommt oft vor, dass ein Klient ein Lebensproblem, eine Verhaltensstörung oder Verhaltensweise präsentiert, die den Therapeuten stark fordern oder sein Gespür für Gefahren aufhorchen lassen bzw. einen speziellen Behandlungsansatz verlangen. Damit sind Klienten mit psychotischem Prozess, selbstzerstörerischem Verhalten, dissoziative und regressive Prozesse, Depression und Angst gemeint. Bei stärkeren Ausprägungen ruft dies nach speziellen therapeutischen Zielrichtungen, die von der üblichen Gestaltpraxis recht stark abweichen. Ein behavioraler oder direktiverer Ansatz ist hier u. U. gefragt, der gezielte Interventionen setzt und vor allem auf Gefahrenminimierung und Sicherheit bedacht ist, auch auf die des Therapeuten. Diese Klienten könnten heikle und verstörende Reaktionen bei Therapeuten hervorrufen, Grenzen infrage stellen und sie bedürfen strategischen Denkens und ebensolchen Managements.

Diese Klienten, die oft bereits eine Diagnose auf der Achse I des DSM IV aufweisen, haben tendenziell Funktionsprobleme allgemeiner Natur, stehen unter starkem Leidensdruck und verursachen bisweilen Leid und verstören Therapeuten, Familie und Freunde.

Die andere Kategorie herausfordernder Klienten sind solche, welche unflexible Persönlichkeitsstile oder Persönlichkeitsstörungen an den Tag legen (Achse II im DSM). Sie funktionieren oft korrekt in der Welt ›draußen‹, kommen aber mit der Klage, dass man sie missverstehe oder ihre Beziehungen nicht glücklich seien; manchmal berichten sie, andere würden sich über ihr Verhalten beschweren. Unserer Erfahrung nach fällt die Herausforderung der Klienten dieser Kategorie vor allem in die Bereiche Übertragung und Gegenübertragung und nicht so sehr unter ›Risiko oder Notfall‹, daher verweisen wir Sie auf das Kapitel 12 und auf die Literaturempfehlungen zur Arbeit mit Persönlichkeitsstörungen am Ende dieses Kapitels. Nichtsdestotrotz produzieren manche Menschen mit Persönlichkeitsstörungen mitunter Notfälle, vor allem in Krisenzeiten oder mitunter in späteren Phasen der Therapie, wenn der Klient mit sich zu schnell vorgegangen ist und die alten Muster schöpferischer Anpassung bröckeln.

Es würde zu weit führen, gingen wir die gesamte Bandbreite von Achse I und Achse II durch, doch werden wir Möglichkeiten darstellen, wie man Risiken abschätzt und handhabt, damit Sie wissen, welche Handlung wann zu setzen ist. Im nächsten Kapitel werden wir uns Depression und Angst im Detail ansehen, welche am häufigsten geboten werden und wo Risiko durchaus ein Thema sein kann.

Wir glauben auch, dass Praktiker, die Klienten mit solch ernsthaften Störungen haben, entsprechende Literatur konsultieren sollten, Expertenhilfe über Supervision bei Spezialisten in diesem Fachgebiet in Anspruch nehmen bzw. die Überweisung zu einem Psychiater in Betracht ziehen sollten. Im Abschnitt ›Literaturempfehlungen‹ führen wir eine Bandbreite hilfreicher Literatur aus der Gestalttherapie und von außerhalb an. Außerdem empfehlen wir, dass sich Therapeuten mit einem offiziell üblichen Diagnosesystem wie dem DSM IV (oder dem demnächst erscheinenden DSM V) oder dem ICD 10 vertraut machen, und sei es nur, um über den Zugang zur nicht-gestalttherapeutischen Literatur sinnvoll mit Vertretern anderer Berufsgruppen kommunizieren zu können.

Schließlich möchten wir dem Einwurf begegnen, dass ein eher strategisch vorgehendes und direktives Arbeiten mit gestörten Klienten als Übertretung der Gestaltmaxime gesehen werden kann, welche empfiehlt, man solle an dem bleiben, ›was ist‹ und dem natürlichen Entfaltungsprozess Raum geben. Das muss nicht unbedingt ein Widerspruch sein, denn mit Yontef und Philippson (2008, 271) meinen wir:

> »Wachstum kann sich spontan aus dem Fokussieren, aus dem vertraulichen Kontakt in der Therapie usw. ergeben. Oder es ist Teil eines systematischen Programms, das anleitet und experimentiert. Doch sogar in letzterem Fall beruht es auf der Anerkennung und Akzeptanz seiner selbst, während man sich auf das Wachstum zubewegt ... in vielen klinischen Situationen darf das Hauptaugenmerk der Arbeit dem Aufbau psychologischen Rüstzeugs und der Überwindung destruktiven Verhaltens gelten, ... Dieses Lernen kann in Kooperation stattfinden ...«

WESENTLICHE ÜBERLEGUNGEN

In Kapitel 5 erläuterten wir die Einschätzung des Risikopotenzials während des Erstgesprächs. Nun gehen wir der Frage nach, was man sich genau überlegen sollte, wenn man vor der Entscheidung steht, einen ›verstörenden‹ Klienten anzunehmen. Wir haben fünf Stufen entwickelt, welche Sie die Situation besser verstehen lassen und Ihnen in Bezug auf das weitere Prozedere Klarheit verschaffen.

1. **Schätzen** Sie das klinische Bild **ein.**
2. **Sammeln** Sie einschlägige Information.
3. **Stufen** Sie das Risiko **ein.**
4. **Entscheiden** Sie sich für eine **Handlungsoption.**
5. **Überwachen** Sie den Prozess laufend.

Das klinische Bild

Es ist verblüffend, wie selten Therapeuten in ihrem Bemühen, am Klienten dran zu bleiben und ihm zu folgen, die Führung übernehmen und wie wenig sie die notwendigen Informationen erfragen, die sie zur Einschätzung der Lage brauchen. Manche Klienten kommen mit einer Fülle ineinander verstrickter Problemen zum Erstgespräch, und Sie müssen je nach Risikopotenzial entscheiden, ob unmittelbarer Handlungsbedarf gegeben ist. Die oberste Priorität ist, herauszufinden, ob ein hohes Risiko auszuschließen ist oder nicht:

- Steht der Klientin Entlassung / Verlust einer Beziehung / Umzug / Kindswegnahme / finanzieller Ruin / Freiheitsentzug bevor, wenn nicht sofort etwas unternommen wird?
- Ist die Klientin dem Zusammenbruch oder der Dekompensation nahe?
- Ist sie suizidgefährdet oder verletzt sie sich?
- Gehört Gewalt ins Bild?
- Leidet sie an einer unbehandelten körperlichen Krankheit? Viele Symptome, die mit organischen Problemen einhergehen, sind emotional oder psychisch bedingt (z. B. Schilddrüsen-Dysfunktion).
- Weisen die Symptome evtl. auf Substanzenabusus oder auf eine aufkeimende psychische Krankheit der Achse I hin?

Lautet die Antwort auf eine dieser Fragen Ja, muss Ihre vordringliche Sorge der Verhinderung einer Verschlimmerung oder des Funktionsverlusts im Alltag gelten. Es gilt einen konkreten, pragmatischen Plan zur Bewältigung das Problems zu erstellen, wozu das Besprechen des Risikomanagements mit dem Klienten (manchmal muss man darauf bestehen), praktische Ratschläge, Aufklärung, Kontakt zum praktischen Arzt oder zum lokalen Kriseninterventionszentrum gehören. Auch wenn kein Notfall vorliegt, mögen andere wichtige Fragen vorgehen, wenn sie entscheiden müssen, ob und wie Sie zusammenarbeiten:

- Gibt es einen praktischen Gesichtspunkt, dem Sie sich zu allererst widmen müssen? Jede vorgebrachte Lage ist immer eine Gestalt aus biologischen, kognitiven, emotionalen und somatischen Faktoren im Kontext historischer und gegenwärtiger Feldbedingungen, wie etwa überbeanspruchende Arbeitsbedingungen oder Beziehungen (z. B. mit einem kranken Partner zu leben), welche praktisches Handeln erfordern, bevor man einen ›psychologischen‹ Behandlungsplan erstellt.
- *Möchten* Sie mit diesem Menschen arbeiten? Sind Sie genügend ausgebildet und supervisorisch abgestützt? Eignet die Klientin sich für Ihre Art von Psychotherapie? Eignet sich Ihre Örtlichkeit? Es ist zum Beispiel nicht ratsam, mit ernsthaft gestörten Klienten bei sich zu Hause zu arbeiten. Sie und Ihre Klientin werden sich geschützter fühlen, wenn Sie in einer Institution, einem medizinischen Zentrum usw. zusammenkommen. Ein Klient macht Ihnen vielleicht Angst oder es ist schwer, Kontakt zu ihm herzustellen, und Sie zögern vielleicht, ihn zu nehmen. Nehmen Sie dieses Unbehagen ernst und überschätzen Sie sich nicht in der Vorstellung, Sie könnten jeden behandeln, der zu Ihnen kommt.
- Ergibt das dargelegte Problem Sinn in Ihren Augen? Es gibt Situationen, in denen man die Entscheidung, ob man mit dem Klienten arbeitet, nicht im Erstgespräch fällt, und nicht ehe man Supervision in Anspruch genommen hat. In jedem Fall empfehlen wir, einen Kurzzeitvertrag anzubieten, z. B. vier Sitzungen und danach eine Lagebesprechung zu machen. Das lässt Ihnen die Möglichkeit, den Klienten weiter zu verweisen. Es kann auch angezeigt sein, sich zu überlegen, ob seine Störung die Achse I- oder II-Kriterien erfüllt oder ob er aus einer Reihe anderer Gründe ›einfach schwierig‹ ist.

Sammeln Sie einschlägige Information

Haben Sie sich einmal ein vorläufiges Bild von der Situation eines Klienten gemacht, müssen Sie Bereiche und Einzelheiten ermitteln, die besonderer Zuwendung und Aufmerksamkeit bedürfen. Es mag hilfreich sein, diese Punkte in Fachausdrücken zu notieren inklusive eventueller Fragen, zu denen Sie zusätzliche Information benötigen. Das bewahrt Sie vor Überforderung oder Konfusion bei der emotionalen Wucht bzw. Desorientierung, die mit der Einschätzungsphase von hochgefährdeten Klienten mitunter einhergeht. Wenn Sie einige eindeutige Punkte herausarbeiten, die Sie in der nächsten Sitzung ansprechen wollen, werden Sie dafür bereits eine umfassende Struktur haben.

Zur kompetenten Abwägung gehört das Explorieren des Ursprungs und der Bedeutung eines Symptoms oder Problems. Eine sorgsame Anamnese der gegenwärtigen Beschwerden gibt darüber Aufschluss.

Die folgenden Fragen an die Klientin lassen sich leicht abwandeln und auf jegliches Thema oder jegliches Anliegen anwenden:

- Wann tauchte das Problem zum ersten Mal auf (z. B. Selbstmordgedanken, Selbstverletzung, Drogenmissbrauch, Essensverweigerung oder Essanfälle, Gedanken, verrückt zu werden?)
- Was war zu dieser Zeit in Ihrem Leben gerade los?
- Wie reagierten Familie und Freunde (oder wie würden sie Ihrer Fantasie nach reagieren)?
- Wie oft ist dieses Problem in Ihrem Leben bereits aufgetreten und wie erklären Sie es sich?
- Wann war es am schlimmsten?
- Haben Sie um Hilfe gebeten oder Hilfe erhalten?
- Wann passierte es zum letzten Mal/welche Episode war am schwierigsten?
- Wie versuchten Sie, damit umzugehen bzw. sich selbst zu helfen?
- Was hat Sie gerade jetzt veranlasst, Hilfe zu suchen?

Natürlich würden Sie die Fragen aus obiger Liste nicht alle nacheinander stellen! Verfügt der Klient über genügend Selbstsupport, hat er vielleicht nichts dagegen, sie alle in einer Sitzung zu beantworten. Es mag aber nötig sein, diese Information im Laufe von mehreren Sitzungen einzuholen. Wesentlich ist, dass Sie die Empfindlichkeit und Verletzlichkeit des Klienten in dieser Problematik nicht aus den Augen verlieren. Manchmal befürchten Therapeuten, den Leidensdruck einer Klientin zu vergrößern, wenn sie in bestimmten Bereichen nach Details fragen, z. B. bei Selbstmordgedanken, Halluzinationen oder Missbrauchsbeziehungen. Viele Klienten erleben es jedoch als erleichternd, ihre Geschichte jemandem sagen zu können, der sich nicht scheut, bestürzende Inhalte zu erfragen und sie anzuhören. Respektvoll, offen und akzeptierend zuzuhören kann an sich bereits beim Klienten einen ähnlichen Umgang mit sich selbst anstoßen.

Das Risiko einstufen

Nachdem Sie spezifische Problemzonen ausgemacht haben, können Sie Fachliteratur heranziehen und sie mit Ihrem Supervisor diskutieren. Sie müssen dabei ›das Rad nicht neu erfinden‹, aber bekommen zusätzlichen Support.

Beispielsweise gibt es eine Menge hilfreicher, deskriptiver und prognostisch relevanter Information über die Gefahren, die von verschiedenen psychischen Gesundheitsproblemen ausgehen, z. B. darüber, wann Suizidgedanken eher in die Tat umgesetzt werden, oder über die einzelnen Konsequenzen und Gefahren beim Konsum verschiedener Drogen, um nur drei Bereiche zu nennen.

Den Schweregrad einschätzen

Es lohnt sich, die Präsentation des Klienten ungefähr auf dem Kontinuum von mild – mittel – schwer einzustufen.

Eine milde Störung liegt dann vor, wenn eine Klientin störende Symptome aufweist, welche subjektiven Leidensdruck verursachen, aber den täglichen Verrichtungen nicht wesentlich im Wege stehen, wenngleich sie u. U. eines größeren Aufwands bedürfen.

Eine mittelgradige Störung liegt vor, wenn ein Klient Symptome an den Tag legt, die ihn außer Kraft setzen oder ihn in seinen täglichen Verrichtungen erheblich beeinträchtigen.

Eine ernsthafte Störung liegt vor, wenn die behindernden bzw. störenden Symptome ständig oder zumindest meistens vorhanden sind und wenn der Klient seine Alltagsaktivitäten nicht mehr normal verrichten kann. Damit einher geht u. U. auch das unmittelbare Risiko, dass er sich selbst oder anderen etwas antut.

Der schwerer beeinträchtigte Pol dieses Kontinuums spiegelt den Umstand wieder, dass es der Klient sehr schwer hat bzw. es ihm überhaupt unmöglich ist, adäquat auf das zu reagieren, was ihm widerfährt. Hier wird noch deutlicher, wie essenziell die Sorge um Ihren Selbstschutz und Ihre Selbstfürsorge ist, damit Sie sich von einer schwierigen Sitzung auch wieder erholen.

Die Feststellung des Schweregrades wird Sie obendrein zu Folgendem befähigen:

- Zum Entscheiden, wie viel strategische Planung Sie in Ihre Verhaltensinterventionen einfließen lassen wollen (z. B. einen Facharzt zu konsultieren oder zu ihm zu überweisen, etwas Konkretes vorzuschlagen, wie etwa eine berufliche Auszeit zu nehmen, oder angstreduzierende Techniken weiterzugeben usw.);
- Organisieren Sie die Therapie so, dass sie stabilisiert, hält und erdet, z. B. solche Klienten, die fortwährend überfordert oder gestresst sind;
- Wie viel Verantwortung müssen Sie übernehmen, um einer Verschlimmerung vorzubeugen (wie sehr bestehen Sie beispielsweise auf einer Überweisung zu einem Psychiater oder auf einem Risiko-Management-Plan)?

Die Selbstmordgefährdung eines Klienten einstufen

Selbstmorddrohungen sollten Sie ernstnehmen, auch wenn Sie den Verdacht haben, dass der Klient Sie manipuliert, denn tun Sie das nicht, provozieren Sie möglicherweise eskalierendes Verhalten. Es kommt höchst selten vor, dass Menschen sich zum Selbstmord aus einem klaren und rationalen Entschluss umbringen (etwa wenn sie an einer tödlichen körperlichen Krankheit leiden). Die meisten Selbstmorddrohungen entstehen aus einem verwirrten, konflikthaften Geisteszustand und sind als Mitteilung zu werten (oft ist es Wut auf jemanden, z. B. auf Sie), die nicht offen geäußert werden kann und in Form eines suizidalen Impulses retroflektiert wird. Dieser Gedanke möge Sie zur Einsicht befähigen, dass die Person zu *leben* und nicht zu *sterben* versucht, und gehört und gesehen werden möchte.

Ein gängiges Missverständnis besteht darin, dass das Fragen nach Selbstmordabsichten solche erst auslöse. Das lässt sich wissenschaftlich nicht erhärten. Es ist hingegen so, dass das offene und nicht wertende Sprechen über die Möglichkeit des Selbstmords dem Betroffenen Erleichterung und das Gefühl, unterstützt zu werden, verschafft. Wichtig ist, dass Sie nicht erschrocken, ängstlich oder missbilligend reagieren, wenn Ihr Klient auf das Thema anspielt. Zuerst sollten Sie überlegen, ob es unmittelbaren Handlungsbedarf gibt, damit das Leben des Klienten nicht weiter gefährdet ist, und dann müssen Sie eine klare und punktgenaue Einschätzung des Risikos treffen, bevor sie eine Strategie planen. Um das zu können, müssen Sie auf die Stufe ›Sammeln Sie einschlägige Information‹ zurückkehren. Die folgenden Fragen ergänzen die weiter oben in diesem Kapitel gestellten und mögen Ihnen helfen, zu einer klareren Entscheidung zu kommen:

- Hat die Klientin in der Vergangenheit schon einmal versucht, sich etwas anzutun? Wenn ja, wann und was geschah genau?
- Was waren die auslösenden Faktoren (z. B. Zurückweisung in der Liebe), die zum letzten Selbstmordversuch führten? Gibt es sie zurzeit oder stehen sie bevor? Sie können die Frage stellen: »Wenn dies [i.e. derselbe Auslösefaktor] jetzt einträte, was würden Sie tun?«
- Was hat die Klientin damals vom Sterben abgehalten? Ist jemand dazwischen gekommen, und wenn ja, wie lief das ab?
- Hat die Klientin bereits einen Plan oder Pläne gemacht, wie sie den Selbstmord begehen wird? Hat sie sich für einen Modus entschlossen, wie sie ihn in die Tat umsetzen will?
- Wer wäre von ihrem Tod betroffen und wie wäre er/sie betroffen? Wen aus ihrem sozialen Umfeld würde sie ihrer Meinung nach damit am schlimms-

ten treffen? Beachten Sie, dass das angedrohte Selbstmordverhalten systemisch, also ein Thema in ihrer Familie oder in ihrem sozialen Netz sein könnte.

Im Allgemeinen ist das Suizidrisiko höher, wenn der Betreffende bereits einen ausgeklügelten Umsetzungsplan hat. Auch wenn es noch so unangenehm scheint, ist es unumgänglich, Detailfragen zu stellen wie etwa: »Haben Sie schon darüber nachgedacht, wie Sie sich umbringen würden? Welche Tabletten würden Sie nehmen? Wo würden Sie sich diese beschaffen? Wann und wo würden Sie sie nehmen?« Die Äußerung spezifischer Einzelheiten gibt mehr Anlass zur Sorge als vage Absichtserklärungen. Liegt ein durchdachter Plan vor, ist von einem höheren Risiko auszugehen.

Eine Handlungsrichtung einschlagen

Mit einem suizidalen Klienten kompetent umzugehen, muss oberstes Gebot sein, solange die Gefahr akut ist. Wenn Gefahr droht, muss man u. U. eine Angehörige, den Hausarzt oder die lokale Kriseninterventionsstelle verständigen. Ist die unmittelbare Gefahr gebannt, aber die Lage immer noch brisant, müssen Sie unter Umständen die Sitzungsfrequenz erhöhen oder Telefonkontakt anbieten, damit der Klient sich gehalten fühlt. Manche Therapeuten plädieren dafür, ›Nicht-Verletzungs-‹Kontrakte mit Klienten einzugehen. Dieser Begriff läuft zwar dem Gestaltansatz zuwider, er hat aber durchaus Vorteile (siehe Mothersole 2006, wo diese Debatte eingehend geführt wird). Ein solcher Kontrakt könnte so aussehen, dass Sie das Einverständnis des Klienten einholen, dass er keinen Selbstmordversuch bis zur nächsten Sitzung unternimmt oder, im Extremfall, dass er ihn vorher mit Ihnen telefonisch abgesprochen haben muss. Er muss wirklich mit Ihnen gesprochen haben, und nicht einfach in Ihrer Abwesenheit angerufen haben – das gilt nicht als Vertragserfüllung. Sie können mit ihm eine Liste mit Notruftelefonnummern erstellen, an die er sich wenden kann, wenn er meint, sich umbringen zu müssen, zum Beispiel bei den Samaritern, die sicher abheben und ihm ein einfühlsames Ohr leihen werden. Solche Übereinkünfte befähigen den Klienten vielleicht, selbst einen Weg des Überlebens zu finden und keine Selbstmordversuche mehr zu machen. Er erlebt den Kontrakt selbst möglicherweise als bergend und haltend und als Beweis Ihres Engagements für sein Leben, und nicht als Versuch, ihn in die Enge treiben oder ihm Ihren Willen aufzwingen zu wollen.

Auch wenn Sie der Überzeugung sind, dass der Klient grundsätzlich das Recht hat, über sein eigenes Leben und seinen eigenen Tod zu entscheiden, so meinen wir doch auch, dass Sie als Gestalttherapeut verpflichtet sind, Leben erhalten zu wollen (siehe Kapitel 21 über Ethik). Das bedeutet, dass Sie Ihren therapeutischen Ansatz vorübergehend abändern müssen, um mit dieser Krise fertig zu werden. In solchen Perioden sind meist stützendes und Halt gebendes Arbeiten und starke Grenzen gefragt. Lassen Sie kathartische, leere-Stuhl- oder konfrontative Arbeit sein, wenn Sie sich nicht absolut sicher sind, dass der Klient sie auch verträgt. Manchmal bringt sich ein Klient trotz aller Bemühungen um. Das ist zwar äußerst betrüblich, aber sehen Sie sich lieber nach Hilfe um, statt sich Vorwürfe zu machen und sagen Sie sich, dass wir die Entscheidungen unserer Klienten letztlich nicht steuern können und auch nicht steuern sollten.

Weiterverweisen

Wir empfehlen Ihnen wärmstens, es sich gut zu überlegen, ob Sie einen beunruhigenden Klienten nicht vielleicht doch besser weiter verweisen und sei es nur, um eine zweite Meinung einzuholen; wir raten Ihnen zudem, Supervision in Anspruch zu nehmen, um zu einer Entscheidung zu kommen. Kapitel 1 enthält einige Vorschläge, wie und wann man jemanden an eine andere Stelle oder an einen praktischen Arzt verweist. Wie behutsam Sie dem Klienten dies auch beibringen, so erzeugt es bei ihm oft den nur allzu nachvollziehbaren Verdacht, Sie lehnten ihn ab oder fänden ihn inakzeptabel. Diesen Effekt können Sie minimieren, indem Sie dem in so schwierigen Umständen Gefangenen vor allem Respekt und Mitgefühl zeigen. Immerhin geht er das Risiko ein, seine Verletzlichkeit einer wildfremden Person zu offenbaren. Natürlich können Sie auch sagen, dass Sie ihm die bestmögliche Hilfe angedeihen lassen möchten und dass Therapie bei Ihnen nicht an ihm scheitert, sondern dass jemand gefunden werden soll, der auf seine Problematik spezialisiert ist.

Die Therapierichtung planen

Haben Sie sich einmal entschlossen, einen Therapievertrag anzubieten, werden Sie Risiken, wie spezielle Bedürfnisse des Klienten, und Ihr eigenes Selbstvertrauen sowie Ihre Kompetenz sorgfältig abgewogen haben. Sie werden den Klienten bereits mit Ihrer Supervisorin durchbesprochen und sich zum Weitermachen entschlossen haben. Auch werden Sie sich überlegt haben, welche Themen zuerst behandelt werden müssen und welche Sie sich für später aufheben dürfen. Sie werden sich mittlerweile im Klaren sein, ob der Typ Gestaltbeziehung, den Sie anbieten, modifiziert werden muss. Klienten der höheren Risikoklasse brauchen einen besonders bedachtsamen Umgang bzw. eine Abstufung des dialogischen Beziehungsangebots, da ein allzu stark präsenter Therapeut einem labilen Klienten übermächtig vorkommen kann. Schlagen Sie zu Kapitel 6 zum Punkt ›Behandlungsüberlegungen‹ zurück, um die optimale Strategie für Ihren Klienten finden.

Die Arbeit mit gestörten Klienten, besonders solchen, die chronische Langzeitprobleme aufweisen, ist mitunter langwierig, und nur von geringem graduellen Fortschritt gesegnet. Auch fordert sie einen meist über lange Zeit, und wahrscheinlich stößt man auf zahlreiche Abhängigkeiten. Es steht zweifellos eine beschwerliche und doch faszinierende Entdeckungs- und Lernreise bevor. Bei der Arbeit mit unseren am schwersten gestörten und verstörenden Klienten lernen wir am meisten über uns selbst, und oft lernen wir unsere verdrängten Störungen und Schattenseiten dabei kennen.

Den Prozess laufend überwachen

Die Behandlungsrichtung muss man sich schon sorgfältig überlegen. Zusätzlich muss man die Arbeitssituation laufend überwachen. Sie müssen darauf achten, ob vorübergehend Symptomverschlimmerungen als Reaktion auf bestimmte Lebensumstände oder auf therapeutische Herausforderungen eintreten. Hat die Klientin vielleicht öfter Selbstverletzungsgedanken, trinkt sie mehr, kommt sie unregelmäßig, erwägt sie, mit ihrer Medikamenteneinnahme aufzuhören, schläft oder isst sie nicht ordentlich, isoliert sie sich, spricht sie nicht mehr auf Sie an? Das wären allesamt Zeichen, dass Sie das Risiko neu bewerten, Ihre Strategie vorübergehen aussetzen und auf das je Entstehende reagieren müssen. Jetzt ist es Zeit, Ihre Bedenken mit Ihrem Klienten zu besprechen und einen Weg der Risikominderung zu suchen. Sie können nun, da sich das Problem verschlimmert, auch miteinander einen Handlungsplan fassen. Auf diese Weise sind Sie beide Herr der Lage und fördern seine wachsende Fähigkeit gesunden Funktionierens.

Wie man jemanden in die Gegenwart zurückholt

Gelegentlich kommt es vor, dass eine Klientin regrediert, dissoziiert oder aus dem Kontakt geht. Sie braucht womöglich Hilfe, um ihren Selbstsupport wiederzufinden. Im Folgenden finden Sie Vorschläge, wie Sie der Klientin helfen können, wieder ganz ins Hier und Jetzt zurückzukommen, damit Sie Ihren Beratungsraum mit erwachsenen Ressourcen verlassen und sich mit der Außenwelt auseinandersetzen kann (z. B. mit dem Auto heimfahren).

Sie sollten sich mindestens 10–15 Minuten Zeit vor Sitzungsende gönnen, um einen der folgenden Vorschläge auszuführen, wenngleich oft die Ansage genügt: »Sie sollten jetzt in diesen Raum hier zurückkommen, damit wir Zeit haben, das Geschehene besprechen, bevor Sie gehen.« Ansonsten können Sie auf einige oder gar alle folgenden Interventionen zurückgreifen, wobei Sie diese Reihenfolge nicht einhalten müssen:

- Geleiten Sie den Klienten durch so viele Kontaktfunktionen wie nur verfügbar sind: »Was sehen Sie im Raum, welche Farben, welche Formen? Hören Sie das Zwitschern der Vögel, die Uhr, den Verkehrslärm? Horchen Sie ein Weilchen – wie viele verschiedene Geräusche unterscheiden Sie?«
- Stellen Sie einfache Hier-und-Jetzt-Fragen: »Wie fühlen Sie sich im Moment? Was nehmen Sie in diesem Zimmer wahr? Sind Sie sich dessen bewusst, dass Sie mir gegenüber sitzen?«
- Sprechen Sie mit entschiedener, langsamer und fester Stimme.
- Resensibilisieren Sie die Körperwahrnehmung: »Ich möchte, dass Sie jetzt auf Ihre Körperempfindungen, auf Ihre Atmung, das Gewicht Ihres Körpers im Sessel, Ihre Füße auf dem Boden achten, des Sessels gewahr sind, in dem Sie sitzen, Ihren ganzen Körper spüren und allfällige Spannungen oder aber Entspanntheit bemerken.«
- Insistieren Sie sanft aber bestimmt, dass sich die Klientin auf den Raum rückbesinnt, in dem Sie beide sind. Bei Klientinnen, die beispielsweise ein Flashback erleben, sagen Sie: »Sie durchleben jetzt gerade eine Erinnerung, und ich möchte, dass Sie sie hinter sich lassen und jetzt in diesen Raum zu mir zurückkommen. Hören Sie auf meine Stimme.«
- Erinnern Sie sie daran, wo sie ist: »Sie sind hier bei mir, in diesem Zimmer.«
- Seien Sie beruhigend in dem, was Sie sagen: »Es ist in Ordnung, das nun ruhen zu lassen, Sie können ein anderes Mal darauf zurückkommen, aber nun müssen Sie aufhören und sich auf mich hier in diesem Zimmer konzentrieren.«
- Fragen Sie sie, was sie nach der Therapiesitzung vorhat, das Denken und Antizipieren bei ihr in Gang zu setzen: »Was werden Sie tun, wenn wir hier fertig sind, heute Nachmittag, heute Abend etc.?«
- Wenn nötig bzw. angezeigt, bieten Sie ›normalisierende‹ Aktivitäten an, wie etwa mit Ihnen im Zimmer herumzugehen, ihr ein Glas Wasser oder eine Tasse Tee anzubieten (jedenfalls in England!).
- Besprechen Sie das Geschehen nach. Sagen Sie, was Sie gerade beobachtet haben und bitten Sie sie, Ihnen zu erzählen, was sie erlebt hat. Worte und Beschreibungen schaffen meist einen Abstand zur Erfahrung selbst. Vergewissern Sie sich, dass die Klientin ihren vollen und zufriedenstellenden

Selbstsupport wiedergefunden hat, bevor sie den Raum verlässt. Fragen Sie sie, wie sie nach Hause kommt, auf welche Weise sie für sich Sorge tragen wird, wie sie Sie im Notfall kontaktieren kann, was alles Dinge sind, die ›erwachsenes‹ Gewahren und Planen voraussetzen.

SELBSTFÜRSORGE

In Kapitel 7 haben wir bereits Wege des Selbstsupports besprochen; dies ist jedoch ein eigenes unerlässliches Thema, auf das Sie achten müssen, wenn Sie mit schwerer gestörten Klienten arbeiten.

Ein Risiko der Therapie mit gestörten und verstörenden Klienten liegt in der stellvertretenden Traumatisierung, im Burn-out, der sekundären Belastungsstörung, dem Mitgefühlserschöpfungssyndrom bzw. der Beziehungsmüdigkeit. Studien zeigen, dass rund 50 Prozent der Kliniker, welche mit traumatisierten Klienten arbeiten, angeben, gestresst oder überlastet zu sein, und das manchmal langfristig. Solche Auswirkungen sind besonders dann zu erwarten, wenn die Therapeutin selbst ein Kindheitstrauma oder eines in jüngster Vergangenheit erlebt hat. Unsere Fähigkeit, dialogisch inklusiv, körperlich resonant und für die gefühlte Erfahrung des Klienten empfänglich zu sein, ist einerseits das heilsame Milieu, das wir zur Verfügung stellen, andererseits das Erleben des Traumas an seiner statt. Auch ist sie das Vorspiel des Burn-outs, in dem sich Interesse, Mitgefühl, Energie und Kontaktbereitschaft vermindern. Gegenübertragungsreaktionen können stark sein, besonders, wenn sich die Therapeutin in eine missbräuchliche Reinszenierung hineingezogen fühlt.

Anregung: Gehen Sie Ihre schwierigsten Klienten im Geiste durch. Wie oft fühlen Sie sich nach einer Sitzung emotional ausgelaugt, erschöpft oder isoliert? Haben Sie körperliche Symptome oder Beschwerden oder andere Gefühle erlebt, welche Ihnen zusetzen und Ihnen ungewöhnlich vorkommen? Wie oft hätten Sie den Schmerz der Missbrauchsgeschichte, die Sie hörten, gerne ausgeblendet?

Oft zögert man aus Scham, diese Angelegenheiten Kolleginnen zu erzählen oder sie in der Supervision einzubringen, da sie von Schwäche oder Inkompetenz zeugen könnten. Wir sind überzeugt, dass genau das Gegenteil der Fall ist, nämlich dass dies eine natürliche Folge ist, wenn eine Klinikerin engagiert, sensibel und resonant ist, mehr als es ihr Selbstsupport erlaubt.

Vorschläge zur Selbstfürsorge

- Erstellen Sie eine Liste unterstützender Personen – Familie, Freunde und Kolleginnen, auf die Sie zählen können.
- Finden Sie Aktivitäten, die beruhigen, versichern und Sie ›herunterkommen‹ lassen, wie etwa Sport, Yoga, Meditation, Musik.
- Ziehen Sie Eigentherapie in Betracht oder organisieren Sie sich mehr Supervision.
- Erwägen Sie, keine weiteren stark fordernden Fälle anzunehmen.
- Denken Sie sich ein Ritual aus, dass das Ende eine Sitzung oder das Ende eines Arbeitstages markiert (meditieren, den Raum lüften, Musik einschalten usw.).
- Führen Sie ein Tagebuch, dem Sie eventuell nachhallende Gefühle anvertrauen, oder stellen Sie diese zumindest fest.
- Halten Sie sich vor Augen, wie langwierig diese Art Arbeit naturgemäß ist und hinterfragen Sie Ihre ursprüngliche Schätzung in Bezug auf den Stand, den Sie nach der mittlerweile verstrichenen Zeit erwartet haben.
- Das Gebot, sich zu stützen, gilt auch in der Therapiesitzung. Es ist mitunter vernünftig, den Klienten zu bitten, im Erzählen inne zu halten, damit Sie das Gehörte verarbeiten können. Man ist damit dem Klienten Vorbild, welcher meint, nicht langsamer werden zu können oder zu dürfen oder seine Emotionen nicht regulieren zu können.
- Stellen Sie ausreichenden professionellen bzw. persönlichen Support nach den Sitzungen sicher (eine Supervisionssitzung vereinbaren oder ein vertrauliches Gespräch mit einer Kollegin zur Nachbearbeitung führen).

LITERATUREMPFEHLUNGEN ZUM THEMA ›WIE MAN MIT STÖRUNGEN DER ACHSE II ARBEITET‹

Benjamin, L. S. (2002): Interpersonal Diagnosis and Treatment of Personality Disorders. New York: Guilford Press

Brownell, P. (2005): Gestalt therapy in community mental health. In: A. L. Woldt / S. M. Toman (Hg.): Gestalt Therapy – History, Theory and Practice. Thousand Oaks, CA: Sage

Delisle, G. (1999): Personality Disorders: A Gestalt Therapy Perspective. Cleveland, OH: Gestalt Institute of Cleveland Press

Francesetti, G. / Gecele, M. / Roubal, J. (2015): Gestalttherapie in der klinischen Praxis. Bergisch Gadbach: EHP

Fuhr, R. / Sreckovic, M. / Gremmler-Fuhr, M. (1999): Handbuch der Gestalttherapie. Göttingen: Hogrefe

Greenberg, E. (2005): The narcissistic tightrope walk: using Gestalt therapy field theory to stabilize the narcissistic client. In: *Gestalt Review* 9(1), 58–68

Hochgerner, M. et al. (2004): Gestalttherapie. Wien: Facultas

Kearns, A. (2005): The Seven Deadly Sins? London: Karnac (siehe Kap. 2 – ›Fragile Self Process‹)

Kleeb, P. (2014): Gestalttherapie bei dissoziativer Identitätsstörung. In: *Gestalttherapie* 28, H. 2, 76–97

Schnyder, U. / Sauvant, J.-D. (Hrsg.) (1993): Krisenintervention in der Psychiatrie. Bern: Huber (2., korr. Aufl. 1996, 3. Aufl. 1999)

Sperry, L. (2003): Handbook of Diagnosis and Treatment of the Personality Disorders. Levittown PA: Brunner-Mazel

Stratford, C. D. / Brallier, L.W. (1979): Gestalt therapy with profoundly disturbed persons. In: *Gestalt Journal* 2(1), 90–104

Votsmeier-Röhr, A. (2011): Gestalttherapie und Neurowissenschaft. Befruchtende Verwandtschaften mit Implikationen für die Borderline-Behandlung. In: *Gestalttherapie* 25, H. 2, 35–45

LITERATUREMPFEHLUNGEN ZUR ARBEIT MIT PSYCHOSEN

Brownell, P. (2005) – siehe oben

Deistler, I. / Vogler, A. (2002): Einführung in die Dissoziative Identitätsstörung – Multiple Persönlichkeit. Therapeutische Begleitung von schwer traumatisierten Menschen. Paderborn: Junfermann

Francesetti, G. / Gecele, M. / Roubal, J. (2015): Gestalttherapie in der klinischen Praxis. Bergisch Gladbach: EHP

Fuhr, R. / Sreckovic, M. / Gremmler-Fuhr, M. (1999): Handbuch der Gestalttherapie. Göttingen: Hogrefe

Gemsemer, K. (1990): Psychose als Erscheinungsform eines kritisch veränderten Bewußtseins. In: *Gestalttherapie* 4, H.1, 32–43

Harris, C. (1992): Gestalt work with psychotics. In: E. C. Nevis (Hg.): Gestalt Therapy. New York: Gardner Press, 239–62

Hochgerner, M. et al. (2004): Gestalttherapie. Wien: Facultas

Howdin, J. / Reaves, A. (2009): Working with suicide. In: *British Gestalt Journal* 18(1), 10–17

Prouty, G. (2004): Pre-therapy and pre-symbiotic experiencing: evolutions in experiential approaches to psychotic experience. In: *International Gestalt Journal* 27(2), 59–84

Spagnuolo Lobb, M. (2002): A Gestalt therapy model for addressing psychosis. In: *British Gestalt Journal* 11(1), 5–15

Spagnuolo Lobb, M. (2003): Kreative Anpassung auf Irrwegen: Ein gestalttherapeutisches Modell für Patienten mit schweren Störungen. In: M. Spagnuolo Lobb / N. Amendt-Lyon (Hg.) (2006): Die Kunst der Gestalttherapie. Eine schöpferische Wechselbeziehung. Wien: Springer (siehe S. 297–315)

Stratford, C. / Brallier, L. (1979) – siehe oben

Terzioglu, P. (2001): Der Beginn einer guten Zusammenarbeit. Zwischenbericht über ein Forschungsprojekt zur Zusammenarbeit von niedergelassenen Psychiatern und psychoseerfahrenen Patienten. In: *Gestalttherapie* 15, H.2, 97–114

LITERATUREMPFEHLUNGEN ZUM THEMA ›SELBSTFÜRSORGE FÜR THERAPEUTEN‹

Meichenbaum, D. (2007): Stress inoculation training: a preventative and treatment approach. In: P. M. Lehrer / R. L. Woolfolk / W. S. Sime (Hg.): Principles and Practice of Stress Management, 3. Aufl. New York: Guilford Press (siehe www.melsissainstitute.org, wo dieses Kapitel abgedruckt ist)

Rothschild, B. (2006): Help for the Helper: The Psychophysiology of Compassion Fatigue and Vicarious Trauma. New York: WW Norton & Company

Smethhurst, P. (2008): The impact of trauma – primary and secondary: how do we look after ourselves? In: *British Journal of Psychotherapy Integration* 5(1), 39–47

19

DEPRESSION UND ANGST

In unserer Gesellschaft sind Depression und Angst die gängigsten Ausprägungen psychischen Leidens. Beide sind Reaktionen auf nicht zu bewältigen scheinende, überfordernde Lebensumstände. Die eine besteht im Rückzug, in der Selbstisolation und im Sich-Wegschalten (die depressive Reaktion), die andere in Hyperaktivität, Sorge und Agitiertheit (die ängstliche Reaktion). Beide sind von negativen Überzeugungen und Haltungen sowie dem Gefühl gekennzeichnet, zu nichts mehr Verbindung und nichts mehr in der Hand zu haben. Hoffnungslosigkeit herrscht vor und die Fähigkeit, sich selbst zu regulieren und sich der jeweiligen Situation kreativ anzupassen, schwindet.

Etliche Studien (z. B. Lambert 2003) haben belegt, dass Gestalttherapie eine wirksame Behandlungsform bei vielen umschriebenen Leidenszuständen wie schwerer Depression und Angst darstellt und bei Depression im Vergleich zu kognitiven, behavioralen Ansätzen zusätzlich die Lebensqualität steigert (Watson et al. 2003).

DIE AUSGANGSBASIS DER ARBEIT MIT ANGST UND DEPRESSION

Das A und O dieser Arbeit ist die Abwägung der Gefährdung, da beide Zustände ernstzunehmende Störungen sind und zum Zusammenbruch der Funktionen, zu selbstverletzendem Verhalten oder gar Selbstmord führen können (siehe Kapitel 18). Je nach Schwere des Problems müssen Sie sich Gedanken machen, ob Sie den praktischen Arzt hinzuziehen, eine psychiatrische Begutachtung in Auftrag geben oder praktischem Vorgehen den Vorzug geben, um einer weiteren Verschlimmerung vorzubeugen. Klienten kommen oft in einer schweren Krise zu uns, wenn Beziehungen zu Bruch gegangen sind, die Arbeitsstelle verloren wurde oder die allgemeinen Funktionen zusammenbrechen. Sie stehen unter starkem Leidendruck, sind oft vollkommen auf ihre Symptome fixiert und wünschen sich verzweifelt, davon erlöst zu werden. Auch wenn Sie zu dem Schluss kommen, dass keine Gefährdung vorliegt, brauchen diese Klienten anfänglich praktische Hilfe, d. h. Strategien, wie sie ihre aktuelle Krise handhaben können, bevor sie sich auf eine psychotherapeutische Arbeit einlassen. Auf diesen Punkt werden wir später zurückkommen.

Zunächst werden wir drei Problembereiche umreißen, die sowohl für Depression als auch für Angst gelten, bevor wir uns den beiden Krankheitsbildern detailliert widmen.

Die Hoffnung erhalten

Viele Klienten haben die Hoffnung auf Besserung aufgegeben. Die Ergebnisforschung (z. B. Seligman 2002) hat die Wichtigkeit hoffnungsfrohen In-die-Welt-Blickens, der Resilienz und des Optimismus erkannt und als tragende antidepressive Faktoren identifiziert. Melnick and Nevis (2005, 11) betonen, wie wichtig Ermutigung ist. Sie bezeichnen »Optimismus als Prozess … als eine Möglichkeit, dem Unbekannten ins Auge zu sehen« und als Hilfestellung für den Klienten, diesen Optimismus als Zukunftsorientierung zu entwickeln.

Daraus geht hervor, dass es von großem Vorteil ist, wenn sich die Therapeutin in den frühen Therapiephasen in Bezug auf das therapeutische Unterfangen optimistisch zeigt. Das übermittelt sich auch über ihr Selbstvertrauen und über ihre Standfestigkeit trotz der Hoffnungslosigkeit und des Leidensdrucks, mit dem die Klienten kommen. Das konstante Interesse Ihrerseits, Ihre dialogische Haltung und Ihr Engagement werden diese positive Herangehensweise von selbst übermitteln. Bei Klienten, die etwas mehr verbale Versicherung brauchen, könnten Sie etwa sagen:

> »Angststörungen sprechen üblicherweise gut auf diese Therapieform an.«
> »Ich glaube, dass wir miteinander einen Weg aus Ihrer Depression finden können.«
> »Ich bin zuversichtlich, dass ich Ihnen helfen kann.« (Das muss natürlich aufrichtig gesagt sein!)

So gesehen nützt es auch, wenn Sie die Aufmerksamkeit des Klienten auf die erfolgreichen Versuche lenken, die er bereits unternommen hat, auf seine Beharrlichkeit, auf sein beherztes Engagement in der Therapie und auf jegliche winzige Regung einer Veränderung, der Erleichterung oder des Verbundenseins, von der er berichtet.

Es liegt auf der Hand, dass überwältigende Symptome oft aus einer unerledigten Angelegenheit stammen oder die Antwort auf eine scheinbar unlösbare aktuelle Lage oder Krise sind. Viele Klienten wissen jedoch davon nichts und betrachten die Symptome selbst als das Problem, das gelöst werden muss, und nicht als Erwiderung auf eine ›Lage‹. Es kann daher indiziert sein, die Symptome als Träger einer Botschaft oder als sinnvolle Reaktion auf bestimmte Umstände oder als nicht integrierten Selbstanteil umzuformulieren.

»Ich frage mich, ob Ihre Angst nicht etwas über Ihren Lebensstil aussagt?«

»Wäre es denkbar, dass Ihre Depression etwas ausdrücken will, dem Sie sich nicht gewachsen fühlen?«

Damit lenken Sie die Aufmerksamkeit des Klienten einerseits auf grundlegendere Themen und setzen damit andererseits eine neugierige, reflexive Einstellung in Gang, die der Auftakt zu einer kreativeren, offeneren Haltung gegenüber seiner Lage sein könnte.

Das Problem diagnostischer Bezeichnungen

Psychiatrische Diagnosen sind äußerst problematisch. Manche Klienten finden sie hilfreich und haltgebend, da ihr Zustand nun einen Namen hat. Sie finden eine definitive Bezeichnung ›normalisierend‹ (»Ich leide an einer Depression« oder »Ich habe eine Angststörung«) und es erleichtert sie, zu wissen, dass nicht nur sie diese leidvolle und verwirrende Erfahrung machen, sondern dass sie auch von anderen verstanden wurde und wird. Ein Klient formulierte diese Erkenntnis so: »Ach so, *das* stimmt bei mir nicht. Ich dachte schon, ich bin am überschnappen.«

Andere Klienten wiederum erleben dies als ein Abgestempelt-Werden und als schlimmste Form der Versachlichung und Pathologisierung und fühlen sich nicht als Individuum wahrgenommen. Wir betonen, und das tut auch das DSM IV, dass man primär den Menschen innerhalb eines ganzheitlichen Rahmens sehen sollte, d. h. als ›eine Person, die ein Problem *hat*‹ (hier: Depressions- bzw. Angstsymptome).

Sie brauchen klinische Erfahrung, um zu entscheiden, was sich in der jeweiligen Situation empfiehlt. Im Allgemeinen raten wir jedoch davon ab, psychiatrische Diagnosen zu stellen oder sie auch nur zu bestätigen. Wir finden es wesentlich günstiger, unser Credo zu deklarieren, nämlich dass wir jeden Menschen für anders und einzigartig halten, ungeachtet des Stempels, den ein Klient beispielsweise vom Allgemeinmediziner erhalten hat. Bisweilen empfiehlt sich die Frage: »Was bedeutet die Bezeichnung Depression/Angststörung für Sie?«

Den sekundären Krankheitsgewinn ermitteln

Oft geht mit langanhaltenden Leidenszuständen ein ›sekundärer Gewinn‹ einher, d. h. man erwirkt mit depressivem bzw. ängstlichem Verhalten Vorteile wie etwa Fürsorge, mitfühlenden Zuspruch oder Entlastung: Man muss sich nicht der Situation stellen, nicht zur Arbeit gehen usw. Anders gesagt handelt es sich bei Depression und Angst um Symptome, die einst schöpferische Anpassung an ein ungestilltes Bedürfnis gewesen sind und sich mittlerweile ›verhärtet‹ haben (Yontef und Jacobs 2007, 342). Der sekundäre Gewinn kann die Gesundung bremsen, da der Klient die Vorteile, die ihm die Krankheit unbewusst bringt, nur ungern aufgibt, auch wenn sie äußerst verdrießlich ist. Dieses Thema muss man diplomatisch handhaben, indem Sie den Klienten etwa anregen, sich die eventuellen anderen Konsequenzen seines Leidenszustandes anzusehen. Geht man der Sache auf den Grund, tritt oft ein bedeutendes anderes Bedürfnis zutage, dessen Erfüllung stets unerfüllbar schien (z. B. gesehen und verstanden zu werden). Betonen Sie, dass das Stillen dieses Bedürfnisses für jeden Menschen bedeutsam ist, und fragen Sie sich gemeinsam, wie es sich sonst noch erfüllen ließe. Es kann entscheidend sein, sich zunächst auf diese Frage zu konzentrieren, bis der Klient bereit wird, sich dem zugrundeliegenden Problem zu stellen.

Anregung: Ermitteln Sie Ihre am häufigsten empfundene Missstimmung. Welchen sekundären Gewinn hatten Sie? Erinnern Sie sich daran, als Sie das letzte Mal krank waren, nicht arbeiten konnten oder die Arbeit Sie überforderte. Was waren die Vorteile? Versuchen Sie auch dahinter zu kommen, ob manche dieser Vorteile sich auch ohne eine solche ›Ausrede‹ hätten verschaffen lassen.

MIT DEPRESSIONEN ARBEITEN

Ein Klient, der mit einer Depression in die Therapie kommt, klagt meist, er sei unglücklich und es fehle ihm an Energie und Motivation. Es mangle ihm an Lebensfreude und am Sinn im Leben, er denke negativ, und Schlaf- wie Appetitverhalten seien gestört. Diese ›Symptome‹ resultieren zumeist aus zahlreichen verschiedenen Faktoren bzw. Feldbedingungen, die man vereinfachend als ›Depression‹ klassifiziert. Es lässt sich gut argumentieren, dass eine solche Diagnose nur geringen Nutzen bringt und wenig Sinn ergibt, da sie verallgemeinernd ist und keiner Sache dient als dem ›Krankheitsmodell‹ selbst, welches die Pharmafirmen favorisieren, die Antidepressiva vertreiben (siehe Leader 2008). Wir bevorzugen den relationalen Terminus ›depressive Reaktion‹ gegenüber dem der ›Krankheit‹. Sie mag eine Folge von Lebensereignissen wie Todesfällen, Trauma oder die notwendige Anpassungsreaktion an neue Entwicklungsphasen und anhaltende Krisen sein, welche das erträgliche Maß übersteigen. Sie kann aus erlernter Hilflosigkeit herrühren oder aus verkannten und nicht betrauerten Verlusten im Zuge früher Trennungen oder aus dysfunktionalen Bindungsmustern.

Die Stärke des gestalttherapeutischen Ansatzes liegt darin, dass sie sich von keiner wie immer gearteten theoretischen Position einschränken lässt. Es geht ihr indes um das Erkennen der speziellen Prozessthematik, die in der je einmaligen Situation eines ebenso einmaligen Individuums verborgen liegt (und sich in der ko-kreierten Beziehung zu Ihnen ausdrückt) wie etwa Retroflexion, schwache körperliche Energie, negative Glaubenssätze, Rückzug und ein Mangel an sinnvollem relationalen Kontakt. Das hat zur Folge, dass das Etikett ›Depression‹ in den Hintergrund tritt und Sie sich beim Lesen der folgenden Abschnitte auf die relevantesten Aspekte eines jeden Falles konzentrieren können. Bei vielen vorgebrachten Depressionen sind keine speziellen Behandlungsüberlegungen nötig. Die Therapeutin nimmt eine gestaltorientierte Einschätzung vor, macht Bereiche ausfindig, denen sie ihre Aufmerksamkeit schenken muss, und erstellt einen ganz normalen Handlungsplan, wie wir ihn in den Kapiteln 5 und 6 vorschlagen.

Nichtsdestotrotz finden wir folgende Spezialbereiche bei der Arbeit mit depressiven Präsentationen vorrangig:

- Selbstsupport und relationalen Support stärken
- Unerledigte Angelegenheiten zum Abschluss bringen
- Obsolet gewordene Glaubenssätze identifizieren
- Auf Körperprozess und Atmung achten

Selbstsupport und relationalen Support stärken

Viele Klienten haben die Fähigkeit eingebüßt, bedeutsame relationale Verbindungen zu knüpfen, treffen sich nicht mehr mit Freunden und Freundinnen, fühlen sich fremd und sehen im zwischenmenschlichen Umgang keinen Sinn. Das ist vor allem dann so, wenn der Auslöser schmerzlicher Verlust oder peinliche Beschämung gewesen ist (wie etwa beim Gekündigt-Werden oder beim Verlust des gesellschaftlichen Status). Ihre relationale Verfügbarkeit als Therapeutin ist unter Umständen die erste Gelegenheit, bei der der Klient wieder bei jemandem anknüpft, und das kann wiederum Sprungbrett für ihn sein, unter Ihrer Ermutigung wieder zu den anderen zu finden und Stützung durch zwischenmenschlichen Kontakt zu erfahren. Legen Sie des Weiteren unbedingt eine konstante, körperlich gespürte und spürbare Präsenz sowie Umschließung an den Tag, damit Sie heiklen und kaum zu bewältigenden Gefühlen überzeugend Stand halten können.

- Bei Klienten, deren ursprüngliche Antwort auf Dilemmata Rückzug und das Sich-unsichtbar-Machen war, ist jedoch eine therapeutische Beziehung, in der sie ›gesehen‹ und verstanden werden, möglicherweise beschämend, da sie von der Vorstellung ausgehen, die Therapeutin teile ihre Kritik und negative Selbstbeurteilung. Sie werden Ihre dialogische Präsenz einfühlsam regulieren müssen, damit die Klientin sich nicht ›zu sehr gesehen‹ fühlt.
- Machen Sie den Support ausfindig, der am ehesten natürliche Lösungsbedingungen (z. B. für Trauerfälle oder Übergänge) herstellt. Siehe die Richtlinien in Kapitel 7.
- Machen Sie die Feldbedingungen ausfindig (z. B. soziale Benachteiligung, Diskriminierung oder Entfremdung), die die primäre Einflussgröße in der gegenwärtigen Thematik sein könnten, und ermutigen Sie zum Handeln (statt zur Anpassung), damit sich die Situation ändert (wobei uns bewusst ist, dass das Thema ›Therapie als soziales Handeln‹ ein eigenes Buch füllen würde).
- Ermutigen Sie zum Kontakt mit hilfsbereiten Freunden oder regen Sie hilfreiche Aktivitäten an.
- Vergewissern Sie sich, dass dem Klienten klar ist, welche Auswirkungen unregelmäßiges Ess- und Schlafverhalten hinsichtlich seiner Gestimmtheit haben können.

Wie wir in diesem Buch immer wieder betonen, spiegelt sich die Art und Weise, wie ein Klient sein Leben organisiert, auch in der therapeutischen Beziehung wider. Seine depressive Selbstpräsentation wird sich aus seiner Lebenssituation, seinen Organisationsprinzipien und aus der ko-kreierten Beziehungsgestaltung zwischen Ihnen beiden zusammensetzen. Das wird sich im Auf und Ab des therapeutischen *Dazwischen* zeigen und in der Art, wie es zum ›Depressiven‹ hinneigt.

Ihre Reaktionen und Ihre Resonanz, Ihre Gegenübertragung der Angst, des Retten-Wollens, Ihres Ärgers, Ihrer Hoffnungslosigkeit werden zu nützlichen Informationen, wie Sie und er das Problem ko-kreieren, und sie werfen ein Licht darauf, wie er es mit anderen produziert.

BEISPIEL

Susans Sitzungen fanden regelmäßig an Dienstagnachmittagen um 14 Uhr statt. Der Therapeutin graute bald davor, da Susan über ihr einsames Dasein jammern und sich still durch ihre eigene Geschichte weinen würde. Die Therapeutin fühlte sich mal abgeschnitten, mal erschöpft und sie musste gegen den starken Drang kämpfen, einzunicken. Sie schob diese Schläfrigkeit auf die nachmittägliche Verdauungsmüdigkeit. Als Susan jedoch einmal die Sitzung vorverlegen musste und einen 9-Uhr-Termin erhielt, wurde die Therapeutin zur eigenen Bestürzung bereits fünf Minuten nach Sitzungsbeginn von denselben Reaktionen übermannt. Sie merkte, dass sie ›sich niederdrückte – deprimierte‹, während sie der Klientin gegenübersaß; sie hatten das totgelaufene Beziehungsleben von Susans Frühkindheit ko-kreiert. Da war der Therapeutin klar, dass sie diesen Vorgang wirklich begreifen und ihnen beiden zu Bewusstsein bringen musste.

Unerledigte Angelegenheiten zum Abschluss bringen

Depression kann oft durch einen – so empfundenen – Kontrollverlust in Bezug auf das eigene Leben ausgelöst werden; man fühlt sich außerstande, auf das Geschehen einzuwirken und darauf Einfluss zu nehmen. Stößt der Klient auf kürzlich erlebte Traumata, über die er keine Kontrolle hatte, mögen jene Zeiten der Hilflosigkeit erneut anklingen, wozu auch unerledigte Angelegenheiten gehören. Greenberg und Watson (2006) haben sogenannte ›depressogene emotionale Schemata‹ ausgemacht, welche die Hinterlassenschaft früher ungelöster Traumata und Erfahrungen sind. Der Klient hat in diesem Fall eine emotionsgesteuerte, depressive Schablone bzw. Selbstorganisation ausgebildet, welche negative Selbstbeurteilungen, negative Gefühle und Erwartungen in Bezug auf sich und die Welt beinhaltet. Daher müssen Sie unter Umständen ungelöste Traumata ausfindig und bewusst machen und an älteren Themen arbeiten (siehe Kapitel 11).

Obsolet gewordene Glaubenssätze identifizieren

Die depressive Klientin hat normalerweise mächtige negative Introjekte, Kernüberzeugungen und repetitive Gedanken wie: »Bei mir geht alles schief.« »Alles ist hoffnungslos.« »Ich schaffe es nie.« »Das ist meine Schuld.«

Oft beginnen diese Überzeugungen mit der akkuraten und realistischen Einschätzung einer Situation wie: »Das ist mir misslungen …« »Das war unfair von mir ...« – doch dann bekommen sie Übergewicht, werden verallgemeinert, und man malt sich Katastrophen aus. Diese Denkmuster werden zu Selbstläufern, da der depressive Klient sein Leben für hoffnungslos und sinnlos hält und meint, Versuche lohnten sich erst gar nicht. Er gibt alles Bemühen auf, bleibt zu Hause, meidet die Menschen und stagniert. Davon wird er noch isolierter und missgestimmter, sein Körperprozess wird träge, und so bestätigt er sich seine Auffassung, dass das Leben entsetzlich sei.

Mit negativen Überzeugungen zu arbeiten wird oft als die Domäne der kognitiven Verhaltenstherapie gesehen und für ›un-gestaltisch‹ gehalten, aber unserer Erfahrung nach sind Gestalttherapeuten in der Arbeit mit kognitiven Schemata bzw. Kernüberzeugungen hochkompetent:

- Wenden Sie die phänomenologische Methode an und fördern Sie das Wahrnehmen der eigenen Gedanken und der damit verbundenen Gefühle im Hier und Jetzt; achten Sie auf Worte, Metaphern und Selbstbeschreibungen, die auf die zugrundeliegenden Kernüberzeugungen hindeuten. Gehen Sie der Frage nach, wie die Klientin zu diesen Überzeugungen kam und zeigen Sie sich dahingehend wissbegierig, ob sie sie auch auf Richtigkeit und aktuelle Gültigkeit überprüft hat. Klären Sie, wo Verallgemeinerungen vorliegen, indem Sie Belege zusammentragen und nach Ausnahmen Ausschau halten lassen. Dekonstruieren und hinterfragen Sie hinderliche Introjekte.
- Finden Sie positivere, hoffnungsfrohere Glaubenssätze, die der Klientin in deren besten Zeiten zutreffend erschienen waren: »Ich kann um Unterstützung bitten.« »Ich werde das überstehen« (man nennt das mitunter positives Selbstgespräch). Setzten Sie sie in einen neuen, positiveren Rahmen, z. B.: »Sie haben es überlebt«, »Sie haben es bereits einmal überstanden und werden es wieder tun.«
- Manche Studien belegen, dass depressive Menschen eine richtige und zutreffende Weltsicht hätten, die allerdingst nicht durch die Wertschätzung der schönen Seite abgefedert wird. Möglicherweise ist das direkte Ansprechen dieses negativen Fokus gefragt, und nicht die Erörterung der Gedankeninhalte. Regen Sie die Klientin an, nachzuvollziehen, was sie Figur werden lässt und was sie außen vorlässt.
- Eruieren Sie, welche Überzeugungen der Klient hinsichtlich Ihrer Einstellung zu ihm hat und stellen Sie die Verbindung zu seinen Erwartungen bzw. Projektionen her. Möglicherweise eröffnen Sie ihm auch Ihre tatsächlichen Reaktionen zu seiner Information, aber versuchen Sie nicht, ihn davon zu überzeugen, dass er nicht so übel sei wie er meint. Das widerspräche der paradoxen Theorie der Veränderung und wäre obendrein zwecklos!

Auf Körperprozess und Atmung achten

Die körperliche Energie eines depressiven Menschen ist üblicherweise schwach, retroflektiert und eingebrochen. Wie oben erwähnt, kann das zu dem sich selbst verstärkenden Kreislauf negativen Denkens, Fühlens und Handelns führen. Atmung und Körperempfinden wiederzubeleben kann erwiesenermaßen hilfreich sein.

- Denken Sie sich Methoden des Energetisierens aus und suchen Sie emergente Figuren zu schärfen. Ein Charakteristikum der Depression sind Interesse- und Energielosigkeit. Kapitel 13, das den Körperprozess zum Inhalt hat, und Kapitel 9 (über das Experimentieren) bieten eine Reihe von Herangehensweisen, die energiegeladene Verbundenheit fördern und verlorene Vitalität wiederherstellen.
- Arbeiten Sie an der retroflektierten Energie (siehe Kapitel 10).

Wohl hat man Entspannungs- und Achtsamkeitstechniken früher eher bei Angstzuständen angewandt, aber sie haben sich auch in der Behandlung von Depression zunehmend als hilfreich erwiesen.

- Geben Sie eine von vielen möglichen Anleitungen bewussten Atmens weiter (siehe Literaturempfehlungen). Zum Beispiel:

  Rücken Sie Ihre Sitzposition so zurecht, dass Sie es bequem haben, Ihr Rückgrat gerade und abgestützt ist und Ihre Füße am Boden stehen, und spüren Sie sich einfach dasitzen. Versuchen Sie, Ihren Körper zu erfühlen und darauf zu achten, wie sich Ihr Brustkorb und Ihre Bauchdecke bewegen und sich sachte heben und senken, wenn Sie tief atmen. Gehen Sie einfach dem rhythmischen Kommen und Gehen Ihres Atems nach, ohne sich eine Meinung oder ein Urteil zu bilden. Versuchen Sie sich vorzustellen, dass Sie – ohne eigenes Zutun – geatmet werden und in diesem Augenblick einfach da sind, während Sie mit Ihrer Aufmerksamkeit bei den Atembewegungen Ihres Körpers verweilen. Wenn Sie merken, dass Ihre Aufmerksamkeit auf Gedanken und Gefühle überschwenkt, gehen Sie einfach zu Ihrem Atem zurück. Es ist unerheblich, wie oft Sie das tun müssen, das gehört zum Erlernen des nicht wertenden Mit-sich-selbst-Seins im Augenblick dazu.

Nun wenden wir uns der Arbeit mit Angstzuständen zu, einem Phänomen eigenen Rechts, das allerdings oft mit Depressionen einhergeht.

MIT DER ANGST ARBEITEN

Der ängstliche Klient erlebt körperliche Spannungsgefühle, Herzklopfen oder Übelkeit im Magen, einen erhöhten Puls, einen flachen Atem und oft unerträgliche Angst und Unruhe, obwohl es im Hier und Jetzt keinerlei Bedrohung gibt. Das wird oft von ängstigenden Gedanken und Überzeugungen begleitet bzw. dadurch hervorgerufen. Die simpelste und normale Stufe der Angst ist diejenige, die auf Bedrohung reagiert; Handlungsenergie baut sich auf, wird aber nicht abgeführt und ebbt daher auch nicht ab.

Wir müssen herausfinden, ob das Angsterleben des Klienten chronisch ist oder ob es aus einer bestimmten Lebensphase herrührt. Ist es chronisch und macht es ihn nicht vollkommen handlungsunfähig, bedarf es keiner speziellen Behandlung neben dem Symptommanagement, wenn überhaupt, und es gelten die üblichen Einstufung und Behandlungsüberlegungen, die wir in diesem Buch bereits angestellt haben. Es empfiehlt sich, verschiedene Typen der Angst-Präsentation zu unterscheiden, da Sie so dem Stellenwert, den das Angsterleben für den Klienten hat, näherkommen. Manche Ängste gehören zu einem Kreislauf, wobei die Angst aus dem Versuch hervorgeht, einem problematischen Verhalten Einhalt zu gebieten (z. B. Zwangsstörungen und Phobien), welche sich wiederum aus dem Versuch erklären, die Angst in Schach halten zu wollen. Manche Ängste haben mit gegenwärtigem oder vergangenem Stress oder Trauma zu tun (Letzteres wird in Kapitel 11 behandelt), manche haben jedoch keine auffindbare Quelle und erhalten sich lediglich durch fortwährend negatives Denken selbst am Leben.

Zu bedenken ist, dass das Einsetzen von Angstzuständen auf eine organische bzw. medizinische Ursache wie etwa eine Schilddrüsenüberfunktion bzw. überdosierte Medikation verweisen oder dass sie an der Ernährung (übermäßiger Koffeinkonsum oder anderer Drogen) liegen kann. Man sollte dies immer als erstes abklären.

Üblicherweise tritt Angst ohne offensichtliche Ursache auf, und auch wenn der Klient angibt, sie richte sich auf etwas Bestimmtes (z. B. darauf, das Haus nicht verlassen zu können, zu kollabieren oder einer Anforderung nicht gewachsen zu sein), so ist der augenscheinliche Fokus meist nur die Spitze des Eisberges, welcher im Laufe der Therapie deutlicher zutage treten wird.

Folgende Punkte halten wird dabei für besonders wichtig:

- Symptommanagement
- Umgang mit dem Vermeidungsverhalten

- Ängstigende Gedanken identifizieren
- Sich um den Körperprozess kümmern

Symptommanagement

Mit einem Menschen, der durch seine Symptome vollkommen außer Gefecht gesetzt ist, kann man keine Therapie machen. Ist das der Fall, geht es zunächst darum, den Selbstsupport zu stärken, den Leidensdruck auf ein handhabbares Maß zu reduzieren und den Klienten für eine produktive Auseinandersetzung mit seinem Problem zu gewinnen. Das hat nicht mit einem ›Ausmerzen-Wollen‹ des Symptoms, sondern mit dem Herstellen eines ›abgesicherten Notfalls‹ bzw. eines ›Fensters affektiver Toleranz‹ zu tun, sodass der Klient auf seine Problematik Bezug nimmt und nicht bloß versucht, den Symptomen aus dem Weg zu gehen bzw. sie ›auszuhalten‹. Wird eine Klientin beim Erzählen eines Erlebnisses von Angst überflutet, müssen Sie den Prozess unter Umständen unterbrechen und Techniken anwenden, die sie im Hier und Jetzt verankern, damit sie lernt, wie sie überflutende Emotionen und Symptome alleine zuverlässig handhaben kann.

Die Konzentration auf den Atem

»Exhaling and inhaling more deeply can transform anxiety to excitement« (Perls et al.,1989 [1951]: 167). Der Atem ist ein wichtiger Energie- und Emotionsregulator. Die schlichte Konzentration auf den Atem kann sich beim ängstlichen Klienten in der Tat bereits transformativ auswirken. Lernt man fehlerhafte Atmung zu beeinflussen und zu steuern, kann sich die Angst kaum zu einer veritablen Panikattacke auswachsen. Werden Menschen erschreckt oder in Panik versetzt, beschleunigt sich ihre Atmung und wird flach. Sie werden merken, dass sich das Atemmuster einer Klientin ändert, wenn sie über eine heikle Situation spricht oder wenn sie nervös wird. Gelegentlich werden Sie aktiv intervenieren müssen.

- Hält eine Klientin ihren Atem an, da Retroflexion bzw. Angst im Spiel sind, ermutigen Sie sie vor allem, *aus*zuatmen und nicht bloß zu *atmen*. Das führt die Spannung ab und schafft Platz für das revitalisierende Einatmen, das sich dann ganz natürlich ergibt.
- Ist ein Klient ängstlich, wird seine Atmung meist schnell und flach, was zu Sauerstoffmangel führt, oder er schnappt nach Luft, sodass er zu viel Sauerstoff erhält. So ein Atemverhalten kann ihn schwindlig oder benommen machen, als drohe er, in Ohnmacht zu fallen. Diesen Zustand, der in

Wahrheit eine physiologische Reaktion auf falsches Atmen ist, hat er als wirklich bedrohlich einzuschätzen gelernt. Kommt es in einer Sitzung dazu, geben Sie ihm Unterricht im Atmen. Sagen Sie Ihre Anleitungen langsam und gleichmäßig an und führen Sie ihn, bis sich ein regelmäßiger Rhythmus einstellt. Lassen Sie ihn wissen, dass ihm diese Form des Atmens zunächst ungewohnt vorkommen wird.

> Zählen Sie langsam bis vier, atmen Sie durch die Nase ein und lassen Sie das Ausdehnen Ihres Bauchraums zu, als söge er die Luft in sich ein (wobei sie Ihren Brustkorb inaktiv halten). Halten Sie die Luft an, zählen Sie bis drei und atmen Sie dann langsam aus, während Sie bis sieben zählen, und stellen Sie sich vor, dabei sachte eine Kerze auszublasen. Haben Sie vollständig ausgeatmet, atmen Sie, bis vier zählend, wieder ein.

- Diese Sequenz soll der Klient einige Male wiederholen und dann prüfen, ob und wie sich seine Angst verändert hat.
- Ist der Klient zu sehr in Panik, um so etwas durchzuführen, schlagen Sie ihm vor, in seine beiden gewölbten Handflächen oder in einen Papiersack zu atmen, den Sie bereit haben sollten! Er soll damit Nase und Mund bedecken und drei oder vier Minuten hineinatmen.

Ermuntern Sie Ihren Klienten, diese Techniken auch zwischen den Sitzungen anzuwenden, immer wenn er Angst bekommt.

Mit Bildsymbolen und Achtsamkeit arbeiten

Viele Klienten schätzen es, wenn sie sich innerlich einen ›sicheren Ort‹ schaffen können. Unter angeleiteter Visualisierung werden sie gebeten, sich einen Ort auszumalen (idealerweise einen, den sie tatsächlich kennen und als sicher erlebt haben), der vollkommen friedlich ist und Stützung wie Sicherheit bietet. Hierauf sollen sie sich da hineinversetzen und sehen, wie es sich darin lebt – wie sie die Sonne auf ihrer Haut spüren, das Rauschen der Brise hören, das Gefühl von Ruhe und Frieden in ihrem Körper empfinden und so weiter. Es gibt viele Variationen dieses beruhigenden Imaginierens (ein gutes Beispiel finden Sie bei Perry 2008, 16). Achtsamkeitstechniken (die eine alternative Formulierung des gestalttherapeutischen Awareness-Kontinuums darstellen) sind mittlerweile als Angst reduzierend anerkannt. Dazu verweisen wir auf Hooker und Fodor (2008), die einen hervorragenden Überblick über die zahlreich existierenden Anleitungsprotokolle geben.

Praktische Umgangsweisen

- Es ist bisweilen nötig, Ihrem Klienten praktische Anleitungen mit an die Hand zu geben, wie er die Feldbedingungen ändern kann, welche die Angst hervorrufen bzw. verschlimmern, z. B. dadurch, dass er den Job bzw. seine Verantwortlichkeitsstufe wechselt, seine Tagesstruktur ändert und so fort.
- Regen Sie Aktivitäten an, die Spannungsabfuhr und die Ausschüttung von Wohlfühl-Endorphinen fördern. Regelmäßige aerobe Übungen wie schnelles Gehen, Laufen, Tanzen und kraftvoller Sport sind hierfür ausgezeichnet.
- Denken Sie sich miteinander beruhigende Aktivitäten wie Spazierengehen im Park, Meditieren, Entspannungsübungen, langsames Atmen, Musikhören aus.
- Widmen Sie sich dem Thema, wie Sie beide die ›ängstigende‹ Beziehung ko-kreieren. Das wird sich in den Gezeiten des therapeutischen *Dazwischen* zeigen, das mal mehr, mal weniger ›ängstigt‹. Ihre Reaktionen und Ihr Echo, Ihre Gegenübertragung von Angst und Ärger sind nutzbringende Auskünfte über die Art und Weise, wie Sie *und* Ihr Klient das Problem heraufbeschwören, und sie geben Aufschluss, wie er dies mit anderen tut. Es kann sich um ein Beziehungsphänomen im Hier und Jetzt oder um die Wiederholung seiner Geschichte handeln. Oft lassen sich die Spuren der Angst bis in die Kindheit zurückverfolgen, wenn angstvolle Warnungen eines Elternteils intojiziert wurden oder ein unsicherer bzw. unbeständiger Elternteil eine Atmosphäre der Ängstlichkeit und Alarmbereitschaft schuf. Sie werden eine stetige körperhafte Präsenz bieten und Ihre Fähigkeiten des Bergens und Aufnehmens glaubhaft demonstrieren und damit überflutenden Angstgefühlen und körperlichen Zuständen standhalten müssen.

Umgang mit dem Vermeidungsverhalten

Wenn Klienten auf eine Situation bzw. ein Thema stoßen, das sie für die ›Ursache‹ ihrer Angst halten, ist deren Vermeidung oft die erste, durchaus nachvollziehbare Reaktion. Sie hebt das Unbehagen vorübergehend auf, löst aber das Problem nicht und zieht andere Nachteile nach sich (z. B. sich wichtigen Situationen nicht stellen zu können). Die Vermeidung erleichtert zwar, ist aber dysfunktional. Sie wird zur gewohnten Reaktionsweise bei ersten Anzeichen von Ängstlichkeit, was die Unfähigkeit, sich mit dem gefürchteten Inhalt zu konfrontieren, nur noch verstärkt. Das führt geradewegs zu Phobien und zwanghaftem Verhalten. Zwar ist es normal, Gefahren meiden zu wollen und sie zu fürchten, wenn eine Bedrohung besteht, doch haben die Klienten meist vor Ereignissen Angst, die keine solchen Gefahren bergen, wie etwa im Freien zu sein, in der Öffentlichkeit zu sprechen, sich in der Menge zu tummeln, einkaufen zu gehen etc.

Psychoedukation ist unter Umständen vonnöten, um dem Klienten nahezubringen, wie sein Vermeidungsverhalten das Problem mitbedingt, und wie notwendig es ist, sich den Angstinhalten –mit Ihrer Hilfe – zu stellen.

- Haben Sie sich einmal geeinigt, dass Sie ihn in seinem Vermeidungsverhalten stoppen werden und der Klient an dem hochkommenden Gefühl dranbleiben wird, sind Sie auf dem Territorium der Impasse-Arbeit gelandet (siehe Kapitel 11). Dazu wird auch die Reduktion von Angst oder Spannung gehören, während der Klient sich an ängstigende Situationen erinnert (siehe Entspannungstechniken weiter unten). Diese können allerlei ›Desensibilisierungs‹-Übungen beinhalten, welche ihm zunächst Mut machen sollen, sich mit seinen Gefühlen vertraut zu machen und sie dann anders zu verarbeiten (siehe Kapitel 9 unter ›Abgestufte Experimente erfinden‹). Das wird ihm eine neue Beziehung zum bisher Vermiedenen ermöglichen.
- Bei Klienten, die an einer Phobie leiden, kann es hilfreich sein, das Objekt der Angst als ›Container‹ eines geleugneten oder projizierten Selbstanteils umzuformulieren. Das kann beispielsweise das Ende auf einem Kontinuum sein, das aus Gehorsam gegenüber einem Introjekt oder aus Angst vor dessen Destruktivität aus dem Gewahrsein verdrängt worden ist. Die Zwei-Stühle-Technik ist angezeigt, um solchen Gegensatzpaaren auf den Grund zu gehen (siehe z. B. Philippson 2009, 31-34). Laden Sie den Klienten ein, zum gefürchteten Gegenstand zu ›werden‹ und dessen Eigenheiten zu erkunden.
- Unter lähmender Angst (Panik, Phobien usw.) liegt oft retroflektierte Wut. Setzen Sie den Klienten allmählich instand, alle seine Gefühle in dem sicheren Bergungsort des Therapieraums kennen zu lernen, auszudrücken und zu verantworten.
- Helfen Sie dem Klienten, sinnvolle Alternativen zu den gewohnten dysfunktionalen Vermeidungshandlungen zu finden.

BEISPIEL

Delenn, die Leiterin einer großen Wohltätigkeitsorganisation, wurde wegen Angstzuständen an uns verwiesen. Diese hatten zu Überforderung und Schlafstörungen geführt, und sie machte sich ständig Sorgen, nicht genug getan zu haben. Bereits beim ersten Mal sagte Delenn, dass sie ›das Anliegen eines jeden‹ ernst nähme, dass sie aber zu viele Verantwortungsbereiche habe, um auch noch Zeit für eine Beratung zu haben. Sie sagte, zu viele Menschen hingen von ihr ab und es würde alles zusammenbrechen, wenn sie nachließe. Die Therapeutin begann mit einem Gespräch über Angst, über deren Ursachen und Auswirkungen. Sie forderte Delenn sanft aber bestimmt auf, der Tatsache ins Auge zu sehen, dass sie geradewegs auf einen Zusammenbruch bzw. ein Burn-out zusteuerte. Nur zögerlich stimmte ihr die Klientin zu; als sie die nicht-wertende Anteilnahme und Präsenz der Therapeutin spürte, war ihr zum Weinen zumute, und es wurde ihr bewusst, wie wenig Unterstützung sie selbst erfahren hatte. Sie willigte ein, einige Sitzungen zu machen.

Die Therapeutin brachte ihr ein paar Entspannungsübungen bei, auf die sie sehr gut ansprach. Sie ermutigte sie, eine Aktivität oder ein Hobby (wieder-) zu entdecken, dem sie gerne nachgegangen war, als sie noch nicht so gestresst war, was in ihrem Fall das Fotografieren war. Sie traf auch Vorkehrungen, um ihre Tage besser zu strukturieren, Arbeit zu delegieren und auf regelmäßige Mahlzeiten zu achten. Dann konnten sie sich dem Explorieren der eigentlichen Angst widmen – dem Urgrund ihres Drangs, ›die Welt zu retten‹. Allmählich lernte Delenn, Verbindungen zu ihrer Vergangenheit herzustellen – sie war die älteste von vier Kindern gewesen und hatte bereits ab neun den Haushalt führen müssen, als ihre Mutter unheilbar an Alzheimer erkrankt war.

Ängstigende Gedanken identifizieren

Wie die Depression gehen Angstzustände normalerweise mit mächtigen negativen Introjekten, Kernüberzeugungen und wiederkehrenden Gedanken einher: »Es ist mir alles aus der Hand geraten«, »Ich schaffe es nicht«, »Mir wird alles zu viel«, »Ich werde in Ohnmacht fallen und sterben«. Beim ängstlichen Klienten liegt das Hauptaugenmerk entweder auf der unmittelbaren oder auf der ferneren Zukunft.

Die angstbesetzten Glaubenssätze sind typischerweise stark verallgemeinernd, übertrieben und düster. Sie erhalten sich selbst und führen in einen

Teufelskreis aus Angst, bei dem die Erwartung das Symptom Angst evoziert, welches wiederum die negative Überzeugung verstärkt. Eine Klientin etwa, die einkaufen geht, macht sich Sorgen, sie könnte eine Panikattacke bekommen und in aller Öffentlichkeit zusammenbrechen. Hierauf kommt es zu körperlichen Angstsymptomen, die Klientin fixiert sich darauf, ihre Ängste vor einem Zusammenbruch mehren sich, womit sie die Angst aktiv verstärkt und so fort. Eine Aufwärtsspirale ist in Gang gekommen, bis sie tatsächlich zusammenbricht (was wiederum ihren Glauben an die Wahrscheinlichkeit, zusammenzubrechen, verstärkt). Darauf beschließt sie, nicht außer Haus zu gehen, was zwar ihre Unruhe erfolgreich beseitigt, aber letztendlich dazu führt, dass sie nicht mehr einkaufen geht.

- Während die Klientin eine Situation beschreibt – bzw. wenn sie in Ihrer Gegenwart Angst bekommt – möge sie sich bewusst machen, was sie zu sich selber ›sagt‹. Welche Gedanken und Fantasien hat sie? Was wäre das Schlimmste, das passieren könnte? Lassen Sie sie so explizit wie möglich sein. Versuchen Sie, die Kernüberzeugungen zu ermitteln, die ihre Gefühle untermauern und leiten Sie dann eine Grounding-Übung ein, um sie ins Hier und Jetzt zu bringen. Sie möge in einem anderen Sessel Platz nehmen und von dort aus überlegen, wie realistisch ihre Gedanken und Glaubenssätze sind. Lassen Sie sie unterstützende und positive Aussagen über sich erfinden, wenn sie ängstlich wird; sie sollen in hoffnungsvollen Sätzen bestehen, welche ihr in ihren besten Augenblicken zutreffend erschienen sind. »Ich werde mit Angstgefühlen fertig und bin trotzdem kompetent«, »Ich kann mir Hilfe holen«, »Ich werde das durchstehen« (gelegentlich nennt man das positive Selbstgespräche). Reframen Sie positiv, z.B.: »Sie haben es überlebt«, »Sie haben das schon einmal durchgestanden, daher werden Sie es wieder tun«.
- Schlagen Sie der Klientin vor, ein Angsttagebuch zu führen. Das wird die Bewusstheit ihres Angstprozesses fördern, und das kann in sich bereits transformativ auswirken. Es wird sich auch zeigen, wie die Angst mit bestimmten Situationen, Orten, Menschen oder Tageszeiten zusammenhängt. Während der Woche kann sie Buch führen, was sich ereignet hat, als sie ängstlich war, und Lebenslage, Zeitpunkt und Schweregrade (von 1-10) vermerken. Das wird zweierlei Wirkung tun: Die Feldbedingungen werden deutlicher zutage treten und die negativen Gedanken, Introjekte bzw. Kernüberzeugungen, welche mit der Angst einhergehen, lassen sich ermitteln. Das tatsächliche Problem zeichnet sich als klarere Figur ab und tritt an die Stelle des Fantasierten und gibt Ihnen über Einzelheiten Aufschluss,

sodass Sie abschätzen können, was die einflussreichsten Faktoren sind, die diesen Angstzustand hervorrufen bzw. aufrechterhalten. Ein Journal zu führen zwingt die Klientin, sich um eine Hier-und-Jetzt-Orientierung zu bemühen, was wiederum ihre Bewältigungskapazitäten festigt.

- Erkunden Sie die zugrundeliegenden Überzeugungen hinter der Thematik, den Problemen und den Situationen, die ein Klient zur Therapie mitbringt. Fragen Sie ihn, wie er zu diesen Überzeugungen kam, und seien Sie neugierig, was allfällige Verbindungen zu lebensgeschichtlichen Ereignissen bzw. Beziehungen betrifft. Sind diese einmal dingfest gemacht, reicht es mitunter vollauf, sich den Unterschied zwischen Vergangenheit und Gegenwart vor Augen zu führen.
- Ergründen Sie die Botschaft bzw. die Anweisung, die in der Angst geborgen liegt. Manchmal handelt es sich um das Introjekt eines Elternteils, man dürfe sich nicht aufregen, oder um den Auftrag, perfekt sein zu sollen, nie Fehler machen zu dürfen, womit das Scheitern und die daraus folgende Angst so gut wie vorprogrammiert sind.

BEISPIEL

Lyta merkte, dass sich ihre Angst vor Autoritätspersonen auf die Schikanen und Grausamkeiten eines Volksschullehrers zurückführen ließ. Nachdem sie ihre Geschichte emotionell und energisch wiedergegeben hatte, wurde sie gebeten, aufzustehen, tief zu atmen und zu sagen: »Das ist jetzt vorbei. Das werde ich nie wieder mit mir machen lassen.« Sie seufzte tief, sichtlich entspannt, und sagte, sie fühle sich, als sei eine Last von ihr abgefallen.

In Kapitel 13 erörterten wir etliche Methoden, welche in der Arbeit mit Angstzuständen hilfreich sind. Deren wichtigste besteht im Ableiten zu stark mobilisierter bzw. retroflektierter körperlicher Energie über sinnvolles Handeln.

- Ermutigen Sie zum körperlichen Ausdruck von Bewegungen, welche unterbrochen wirken (Gesten, Körperhaltungen), und erfinden Sie Experimente, die diese Bewegung weiterführen. Sie werden oft merken, dass der ängstliche Klient herumrutscht, unruhig wird, sich zurückzieht und seine Energie retroflektiert. Bitten Sie den Klienten, zu seinem Bewegungsimpuls bzw. seiner Haltung hinzuspüren, während er Angst (oder ein anderes Gefühl) hat, und dem nächsten Bewegungsimpuls zu folgen.

Anregung: Denken Sie zurück, wie Ihre Familie während Ihrer Kindheit Erregung und Lebhaftigkeit ausdrückte bzw. unterdrückte. Erinnern Sie sich nun an eine kürzlich zurückliegende Situation, in der Sie Angst bekamen. Achten Sie auf Ihre körperliche Resonanz, Ihre Atmung, Ihre Gedanken und auf allfällige Botschaften, die Sie sich selbst geben.

- Muskel- bzw. körperliche Entspannungstechniken können sowohl während der Sitzung als auch zu Hause in aufreibenden Situationen verwendet werden. Bringen Sie dem Klienten zu Bewusstsein, dass Entspannung eine Fertigkeit wie jede andere ist; sie benötigt Übung und Zeit. Zum Beispiel:
  - Machen Sie sich's im Sessel bequem und fühlen Sie, wie Sie von ihm gestützt werden. Schließen Sie Ihre Augen, achten Sie auf Ihren Körper, darauf wie er sich anfühlt. Konzentrieren Sie sich auf Ihre Atmung, registrieren Sie das Heben und Senken Ihres Brustkorbs. Konzentrieren Sie sich lediglich auf das Aus und Ein Ihres Atems … lassen Sie Ihren Atem langsam und ruhig fließen.
  - Sagen Sie die Worte »Ich werde immer ruhiger« oder »Ich entspanne mich« vor sich her, während Sie ausatmen (tun Sie das einige Minuten lang).
  - Richten Sie Ihre Aufmerksamkeit nun auf Ihre Fußsohlen und Füße, spannen Sie sie langsam an, halten Sie sie eine Weile angespannt und entspannen Sie dann langsam, wobei Sie während des Einatmens anspannen und während des Ausatmens entspannen. Nun gehen Sie zu Ihren Unterschenkeln, spannen Sie sie langsam an und entspannen Sie sie. Dasselbe mit Ihren Knien, Hüften, Becken usw. (ordnen Sie diese Sequenz für einen Körperteil nach dem anderen an, bis Sie ganz durch sind, was einige Minuten in Anspruch nehmen wird).
  - Kommen Sie mit Ihrer Aufmerksamkeit nun wieder zu Ihrer Atmung zurück.
  - Nun gehen Sie zu Ihren Schultern, Armen, Beinen, Händen und Füßen. Achten Sie darauf, wie es sich anfühlt, mit sich in Verbindung zu sein und der Welt gegenüberzutreten (Geschwindigkeit und Dauer der Übung stimmen Sie auf den jeweiligen Klienten ab).
- Letztendlich könnte die augenscheinliche Angst Ihrer Klientin auf unerkannte oder unausgedrückte Erregung zurückzuführen sein. Es mag angezeigt sein, sie ihre Symptome umformulieren, in sie hineinatmen und sie die aufregende Angstlust vor einem neuen Unterfangen zelebrieren zu lassen.

Es gibt eine Reihe von hilfreichen Büchern, die sich für Klienten eignen und äußerst detailliert über Entspannungstechniken und praktische Umgangsweisen mit der Angst Auskunft geben. Einige davon empfehlen wir am Kapitelende.

EXISTENZIELLEN THEMEN UND LEBENSEREIGNISSEN INS AUGE SEHEN

Wir schließen damit, dass wir einen Umstand beschreiben, der sowohl für Depression als auch für Angst gilt und genau genommen der Hintergrund all unserer Erfahrungen ist: Die Conditio humana – die menschliche Verfasstheit. Viele Klienten kommen mit Angst bzw. Depression, weil sie auf existenzielle Kernpunkte gestoßen sind, die uns alle betreffen, aber gemeinhin ignoriert werden, wie etwa Alter, Krankheit, die Unausweichlichkeit des Todes, die Unsicherheit des Lebens und die Tatsache, dass wir bei aller Verbundenheit dennoch alleine sind. Oder sie machen gerade schwierige Lebensumstände durch wie den Verlust eines geliebten Menschen, eine Kündigung oder sie hatten einen schweren Unfall. Die therapeutische Aufgabe lautet nun, diese Dinge in die breitestmögliche Perspektive zu rücken.

- Forschen Sie zunächst nach, ob es in der jüngsten Vergangenheit Ereignisse gegeben hat, die der Depression bzw. Angst unmittelbar vorausgingen. Lassen Sie eine aktuelle Lebenslinie zeichnen (siehe Kapitel 5), wobei sie Veränderungen, Übergänge, Verluste und Belastungen einzeichnen lassen und die Klientin auffordern, sich zu deren Stellenwert zu äußern.
- Stellen Sie fest, welches spirituelle/religiöse Glaubenssystem die Klientin hat. Fragen Sie sie, wie Krise in ihrem System gehandhabt wird, welche spirituelle bzw. religiöse Hilfe sie in Anspruch zu nehmen suchte und warum sie nicht geholfen hat. Was wäre innerhalb dieses Glaubenssystems noch möglich (siehe Kapitel 22)?
- Helfen Sie der Klientin, an ihrem Impasse, an ihrer Krise dranzubleiben. Wandel und Anpassung im Leben werden oft von belastenden und augenscheinlich unbewältigbaren Situationen angestoßen, und man muss Wege finden, die Angst und Hoffnungslosigkeit zu ertragen, damit man sich reorientiert bzw. sich durcharbeitet und nicht zu allererst Erleichterung von der Bedrängnis sucht. Manchmal ist die beste strategische Antwort, dass man zur Verfügung steht und an dem bleibt, was kommt. Der Klient befindet sich u. U. gerade in einer Phase natürlichen Rückzugs, den Roubal (2007) ›depressive Anpassung‹ nennt, da effizientes Handeln in einer

ausweglosen Situation nicht als Lösung angenommen werden kann (wie etwa bei einer nicht behandelbaren, lebensbedrohlichen Krankheit), und der Betreffende die Energie aus dem Kampf bzw. Widerstand zurückzieht, während er nach neuen Anpassungsmöglichkeiten bzw. neuem Engagement sucht. Bei einem Trauerfall ist das ein natürlicher Vorgang, der nichts als Zeit und Unterstützung benötigt.

- Machen Sie sich den universellen Charakter dieser Probleme klar. Die einzelnen oben angesprochenen fordern uns alle, da wir sterblich sind und den Zeitpunkt unseres Todes normalerweise nicht kennen; wir sind im Körper, leben in Raum und Zeit; wir erfahren Trennung und Verlust. Wir sollten uns dessen bewusst und des Supports gewiss sein dürfen, wenn diese Problematik auf uns zukommt. Wir halten damit das Risiko klein, dass wir mit dem Klienten kolludieren, wenn er diese herausfordernden Wahrheiten zu meiden sucht.

Anregung: Geben Sie sich einige Minuten Zeit und überlegen Sie, was Ihnen im Leben Sinn gibt. Sind es Familie und Freunde, Ihre Arbeit, die Aufgabe, anderen zu helfen, die Verbundenheit mit der Natur, das pure Leben, das Sie im Augenblick spüren, ein spiritueller bzw. religiöser Weg? Oder ist es das Warten auf eine bessere Zukunft, auf Geld, Designer-Klamotten, Erfolg oder Macht (nur um den gegenteiligen Standpunkt anzuführen!)? Wie stützen Sie sich, wenn das Leben sich nicht mehr zu lohnen scheint und Sie Ihre Orientierung verloren haben?

LITERATUREMPFEHLUNGEN ZUM THEMA ›DEPRESSION UND ANGST‹

Francesetti, G. / Roubal, J. (2013): Ein gestalttherapeutischer Ansatz bei der Behandlung von Depressionen. In: *Gestalttherapie* 27, H.1, 3–33

Francesetti, G. / Gecele, M. / Roubal, J. (2015): Gestalttherapie in der klinischen Praxis. Bergisch Gladbach: EHP

Fuhr, R. / Sreckovic, M. / Gremmler-Fuhr, M. (1999): Handbuch der Gestalttherapie. Göttingen: Hogrefe

Greenberg, L. S. (2002): Working with emotion. In: *International Gestalt Journal* 25(2), 31–57

Greenberg, L. S. / Watson, J. (2006): Emotion-Focused Therapy for Depression. Washington, DC: American Psychiatric Association

Hell, D. (1992/2014): Welchen Sinn macht Depression? Ein integrativer Ansatz. Reinbek: Rowohlt; überarb. Neuaufl. 2014

Hochgerner, M. et al. (2004): Gestalttherapie. Wien: Facultas

Hooker, K. E. / Fodor, I. E. (2008): Teaching mindfulness to children. In: *Gestalt Review* 12(1), 75–91

Leader, D. (2008): The New Black. Harmondsworth: Penguin

Melnick, J. / Nevis, S. (2005): The willing suspension of disbelief: optimism. In: *Gestalt Review* 9(1), 10–26

NICE (National Institute for Clinical Excellence) 2007: Guidelines on Depression: http://www.nice.org.uk/guidance/index.jsp?action=byI D&o=10958#documents [For position of national UK government-funded body]

Roos, S. (2001): Theory development. Chronic sorrow and the Gestalt construct of closure. In: *Gestalt Review* 5(4), 289–310

Roubal, J. (2007): Depression – a Gestalt theoretical perspective. In: *British Gestalt Journal* 16(1), 35–43

Shub, N. (2002): Revising the treatment of anxiety. In: *Gestalt Review*, 6(2), 135–147

BÜCHER ZUR SELBSTHILFE
(auch zum Einlesen in die entsprechenden Krankheitsbilder)

Baker, R. (2003): Understanding Panic Attacks and Overcoming Fear. Oxford: Lion Hudson

Bourne, E. (2007): The Anxiety and Phobia Workbook, 4. Aufl. Oakland, CA: New Harbinger Press

Butollo, W. (2015): Die Angst ist eine Kraft. Über die aktive und kreative Bewältigung von Alltagsängsten. München: Herbig

Butollo, W. / Pfoh, G. (2016 [in Vorbereitung]): Wenn Zeit alleine nicht heilt. Komplizierte Trauer begleiten. Ostfildern: Patmos

Kuschnik, L. (2010): Lebensmut in schwerer Krankheit. Begleitung bei Krebs. Bielefeld: Luther

Müller-Ebert, J. (2014): Wie Neues gelingt. Die vier Schritte zur Veränderungskompetenz. München: Kösel

Müller-Ebert, J. (2007): Trennungskompetenz in allen Lebenslagen. Vom Loslassen, Aufhören und neu Anfangen. München: Kösel

Perry, A. (2008): Claustrophobia. Finding Your Way out. London: Worth Publishing (ein sehr nützlicher Ratgeber zur Selbsthilfe mit vielen Vorschlägen, die bei Angst allgemein anwendbar sind)

Rowe, D. (2003): Depression: The Way Out of Your Prison, 3. Aufl. East Sussex: Routledge

Weekes, C. (2000): Essential Help for your Nerves. London: Thorsons

Williams, M. / Teasdale, J. / Segal, Z. / Kabat-Zinn, J. (2007): The Mindful Way Through Depression. New York: Guilford Press ; dt.: Der achtsame Weg durch die Depression. 2009 Freiburg: Arbor

SERIÖSE WEBSITES ZUM THEMA

http://www.patient.co.uk/showdoc/27001314/#related_s

http://www.rcpsych.ac.uk/mentalhealthinfoforall/problems/anxietyphobias/anxietyphobias.aspx

http://www.psychiatrie.de/bapk/rat/selbsthilfe/

http://www.wien.gv.at/sozialinfo/content/de/10/SearchResults.do?keyword=Psychische+Erkrankungen+Selbsthilfe

https://www.promentesana.ch/de/wissen/selbsthilfe/fuer-betroffene/krankheits-bilder.html

TEIL III

GESTALTPRAXIS IM KONTEXT

20
KURZZEITTHERAPIE

Gestalttherapeuten arbeiten zunehmend unter Rahmenbedingungen, die nur eine begrenzte Anzahl von Sitzungen zulassen und anerkannte Resultate (oft verhaltenstherapeutischer Natur) verlangen. Behörden fordern Berichte über den Therapiefortschritt und eine Prognose über den Therapieerfolg, gemessen an dem anfangs formulierten Wunschziel. Dies findet man vor allem im Kontext der Allgemeinpraxen, bei psychiatrischen Unterbringungen, bei fremdfinanzierter Versorgung oder in der Arbeitnehmerberatung.

In diesen Settings präsentieren sich Klienten oft mit dem vagen und diffusen Wunsch, sich besser fühlen zu wollen, oder sie wurden von jemandem geschickt, der meinte, sie ›könnten Hilfe gut gebrauchen‹. Andere haben bestimmte Ziele oder Resultate im Kopf, z. B.: »Ich will nicht dauernd unter Angst leiden/will eine bessere Beziehung mit meinem Lebenspartner führen.« In der Kurzzeittherapie müssen wir eine Balance zwischen schöpferischer Indifferenz und kongruenter Gestaltpraxis finden und die Arbeit auf die uns zur Verfügung stehende Zeit komprimieren. Bei ersterer Klientengruppe müssen wir direktiver als gewöhnlich sein, um ihre Thematik klarer herauszuarbeiten und zu verstehen, und mögliche Hilfsstrategien zu finden. Bei der zweiten Gruppe müssen wir uns damit auseinandersetzen, wie weit wir als Gestaltpraktiker bereit sind, auf ein eng umrissenes Wunschziel hinzuarbeiten. Für beide Gruppen gilt, dass wir beim Planen, was in der gegebenen Zeit bearbeitbar ist, realistisch bleiben müssen.

Beide Gruppen machen das Spannungsverhältnis deutlich, dem wir in der Gestaltpraxis ausgesetzt sind, wenn wir vor der Frage stehen, wie direktiv und zielorientiert wir sein dürfen. Diesen Punkt haben wir bereits in Kapitel 3 diskutiert und zweifellos ist er in der Kurzzeittherapie besonders brisant. Wir sind jedoch fest davon überzeugt, dass ein Gestaltpraktizierender fokussiert und gezielt arbeiten und dabei den Prinzipien schöpferischer Indifferenz, der Phänomenologie und des Verweilens an dem, was ist, treu bleiben kann.

Die Gestalttherapie *hat* in Wahrheit bereits Ziele, und die betreffen normalerweise den *Prozess*, z. B. das Gewahrsein zu fördern, gesund zu funktionieren, entscheidungsfreudig zu sein, Beziehungen authentisch zu halten und unerledigte Angelegenheit zu schließen.

Kommt eine Klientin daher mit dem Ansinnen, ein bestimmtes Therapieziel erreichen zu wollen, z. B. ›Hilfe gegen ihre Depression zu bekommen‹, kann die

Beraterin ohne Weiteres einwilligen, ihr Hauptaugenmerk auf die ›Depression‹ zu richten und die Klientin ihrem selbstgewählten Ziel näherzubringen. Sie wird sich jedoch normalerweise nicht mit einem bestimmten verhaltenstherapeutischen Ziel einverstanden erklären (z. B. ›sich nicht mehr deprimiert zu fühlen‹), da ein solch rigider Auftrag die Arbeit künstlich beschränken würde und nicht im besten Interesse der Klientin wäre. Nicht minder streben Klienten, die mit einem bestimmten Idealbild oder einer Fantasie, wie sie gerne wären, daherkommen (z. B. ›glücklich‹ oder ›stressfrei‹ zu sein), nach einem vorher festgelegten Ziel, was dem natürlichen Wachstum und der Veränderung der gesamten Person im Wege steht. Perls (1969) nannte das ›Verwirklichung des Selbstbildes statt Selbstverwirklichung‹.

Die wichtige Frage lautet also nicht, ob es eine definierte Richtung oder Absicht geben darf, sondern ob das therapeutische Abkommen auch unvorhergesehene Ergebnisse zulässt, da Klienten oft finden, dass sich das, was sie eigentlich wollen, erst nach einigen Wochen Therapie zeigt und sich oft von dem unterscheidet, was sie zu wollen glaubten. Wir sind überzeugt, dass es vor allem darum geht, der Figur des Themas des Klienten stärker zum Vorschein zu verhelfen. Die Kurzzeittherapie wird dann zu einer aufregenden und wirkkräftigen Intervention. Im guten Fall wäre sie also zeitlich nicht begrenzt, sondern ›themenzentriert‹, wobei sich Therapeut und Klient ständig aufeinander abstimmen und sorgfältig auf Sache wie Umstände achten und eine Abmachung über zunächst eine, dann vier, dann vielleicht zwölf Sitzungen treffen, und nur verlängern wenn nötig. Interessanterweise kommen Menschen, mit denen ein Limit von, sagen wir, zwölf Sitzungen ausgehandelt wurde, meistens alle zwölf Mal, auch wenn sechs genügt hätten. Legt man eine Beratung themenspezifisch an und nicht auf eine bestimmte Sitzungsanzahl hin, impliziert das, dass sich die Arbeit an den Bedürfnissen des Klienten orientiert und nicht an einer vorgegebenen Struktur. Diese Überlegung bewahrt Sie auch vor der Falle, Kurzzeittherapie als zweitklassig gegenüber der Langzeittherapie einzustufen (etwa indem Sie sagen ›Ich kann Ihnen »nur« sechs Sitzungen anbieten‹), statt den Kontrakt als Chance zu präsentieren (›Ich kann Ihnen bis zu sechs Sitzungen anbieten‹, mit Enthusiasmus vorgebracht).

Man muss sich über die Vor- und Nachteile kurzzeitig angelegter Arbeit im Klaren sein. Manchen Klienten erspart sie das Stigma der Pathologisierung bzw. Abhängigkeit. Sie ist kostengünstiger und motiviert, das Problem zielstrebig anzugehen. Sie demonstriert auch die Wirksamkeit (oder deren Gegenteil) schneller. Klienten machen unter Umständen recht dramatische Veränderungen in kurzer Zeit durch. Wir haben jedoch auch die Erfahrung gemacht, dass so manch wesentliche Inhalte erst nach monatelanger oder gar erst nach Jahren in einer vertrauensvollen Beziehung ans Licht kommen, vor allem wenn es um sexuellen Missbrauch oder schambesetzte Themen geht. Wir haben daher unsere Zweifel, ob tiefe Einsichten bzw. Perspektivenänderungen in größeren Lebensfragen in einer Kurzzeittherapie gebührlich assimiliert werden können. Dies ist meist auch dort zu bedenken, wo die Arbeit sich exklusiv auf die Veränderung eingeschliffenen Verhaltens wie Alkohol- oder Drogenmissbrauch richtet. Sie könnten kundtun: »Bei dieser Problematik ist die Hilfe von einem Spezialisten gefragt«, und zu einem geeigneteren Therapeuten weiterverweisen.

> **Anregung:** Denken Sie eine Weile an wichtige Veränderungen, die Sie während Ihrer Eigentherapie und Ausbildung gemacht haben. Welche von diesen hätte man in vier bis zwölf Sitzungen erreichen können? Was sind die Gründe, weswegen die einen hätten erzielt werden können und die anderen nicht?

ÜBER DIE EIGNUNG ENTSCHEIDEN

Es gibt eine Reihe von Faktoren, welche indizieren, wann Kurzzeittherapie genügt und wirksam sein wird. Überprüfen Sie im Erstgespräch, ob der Klient …

- sich beim ersten Mal ausreichend auf Sie einlässt und ob Sie den Eindruck haben, dass sich eine relationale Verbindung aufbauen lässt.
- bereit ist, seine Verantwortlichkeit bei seinem Problem zu erkennen und anzunehmen.
- die notwendige Eigenaktivität im Veränderungsprozess akzeptiert.
- genügend gestützt ist, um sich auf die Arbeit einzulassen.
- die Fähigkeit besitzt, sich mit Ihnen auf einen Arbeitsfokus zu einigen, der in der begrenzten Sitzungszahl bearbeitbar ist, auch wenn er eigentlich Teil eines tiefer liegenden Problems ist.
- Ihre Ausführungen über die Zusammenarbeit versteht und damit einverstanden ist.

Es ist uns klar, dass es bei manchen Klienten und in manchen Institutionen unrealistisch ist, Antwort auf all diese Fragen zu bekommen. Manche Problemdarstellungen eignen sich einfach nicht für die Kurzzeittherapie, und es ergäbe keinen Sinn, sie in einigen wenigen Sitzungen bewältigen zu wollen. Ihre Arbeit kann jedoch enorm wichtig sein und den Boden für eine Langzeittherapie bei einem anderen Therapeuten bereiten. Arbeiten Sie darauf hin, dass der Klient ein Interesse an sich selbst fasst, bestärken Sie ihn in seiner Motivation und verschaffen Sie ihm ein positives Therapieerlebnis, damit er sich – gleich oder später – zum Weitermachen in einer Langzeittherapie entscheidet. Dazu gehören Menschen mit Essstörungen, Alkohol- oder Drogensucht, eine Mehrfachdiagnose oder Langzeitprobleme.

DEN KLIENTEN FÜR DIE ARBEIT GEWINNEN

Wie bei jedem therapeutischen Beginn haben Sie eine zweifache Aufgabe vor sich – ein Arbeitsbündnis aufzusetzen und einen Fokus für die gemeinsame Arbeit zu bestimmen, nachdem Sie Problematik wie Möglichkeiten miteinander abgewogen haben. Grundsätzlich glauben wir, dass eine respektvoll ausgehandelte Diagnostik und ein ebensolcher Kontrakt nicht nur kompatibel mit dem Gestaltansatz, sondern in einer unter ethischen Gesichtspunkten wirksamen Therapie sogar unverzichtbar sind. Das ist schon unter günstigen Bedingungen ein Drahtseilakt, und umso mehr in der Kurzzeittherapie, in der Sie am Ende der ersten oder spätesten zweiten Sitzung die Schlüsselthematik für die Arbeit herausgefunden haben und bestimmt haben müssen, ob sich Klient wie Thema dafür eignen. Darüber hinaus müssen Sie auch noch sicherstellen, dass der Klient genügend Zeit und Raum hat, seine Geschichte zu erzählen, und dass er sich Ihres einfühlsamen Zuhörens und Ihrer dialogischen Haltung gewiss sein darf!

Die Beraterin muss bisweilen einen ziemlich durchsetzungsfreudigen Umgang an den Tag legen und den Fluss einer Sitzung mehr als in einem Langzeitkontext dirigieren. Manche Berater schicken schon vor dem Erstgespräch einen Anamnese-Fragebogen aus, der auch die Ziele erfragt, und händigen ein Informationsblatt aus, das die Vorgangsweise der Beratung erläutert, sodass die verfügbare Zeit optimal genutzt werden kann. Es ist nie verkehrt, wenn man mit den Worten beginnt: »Heute führen wir das Erstgespräch, damit wir sehen, ob ich Ihnen helfen können werde.« Am Ende dieser Sitzung sagen Sie dann dem Klienten ruhigeren Gewissens, ob Sie ihm Ihres Erachtens behilflich sein können, oder ob Sie noch eine Sitzung brauchen, um das zu entscheiden, oder ob Sie ihn überweisen müssen (siehe Kapitel 1).

Dann müssen Sie das Thema klären und sich mit ihm darüber einigen, was in der gegebenen Zeit möglich ist. Fragen, die Ihnen vor einer Kurzzeittherapie, aber vielleicht überhaupt, auf die Sprünge helfen, sind:

»Was hofften/erwarteten/dachten Sie, als Sie sich entschieden, zu mir zu kommen?«
»Wie verstehen Sie das Problem, das Sie zu mir brachte?«
»Haben Sie eine Ahnung davon, wodurch genau die Beratung Ihnen helfen könnte?«
»Was wäre Ihrer Ansicht nach ein gelungenes Therapieergebnis?«

Das Erheben der Anamnese kann kurz ausfallen, doch legen wir Ihnen allein schon aus Sicherheitsgründen dringend ans Herz, die Risikofaktoren abzufragen (z. B. Anamnese selbstverletzenden Verhaltens, liegt eine psychiatrische Krankheit vor etc., siehe Kapitel 18).

Unbedingt eruiert werden muss, ob solch ungeeignete Problemtypen vorliegen wie ›das Jammern über Umstände‹, wie wir es salopp nennen. Diese Klienten beschweren sich über andere bzw. über Lebenslagen (»mein Mann behandelt mich schlecht«), wobei sie nicht auf die Idee kommen, mitverantwortlich zu sein, und die einzige Lösung, die sie haben möchten, in der praktischen Anweisung liegt, wie man jemanden oder etwas verändern kann. In manchen Fällen sind sie von ihrem Hausarzt, Partner oder Arbeitgeber geschickt, und sie sind nur hier, weil man sie dazu aufgefordert hat, und nun erwarten sie von Ihnen, dass Sie sie ›anders machen‹. So etwas eignet sich für eine Therapie sicher nicht, sondern eher für eine pragmatische, unterstützende Beratung, welche Sie geben mögen oder nicht. Wenn Sie die oben angeführten Fragen stellen, klärt sich die Problematik meist, oder Sie finden dadurch zu einem Thema, *das* sich eignet.

Wir befinden es als äußerst vorteilhaft, zu ermitteln, wie der Klient meint, dass Veränderung zustande komme, warum er gerade jetzt zur Beratung gekommen ist und wie er in der Vergangenheit mit ähnlichen Krisen fertig wurde.

Ist eine Klientin konfus bzw. leidet sie sehr, müssen Sie mitunter eine oder zwei Sitzungen aufwenden, um das Problem zu klären, das gelöst werden soll, und um die Richtung zu bestimmen, in die die Arbeit gehen soll. Das kann heißen, dass man die Teilthemen rangreihen muss, je nachdem, was am dringlichsten zu behandeln ist. Es hat seine Berechtigung, ein oder zwei Themen herauszupicken und andere beiseite zu lassen, auch wenn das der direktivere und weniger dialogische Weg ist. Stellen Sie nach jeder Bemessungssitzung folgende Fragen: »Welchen Eindruck haben Sie nach dieser Stunde?« »Wie ist unser Vorgehen bis jetzt für Sie?« »Wie war es für Sie, dieses Gespräch mit mir zu führen?« »Ist es von Nutzen gewesen?« Das ist deshalb wichtig, weil es Ihnen einen Hinweis gibt, ob die Sitzung eine Wirkung gehabt haben könnte und welche Feinabstimmungen Sie vornehmen müssen.

›DURCHARBEITEN‹

Wir sind überzeugt, dass in diesem Therapiestadium der Vertrag, so er richtig aufgesetzt wurde, erfüllbar ist, sodass der Klient, auch wenn er mit unerledigten Angelegenheiten scheidet, dennoch sein Ziel erreicht hat, sodass sich erstens sein jetziges Leben verbessern wird und er, zweitens, wahrscheinlich auch in Zukunft Therapie in Anspruch nehmen wird. Houston (2003) nennt diese Phase schlicht die ›Mitte‹. Der Klient kommt mit seiner Arbeit in der gegebenen Zeit weiter, während er den Beginn (den Arbeitsauftrag) und das Ende im Auge behält.

Wie in jeder Gestaltberatung werden Sie von Anfang an eine dialogische Haltung an den Tag gelegt und die phänomenologische Erkundung genutzt haben, um die Bewusstheit des Klienten – in Bezug auf sich selbst und seine Lage – zu schärfen. Auch in der Kurzzeittherapie mag der phänomenologische Ansatz, der auf dem Prinzip paradoxer Veränderung beruht, genügen. Zusätzlich kann noch Folgendes relevant sein:

- Betonen Sie die Verbindung zwischen Sinnzuschreibung und Verhalten (nämlich wie sehr sich Kernüberzeugungen auf die Ereignisse im Leben auswirken). Siehe dazu die aufschlussreiche Diskussion bei Whines (1999, 10).
- Holen Sie nur so viel Information ein, wie Sie für den nächsten Augenblick benötigen. Hüten Sie sich, sich von der Geschichte des Klienten gefangen nehmen zu lassen und den Fokus aus den Augen zu verlieren.
- Suchen Sie die spezifische Figur heraus, die sich in einer Sitzung bearbeiten lässt (z. B. ›selbstsicherer aufzutreten‹, was auf *bestimmte* Situationen heruntergebrochen werden muss, in denen der Klient zu wenig bestimmt auftritt). Finden Sie den entscheidenden Hintergrund einer solchen Figur (›Welche Gefühle gehen damit einher, wie reagieren die anderen, wann werden Sie wütend?‹ etc.).
- Bleiben Sie punktgenau am Wesentlichen, wenn man Ihnen Inhalte bzw. eine Figur präsentiert, gedenken Sie des Arbeitsauftrags und verweisen Sie oft darauf. Schärfen Sie die Figur, damit die an die Oberfläche kommenden Inhalte relevant bleiben.

- Bieten Sie Experimente an, um die auftauchende Figur schärfer hervortreten zu lassen bzw. um sie anzureichern (nicht, um eine ›Lösung‹ zu finden), z. B.: »Lassen Sie das Gefühl, das im Entstehen ist, zur Gänze in Ihr Bewusstsein treten, während Sie sich diese Szene vorstellen.« Vertrauen Sie, anders gesagt, dem Prozess der Bewusstheitssteigerung.
- Minimieren Sie Übertragungsphänomene, indem Sie sie benennen, sie direkt ansprechen oder indem Sie eine Selbst-Auskunft geben (siehe Kapitel 12 über das Arbeiten mit Übertragung).
- Praktizieren Sie enges (und loses) Sequenzieren (Polster 1999, 208). Diese nützliche Fertigkeit stellt den Fokus enger bzw. weiter ein. Beim engen Sequenzieren erkundet der Therapeut nicht so sehr den Augenblick selbst, sondern achtet auf den Übergang zum nächsten und verfolgt den sich entfaltenden Prozess und dessen dynamisches Potenzial sorgfältig mit (z. B.: »Jetzt atmen Sie auf einmal wesentlich langsamer!«). Das lose Sequenzieren kann andererseits wichtige Leerstellen im Narrativ aufgreifen und lässt genaueres Nachfragen zu (z. B.: »Aber wo war Ihre Mutter in dieser Zeit?«).
- Überstandene oder aktuelle Krisen wie Entlassung oder ein Todesfall können figural werden, und Sie müssen das laufende Thema vielleicht temporär unterbrechen, damit die Krise im Lichte gegenwärtigen Gewahrseins begriffen wird. Es ist jedoch entscheidend, am Ende der Sitzung eine Verbindung zum Gesamtkontrakt herzustellen. Wenn etwas hochkommt, was über den ursprünglichen Vertrag hinausgeht und seine Berechtigung hat, einigen Sie sich, den früheren Kontrakt fallen zu lassen und einen neuen aufzusetzen. Auf diese Weise kann der Arbeitsauftrag immer wieder als Container und als Grenze der Arbeit dienen.
- Auch eine ›selbständige Übung‹ (oder ›Hausübung‹) hat ihre Meriten. Die Klientin erklärt sich einverstanden, bis zur nächsten Sitzung eine Aufgabe zu erfüllen wie etwa eine neue Verhaltensweise auszuprobieren oder über ihre Angstreaktionen Buch zu führen.
- Man muss stets das Ende im Auge behalten und kalkulieren, wie viel Sitzungen einem bis dahin noch bleiben. »Das ist heute unsere fünfte Sitzung, und drei haben wir noch. Wie ist das für Sie?«

Sie können Ihre Supervision zu einem Ort machen, an dem sie diese Art fokussierter Arbeit trainieren. Entwickeln Sie die Fähigkeit, sich für die sich auftuenden Gelegenheiten des Lernens zu öffnen, während Sie Ihre Arbeit knapp darstellen und mit Ihrem Supervisor eine Übereinkunft treffen (wie

Sie es auch mit Ihrem Klienten tun würden), nämlich dass Sie die wichtigste Figur behandeln und dabei bleiben werden.

INSTITUTIONELLE GEGEBENHEITEN

Wenn Therapeuten in der niedergelassenen Praxis Kurzzeittherapie anbieten, beruht dies meist auf deren freier Entscheidung. Innerhalb von Institutionen ist weniger Flexibilität gegeben, und dem Klienten wie dem Therapeuten werden u. U. ›von oben‹ unliebsame Beschränkungen auferlegt. Diese Eingangsvoraussetzungen geben für so manche Überlegung Anlass.

1. Schickt ein praktischer Arzt oder ein Arbeitgeber den Klienten, muss man unbedingt dem Motiv und den Erwartungen des Überweisenden und des Klienten selbst auf den Grund gehen. Darüber kann man durch folgende Fragen Aufschluss erhalten: »Was hat man Ihnen über die Beratung/die Beraterin erzählt? Hat der Arzt Ihnen erklärt, wie Therapie helfen kann? Was meinen Sie, was hier passieren wird?« Findet die Beratung in einer ärztlichen Praxis statt, entsteht möglicherweise die Erwartung, dass der Berater den Patienten ›kurieren‹ wird.
2. Dort wo gemeinsam über einen Klienten Buch geführt wird, muss man unbedingt das Ausmaß des Informationsflusses festlegen, nämlich wie viel, wenn überhaupt, Sie anderen Berufsgruppen in der Institution preisgeben und unter welchen Umständen Sie die Verschwiegenheitspflicht brechen wollen und müssen, wie etwa bei Suizidalität. Der Klient sollte im Erstgespräch über die Grenzen Ihrer Verschwiegenheit aufgeklärt werden.
3. Wenn Sie in einer Institution arbeiten, müssen Sie mit mehreren unterschiedlichsten Beziehungen zurechtkommen. Die Überlegung, dass mehrfache Kontrakte vorliegen (mit der Institution selbst, Ihrem Klienten, Ihrem Supervisor, Ihrer Ausbildungseinrichtung, zwischen dem Supervisor und der Institution und so fort) lohnt sich. Mit diesen mehrfachen Kontrakten zu jonglieren erfordert viel Fingerspitzengefühl, da sie oft schwer miteinander zu vereinbaren sind.

Proctor und Sills (2005) schlagen in Weiterführung der Arbeit von English (1975) (siehe Figur 20.1) ein Modell vor, das den administrativen Kontrakt und die allgemein gehaltenen Behandlungsziele strukturiert. Es eignet sich vor allem für intrainstitutionelle Settings.

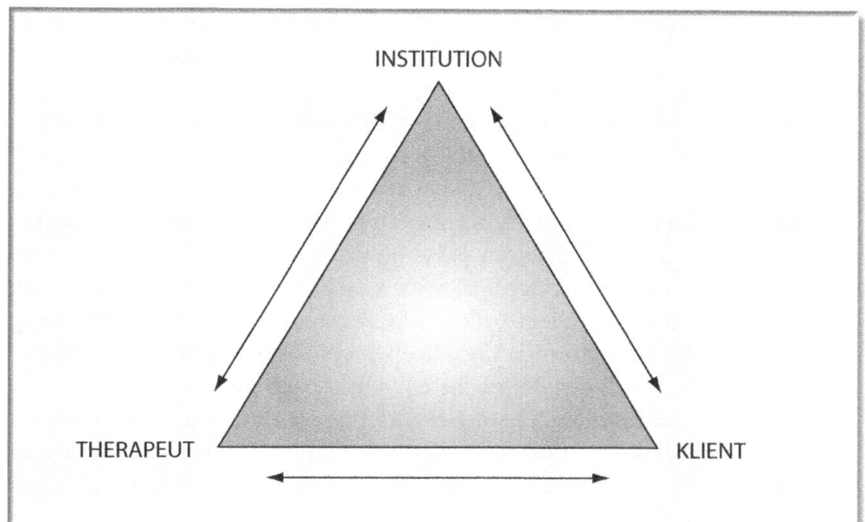

Abb. 20.1: Kontrakte innerhalb einer Institution

Auf jeder Achse werden die Details der Vereinbarungen zwischen den Vertragsnehmern transparent gemacht, sodass alle drei u.a. über die Grenzen der Vertraulichkeit und über die Information, die dem Berater übermittelt wurde, Bescheid wissen; alle drei kennen die Einschränkungen und Regeln, die ihnen von der Institution vorgeschrieben sind. Rudor (2006) hat über diese komplexen Zusammenhänge von Dreiecks- oder besser Mehrecks-Kontrakten in großem Umfang publiziert.

Erstversorgung

In der Erstversorgung, geht es »vor allem darum, im Team zu arbeiten« (Mandic-Bozic, persönliche Mitteilung 2009). Therapeuten schotten sich gerne ab, da sie in der Patientenversorgung eine andere Rolle innehaben und einen anderen Ansatz vertreten. Die Arbeit wird Ihnen jedoch leichter von der Hand gehen und obendrein vergnüglicher sein, wenn Sie sich regelmäßig mit Kolleginnen in Verbindung setzen, und zwar sowohl mit einzelnen als auch in Teambesprechungen. Ärzte und aufsuchende Krankenpflegerinnen verfügen über reichlich Information über Patienten, und miteinander können Sie kritische Fragen bestmöglich handhaben, was sehr unterstützend wirkt. Sie können die Mitarbeiter auch darin ›unterweisen‹, was die Kriterien einer vorteilhaften Überweisung sind. Manche Berater geben ein Informationsblatt über ihr Angebot aus, doch schaffen Begegnungen von Angesicht zu Angesicht bessere und kooperativere Beziehungen.

Seien Sie bereit, Ärzten wie Klienten Hilfestellungen zu geben. Mandic-Bozic sagt, »praktische Ärzte haben 7-8 Minuten pro Patient Zeit; in diesen paar Minuten müssen sie nicht nur diagnostizieren, Medikamente verschreiben und die Computerkartei ausfüllen, sondern geraten auch unter den Einfluss von Übertragungs- und anderen psychologischen Phänomenen. Wenden Ärzte sich also an einen Berater und wollen sie an ihn überweisen, ist das oft der Auftakt zu einem Parallelprozess.« Die Berater müssen eine Verbindung zu den Ärzten knüpfen können und ihre Unterstützung beim Umfassen der Themen sowie beim Planen der nächsten Schritte anbieten.

Sie werden das Problem, Ihren Behandlungsplan und die beabsichtigten Ergebnisse so artikulieren müssen, dass andere Mitglieder im Gesundheitsteam damit etwas anfangen können; finden Sie eine gemeinsame Sprache und bleiben Sie für andere Sichtweisen offen und zugänglich.

DAS THERAPIEENDE

Das gesamte Kapitel 17 lang haben wir uns mit der Therapiebeendigung befasst. Dasjenige einer Kurzzeittherapie ist jedoch von besonderer Bedeutung. Wenn Sie in einer Institution arbeiten, ist das Ende vorgegeben, ohne dass eine Abwägung der Problematik stattgefunden hat, und in diesem Sinne ist es nicht frei gewählt. Das mag bei einem oder beiden von Ihnen Themen der Ohnmacht, des Alleingelassenseins, des Kontrolliertwerdens bzw. der Beschränkung durch eine unsensible Autorität von außen anrühren. Es ist wichtig, diese Probleme beim Klienten zuzulassen oder sie in Worte zu fassen, aber den Raum nicht durch unerledigte Geschäfte oder Ansichten Ihrerseits zu kontaminieren.

Andererseits ist der Vorteil dieser Form von Beendigung der, dass es viele Lebensereignisse repliziert – das Ende ›passiert‹ uns ja oft, und wir suchen es uns nicht aus. An beiden Enden unseres Lebens stehen wichtige Übergänge bzw. ›Abschlüsse‹, deren Zeitpunkt nicht in unserer Hand liegt (Geburt und Tod). Die mächtigste Assoziation, die sich herstellt, ist wohl zur Tatsache, dass wir sterben müssen, dass wir die Todesstunde jedoch nicht kennen. Auf dem Weg dahin gibt es eine Unzahl von Verlusten und Abschlüssen – erwünschten und unerwünschten – und sie durchziehen unsere Kindheit wie unser Erwachsenenleben. Die Gelegenheit für die Klientin lautet also, so einen Abschluss in vollem Gewahrsein zu durchleben, zu merken, was sie aus bestimmten Reaktionen lernt und wie sie sich gegenüber dem Therapeuten und ihrer Therapie fühlt. Vielleicht entdeckt sie ja die Tendenz, sich zu sagen: »Wozu soll ich mir diese Arbeit antun, wenn wir ohnehin nur noch drei Sitzungen haben?« Oder: »Ich muss jede Minute nutzen.« Sie geht entweder möglichst keine Verbindung zu Ihnen ein oder sie ist wütend oder ängstlich: »Ich bin noch nicht so weit« Oder: »Nie ist es genug.« Was immer kommt, so müssen Sie die Gefühle und Reaktionen der Klientin zum Arbeitsauftrag und zu ihren Lebensmustern in Beziehung setzen. Es mag heilsam für sie sein, wenn sie über ihre Verluste sprechen darf und angehört wird.

Die Herausforderung für den Berater lautet, sowohl das zu akzeptieren, was ist, als auch das, was in der zur Verfügung stehenden Zeit nicht machbar war. Viele von Ihnen müssen sich erst dahingehend disziplinieren, dass sie die gute Arbeit, die sie geleistet haben, annehmen und nicht einer höheren Sitzungsanzahl nachweinen (wie es der Klient manchmal tut). Vielleicht müssen Sie ja beide die Vergeblichkeit Ihrer Versuche nach Mehr betrauern und die daraus folgende Enttäuschung, den Ärger und Ihrer beider Traurigkeit akzeptieren. Übersehen Sie jedoch nicht die anderen Aufgaben, die es beim Abschied zu bewältigen gilt: das Erreichte zu benennen und zu zelebrieren, und zu planen, wie man mit zukünftigen Herausforderungen umgehen wird.

CONCLUSIO

Ob Sie lange oder kurzzeitig mit einem Klienten arbeiten hängt weitgehend von Ihrer Präferenz ab, es sei denn, eine Institution setzt Ihnen ein Limit. Der Nachteil kurzzeitig befristeter Therapie ist, dass sie eine inadäquate und mindere Notlösung bei Problemen ist, die in Wahrheit lange Zeit bräuchten und auf einer tiefen, vertrauensvollen Beziehung basieren. Im guten Fall kann die Kurzzeittherapie jedoch transformativ, effizient, kostengünstig sein und bei Weitem ausreichen, dass dem Klienten geholfen wird. Sie kann ihm eine gute Beratungserfahrung vermitteln und den Grundstein für eine spätere Therapie legen. Gehen Sie nur nicht in die Falle des ›Vollenden-Wollens‹ und akzeptieren Sie, dass ein vorteilhaftes Ergebnis einer Kurzzeittherapie bei manchen Klienten heißt, offene Gestalten bestehen zu lassen, welche ja von selbst weiteres Wachstum und weitere Veränderungen in die Wege leiten.

LITERATUREMPFEHLUNGEN

British Gestalt Journal (1999) 8(1), 4–34 (mehrere Artikel darin sind relevant)

Denham-Vaughan, S. (2005): Brief gestalt therapy for clients with bulimia. In: *British Gestalt Journal* 14(2), 128–134

Elton Wilson, J. (2006): Choosing a time-limited counselling or psychotherapy contract. In: C. Sills (Hg.): Contracts in Counselling and Psychotherapy. London: Sage, 137–151

Harman, B. (1995): Gestalt therapy as brief therapy. In: *Gestalt Journal* 18(2), 77–86

Houston, G. (2003): Brief Gestalt Therapy. London: Sage

Polster, E. (1991): Tight therapeutic sequences. In: *British Gestalt Journal* 1(2), 63–8

Tudor, K. (2006): Contracts, complexity and challenge. In: C. Sills (Hg.): Contracts in Counselling and Psychotherapy. London: Sage, 128–130

Williams, B. (2001): The practice of Gestalt therapy within a brief therapy context. In: *Gestalt Journal* 24(1), 7–62

21

DIVERSITÄT, KULTUR UND ETHIK

In jeglicher Beratung haben Sie notgedrungen mit Differenz und Diversität zu tun. Zu den Unterschieden in Haltung und Charakter kommen diejenigen der Ethnie, der Kultur, der Nationalität, des Geschlechts, des Alters, der Leistungsfähigkeit, sexuellen Orientierung, Klasse und Muttersprache hinzu. Die Unterschiede fallen in zwei Kategorien – in die offenkundigen, sichtbaren wie Ethnie, physische Leistungsfähigkeit, Geschlecht (und oft Nationalität und Klassenzugehörigkeit) und weniger offensichtliche wie Sexualität, Haltung, Bildungsstand und so fort.

In diesem Kapitel werden wir uns auf ethnische Zugehörigkeit und Kultur konzentrieren. Wir meinen jedoch, dass die meisten Gedanken, die wir hier aufwerfen, auch auf andere Gebiete anwendbar sind. In den angebotenen Übungen ersuchen wir Sie dringend, beim Reflektieren nach allen nur möglichen Differenzen Ausschau zu halten.

Nachdem wir uns zusehends zu einer multikulturellen Gesellschaft entwickeln, werden wahrscheinlich immer öfter hinsichtlich Ethnie und Kultur verschiedene Klienten und Berater aufeinander treffen. Die Erkenntnis, wie sehr wir (die Autoren) immer noch, und das nach etlichen Jahren Eigentherapie, unser Denken und unsere Wahrnehmung nach unserem kulturellen Hintergrund ausrichten und dadurch beschränken (v.a. da wir einer dominanten Kultur angehören) ist sowohl ernüchternd als auch aufregend und fordert heraus.

ETHNISCHE IDENTITÄT

Die ethnische Identität ist mit der Persönlichkeit fest verwoben. Die Kernüberzeugungen einer Klientin sich und andere betreffend, ihre schöpferischen Anpassungsleistungen und fixierten Gestalten sind allesamt von rassischen, kulturellen und linguistischen Normen geprägt, welche den Hintergrund stellen. Um diesem Aspekt zu seinem Recht zu verhelfen, müssen Klient *und* Berater die eigene ethnische Identität und deren Auswirkung auf die therapeutische Beziehung erkunden und verantworten.

Man sollte auch der Tatsache Rechnung tragen, dass Beratung und Psychotherapie im zwanzigsten Jahrhundert großteils in der Hand weißer Angehöriger des Mittelstands gelegen war. Das bedeutete, dass die Werte und Gebräuche, die in Theorie und Praxis eingelassen waren, weitgehend vom weißen Mittelstand bestimmt waren, und das gilt auch für die Gestalt. Verzerrungen und Vorurteile sind also unvermeidlich, und den Ausübenden ist das u. U. kaum bewusst. Sie bilden aber den Hintergrund, vor dem wir unseren Beruf praktizieren. Jacobs (2006) weist darauf hin, dass für uns, so unser Hintergrund von ›weißen‹ Kulturpraktiken geprägt ist, Menschen mit anderer Hautfarbe kaum präsent sind. Ob nun die Beraterin schwarz oder weiß ist (unter ›schwarz‹ subsumieren wir hier auch die anderen Hautfarben) oder einem ethnischen Hintergrund entstammt, der sich von der ihrer gegenwärtigen Lebenssituation unterscheidet, so wird sie von der Dynamik des weiteren Feldes, dem kulturellen Hintergrund und der Gesellschaft, in der sie sich bewegt, mitbestimmt.

Im Hintergrund von Klient und Berater liegt die je einzigartige Geschichte der jeweiligen Ethnie, Nationalität und Kultur. Diese machen ihren Einfluss bemerkbar, so wie es die dominante Ethnie, die Nationalität und die Kultur in der Gesellschaft tun, in denen die Beratung stattfindet. Die historische Beziehung zwischen dem ›Stamm‹ des Therapeuten und dem des Klienten gehört zum relationalen Feld, was teilweise bewusst, teilweise unbewusst sein mag, wie es bei allen aktuellen Spannungen und Integrationsproblemen der Fall ist, die ständig um uns sind.

Anregung: Wie würden Sie sich selbst in Bezug auf Kultur, Ethnie, Nationalität und andere wichtige Faktoren charakterisieren? Ihre Antwort könnte z.B. lauten: weiblich, weiß, Arbeiterklasse, Irin. Jetzt nehmen Sie sich Zeit, über alle anderen Subkulturen nachzudenken, die Sie geprägt haben und Sie zu der Person gemacht haben, die Sie sind. Wie etwa würden Sie Ihre Eltern und Großeltern beschreiben? Sind Sie in Ihrer Kindheit umgezogen – an einen Ort, an dem andere Werte galten? Picken Sie aus jedem dieser kulturellen Einflüsse einen Wert oder einen Brauch heraus, den Sie immer noch pflegen. Dann gehen Sie der Reihe nach alle Ihre Klienten durch. Welche historische Beziehung besteht zwischen Ihrer beider Kulturen (Geschlechtszugehörigkeit, Bildung, Lebensstil, Kultur und Zugehörigkeit zu einer Volksgruppe mit eingeschlossen)? Wie könnte sich diese Historie auf Ihre Beziehung auswirken?

UNTERSCHIEDLICHE SITTEN UND WERTE

Außerdem unterscheiden sich Gepflogenheiten, Werte und Überzeugungen. Wie in Kapitel 5 ausgeführt können unterschiedliche Werthaltungen ungünstige Vorurteile auf dem Gebiet seelischer Gesundheit auf den Plan rufen. Sie können zumindest dazu führen, dass die Therapeutin (die den mächtigeren Part in der Beziehung innehat) ihre Werte dem Klienten bewusst oder unbewusst überstülpt. Hier sind Gestalttherapeuten stark im Vorteil, da die phänomenologische Erkundungsmethode dem Aufoktroyieren von Werten vorbeugt. Dennoch muss man sich des Risikos des Einklammerns bewusst sein. Es könnte dazu führen, dass der Therapeut die Bedeutsamkeit der Unterschiede von Haltungen und Überzeugungen unterschätzt. Wachsamkeit ist hier gefragt, da viele Werthaltungen so tief eingeprägt sind, dass sie vollkommen außerhalb des Gewahrseins liegen. Es ist sicherer und respektvoller, wenn Sie Ihre Klientin bewusst einladen, Ihnen die Werte mitzuteilen, die sie hochhält. Vorher bereits über Kultur bzw. nationale Gebräuche Ihrer Klientin Bescheid zu wissen, macht es leichter, doch das ist nicht immer möglich (und auch das kann bedauerlicherweise zu despektierlichen Verallgemeinerungen führen). In jedem Fall ist es wichtig, den Unterschied zwischen Ihnen beiden anzuerkennen und die Klientin zu bitten, Ihnen zu erzählen, was Sie ihrer Meinung nach wissen sollten. Dadurch bekommt sie nicht das Gefühl, dass die Unterschiedlichkeit übergangen oder geleugnet wird bzw. dass sie ›nach Ihren Regeln‹ spielen muss, um geachtet zu werden. Sie könnten etwa sagen:

> »Es gibt wichtige Unterschiede zwischen uns, da ich Polin bin und Sie Inderin. Ich weiß nicht wirklich viel über Ihre Kultur, aber es interessiert mich sehr, mehr darüber zu erfahren. Das wird in unserer gemeinsamen Arbeit sicherlich wichtig sein, und ich hoffe und empfehle Ihnen, dass Sie mir sagen, was Sie von unserer Unterschiedlichkeit halten und wie Sie sich fühlen, während wir uns kennenlernen. Ich stelle mir vor, dass wir Einiges ähnlich erlebt haben.«

Anregung: Denken Sie an eine Kultur, Nationalität, Gemeinschaft oder Gruppe, gegenüber welchen Sie negative Gedanken oder Gefühle hegen. Fassen Sie Ihre Antipathie in Worte. Beruhen diese negativen Gefühle auf harten Fakten? Wenn ja, resultieren sie aus einem Brauchtum oder einer Gewohnheit, die Ihnen zuwider sind? Wenn ja, warum mögen Sie sie nicht (verstoßen sie gegen einen Wert, an dem Sie hängen, oder ist es bloß, weil er/es/sie anders, fremd und unheimlich ist? Wird dieses negative Gefühl bzw. diese Überzeugung von Ihrer Gemeinschaft, Gesellschaft oder Nation mitgetragen? Wurzelt dies in der Geschichte?

UNTERSCHIEDE IM BERATUNGSZIMMER

All diese Faktoren, seien sie nun historischer, struktureller oder gegenwartskultureller Natur — werden in das Beratungszimmer Eingang finden. Sie werden sich in der nonverbalen und verbalen Sprache zeigen, in der Wortwahl, den Werten und Tendenzen das Leben selbst betreffend, wie auch in den Übertragungs- und Gegenübertragungsbeziehungen zwischen Therapeut und Klient.

Wenn Sie in Großbritannien aufgewachsen sind, werden Sie wahrscheinlich die eine oder andere rassistische Haltungen internalisiert haben. Diese Haltungen mögen tief eingegraben und daher außerhalb des Gewahrseins liegen, aber es ist nicht möglich, in einer Kultur mit Kolonialgeschichte aufzuwachsen, die kontinuierlich bestrebt war, ihren Einfluss über die Welt auszuüben, ohne das Überlegenheitsgefühl weißer Briten internalisiert zu haben. Internalisierungen gelten sowohl für Weiße als auch für Farbige, wenngleich die Prägung sehr unterschiedlich aussehen wird. Sind Sie von weißer Hautfarbe, wird das Empfinden, als Weißer liege man ›richtig‹ tief in Ihrem Selbstgefühl, verankert sein; der Andere zu sein, heißt ›der Geringere‹ zu sein. Sind Sie von schwarzer Hautfarbe, werden Sie ziemlich sicher das Gefühl kennen, unterdrückt und ohnmächtig zu sein, und sie haben den Eindruck, der ›Andere‹ sei mächtiger oder es stünde ihm mehr zu. Das ist eine wichtige Feldbedingung in der Psychotherapie, besonders wenn der Berater weiß und die Klientin schwarz ist. Der therapeutischen Beziehung wohnt bereits von Natur aus ein Machtgefälle inne und der institutionalisierte Rassismus verstärkt es.

BEISPIEL

Jadzirs Therapeut verlor langsam den Mut, da die Klientin seine Kommentare immer wieder als bevormundend abtat. Sie rang mit der Entscheidung, ob sie ihren Freund (einen jungen Weißen) aufgeben sollte, um den Ansprüchen ihrer streng gläubigen muslimischen Familie Folge zu leisten. Der Therapeut war stolz darauf, dass er sich redlich bemüht hatte, die wichtigsten kulturellen Verstrickungen zu begreifen und empfand nichts als Mitgefühl und Hilfsbereitschaft für diese Klientin. Jadzirs Kritik verunsicherte ihn jedoch zunehmend. In der Supervision merkte er, dass er ihre Reaktionen als Übertragung gesehen hatte (von ihrem dominanten Vater und natürlich von dem kulturellen Stereotyp in Bezug auf weiße männliche Wesen). Sein Supervisor forderte ihn auf, herauszufinden, wie er zu der Situation beitrug und bat ihn, seine Gefühle und Gedanken angesichts des Dilemmas der Klientin zu explorieren. Er merkte, dass er seinen Wunsch, Jadzir zu stärken, aus Ehrfurcht vor ihren kulturellen Werten beiseite geschoben hatte. Auf subtile Weise hatte er das Ausmaß ihres Problems heruntergespielt und sie zu einer Entweder-oder-Lösung hinführen wollen. In der darauffolgenden Sitzung fragte sie der Therapeut, ob sie einverstanden sei, sich ihrer beider Beziehung ein wenig anzusehen, damit er begreife, auf welche Weise er überheblich gewesen war. Jadzir war erleichtert und sie besprachen die viele kleinen Momente, in denen sein ›Alles-richtig-machen-Wollen‹ sie nicht in dem Maß gestützt hatte, wie sie es sich gewünscht hatte.

Ungleichheit und ethnische Identität können natürlich trotzdem zum Brennpunkt werden, auch wenn Therapeut wie Klient weiß oder beide farbig sind.

Schon während die verschiedenen englischen Ausgaben dieses Buchs erschienen, konnten wir in Großbritannien Veränderungen bei Rassenvorurteilen beobachten; das setzt sich überall in Europa fort. Die jüngeren LeserInnen sind in eine diversifizierte Kultur hineingewachsen, da sie in einem Land groß wurden, in dem es farbige britische Gemeinden der dritten und vierten Einwanderergeneration gibt. Auch werden sie weniger von dem arroganten britischen Überlegenheitsgefühl introjiziert haben.

Der Rassismus hat sein Gesicht verändert und richtet sich nun eher gegen Osteuropa und den Nahen Osten; politisch unsichere Zeiten führen neue Formen des Misstrauens und neue Vorurteile zwischen Kulturen, Religionen und Traditionen mit sich. Die Aufforderung, die Jacobs (2004) ausspricht, nämlich allen Mitmenschen mit Fürsorge, Umschließung und dialogischer Offenheit zu begegnen, ist noch nie dringlicher gewesen.

ANDERE UNTERSCHIEDE IM BERATUNGSZIMMER

Wenn sich zwei Individuen begegnen, reiben sich notgedrungen zahlreiche Unterschiede aneinander, und alle sind möglicherweise in der Therapie relevant. Es gibt Differenzen im Therapiezimmer, die oft dieselbe Dynamik aufweisen, als wenn es um ethische Unterschiede ginge. Eine Person gehört z. B. einer Gruppe an, die die Zielscheibe von Unterdrückung, Missbilligung oder Diskriminierung (vorsätzlich oder beiläufig) gewesen ist. Dazu gehören Geschlechtszugehörigkeit, (eingeschränkte) Leistungsfähigkeit, sexuelle Orientierung, Alter, Religion, Klasse, Bildungsstand und Intelligenz.

Man muss sie mit derselben wachsamen Aufmerksamkeit bedenken wie Kulturunterschiede. Beide Seiten (inklusive der Person in der ›Zielgruppe‹ (Batts 2000)) müssen die Bedeutung dieser Thematik berücksichtigen und untersuchen, wie es sich anfühlt, in der Zielgruppe bzw. in der anderen, der Nicht-Zielgruppe zu sein und über Vor- und Nachteile Rechenschaft ablegen. Wenn ein Berater sich noch nicht in der Lage sieht, seine Vorurteile bezüglich Frauen, Homosexualität oder Behinderung abzulegen, dann sollte er nicht mit Klienten aus diesen Gruppen arbeiten, da er deren Identität womöglich negiert oder deren eigene negative Überzeugungen, sich selbst betreffend, verstärkt.

Anregung (Batts 2000): Denken Sie an eine Begebenheit, als Sie zu einer ›Zielgruppe‹ gehörten und sich geringschätzig behandelt fühlten. Wenn Sie weiß, männlich, heterosexuell, englischsprachig, aus der Mittelschicht, physisch intakt und gebildet sind, werden Sie ein solches Erlebnis kaum kennen, weswegen wir Ihnen empfehlen, ein Kindheitserlebnis herzunehmen, da Kinder leider oft als ›Zielscheibe‹ herhalten müssen. Wie empfanden Sie als dieses Kind und was sagten Sie sich in Gedanken über sich selbst, über andere und die Welt überhaupt? Wie verwerten sie das ›Zielscheiben‹-Erlebnis und wie schränken Sie Ihre Autorität dadurch selbst ein? Lassen Sie sich nun einen Vorteil einfallen, den die Mitgliedschaft in so einer Gruppe bringt.

ZUSAMMENFASSUNG

Um mit der Thematik Ethnie, Kultur und Differenzen aller Art effizient zu arbeiten, muss der Berater zuerst auf die Feldeinflüsse seines eigenen kulturellen Hintergrunds, auf seine einseitigen Tendenzen, Präferenzen, seinen Rassismus, seine Homophobie, Altersdiskriminierung usw. Bezug nehmen. Das Erkennen eines Vorurteils ist zwar unangenehm, aber wichtig, und der Berater sollte sich von dieser Entdeckung nicht lähmen lassen. Angebrachte Scham beispielsweise und kulturell bedingte Verlegenheit sollten durch ebenso angebrachten Stolz auf kulturelle Werte und Leistungen, welche Sie achten, aufgewogen werden. Der Berater aus einer dominanten bzw. oppressiven Kultur sollte seine Klienten in dem Bestreben, ihr Verständnis zu gewinnen, nicht mit demütigen Entschuldigungen belasten. Praktizierende sollten stattdessen bereit sein, als Vertreter dieser repressiven Gesellschaft den Zorn hinzunehmen, den man ihnen in dieser Rolle entgegenbringt. Für den Klienten kann es heilsam sein, diese wichtigen Dinge mit dem Berater besprechen zu dürfen, der mit Respekt und Interesse seinen Beitrag an dieser Übertragung wie bei jeder anderen anerkennt. Ebenso muss der Berater, der aus einer unterdrückten Volksgruppe stammt, u. U. ziemlich standfest sein, wenn die Projektionen seiner Klientin auf ihn einstürmen, welcher Kultur oder Ethnie auch immer sie angehört, und bereit sein, eine dialogische Beziehung zu offerieren, während sich die Klientin durch ihre Vorurteile bzw. Idealisierung hindurchkämpft, hinter denen der Berater als Person verschwindet.

Es wäre unrealistisch, erwarten zu wollen, dass wir alle Vorurteile und Mutmaßungen, welche sich seit unserer Kindheit in uns eingeprägt haben, erkennen und anerkennen können. Während manche Vermutungen bewusstseinsfähig sind, bleiben viele im unbewussten Hintergrund. Sie sind uns unbekannt, aber sie wirken. Was wir Therapeuten uns abverlangen müssen sind Absicht und guter Wille, sie sich bewusst machen, prüfen und hinterfragen zu *wollen*.

ETHISCHE DILEMMATA

> »Man does not strive to be good; the good is what it is human to strive for.« (Perls et al., 1989 [1951]: 335)

Die Gestalttherapie wurde in den 1950ern entwickelt. Sie propagierte eine anarchische Einstellung, welche in moralischen Normen überholte, fixierte Gestalten sah, die man tunlichst hinterfragen sollte. Ethik und sittliche Normen sollten im jeweiligen Einzelfall entschieden bzw. ausgehandelt werden. Das Bewusstsein um therapeutische Schädigung war kaum ausgeprägt, und das Interesse, Moral bzw. gemeinschaftliche Werte zu diskutieren, war gering. Wir sind der Ansicht, dass genau das zu zahlreichen Fällen missbräuchlicher therapeutischer Beziehung geführt hat und weiterhin ein ernsthaftes Problem im gestalttherapeutischen Ethik- und Verhaltenskodex darstellt.

Wir meinen jedoch noch immer, dass es möglich ist, aus dem gestalttherapeutischen Prozessmodell von Gesundheit und aus ihrem Verständnis, was ungesundes bzw. neurotisches Verhalten sei, Werteimplikationen abzuleiten. Der Großteil der Gestaltliteratur gibt der linken Seite folgender Gegensatzpaare, derer es natürlich noch zahlreiche andere gibt, den Vorzug.

Interdependenz	statt	Autonomie
Kohäsion	statt	Fragmentation
Vollständigkeit	statt	Zufälligkeit
Gemeinschaft	statt	Individualität
Aufrichtigkeit	statt	Manipulation
Freude	statt	Verzweiflung
Authentizität	statt	Anschein
Leben	statt	Tod

Es gibt also etliche Werte in der Gestalttheorie, die einen gestalttherapeutischen Ethikcode begründen könnten (das Aufstellen eines detaillierten Regelwerks, welches sich aus jenen ›obersten Prinzipien‹ ableitet, würde über den Rahmen dieses Buches hinausgehen; sehen Sie dazu Lee (2004) mit seiner Aufsatzsammlung zu dieser Debatte). Tatsächlich herrscht innerhalb der Gestalt-Community ein überraschend großes Einverständnis hinsichtlich des Inhalts, der in solche Ethikkodizes Eingang finden sollte und hinsichtlich der Übernahme anerkannter professioneller Normen wie derjeniger des United Kingdom Council for Psychotherapy, der Britischen Vereinigung für Beratung und Psychotherapie, und der Britisch-Psychologischen Gesellschaft in Großbritannien. In Deutschland, Österreich und in der Schweiz sind die ethischen Richtlinien der entsprechenden Fach- und Berufsverbände (DVG, ÖVG, SVG, ÖAGG, DDGAP) sowie der Gesetzgebung zu beachten. Wir vertreten die Auffassung, dass sich diese Tatsache den unausgesprochenen, impliziten Werten der Gestalttheorie verdankt, welche gesundes Funktionieren zum Inhalt haben.

Anregung: Nehmen Sie sich einen Moment Zeit, die Grundlage Ihrer moralischen Einstellung zu überprüfen (der tragenden Säule allen ethischen Verhaltens). Sind Ihre moralischen Normen dieselben wie die Ihrer Eltern oder Betreuungspersonen? Was ist anders geworden, seit Sie Ihre Ursprungsfamilie verlassen haben? Auf welcher Basis entscheiden Sie, was richtig und was falsch ist – etwa auf religiöser oder juristischer Grundlage? Wie und wodurch optieren Sie für Aufrichtigkeit? Wie entscheiden Sie, wann man ehrlich sein muss; oder ob es falsch ist, zu stehlen? Sind diese Werte für Sie absolut oder situationsabhängig? Was sind die absoluten, nicht verhandelbaren Werte Ihrer therapeutischen Theorie bzw. in Ihrer klinischen Praxis?

Der Begriff ›ethisches Praktizieren‹ verkompliziert sich außerdem durch die Tatsache, dass die Gestalttherapie ihrer Philosophie nach relational und feldtheoretisch ist. Mit anderen Worten widerspräche ein absoluter Regelsatz, der darüber befindet, was ›richtig‹ und was ›falsch‹ sei, unserem Ansatz diametral (z. B. stehlen, töten, lügen seien immer unrecht). Auch die sogenannte ›Situationsethik‹, welche den Kontext berücksichtigt (z. B. Stehlen ist unrecht, es sei denn, Sie verhungern sonst, töten ist unrecht, es sei denn, Sie wollen Ihre Kinder schützen; lügen ist unrecht, es sei denn, Sie wollen Leben retten usw.) kommt der echten relationalen Perspektive nicht wirklich nahe, da diese ja jedes Ereignis als einzigartig und als miteinander geschaffen erachtet, weswegen jedes eigens moralisch zu bewerten ist.

Die relationale Herangehensweise sieht jegliche ethische Reaktion auf eine Herausforderung als feldabhängig an; sie macht es sich zur Aufgabe, eine Lösung zu finden, »die sowohl die Weiterentwicklung des Individuums als auch die des Umfelds fördert« (Lee 2007, 2). Lee unterscheidet zwischen einem Ethikcode, der aus einem Normensatz besteht, und einer relationalen Ethik, deren ethische Konsequenzen und Entscheidungen dem Hintergrund einer mitfühlenden, verbindlichen und wertschätzenden Beziehung entspringen. Wir pflichten dieser Sicht bei, meinen aber, dass wir in dem üblicherweise feindseligen Feld auch ethische Verantwortlichkeiten festlegen müssen, wenn es zu Beschwerden kommt.

Lee (2007, 7) zitiert Wertheimer, der sagt: »alle Werte sind grundsätzlich relativ und ändern sich mit Ort und Zeit.« Trotz allem muss die Therapeutin einen Weg finden, sich mit ethischen Angelegenheiten und ethischer Praxis auseinanderzusetzen. Wir halten es mit Elton Wilson (2003, persönliche Mitteilung), der betont, dass das, was Therapeuten manchmal als ethische Zwangslage bezeichnen, oft gar keine ist. Es sind in Wahrheit Situationen, in denen der Therapeut (verständlicherweise) zögert, das ungehörige Verhalten eines Kollegen (um nur ein Beispiel zu nennen) zu hinterfragen, da er sich damit Schwierigkeiten einhandeln könnte. So etwas ist kein Zwiespalt; es ist klar, was zu tun wäre, aber man traut sich nicht. Ein echter Zwiespalt besteht dann, wenn der Weg nach vorn nicht klar erkennbar ist. Elton Wilson nennt eine Reihe von Parametern, die herangezogen werden, um die ethischen Überlegungen zu einer Situation korrekt abschätzen und beurteilen zu können. Wir haben ihre Arbeit weiterentwickelt zur folgenden Tabelle (s. Abb. 21.1).

Den Kontrakt einhalten	oder	den Kontrakt brechen
legal	oder	illegal
sicher	oder	unsicher
• schützt Leib und Leben • schützt den Therapeuten • schützt den Klienten • schützt die Gemeinschaft		
gerecht (natürliche Gerechtigkeit bzw. Fairness)	oder	ungerecht
fördert relationale Verbundenheit	oder	mindert relationale Verbundenheit
ehrlich	oder	unehrlich
mitfühlend	oder	grausam
unterstützt Interdependenz	oder	führt zu Isolation
stützt die Therapie	oder	schadet ihr

Abb. 21.1 Gegensatzpaare bei der Analyse von Dilemmata und deren Konsequenzen

Wirkliche ethische Bedrängnis entsteht, wenn zwei oder mehrere Wertvorstellungen konfligieren. Eine Handlung mag beispielsweise (moralisch) ›richtig‹ sein, aber ›illegal‹ (man hält z. B. Fallprotokolle zurück, welche die Lage des Klienten verschlechtern würden, was gerichtlich jedoch unter Strafe steht). Oder das Dilemma entsteht bei einer Handlung, die ›Autonomie fördert‹, aber ›riskant‹ ist (z. B. wenn eine Klientin auf ihrem Recht besteht, einen Gewaltakt gegen jemanden verüben zu dürfen). Tafel 21.1 zeigt eine Reihe solcher Gegensätze, die üblicherweise hinter solchen Dilemmata stehen.

Diese Tafel stellt natürlich keine Handlungsanweisung dar, sie fördert lediglich die Achtsamkeit gegenüber Problemen, die in den meisten ethischen Berufs- und Verhaltenscodices auftreten. Ein relationaler Gestalt-Ansatz benötigt Reaktionen und Lösungen, welche die Beziehung des Individuums zur Gemeinschaft und zu den Feldbedingungen entwickeln und fördern.

Anregung: Sich Gedanken über ethische Fragen rund um die o. a. Gegensatzpaare zu machen, noch bevor sie auftreten (!), lohnt sich, damit einem der Vorgang des ›Durchdenkens‹ vertraut wird. Hier unten führen wir ein paar knifflige Beispiele an, die Sie sich durchdenken sollten.

1. Ein neuer Klient eröffnet Ihnen, dass er eine ernsthafte Geisteskrankheit verschwiegen hat, weil er befürchtete, nicht in die Therapieausbildung aufgenommen zu werden, in der er sich mittlerweile befindet. Er steht kurz davor, selbst Klienten anzunehmen, da dies in der Ausbildung verlangt wird, und er besteht darauf, dass sein Zustand geheim bleibt.
2. Ihre Klientin erzählt Ihnen von einer Situation bei sich zu Hause, aufgrund derer Sie annehmen, dass Ihr dreijähriges Kind in Gefahr ist. Obwohl Sie zu Beginn der Therapie klargemacht haben, dass die Grenzen der Vertraulichkeit dann erreicht sind, wenn Sie jemanden für gefährdet halten, befürchten Sie, dass das therapeutische Vertrauen irreparablen Schaden nehmen könnte, wenn Sie Ihre Bedenken klar äußerten. Sie wissen aber auch, dass die Kapazität Ihrer Klientin, für das Kind zu sorgen, mit deren Verbleib in der Therapie steht und fällt.
3. Eine Klientin erzählt Ihnen, dass ihre Freundin bei einem Ihrer Kollegen in Therapie ist und mit ihm geschlafen hat. Die Klientin behauptet, ihre Freundin sei glücklich mit diesem Arrangement und verweigert Ihnen die Erlaubnis, die Verschwiegenheit zu brechen.

Diese Beispiele illustrieren die komplizierten Wertekollisionen, die ethischen Dilemmata innewohnen. Da wären etwa Klientenrechte versus Rechte anderer; rechtliche Voraussetzungen versus potenzielle Schädigung; die Rücksicht auf die Wünsche im Hier und Jetzt eines Klienten versus Einhaltung ethischer Normen. Auf keine dieser Fragen gibt es eine ›richtige Antwort‹. Wenn Therapeuten in einer solchen Klemme stecken, müssen sie die Thematik sorgfältig durchdenken, um den besten Ausweg finden. Wir glauben, dass die folgende Checkliste einen Rahmen und eine Vorgangsweise dafür bietet und alle essentiellen Punkte berücksichtigt.

SICH DURCH EIN ETHISCHES DILEMMA HINDURCHARBEITEN

- Fassen Sie das Dilemma mit einigen Worten zusammen.
- Eruieren Sie dessen ethische Gesichtspunkte.
- Finden Sie den Abschnitt im Ethikcode, der hier zutrifft.
- Identifizieren Sie die konfligierenden Wertvorstellungen.
- Machen Sie sich über rechtliche Auflagen kundig (z. B. die Notwendigkeit, Kindsmissbrauch zu melden).

- Machen Sie ein Brainstorming über ALLE Entscheidungs- und Handlungsmöglichkeiten.
- Vereinbaren Sie eine Beratung oder Supervision für sich, bevor Sie eine Entscheidung treffen.
- Schätzen Sie die möglichen Konsequenzen einer jeden Entscheidung ab.
- Wählen Sie diejenige aus, die den geringsten Schaden anrichtet bzw. das beste Gesamtergebnis bringt.
- Protokollieren Sie Ihre Überlegungen und die Empfehlungen Ihres Supervisors (mit Datumsangabe).
- Planen Sie Unterstützung für sich selbst ein, damit Sie besser mit der Entscheidung leben können.
- Setzen Sie Ihre Entscheidung in die Tat um.

In solchen Fällen gibt es meist kein Resultat, das nicht auch verstörende Nachteile aufwiese. Bei einer heiklen Lage gilt es den gangbarsten Kompromiss zu finden. Sobald Ihre Entscheidung Folgen zeitigt, ist es u. U. nötig, sich öfter mit Ihrem Supervisor oder mit Kolleginnen zu besprechen, die sich auf diesem Gebiet gut auskennen. Vielleicht bietet Ihr Berufsverband oder Ihre Versicherung ja auch kostenlose Rechtsauskunft an, und Sie können sich Rat in juristischen Fragen holen.

Es ist uns ein Anliegen, der relationalen und feldtheoretischen Perspektive der Gestalt treu zu bleiben, d. h. dem Gesundungsprozess, dem ›Streben nach dem Guten‹ zu vertrauen, von dem Perls in unserem Eröffnungszitat spricht. Ein relationaler Therapieansatz geht davon aus, dass wir die therapeutische Beziehung und deren Beziehungsmuster, Übertragungen und Erfahrung ko-kreieren. Viele dieser Interaktionen liegen natürlich außerhalb des Gewahrseins, sind nonverbal, implizit und werden erst später, wenn überhaupt, je bewusst.

Die zwingende Konsequenz dieser Sichtweise ist, dass man bei ethischen Entscheidungen wohl kaum den Anspruch auf Objektivität bzw. Sicherheit erheben kann. Ethisch richtig, authentisch und mit dem Auge auf dem weiteren Feld zu handeln verlangt einem die Verpflichtung ab, jedes Mal neue Lösungen zu finden.

LITERATUREMPFEHLUNGEN ZUM THEMA ›DIVERSI

British Gestalt Journal 1998: Special focus on gay and lesbian issues. In: Spezialausgabe 7(1)

Brown, J. (2004): Conflict, emotions and appreciation of differences. In: *Gestalt-Review* 8(3), 323–35

Counselling Psychologist 2007: Special Issue on Racism 35, 13–105

Cranach, M. v. / Fresser-Kuby, R. (2001): Ethnopsychiatrische Ansätze im Klinikalltag. In: Th. Hegemann / R. Salman: Transkulturelle Psychiatrie. Konzepte für die Arbeit mit Menschen aus anderen Kulturen. Bonn: Psychiatrie Verlag

Davies, D. / Neal, C. (Hg.) (1996): Pink Therapy Two: Therapeutic Perspectives on Working with Lesbian, Gay and Bisexual Clients. Buckingham: Open University Press

Fernbacher, S. (2005): Cultural influences and considerations in Gestalt therapy. In: A. L. Woldt / S. M. Toman (Hg.): Gestalt Therapy – History, Theory and Practice. Thousand Oaks, CA: Sage

Fresser-Kuby, R. (2001): Frauenrollen und Frauenidentitäten. In: B. Lenk-Neumann / T. Hegemann (Hg.): Interkulturelle Beratung; Grundlagen, Anwendungsbereiche und Kontexte in der psychosozialen und gesundheitlichen Versorgung. Berlin: VWB

Höll, K. (1999): Politische, sozialpsychologische und ökologische Dimensionen der Gestalttherapie. In: R. Fuhr et al. (Hg): Handbuch der Gestalttherapie. Göttingen: Hogrefe, 513–544

Jacobs, L. (2000): For whites only. In: *British Gestalt Journal* 9(1), 3–14

Jansen Estermann, C. (2013): Trauma und interkulturelle Gestalttherapie. Traumatischen Erfahrungen mit eigenen Ressourcen begegnen. Bergisch Gladbach: EHP

Levine Bar-Joseph, T. (Hg.) (2005): The Bridge: Dialogues Across Cultures. New Orleans: Gestalt Institute Press

Lichtenberg, P. (1990): Community and Confluence: Undoing the Clinch of Oppression. Cleveland, OH: Gestalt Institute of Cleveland

Nink, B. (2011): Beratung und Therapie von Regenbogenfamilien. Ein Bericht aus der Praxis. In: *Gestalttherapie* 25, H. 2, 26–34

Okada, N. (2012): Gestalttherapie in Japan. In: *Gestalttherapie* 26, H. 1, 97–116

Ponterotto, J. G. / Utsey, S. O. / Pederson P. B. (2006): Preventing Prejudice: a Guide for Counsellors, Educators and Parents, 2. Aufl. London: Sage

Rosenblatt, D. (1998): Zwischen Männern. Gestalttherapie und Homosexualität. Wuppertal: Peter Hammer

Thompson, C.E./Carter, R.T. (Hg.) (1997): Racial Identity Theory. New Jersey: Lawrence Erlbaum Ass

Wheeler, G. (2005): Culture, self and field: a Gestalt guide to the age of complexity. In: *Gestalt Review* 9(1), 91–128

Schulthess, P./Anger, H. (2009): Gestalt und Politik. Gesellschaftspolitische Implikationen der Gestalttherapie. Bergisch Gladbach: EHP

Roessler, K. (1996): Gestalttherapie und Geschichte. Brüche in der deutschen Erzähltradition. Egelsbach u.a.: Hänsel-Hohenhausen

Rothkegel, S. (2011): Weitergabe traumatischer Erfahrungen in Familien mit Migrationshintergrund. Eine Betrachtung unter transgenerationalen Aspekten. In: *Gestalttherapie* 25, H. 2, 3–16

LITERATUREMPFEHLUNGEN ZUM THEMA ›ETHIK‹

Bernhardtson, L. (2008): Gestalt ethics: a utopia? In: *Gestalt Review* 12(2), 161–73

Boeckh, A. (2012): Gestalttherapie – Ethik und soziale Verantwortung. In: *Gestalttherapie* 26, H. 2, 13–23

Bond, T. (2000): Standards and Ethics for Counselling in Action. London: Sage

Chu, V. (1990): Krisenzeit. Nach Tschernobyl: Meditationen eines Psychotherapeuten, Bergisch Gladbach: EHP

Dreitzel, H.P. (2007): Reflexive Sinnlichkeit 1: Emotionales Gewahrsein. Die Mensch-Umwelt-Beziehung aus gestalttherapeutischer Sicht. Neue, korr. Ausg. Bergisch Gladbach: EHP

Fuhr, R. (1992): Jenseits von Kontaktprozessen. Über ethische und existentielle Dimensionen in der Gestalttherapie. In: *Gestalttherapie* 6, H. 1, 25–38

Gremmler-Fuhr, M. (1999): Die ethische Dimension in der Gestalttherapie. In: R. Fuhr/M. Sreckovic/M. Gremmler-Fuhr (Hg): Handbuch der Gestalttherapie, 545–574

Gremmler-Fuhr, M. (2001): Ethical dimensions in Gestalt therapy. In: *Gestalt Review* 5(1), 24–44

Jacobs, L. (2004): Ethics of context and field: the practices of care, inclusion and openness to dialogue. In: R. Lee (Hg.): The Values of Connection. Cambridge, MA: Gestalt Press

Lee, R.G. (2002): Ethics: a gestalt of values. In: *Gestalt Review* 6(1), 27–51

Lee, R.G. (Hg.) (2004): The Values of Connection – a Relational Approach to Ethics. Cambridge, MA: Gestalt Press

Lessin, U. (2009): Mit uns die Sintflut. Einladung zur Bewusstheit im globalen Feld. In: *Gestalttherapie* 23, H. 2, 2–28

Melnick, J. / Nevis, S. / Melnick, N. (1994): Therapeutic ethics: a Gestalt approach. In: *British Gestalt Journal* 3(2), 105–113

Pope, K. / Vasquez, M. (2007): Ethics in Psychotherapy and Counselling: A Practical Guide. San Francisco, CA: Jossey Bass

Schulthess, P. / Anger, H. (Hg.) 2009: Gestalt und Politik. Gesellschaftspolitische Implikationen der Gestalttherapie. Bergisch Gladbach: EHP

Swanson, J. (1980): The morality of conscience: valuing from a Gestalt point of view. In: *Gestalt Journal* 3(2), 71–85

22

SPIRITUELLE BERATUNG

Es mag seltsam anmuten, dass wir in einem Buch über Beratung und Psychotherapie ein Kapitel über Spiritualität einfügen. Als Praktiker sind wir darauf trainiert, mit ›irdischen‹ Dingen zu arbeiten und die spirituellen Bedürfnisse unserer Klientinnen eher nicht anzusprechen. Ja, es mag größenwahnsinnig scheinen, überhaupt anzunehmen, dass wir dazu in der Lage sind. Es liegen jedoch drei Gründe vor, weswegen wir uns vor der Spiritualität nicht verschließen sollten. Erstens sind die spirituellen Wege unserer Klientinnen oft untrennbar mit ihren persönlichen Lebensformen verwoben – sie fördern bzw. behindern einander in vielerlei Weise. Zweitens empfiehlt es sich, herauszufinden, ob das Problem oder Bedürfnis eines Klienten etwa spiritueller Natur ist und daher nicht in die Psychotherapie oder Beratung gehört. Es mag nötig sein, ihn an jemanden zu verweisen, der ihn spirituell anleitet. Drittens hatte die östliche Spiritualität von Anfang an eine bedeutende Rolle in der Ausformung der Gestalttheorie und -praxis inne, und so manche Gestaltprinzipien decken sich mit denen spiritueller Praxis. Die östlich-spirituellen Traditionen heben den Wert von Gleichmut, Hingabe und Verbundenheit mit einer größeren Realität hervor. Der Zen-Buddhismus legt großen Wert auf das Leben im Augenblick (im Hier und Jetzt) und auf Achtsamkeit (ganzheitliches Gewahrsein dessen, was Sie gerade tun). Er tritt für ein schlichtes Gewahrsein ein, anstatt › über etwas nachzudenken‹ (verlieren Sie den Kopf und kommen Sie zu Sinnen), für Gelassenheit (schöpferische Indifferenz) und ein Erleben des *Satori* bzw. kleiner Erleuchtungen (Aha-Erlebnisse, Gipfelerlebnisse bzw. Ich-Du-Momente).

Dieser Einfluss machte sich im Laufe der Jahre in der Gestaltwelt mal stärker mal weniger stark bemerkbar. Er hatte stets den Gegenpol des direktiven, individualistischen und materialistischen Zugs, den die frühe Gestalttheorie und -praxis aufgewiesen hatte, dargestellt. In den letzten Jahren hat sich zunehmend der Einfluss der Feldtheorie und der dialogischen Methode durchgesetzt und damit wieder den verbindenden, gemeinschaftsorientierten und ökologischen Schwerpunkt hereingebracht. Dadurch hat sich auch das Interesse an einer möglichen spirituellen Natur des Feldes und an den spirituellen Zügen einer dialogischen Begegnung verstärkt.

Anregung: Was ist Ihrer Ansicht nach der wichtigste Sinn und Zweck menschlicher Existenz? Glück, Kreativität, Status, Erfolg, Intimität, Familienleben, anderen zu helfen, religiös zu leben, einen spirituellen Sinn oder spirituelle Verbundenheit zu finden? Wie offen sind Sie für einen Klienten, dessen Weltsicht sich von der Ihren radikal unterscheidet?

Wir meinen, dass bei jedem zwei wesentliche Unterscheidungen zu treffen sind, will man verstehen, was man beiläufig spirituell nennt.

Die erste Unterscheidung betrifft den Gegensatz zwischen exoterischer und esoterischer Spiritualität. Die exoterische, nach außen gewandte (religiöse), befasst sich mit dem Glauben an einen persönlichen Gott, dem Befolgen von Ritualen und Bräuchen, von Verhaltensnormen und Moralvorstellungen. Die esoterische Spiritualität hegt hingegen minimales Interesse an Dogmen und Glaubensinhalten und befasst sich mit Praktiken, die ein direktes Erfahren spiritueller Verbundenheit ermöglichen. In der fernöstlichen Religiosität und in geringerem Maß in der westlichen wird zwischen außenorientiertem Glauben bzw. Ritus und der esoterischen bzw. mystischen Dimension, welcher die persönliche Erfahrung hervorhebt, klar unterschieden.

> »Die esoterischen Aspekte der Spiritualität umfassen Praktiken, welche darauf angelegt sind, dem Aspiranten eine direkte Begegnung mit dem Göttlichen zu verschaffen.« (Ingersoll 2005, 137)

Das Explorieren bzw. Hinterfragen exoterischer Inhalte spielt sich innerhalb einer fest etablierten Struktur ab, während esoterische Fragen die Bereitschaft erfordern, über diese Strukturen hinauszugehen und unbekanntes Terrain zu betreten.

Die zweite Unterscheidung betrifft die zwei unterschiedlichen Verwendungsweisen des Wortes ›spirituell‹. Einerseits bedeutet es, Sinn bzw. Grenzen des Selbst für sich auszudehnen und das ›Einssein mit der Natur zu empfinden‹ und sich doch noch im Rahmen des vertrauten Bewusstseins zu bewegen. Die zweite Bedeutung bezeichnet das Erleben eines radikal andersartigen Bewusstseins, welches voller Geheimnisse ist, Demut lehrt und mit einer größeren Wesenheit verbindet.

Diejenigen, die über keine direkte Erfahrung mit transzendenter, spiritueller Verbundenheit verfügen, nennen solche Erlebnisse wahrscheinlich Einbildung oder gar Psychose. Manchmal wird sie als ungesunder Verlust von Grenzen tituliert, als ›Prä-/Trans-Täuschung‹ (Wilber 2005), bei der

> »echte mystische bzw. kontemplative Erfahrungen … als Regression bzw. Rückschritt in kindliche Stadien des Narzissmus, des ozeanischen Adualismus … und sogar in einen primitiven Autismus gesehen werden.«

Wir halten es für überaus wichtig, sich darüber klar zu werden, von welcher Art ›Spiritualität‹ Sie und Ihr Klient reden, damit Sie optimal reagieren.

Beide Unterscheidungen sind für die Gestaltung einer Therapie wesentlich. Ein Klient, der mit dem Anliegen kommt, er wolle die größere Bedeutung des Lebens erkennen, der eine spirituelle Krise hat oder verzweifelt ist, kann prinzipiell in einer der drei folgenden Situationen stehen, deren jede einen anderen Beratungsansatz erfordert:

- Erstens könnte er eine existenzielle Sinnkrise haben (manchmal ungenau spirituelle Krise genannt). In diesem Fall ist der Klient in einer kompetenten humanistisch/existenziell ausgerichteten Gestaltpraxis bestens bedient, da man die Lebenskrise in den Fokus nimmt und konfrontiert und mit der Angst und den Problemen des Lebens zurande zu kommen und wieder Sinn zu finden sucht.
- Zweitens könnte er seinen Glauben an sein traditionell-religiöses Bekenntnis bzw. seine Glaubenspraxis verloren haben. In diesem Fall würden wir der Sache zwar nachgehen, aber das Weiterschicken zu einem geeigneten religiösen Mentor, einem mitfühlenden Priester oder Erfahrenen in Betracht ziehen.
- Drittens könnte ihn die Ahnung beschlichen haben, dass ihm etwas im Leben fehlt, was durch die Annehmlichkeiten des Alltags nicht befriedigt wird. Oft sind das Klienten, die deswegen konfus sind, weil sie meinen, mit ihrem erfolgreichen Leben ›zufrieden sein zu sollen‹, und die doch das Gefühl haben, es müsse da ›noch etwas anderes‹ geben, was in der spirituellen Sphäre liegt. Der Klient braucht bei einem (esoterischen) Thema bzw. einer solchen Krise Klärung, Unterstützung in seiner Unsicherheit und hilfreiche Praktiken, die ihn bei seiner Suche stärken. Bei manchen Klienten heißt das, dass sie einen spirituellen Weg einschlagen werden oder sich auf eine bestimmte Disziplin einlassen (und die Therapie verlassen oder auch nicht).

Beim Erstgespräch ist es angezeigt, nach spiritueller bzw. religiöser Ausrichtung zu fragen. Das gibt Ihnen eine Ahnung davon, ob diese mit dem Therapieanlass in Verbindung steht oder nicht. Um den Dialog darüber zu eröffnen empfiehlt es sich, den Klienten nach Augenblicken in seinem Leben zu fragen, in denen er spirituellen Sinn empfand, und nach der Bedeutung, die er diesem Erlebnis zuschrieb.

SPIRITUELLE ERKUNDUNG

Wird die spirituelle Dimension figural, ist es hilfreich, den Kontext der spirituellen Überzeugungen und Einflüsse zu ergründen. Die Therapeutin versteht dadurch eher, wie stark der spirituelle Hintergrund in die Probleme des Klienten hereinwirkt, welchen Stellenwert er in seinem Leben hat und ob er darin zusätzlich Führung braucht. Zum Beispiel:

- Welche Religion bzw. spirituelle Orientierung hatten Ihre Eltern bzw. andere Betreuungspersonen?
- Wie wirkte sich das auf Ihre Erziehung aus?
- Welche religiösen bzw. spirituellen Werte hatten in Ihrer Familie Geltung?
- Haben Sie dagegen rebelliert oder angekämpft – wenn ja, wie?
- Welche religiösen bzw. spirituellen Überzeugungen haben sie jetzt?
- Was hilft Ihnen, z. B. Meditation, Gebet, eine spirituelle Gemeinschaft, Kirchen-, Tempelbesuch usw.?
- Erleben bzw. befürchten Sie wegen Ihrer Überzeugungen Diskriminierung oder Tadel?
- Welche Rolle spielen Ihre spirituellen Überzeugungen in Ihrem Leben?
- Wie wirken sie sich auf Ihre gegenwärtigen Schwierigkeiten und Probleme aus?
- Sind *meine* religiösen bzw. spirituellen Überzeugungen für Sie relevant? Wenn ja, in welcher Weise?

BEISPIEL

Odo kam desillusioniert in Therapie. Sein Leben sei sinnlos, obwohl er nach den üblichen Standards ein erfolgreicher, kompetenter Fachmann mit einem liebevollen Lebenspartner war und viele Interessen hatte. Als die Beraterin näher nachforschte, stellte sich heraus, dass Odo nach etwas suchte, was sich in einem Leben materiellen und emotionalen Wohlseins nicht finden ließ. An formaler Religiosität hatte er nur geringes Interesse, und er war fest davon überzeugt, dass es sich bei seinen Perioden der Sinnlosigkeit nicht um existenzielle Realität handelte, sondern um eine mangelnde Verbindung zu etwas, das er erahnte, aber nicht erklären konnte. Wenngleich er die übliche Art relationaler Themen aus der Kindheit mitbrachte, waren sowohl er als auch seine Therapeutin der Meinung, dass diese nicht der Urgrund seiner

Probleme waren. Als sie die Anamnese erhoben, berichtete Odo, dass er in den stillen Momenten, als sie in den Ferien Kathedralen, Tempel oder andere Kultstätten besucht hatten, zeitweise Sinn empfunden hatte. Jenen schien die Stille, Offenheit und Rezeptivität für etwas innezuwohnen, das über das übliche ›Ich‹ hinausging. Die Therapeutin ermunterte ihn, dieses Erleben aktiv zu suchen, indem er sich Zeiten stiller Reflexion reservierte und ortsansässige Organisationen aufsuchte, die diesen meditativen Zustand förderten, wie etwa Quaker-Meetings, Orte stiller Einkehr oder buddhistische Meditationskurse. Sie riet ihm aber auch, anhand seines Körpergefühls zu überprüfen, welche dieser Orte ihn ansprachen und sich bei dieser Entscheidung nicht auf den Intellekt zu verlassen. Odo trug sich für einen Meditationskurs ein und fand schließlich einen spirituellen Lehrer. Zum ersten Mal seit vielen Jahren hatte er Hoffnung gefasst, dass er sich nun auf dem Weg in Richtung Sinn und Verbundenheit befand.

Es gibt der Gründe viele, welche Klienten veranlassen, therapeutische Hilfe aufzusuchen. Sie beginnen bei Problemen, die sie lösen bzw. gelöst haben möchten, ziehen sich über den mittleren Bereich der Selbsterkenntnis und der Persönlichkeitsbildung und enden beim anderen Pol, dem Bedürfnis nach spiritueller Verwirklichung.

> Probleme bzw. Leidensdruck ...... Persönlichkeitsbildung ...... spirituelle Reifung

Natürlich können alle drei hier angeführten Bedürfnisse gleichzeitig auftreten, oder aber die Klientin wechselt zwischen diesen dreien im Verlauf der Therapie hin und her. Die Fähigkeit des Therapeuten, sich auf diesem Kontinuum gekonnt zu bewegen, wird von seinem Interesse und seiner Versiertheit in spirituellen Dingen abhängen. In manchen Fällen müssen Sie sich darauf gefasst machen, dass Sie eventuell an die Grenzen Ihrer Kompetenz stoßen und dem Klienten für diesen Reiseabschnitt besser die Inanspruchnahme eines spirituellen Lehrers empfehlen.

AWARENESS

Allgemein gesprochen hat Awareness, das Gewahrsein, sowohl eine alltägliche also auch eine transzendente Komponente. Diese Bewusstheit ist sowohl das Ganz-da-Sein im Augenblick, und zwar in zutiefst menschlicher Weise, als auch das, was über das Alltägliche hinausgeht. Spirituelles Gewahrsein oder das Erwachen im Zenbuddhismus und Martin Bubers Rede von der transzendenten Qualität der Ich-Du-Begegnung sprechen das an. Solche Erfahrungen sind überwältigend, geheimnisvoll und jenseits der Worte. Die Menschen berichten von einer Verbundenheit und einem Kontakt, von einem Hinaustreten über das Gewöhnliche, einer Ehrfurcht im Angesicht von etwas Größerem und Allumfassendem. In solchen Augenblicken hat man kaum das Empfinden des ›Tuns‹ bzw. ›Ichs‹, sondern der Demut ob der größeren Bedeutung bzw. des weiter hinausreichenden Sinns.

> »... ein Stadium des Gewahrseins jenseits des Hier und Jetzts; ein Gewahrsein, das auf sich selbst zurückgeworfen ist, sich verschlingt und sich in einem Zustand des Bewusstseins ohne Objekt auflöst ... ein nicht-duales Gewahrsein, ein Erkennen des ›Urgrunds allen Seins‹.« (Naranjo 1981, 9)

Etliche gestalttherapeutische Grounding-Techniken, das Beachten der Atmung, die sensorische Bewusstheit, die offene Haltung führen allesamt zu einem Zustand schlichten Gewahrseins, welches in transzendentes übergehen kann. Die Aufforderung der Gestalt, ›den Kopf zu verlieren und zu Sinnen zu kommen‹, entspricht der allgemein anerkannten Sicht, dass rastloses vernünftiges Denken spirituelles Gewahrsein eher behindere. Gar manche spirituelle und meditative Praktiken beginnen bei genau solchen sich selbst vorbereitenden Übungen, wie wir sie in Kapitel 1 beschreiben und Sie für die psychotherapeutische Aufgabe rüsten sollen. Angeleitete Visualisierungen, Meditation, schamanische Rituale, Gebet, Musik, Naturverbundenheit u. a. stellen die Bedingungen für eine spirituelle Erfahrung her. Keine davon ist spezifisch gestalttherapeutisch, aber manche Gestaltberater, die auf diesem Gebiet talentiert bzw. ausgebildet sind, integrieren sie kompetent in ihre Arbeit, so der Klient diese Form des Explorierens einfordert.

Anregung: Blicken Sie auf Ihr Leben zurück und finden Sie die Augenblicke, in denen Sie einen intensiven spirituellen Sinn und die Gewissheit eines umfassenderen Daseinszwecks und der Verbundenheit erfuhren. Was waren dafür die Voraussetzungen?

Der Vorsicht halber sei gewarnt, dass eine spirituelle Krise oder ein solches Hervortreten außergewöhnliche Erfahrungen beinhalten und zu einem desorientierenden Zusammenbruch der Ich-Grenzen führen können. Ist keine angemessene Stützung vorhanden, kann sich eine spirituelle Krise zu einem psychiatrischen Notfall auswachsen bzw. dieses Etikett verpasst bekommen, was niemandem hilft. Spirituelle Verzweiflung, die dunkle Nacht der Seele, kann als Depression verkannt werden. Außerkörperliche Erfahrungen, Zittern, Visionen etc. sind als spirituelle Erfahrungen in manch solchen Gemeinschaften akzeptiert und willkommen, in anderen wiederum werden sie als behandlungswürdige Psychose angesehen. Hat eine Therapeutin die spirituelle Betrachtungsweise nicht, läuft sie Gefahr, die spirituelle Suche eines Klienten als etwas Veränderungswürdiges zu betrachten, statt ihn durchzubegleiten. Sie müssen sich daher schlau gemacht haben, ob solche Erfahrungen im Kultur- und Glaubenskontext dieser Person Platz finden.

DAS MYSTERIUM UND DAS SELBST

Spiritualität zu erleben ist ein Mysterium. Man steht vor bzw. im Angesicht einer größeren Wirklichkeit, und das normale Selbstgefühl ist zwar noch da, wird aber transzendiert. Kennedy (1994) spricht sich für die wesentliche Geheimnishaftigkeit der spirituellen Erfahrung aus. In derselben Weise haben Gipfelerlebnisse bzw. Ich-Du-Momente oft die Aura der Transzendenz, d. h. das übliche Selbst- oder Identitätsgefühl der alltäglichen Persönlichkeit scheint minimal bzw. vorübergehend aufgehoben. Im Augenblick des Kontaktvollzugs verliert man das Selbst, und dies fühlt sich paradoxerweise wie der Gipfel der Lebendigkeit, des Engagements und der Erregung an. Dieses Erleben wird in der Buddhistischen Literatur als Verlust des Egos (welches in dessen Terminologie illusorische bzw. falsche Selbstwahrnehmung ist) umfassend beschrieben und gehört zu jeder spirituellen Erleuchtung.

In den letzten Jahren hat sich der Trend in der Gestaltliteratur verstärkt, deren transzendente Dimension anzuerkennen. Dazu gehört der Reifungsprozess, den Jacobs ›Drang zum Wachstum‹ (1989), Buber ›Ich-Du-Momente‹ (1958/1984), Clarkson transpersonale Elemente, ›die Seele in der Gestalt‹ (1989), Parlett (1991) die spirituelle Qualität der Präsenz, Williams (2006) Gestalt-transpersonal und viele weitere anders nennen (siehe Literaturempfehlungen weiter unten). Es gibt auch spirituelle Programme wie etwa die Ridhwan Schule, gegründet von A. H. Almaas, welche gestalttherapeutische Praktiken mit dem spirituellen Weg auf eindrucksvolle Weise in Einklang bringen.

Sowohl die spirituellen als auch die gestalttherapeutischen Traditionen heben das Leben im Augenblick hervor und stellen Erfahrung über Glaube und Dogma. Beide plädieren dafür, dass man sich dem Mysterium und der

Spontaneität des Lebens selbst öffnet und dadurch zu einer subtileren Erfahrungsebene findet, die eindeutig einer anderen Ordnung angehört.

LITERATUREMPFEHLUNGEN

Almaas, A. H. (2008): Artikel unter: http://www.ahalmaas.com.

Bate, D. (2001): Letter to editor: Gestalt and spirituality. In: *British Gestalt Journal* 10(2), 125–126

Crocker, S. F. (2005): Phenomenology, existentialism and Eastern thought in Gestalt therapy. In: A. S. Woldt / S. M. Toman (Hg.): Gestalt Therapy – History, Theory and Practice. Thousand Oaks, CA: Sage (siehe S. 73–80)

Daecke, K. (2009): Die politisch emanzipatorische und wissenschaftliche Ausrichtung in Perls' Ansatz und ihre Bedeutung angesichts der »spirituellen Wende« in der Gestalttherapie. In: P. Schulthess / H. Angers: Gestalt und Politik. Bergisch Gladbach: EHP, 115–200

Denham-Vaughan, S. (2005): Will and Grace. In: *British Gestalt Journal* 14(1), 5–14

Dickopf, R. (2011): Die Gestalt der Mystik. Über Risiken, Nebenwirkungen und Unverträglichkeiten im Verhältnis von Gestalt und (Zen-) Buddhismus samt einem Vorschlag zur Güte. In: *Gestalttherapie* 25, H. 2, 67–86

Frambach, L. (1994): Identität und Befreiung in Gestalttherapie, Zen und christlicher Spritualiät. Petersberg: Via Nova

Frambach, L. (2003): The weighty world of nothingness: Salomon Friedlaender's »Creative indifference«. In: M. Spagnuolo Lobb / N. Amendt-Lyon (Hg.): Creative License: The Art of Gestalt Therapy. New York: Wien: Springer-Verlag, 113–28; dt: Das weltenschwangere Nichts: Salomo Friedlaenders »Schöpferische Indifferenz«. In: M. Spagnuolo Lobb / N. Amendt-Lyon (Hg.): Die Kunst der Gestalttherapie. Eine schöpferische Wechselbeziehung. Wien: Springer 2006, 129–144

Frambach, L. / Thiel, D. (Hg.) (2015): Friedlaender/Mynona und die Gestalttherapie. Das Prinzip ›Schöpferische Indifferenz‹. Bergisch Gladbach: EHP

Fuhr, R. (1998): Gestalt therapy as a transrational approach. In: *Gestalt Review* 2(1), 6–27

Harris, E. S. (2000): God, Buber, and the practice of Gestalt therapy. In: *Gestalt Journal* 23(1), 39–62

Hofmann, C. (2009): Tatort Gott. Wie Juden, Christen und Muslime uns verderben oder retten können. Mit Achtsamkeitsübungen. Bergisch Gladbach: EHP

Ingersoll, R. E. (2005): Gestalt therapy and spirituality. In: A. L. Woldt / S. M. Toman (Hg.): Gestalt Therapy – History, Theory and Practice. Thousand Oaks, CA: Sage

Kolodony, R. (2000): Some reflections on Gestalt meditation and spirituality. In: Gestalt Institute of Cleveland Voice 1, 6–14

Kuschnik, L. (2010): Lebensmut in schwerer Krankheit. Begleitung bei Krebs. Bielefeld: Luther

McConville, M. G. (2000): An interview with MwalimuImara. In: Gestalt Institute of Cleveland Voice 4, 17–20

Naranjo, C. (2000): Gestalt Therapy: The Attitude and Practice of an A theoretical Experientialism. 2. verb. Aufl. Nevada City, CA: Crown House Publishing (siehe Teil 1: Kap. 2; Teil 4: Kapitel 12 und 18)

Naranjo, C. (2006): The Way of Silence and the Talking Cure: On Meditation and Psychotherapy. Nevada City, CA: Blue Dolphin Publishing

Pernter, G. (2008): Spiritualität als Lebenskunst. Gestalttherapeutische Impulse. Bergisch Gladbach: EHP

Schulthess, P. (2015): Die Transpersonale Therapie transzendiert die Grenzen des Gebietes der Psychotherapie. In: *Gestalttherapie* 29, H. 1, 102–124

Snir, S. (2000): A response from a Kabalistic perspective to »The spiritual dimensions of Gestalt therapy«. In: *Gestalt!* 4(3) (Herbstausgabe). Unter: http://www.g-gej.org/4-3/index.html

Sperry, L. (2001): Spirituality in Clinical Practice. Hove: Brunner-Routledge

Tugendhat, E. (2012): Spiritualität, Religion und Mystik. In: *Gestalttherapie* 26, H. 2, 2–12

West, W. (2004): Spiritual Issues in Therapy. Basingstoke: Palgrave Macmillan

Wilber, K. (2000): Sex, Ecology, Spirituality. Boston, MA: Shambhala

Williams, L. (2006): Spirituality and Gestalt: a Gestalt-transpersonal perspective. In: *Gestalt Review* 10(1), 6–21

Wolfert, R. (2000): The spiritual dimensions of Gestalt therapy. In: *Gestalt!* 4(3) (Herbstausgabe). Unter: http://www.g-gej.org/4-3/spiritual.html

23
GESTALT UND COACHING

Was unter dem Namen Coaching läuft, lässt sich auf vielerlei Weise verstehen – als Mentoring durch Experten innerhalb eines Firmensettings über das Lehren neuer Kompetenzen bis hin zur Ermutigung und zum Bereitstellen tätiger Hilfe. Unsere Auffassung von Coaching lautet, dass es, wie Therapie auch, die kooperative Beziehung zum Zwecke der Entfaltung des Klienten in seiner je spezifischen Situation bewusst nutzt. So verstanden ist es wie die Gestalttherapie eine relationale Herangehensweise.

Dieser Trend zu einem beziehungsorientierten Ansatz zu Prozess und Veränderung findet im Coaching und in den Organisationstheorien starken Widerhall. Zahlreiche Organisationsentwickler (OE) lassen theoretische Konzepte und Prinzipien aus der Gestalt sowie Komplexitätstheorien in ihre Arbeit einfließen und erschaffen damit eine vibrierende und dynamische Einstellung zu Gruppen und Organisationen. Der Literaturapparat wächst ständig, in dem sich Berater über die Anwendung der Gestalttherapie in der Organisationsarbeit äußern (siehe z. B. Bentley 2001; Nevis 2003; Denham-Vaughan 2005, 2009; Maurer 2005; Frew 2006; Critchley 2006; Cavicchia 2009; Gaffney 2009).

Diese und andere Organisationsberater haben die traditionellen Auffassungen erschüttert, welche sich weitgehend auf Struktur, Rolle, Verantwortlichkeit und geschäftliche Prozesse konzentriert hatten, um zu verstehen, was in Organisationen vor sich geht. Die Interventionen zielten oft darauf ab, was falsch lief, man diagnostizierte, wo die Irrtümer und Fehler lagen, um dann Expertenlösungen anzuwenden, die jene berichtigen sollten. Ihre Priorität lautete, zu ordnen und zu regeln, Ziele zu setzen, ein neues Organisationsdesign ins Leben zu rufen etc. An diesem bestimmenden und rationalen Herangehen lässt sich kritisieren, dass es überholt, weil ineffizient ist, da man es mit einer schnelllebigen, global vernetzten Welt zu tun hat, in der die Gegebenheiten von heute in der Folgewoche bereits wieder obsolet sein können.

Critchley (1997) hat den Terminus ›beschränkte Instabilität‹ geprägt, um einen (tatsächlichen bzw. psychischen) Raum zu schreiben, der genügend Struktur aufweist, um Sicherheit und Ordnung zu bieten, aber auch genügend Ungeordnetheit, sodass sich Neuheit und Veränderung ereignen können. Wir meinen, dass die Prozess-Orientiertheit der Gestalt die bereits bestehende Methodologie des Coachings und der Organisationberatung neu beleben kann, indem sie jene notwendige Instabilität in die bestehende Begrenztheit so manch strukturierter Herangehensweisen einführt (siehe etwa Coffey and Cavicchia (2005), die einen phänomenologischen Approach an das 360-Grad-Feeback anbieten, oder Denham-Vaughan (2009), die von einer ›Wieder-Verzauberung‹ der Organisationstheorien spricht).

Der gestalttherapeutische Ansatz sieht Organisationen als Individuen, die mit der Gemeinschaft interagieren, wobei beide Seiten die Realität kokonstruieren, während sie versuchen, sich auf die Aufgaben der jeweiligen Organisation zu konzentrieren. Gestalt-Versierte interessiert vor allem, wie diese Individuen und Gruppen Erfahrung organisieren und den Kontakt erzielen, der sie befähigt, ›den Job zu erledigen‹ und dennoch das Gefühl von Handlungsfähigkeit und Wahlfreiheit zu haben. Es geht darum, die Wachstums- und Lernfähigkeit von Menschen in einer Organisation zu fördern, indem sie hinderliche fixierte Gestalten aufgeben, welche sie von ihrer schöpferischen Anpassung an die sich kontinuierlich wandelnden Feldbedingungen abhalten, während sie die hilfreichen Beziehungsgewohnheiten bewahren.

Diese Auffassung geht vom Nutzen des ›Selbst in Beziehung‹ in der Coach- bzw. Konsulententätigkeit aus, wobei Präsenz, Gewahrsein und die Fähigkeit, in Beziehung zu arbeiten, für die Wirksamkeit der Interventionen ganz entscheidend sind. Die hilfreichsten Gestaltkonzepte sind in diesem Kontext die Feldtheorie, Dialog, Gewahrsein und Kontakt. Das Verständnis, dass eine Beziehung aus dem Feld entsteht und zu ihm gehört, macht einmal mehr deutlich, dass der Coach unbedingt auf das Feld des Klienten und dessen Wirkung und Präsenz in der Coaching-Begegnung achten muss (siehe auch Kapitel 2).

Im Folgenden rekapitulieren wir einige wichtige Empfehlungen für den gestalttherapeutischen Ansatz in der organisationsberatenden Praxis (überarbeitete Fassung von B. Desmonds persönlicher Mitteilung 2009).

- Wenn Sie mit einem einzelnen Klienten arbeiten, erkunden Sie sich nach der Gesamtstruktur der Organisation, damit Sie verstehen, wie sie intern und extern interagiert, wo es Verbindungen und wechselseitige Abhängigkeiten gibt und wo es sie nicht gibt; eruieren Sie, wo die Menschen so in Kontakt und Beziehung sind, dass ihre Aufgabenerfüllung gestützt bzw. behindert wird; bleiben Sie möglichst schöpferisch indifferent, damit Sie sehen, ›was ist‹, anstatt sich zu einer ›Ursache-Wirkung‹-Betrachtung hinreißen zu lassen.
- Ermitteln Sie die Figur sowie deren Grund; was »liegt im Leben dieses Menschen im Hintergrund und was liegt zuoberst« (Parlett 1993, 117). Achten Sie darauf, wie laut Beschreibung des Klienten Individuen/Gruppen

mit dem, was ihnen wichtig ist (Figur), umgehen und was ignoriert wird bzw. außerhalb ihres Gewahrseins liegt (Grund).

- Verschaffen Sie sich einen Überblick über das gegenwärtige Feld. Betrachten Sie sämtliche Phänomene als so untrennbar miteinander verbunden, dass eine Veränderung in einem Feldsegment das ganze mit betrifft. Da das Feld ko-kreiert ist, sind wir als Coaches mit drin, vor allem wenn wir auch zu anderen Mitgliedern der Organisation Kontakt haben. Haben wir uns einmal darauf eingelassen, sind wir Teil des Feldes, gestalten es und *werden* in einem dynamischen, wechselseitigen Prozess gestaltet. Das erfordert äußerste Wachsamkeit von Seiten des Coachs, nicht nur in Bezug auf das Selbst, das in Beziehung zum Klienten steht, sondern auch auf das größere, soziale, politische, umweltliche und ökologische Feld, mit dem wir alle interagieren. Die Veränderungen der Beziehung zwischen Ihnen und Ihrem Klienten wirken sich potenziell auf die Organisation selbst aus.
- Seien Sie offen für das historische und für andere mögliche Felder. Wie in der psychologischen Beratung wäre es durchaus denkbar, dass Verletzungen aus der Vergangenheit auf gegenwärtiges Verhalten einwirken. Ein Beispiel: Der Leiter der Lern- und Entwicklungsabteilung und sein Team fürchteten sich davor, das höhere Führungsgremium zu einem maßgeblichen Workshop einzuladen, das sich der Aufgabe widmen sollte, das Veränderungspotenzial der gesamten Organisation anzukurbeln. Bei genauerem Nachfragen stellte sich heraus, dass sein Vorgänger bei einer anderen Gelegenheit etliche Jahre bevor der Leiter der Organisation beigetreten war, Selbiges versucht hatte und daraufhin gefeuert worden war. Historie und Dynamik der unaufgearbeiteten Angelegenheit einer Organisation können ihre Schatten werfen und die Gegenwart unerkannt beeinflussen.

Gestalt-Coaching-Kompetenzen

> »Der Coach hat die Aufgabe, ihre Klienten in die Lage zu versetzen, dass sie den zunehmenden und gelegentlich widersprüchlichen Erwartungen, die ihnen aus ihrer Arbeit erwachsen, gerecht werden, wie etwa Flexibilität, Leistungsfähigkeit, Innovation, Qualitätsbewusstsein, Teambildung, Problemlösung, Stressreduktion, Mitarbeitermotivation und Entschlussfreudigkeit.« (Arnold 2008, 78)

Gestalt-Coaching besteht in einer kooperativen Lernpartnerschaft, welche einerseits aus den Fertigkeiten des Mentorings, Unterrichtens und Administrierens, andererseits aus den Einsichten der Beratungs- und Therapietätigkeit schöpft. Im Rahmen dieses Kapitels ist es uns nicht möglich, auf die Verbindungen und Unterschiede auf der direktiveren (firmenbezogenen) Seite einzugehen. Da ja dieses Buch von den ›Soft Skills‹ der Therapie handelt, wollen wir die Verbindung und Grenzen zwischen beiden Tätigkeitsfeldern in Augenschein nehmen.

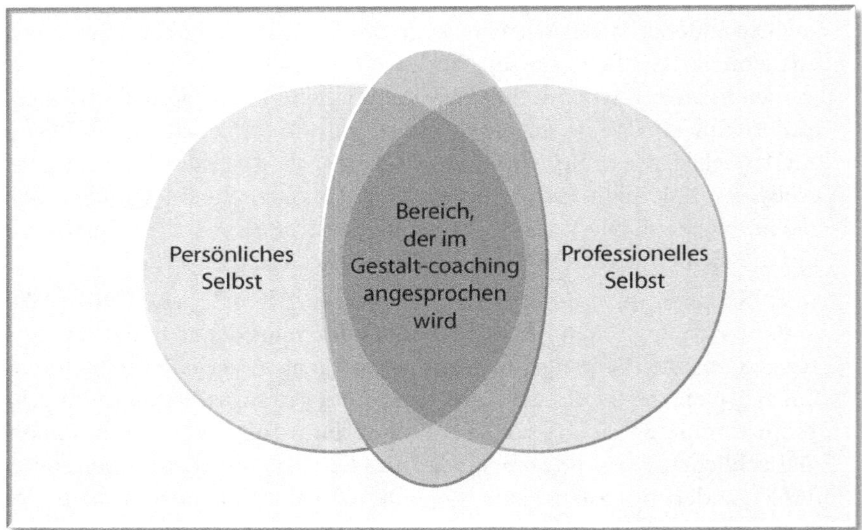

Abb. 23.1: Die Dimensionen des Selbst im Coaching

Was den Unterschied zwischen Therapie und Coaching kennzeichnet, ist der Fokus: Die Hauptaufgabe des Coachings ist die Entfaltung des *professionellen* Selbst eines Klienten (siehe Fig. 23.1). Sein persönliches Selbst, also seine Muster und Problembereiche, werden sicherlich thematisiert werden; auch sein Privatleben muss u. U. beleuchtet werden, wenn es das ist, was ihn zur gegebenen Zeit am meisten beschäftigt. Das Hauptaugenmerk aber gilt der Entfaltung des Klienten in seiner Arbeit, dem Wachstum und seiner Entwicklung und weniger der Heilung alter Problembereiche.

Dieser begrenzte Fokus tritt in zwei weiteren Unterschieden zwischen Therapie und Coaching, wie wir sie in diesem Buch beschreiben haben, noch deutlicher zutage. Sie definieren, was der Coach tut und was er nicht tut. Der erste Unterschied besteht in Sitzungsdauer und Sitzungsfrequenz. Die Coachingsitzungen sind normalerweise länger als die therapeutischen, umfassen jedoch weniger Sitzungen und finden monatlichen oder alle zwei Monate statt. Das gibt dem Klienten Zeit, mit der Entwicklung in seiner Organisation zu experimentieren und damit Schritt zu halten. Auch ist der Arbeitstypus ein anderer. Er eignet sich nicht zum Durcharbeiten unerledigter Geschäfte aus der Vergangenheit oder von Übertragungs- und Gegenübertragungsdynamiken, wie Psychotherapeut und Klient es tun würden. Natürlich kommt es in jeder Beziehung zu Übertragungen, doch ist der Arbeitsfokus eines Coachingauftrags eher pragmatisch ausgerichtet, wenn Dynamiken identifiziert, hinterfragt, minimiert und Lernschritte daraus abgeleitet werden.

Stellen Sie sich etwa vor, ein Abteilungsleiter ist nervös, weil er sichtlich meint, Sie hielten ihn für inkompetent, was allerdings an den Haaren herbeigezogen ist. Sie entschließen sich wahrscheinlich, die Historie einer solchen Übertragung nicht zu ergründen, sondern ihm einfach zu versichern, dass Sie an ihm keineswegs Kritik üben wollen. Danach können Sie ihn für das Interesse an seinen relationalen Gefühlen und Erwartungen zu gewinnen suchen. Während er reflektiert, erkennt er vielleicht, dass es sich bei ihm um ein übliches Muster handelt, sobald er mit ›Autoritätsfiguren‹ konfrontiert ist, und er fragt sich, wie sich das in der Organisation auswirkt. Oder er merkt, dass es in der Organisationshierarchie üblich geworden ist, dass man die Leistung von Abteilungsleitern überaus kritisch beurteilt, weswegen die Angst vor Inkompetenz so überhandnimmt.

Der zweite entscheidende Unterschied zwischen Coaching und Therapie ist der, dass ersteres klarer begrenzt ist und nach einem komplexen Arbeitsauftrag vorgegangen wird, welcher sich aus dem komplizierten Rollen- und Beziehungsnetz in der Organisation erklärt. Der Beratungsvertrag, wie wir ihn in Kapitel 1 beschrieben haben, lässt sich in ein weiteres Schema einpassen, das die verschiedenen Ebenen der Vertragsvereinbarung im Gestalt-Coaching aufzeigt. Der Rahmen, den wir vorgeben, beruht auf 5 ›Ebenen‹ des Vertragschließens (Sills 2006). Er beginnt beim größten kontextuellen Behältnis und arbeitet sich bis zur untersten Ebene des kleinsten Szeneausschnitts vor. Unsere Kollegin Brigid Proctor vergleicht dies mit den ineinander geschachtelten russischen Puppen. Jede ruhe bequem in der Umfassung der nächst größeren, jede stehe für sich und trage dennoch zum größeren Ganzen bei. Diese Puppen fangen die Idee ein, dass ein wirkungsvoller Arbeitsauftrag ein sicheres Behältnis für die schöpferischer Arbeit auf dem Gebiet ›beschränkter Instabilität‹ ist.

1 Der globale Kontrakt – mit Gesellschaft, Umwelt, Gesetz...

Die erste Ebene eines Arbeitsauftrags wird nicht von der Organisation ausgehandelt. Sie ist wie ein persönlicher Vertrag bzw. eine Verbindlichkeitserklärung mit der Welt, in der wir leben. Verschiedene Coaches verschreiben sich unterschiedlichen Werten, aber im Wesentlichen hat jede/r von uns Prinzipien

KONTRAKTEBENEN

1 … mit der Welt, der Gesellschaft, der Umwelt usw.

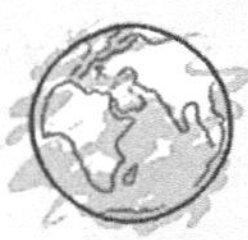

2 … mit der Organisation – der administrative Kontrakt

3 … mit dem Klienten, das erwünschte ›Entwicklungsziel‹ betreffend – der Lernvertrag
Die Kontraktmatrix

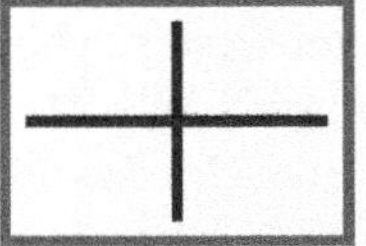

4 … mit dem Klienten per Sitzung

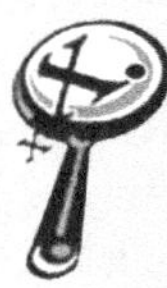

5 … mit dem Klienten ›von Augenblick zu Augenblick‹

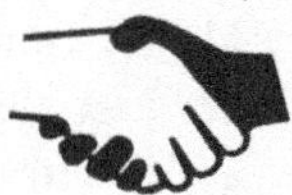

Wohlgemerkt: Hüten Sie sich vor dem ›psychologischen Arbeitsvertrag‹, dem, der nicht bewusst ist und den wir daher nicht unter Kontrolle haben.

Kontrakte müssen regelmäßig überprüft und der Lage entsprechend aktualisiert werden.

Quelle: Sills 2006

Abb. 23.2: Kontraktebenen

und Werte, gegen die wir nicht verstoßen wollen. Sie betreffen wahrscheinlich die Schädigung von Menschen oder die Zerstörung unseres Planeten oder das Bestreben, innerhalb des Gesetzes agieren zu wollen oder Diversität anzuerkennen. Etliche Coaches sind überzeugt, dass sie den Klienten mitteilen müssen, zu welcher beruflichen Organisation sie gehören und an welche ethischen Normen sie gebunden sind.

Anregung: Stellen Sie sich folgende Fragen: Wie müsste die Arbeit beschaffen sein, dass ich sie verweigern oder ausschlagen würde? Für welches Prinzip wäre ich bereit, meinen Job aufs Spiel zu setzen?

BEISPIEL

Jennie hat die Aussicht, das Führungsteam einer Bekleidungsmanufaktur zu coachen, deren Erfolg auf der Ausbeutung von Kindern im Fernen Osten gründet. Sie schlägt das Angebot zugunsten eines finanziell weniger attraktiven, aber annehmbareren Kontrakts mit dem Leiter der Personalstelle von Goodmac aus, einer großen Maschinenbaufirma, die in ihrer Wohngegend situiert ist.

2 Der Kontrakt mit der Organisation, ihren Abteilungen und Mitgliedern

Im Folgenden illustrieren wir den ›Dreiecksvertrag‹ von English (1975). Das Modell setzt sich aus folgenden drei Eckpfeilern zusammen:

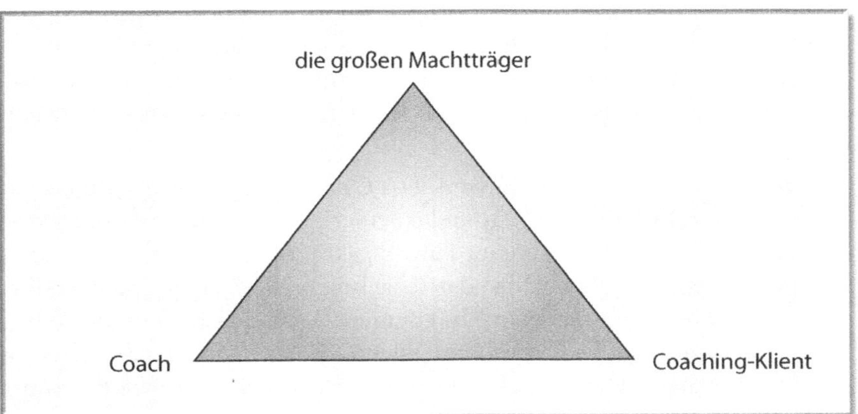

Abb. 23.2: Der Dreiecksvertrag

Unter den ›großen Machtträgern‹ versteht man die Organisation selbst, die Personalabteilung bzw. wer auch immer das Know-how eines Coachs zukauft und die Macht besitzt, den Arbeitsmodus zu diktieren. Die anderen beiden Eckpunkte erklären sich von selbst. Die wichtigste Schlussfolgerung daraus ist, dass es bestimmte Teilgebiete gibt, über die man transparente Abkommen auf allen drei Vektoren des Dreiecks treffen muss, damit die Hinzuziehung eines Coachs überhaupt sicher und effizient ist. Die Vorarbeit von English wurde 1992 von Micholt weiterentwickelt, der Dreiecke mit Seiten unterschiedlicher Länge skizzierte, um die verschiedenen Loyalitäten, Kontakte bzw. Machtverhältnisse zwischen Coach, Coaching-Klient und des Klienten ›Organisation‹ zu verdeutlichen.

Dieses Diagramm ließe sich noch um etliche Punkte und Vektoren zur Darstellung der vielfältigen Akteure und Autoritätslinien erweitern. Für die Zwecke dieses Kapitels genügt es jedoch, uns mit dem simplen Dreiecksvertrag zu befassen. Er zieht einige Aufgaben nach sich, welche von allen Seiten abgesegnet werden müssen:

- *Klären Sie den administrativen Kontrakt.* Gelegentlich auch geschäftlicher Kontrakt genannt, beinhaltet er wie bei einem Therapieklienten praktische Abmachungen wie Zeit, Ort, Dauer, Honorierung, Vertraulichkeit und deren Grenzen (z. B. was muss dem Personalstellenleiter weitergegeben werden, wenn dieses Coaching in einem Assessment-Center stattfindet) und so fort. Die Regeln sind scheinbar unkompliziert, dennoch verblüfft es, wie oft Coaches es diesbezüglich an Klarheit missen lassen bzw. deren Wichtigkeit unterschätzen, weil sie so sehr auf die künftige Coachingarbeit fixiert sind. Diese Abmachungen sind jedoch grundlegend. In der Geschäftswelt ist nicht nur Klarheit in den administrativen Bestimmungen gefragt, sondern eine solche Struktur trägt zur Schaffung einer ›beschränkten Instabilität‹ entscheidend bei, welche Critchley als Voraussetzung von Kreativität ansieht.
- *Finden Sie heraus, aus welchem Anlass Coaching in Anspruch genommen werden soll.* Es könnte als Bestandteil einer größeren Beratungsintervention oder zusätzlich zu einem Führungskräfteentwicklungs-Programm herangezogen werden. Oder das Coaching gehört zur professionellen Weiterbildung, die Leitern einer bestimmten Hierarchieebene routinemäßig zugestanden wird. Es könnte zum Talentemanagement gehören oder ein leitender Angestellter hat einfach begriffen, dass er beim gegenwärtigen oder bevorstehenden Amt Unterstützung möchte oder benötigt. Der Kontext, wozu auch die Frage gehört, ob das Coaching selbst gewählt oder auferlegt

wurde und ob es als Bestrafung oder als Bonus gesehen wird – wird in der Natur des administrativen Kontrakts eine wichtige Rolle spielen (und erst recht im Entwicklungsauftrag).

- *Besprechen Sie, dass am Vertrag Änderungen möglich sind und auf welche Weise sie ausgehandelt werden.* Jede der drei Vertragsparteien könnte am ursprünglich vereinbarten Auftrag Änderungen vornehmen wollen. Das mag unvorhergesehen kommen oder auf Bedarf von Klient bzw. Coach eingeplant werden. Wenn möglich, werden Abänderungen der Frequenz, Dauer oder Honorierung in der Anfangsphase des Coachings angekündigt, sodass beide Seiten wissen, was sie erwarten dürfen.
- *Setzen Sie den Vertrag schriftlich auf.* Die Vereinbarungen zwischen den drei Parteien werden detailliert vermerkt und klargestellt. Da es oft eine Reihe von Anspruchsgruppen in dem Arrangement gibt, muss man unbedingt sicherstellen, dass einer jeden bekannt ist, worüber man sich formal geeinigt hat.
- *Legen Sie fest, wie das Coaching evaluiert werden soll.* Es ist unmöglich, den Coaching-Erfolg nach dem Investitionsertrag zu bemessen, und doch brauchen Organisationen das Gefühl, dass sie für ihr Geld einen ›Wert‹ erhalten. Daher muss man sich über eine reelle Form des Evaluierens einigen. Der/die Coach muss, besonders wenn sie der Organisation unbekannt ist, wohl zu einem Gespräch mit den Einkäufern sowie mit dem Coaching-Klienten selbst bereit sein, in dem sie erläutert, wie sie arbeitet und welcher Erfolg zu erwarten ist. Das garantiert, dass sich alle Beteiligten über das grob skizzierte Coaching-Ergebnis einig sind und dass sie spezifizieren können, wie Erfolg für sie aussieht (bzw. sich anfühlt).
- *Erläutern Sie Ihren Coachingstil.* Die Fähigkeit, sein Coaching-Vorhaben in Worte zu fassen, ist unverzichtbar, auch dann, wenn man den Klienten zu einem Ziel hinführt, das sich erst mit der Zeit ergibt. Eine Coaching-Anfrage abzulehnen, weil er unserem Arbeitstypus nicht entspricht, hinterlässt bei potenziellen zukünftigen Käufern einen besseren Eindruck, als wenn man den ›Allrounder‹ zu geben sucht. Wenn man vorhat, kulturenübergreifend zu arbeiten, sollte man seinen Ansatz besonders eingehend erklären. Die Rolle eines Coachs kann von Kultur zu Kultur erheblich variieren – in der einen ist er Rat spendender Organisationsleiter, in der anderen spiritueller Lehrer und Awareness-Vermittler in einer dritten. Klienten die einer asiatischen oder einem anderen orientalischen Hintergrund entstammen, sind eher auf einen logischen und rationalen Approach aus, während man in der westlichen Kultur erwartet, dass man auf Gefühle Rücksicht nimmt

(d'Ardenne und Mahtani 1989). Ein weiterer wichtiger Faktor könnten die verschiedenen Ausdeutungen der unterschiedlichen Sprachen sein, wenn Coach, Organisation und Coaching-Klient aus unterschiedlichen Kulturen kommen. Die Bedeutung der Worte in einem Kontrakt, die Sprache, die man in der Beschreibung der Coach- und Klientenrolle benutzt, ja sogar das Wort ›Kontrakt‹ selbst enthalten zahlreiche subtile Bedeutungsnuancen. Diese zu klären, kann zu interessiertem Nachfragen und zum Kontakt führen, welcher bei interkulturellem Engagement so unentbehrlich ist.

- *Umreißen Sie den Lern- und Entwicklungsauftrag.* Damit werden Zweck und Fokus sowie Vorgangsweise des Coachings festgelegt. Sie werden entweder in Verhaltenstermini erläutert wie etwa bei der Entwicklung bestimmter Skills, oder in subjektiverer Ausdrucksweise, wie etwa dass der Klient mehr Selbstbewusstsein möchte oder an einen Karrieresprung denkt. Coach wie Coachingklient einigen sich, was der Fokus der gemeinsamen Arbeit sein soll. Manchmal weiß der Klient nicht, was er will, und man schließt einen Vorvertag, in dem erkundet wird, worum es gehen soll. Der Lern- und Entwicklungsvertrag sind dem Coach und dem Coachingklienten wichtigstes Anliegen. Doch muss er manchmal in den Kontrakt mit der Organisation hineingenommen und als Teilziel im Dreiecksvertrag ausdrücklich angeführt werden. Ein Coaching-Auftrag, bei dem es um die Entwicklung künftiger Führungskräfte, dem Begleiten in einer Übergangsphase oder dem Aufbau bestimmter Skills geht, kann eine der Bedingungen sein, unter denen ein Coach angeheuert wird. Sie sollte daher eine der Einzelheiten sein, die für alle einsichtig sind. Organisationen sehen oft eine Evaluation am Ende des Coachings vor, daher muss unbedingt ein Ziel genannt werden.

Mit Machiavelli gesprochen, nehmen Organisationen manchmal bewusst manchmal unbewusst einen Coach oder sogar ein ganzes Beraterteam in Anspruch, weil sie eine versteckte Agenda im Sinn haben. Wir werden das später noch unter ›psychologische Arbeitsverträge‹ diskutieren.

Die Trainerin Jennie trifft sich mit dem Personalstellenleiter und mit dem Generaldirektor von Goodmac. Man sagt ihr, dass die ökonomische Situation Entlassungen in der Firma notwendig gemacht hat, aber dass die Zukunft prinzipiell gut aussehe. Als Auswirkung der Restrukturierung übernimmt ein neuer Bereichsleiter die Verantwortung über zwei Abteilungen und hat um Hilfe gebeten, damit er dieser neuen Rolle gewachsen ist. Jennie trifft sich dann mit dem Bereichsleiter Sarek, um zunächst seine Bedürfnisse allgemein zu diskutieren und um sich zu vergewissern, dass sie ›gut zusammenpassen‹. Danach gibt es ein Dreiergespräch zwischen Sarek, Jennie und dem Personalstellenleiter. Sie einigen sich über einen Kontrakt von fünf Sitzungen im Laufe der nächsten sechs Monate und über ein anschließendes Evaluationstreffen. Das allgemeiner gehaltene Ziel lautet, Sarek in seiner neuen Rolle zu unterstützen, aber welche Details in den einzelnen Sitzungen besprochen werden, bleibt ihm überlassen.

3 Der Entwicklungs- bzw. Lernauftrag

Sind alle messbaren Details abgeklärt, können sich Coach und Coachingklient an die Arbeit machen. Die erste Aufgabe besteht wie in der Therapie darin, ein Arbeitsbündnis zu erstellen (siehe Kapitel 4). Zugleich wird sorgfältiger exploriert und eine Vereinbarung über den Entwicklungsvertrag getroffen. Ein nützliches Tool zur Klärung des Arbeitsauftrags in dieser Phase ist die Kontraktmatrix (siehe Abb. 23.3).

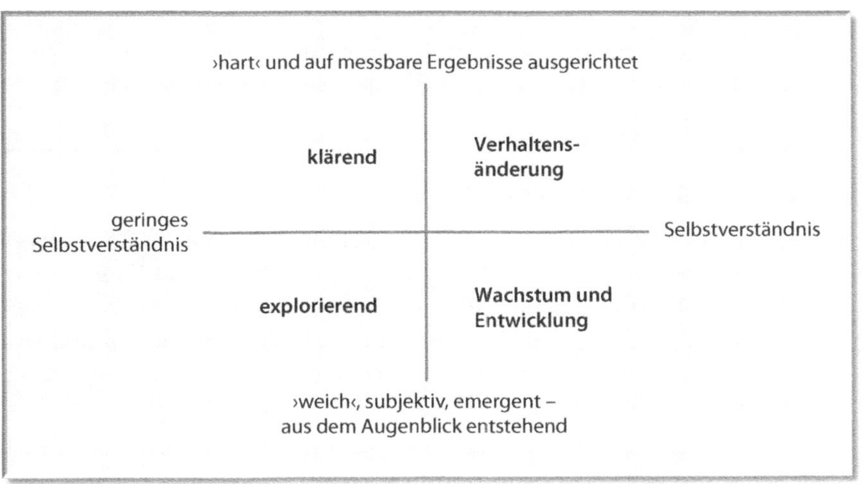

Abb. 23.3: Kontraktmatrix

In Kapitel 1 war von der Gegensätzlichkeit zwischen ›harten‹ (beobachtbare und messbare Ergebnisse) und ›weichen‹ Kontrakten (subjektive, erfahrbare Ergebnisse) die Rede. Das ergibt die vertikale Achse der Matrix, deren horizontales Gegenstück den Verständnisstand wiedergibt, d. h. das Ausmaß, in dem der Klient sich des Problems bewusst ist und weiß, was er vom Coaching will. Auf der Basis dieser Matrix lassen sich vier Typen eines Coachingkontrakts erstellen, welche je nach Klarheit des formulierten Ziels und dessen Definierbarkeit in Verhaltenstermini variieren werden. Sie umfasst Kontrakte über den Erwerb von Kompetenzen oder Leistungssteigerung bis hin zu einem sich ergebenden Prozess der Selbstentdeckung.

Wir finden diese Matrix äußerst brauchbar, um die Perspektive eines Klienten zu erweitern, der nur harte Fakten und Ergebnisse anerkennen will. Im Verlauf des Coachings, wenn das Gewahrsein des Klienten stärker wird, entwickelt sich der Arbeitsauftrag und gleitet fließend zwischen den vier Aspekten hin und her.

In der ersten Coachingsitzung sagt Sarek, dass es eine Menge von Dingen gebe, an denen er arbeiten wolle; seine oberste Priorität sei jedoch, herauszufinden, welche Bandbreite von Aufgaben seine neue Funktion umfasse und was von ihm verlangt werde. Sie einigen sich über eine Liste von Schritten, die er setzen muss und von Leuten, mit denen er sprechen soll (behavioraler Kontrakt). Dann sagt er, dass ihn die Herausforderung, die ihm persönlich bevorstehe, am meisten beschäftige. In Zukunft wird er dem Vorstand direkt Bericht erstatten müssen, und er ist aufgeregt und nervös. Er ist sich nicht sicher, was er zu lernen hat, aber er will einen guten Eindruck machen (Explorationskontrakt).

4 Einzelkontrakte pro Sitzung

- Treffen Sie über jede Sitzung eine Abmachung. Manche Coaches bevorzugen einen strukturierten Sitzungsbeginn, indem sie etwa Experimente auswerten, deren Ausführung sich der Klient seit der letzten Sitzung vorgenommen hatte. Gestaltcoaches warten oft ab, wo der Klient steht und was ihn am meisten beschäftigt und beginnen etwa so: »Also, was liegt heute an?« Oder: »Was ist Figur?«

Mit der zweiten Sitzung ist Sarek deutlich bewusst, worauf er hinaus will: seine Fähigkeit zu stärken, seinen Einfluss auf derselben Ebene und nach oben geltend zu machen. Es ist ihm aufgefallen, dass er darin nicht besonders gut ist, weiß aber, dass es wichtig ist. Er muss herausfinden, was er ›falsch macht‹.

5 Augenblickskontrakte

- Hierbei handelt es sich um ›Instant‹-Kontrakte im Hier und Jetzt, welche angeboten werden, um Klarheit zu gewinnen oder in einer Sitzung vorwärtszukommen. Das könnte so aussehen, dass der Klient sagt, was er will, und der Coach einverstanden ist; oder der Coach macht einen Vorschlag, den der Klient annimmt, wie etwa:

»Wollen Sie dazu noch etwas sagen?«

»Sind Sie bereit, innezuhalten und sich Ihre Beziehung zum Generaldirektor anzusehen?«

»Ich könnte Ihnen ein Experiment vorschlagen. Wollen Sie wissen, welches?«

»Möchten Sie etwa Information dazu?«

Im Verlauf der Sitzung fühlt Jennie sich von Sarek zunehmend niedergewalzt, während er seine Pläne für die neue Abteilung darlegt. Nach einer Weile sagt sie: »Mir ist aufgefallen, dass sich hier zwischen uns etwas Bestimmtes ereignet. Darf ich Ihnen Rückmeldung geben?« Sarek hält inne und ist einverstanden, daher erklärt sie ihm, dass sie unter Druck gerate, wenn sie versuche, alles aufzunehmen, was er sagt, und dass sie sich davon überfordert fühle! Sarek wird nachdenklich. Er kommt darauf, dass er sich manchmal so unter Druck setzt, seine Argumente zu überbringen, dass er sein Gegenüber nicht mehr wahrnimmt. Er willigt in ein Experiment ein, nämlich, seine Reden regelmäßig selbst zu unterbrechen, um die Reaktionen der anderen zu erbitten und darauf zu hören.

VERTRAGSBRÜCHE

Ein Vertragsbruch, auf welcher Seite auch immer, ist eine ernstzunehmende Angelegenheit und zeigt Probleme an, die angesprochen werden müssen. Zunächst gibt es wohl pragmatische Punkte, die gelöst werden müssen. Einem relationalen Gestaltcoach sind Brüche geradezu willkommen, da sie wertvolle und reichhaltige Informationsquelle über Dinge außerhalb des Gewahrseins von Klient und Coach sind und Aufschluss geben, wie es zwischen ihnen steht oder wie es um den Klienten und seine Lage bestellt ist.

Bevor wir das Thema ›Kontrakte‹ verlassen, müssen wir noch ein Wort über den sogenannten ›psychologischen Arbeitsvertrag‹ verlieren. Dieser betrifft den unausgesprochenen und gewiss nicht wahrgenommenen bzw. unbewussten emotionalen Austausch zwischen Coach und Klient, welcher einer rationalen, expliziten Vertragserstellung nicht zugänglich ist. Diese psychologische Ebene kann positiv sein – die Freude aneinander und die gegenseitige Wertschätzung, welche auf persönlichen Vorlieben oder auf positiver Übertragung beruhen. Sie kann aber auch negativ sein, wenn beide Parteien in einer einengenden, malignen Dynamik gefangen sind, fixierte Muster ausleben und destruktive Ergebnisse produzieren.

BEISPIEL

Jonathan ist ein erfolgreicher, charismatischer Generaldirektor, der behauptete, auf Herausforderungen aus zu sein, aber seine Stimmlage und sein Gesichtsausdruck verhießen implizit, dass er dafür viel zu verletzlich war und dass er einem Konfrontationen nicht verzeihen würde. Sein Coach nahm auf die unausgesprochene Agenda Bezug und richtete sich danach. Das war ihr nur halbbewusst, und sie hatte ein schlechtes Gewissen bei dem Gedanken, dass sie den Job ja nicht verlieren würde wollen. Erst in ihrer Coaching-Supervision merkte sie, dass sich ihr tyrannischer Vater in der Gegenübertragung zu Wort gemeldet hatte. Danach gelangt es ihr, sich aus dieser hinderlichen Dynamik zu befreien.

Diese Ebene des ›psychologischen Kontrakts‹ können wir nicht steuern. Wir können lediglich auf seine Entstehung bei solchen Reinszenierungen im Coaching achten und den Lerneffekt, den er uns ermöglicht, begrüßen, wenn wir der zunächst unbewussten Dynamik gewahr werden.

GESTALT COACHING SKILLS

Sind die Anfangsverträge einmal etabliert, tragen die Skills, die wir in diesem Buch beschrieben haben, alle miteinander zum Gedeihen der Coachingbeziehung bei. Folgende Kernkompetenzen halten wir für die allerwichtigsten:

- Bieten Sie Ihre Präsenz im Geiste der Umschließung an und seien Sie bereit, in einen ko-kreativen Dialog einzutreten.
- Achten Sie auf Ihre Gefühle und Resonanzen, seien Sie willens, Ihre eigene Erfahrung mitzuteilen, nutzen Sie die Beziehung im Hier und Jetzt als Chance, über den Klienten und dessen Organisation Neues zu erfahren, und schaffen Sie Raum für ›neue Gespräche‹ (siehe Kapitel 4 und 12).
- Fassen Sie Themenbereiche zusammen und melden Sie rück, was Sie gehört haben und was Ihnen im Hier und Jetzt auffällt (Gesichts- und Körper-

ausdruck, Gefühle, Mutmaßungen, die Haltung des Klienten zu Autorität, seine Gefühle der Stärke bzw. Unzulänglichkeit usw.).

- Stellen Sie offene Fragen, erkunden Sie die Erscheinungswelt des Klienten, fördern Sie die Wahrnehmung fixierter Gestalten, der Kernüberzeugungen und Muster, wie er sich die Welt organisiert (siehe Kapitel 2,3 und 11).
- Explorieren Sie mit dem Klienten, was sich in seiner Organisation und dem weiteren Feld tut. Gibt es Umstände oder Ereignisse, welche Aufmerksamkeit erfordern (wie etwa globale Trends, Medieninteresse, die Neubesetzung der Hauptgeschäftsleitung, eine Umstrukturierung und so fort)?
- Schlagen Sie Experimente vor oder erfinden Sie zusammen welche, in denen neues Verhalten erprobt wird, und lassen Sie Ihre Intuition in dem, was sich entfaltet, spielen.

Stützen Sie sich mit anderen Worten auf die phänomenologische Methode und die dialogische Präsenz, um die Wahrnehmung der Gedanken und Gefühle, der unerledigten Geschäfte und Muster beim Klienten zu fördern, und nutzen Sie die Beziehung im Hier und Jetzt, um seine Art des In-Beziehung-Seins und seine Kontaktregulierung kennen zu lernen.

DIE BANDBREITE DES COACHINGS

Das Coaching-Spektrum umfasst:

Fertigkeiten ..... Leistung .... Transformation ..... Emergenz
(Erwerb) (Verbesserung) (Lernen) (Entwicklung)

Die Gestalttherapie eignet sich am besten für die rechte Seite dieses Spektrums (Entwicklung), da sie beim Wahrnehmen dessen, ›was ist und was wird‹, gut funktioniert. Sie lässt sich jedoch auch in allen anderen Bereichen anwenden. Im Stadium des Erwerbs von Fertigkeiten ist die Stärkung des Supports neben dem Experimentieren und dem Tun wesentlich. Diese werden auch zum Tragen kommen, wo es vor allem um Leistungssteigerung geht. Der Erfahrungszyklus (siehe Kapitel 3) kann dem Klienten helfen, über die natürlichen Stadien eines Prozesses (ob innerlich oder tatsächlich stattfindend) nachzudenken. Er könnte auch davon profitieren, wenn er feststellt, wo im Zyklus seine Stärken und wo seine Schwächen liegen und wo er möglicherweise seinen Kontaktfluss unterbricht.

Auf dem Gebiet der Transformation und des Lernens könnte das Erkunden der Kontaktregulierung und der fixierte Gestalten besonders nützlich sein, gerade wenn man sich zur Aufgabe macht, dass der Klient seine Muster besser erkennt. Simon Cavicchia (2009, persönliche Mitteilung) behauptet, dass hier vor allem die Muster der Assimilation und des Abstoßens der Introjektion relevant seien. Die Steigerung des Gewahrseins erleichtert es dem Klienten, seine Kontaktfähigkeit mit ›Neuartigem‹ im Dienst des Lernens zu entwickeln.

VOM INDIVIDUUM ZUR ORGANISATION

Wie sich ein Klient Ihnen gegenüber verhält, spiegelt möglicherweise nicht nur dessen allgemeines Beziehungsleben wider, sondern auch die Beziehungen, die sich im Kontext der Organisation ereignen. Ihr Fokus ist die Person in seinem strukturierten Feld. Weiter oben in diesem Kapitel haben wir eine Sicht von Organisationen und deren Wandel wiedergegeben, welche unterstrich, wie unmöglich es ist, mit einem Individuum zu arbeiten und dabei das Feld außer Acht zu lassen. Wir meinen auch, dass der Klient, will er sein berufliches Selbst verändern, überlegen muss, wie Veränderung entsteht, und zwar nicht nur bei ihm selbst, sondern im größeren Team bzw. in der Organisation. Er ist sich vielleicht bewusst, dass sein Arbeitsverhalten die Funktions- und Verhaltensweise der Organisation beeinflusst und er davon beeinflusst wird; wenn er seine Beziehungsmuster durch und durch begreift, kann das zunächst ›lokale‹ und dann weiterreichende Veränderungen bewirken. Die Gestaltcoach kann ihren Klienten unterstützen, kleine Veränderungsbewegungen auszukundschaften und auszubauen, Gewohnheiten und Usancen, welche als selbstverständlich galten, infrage zu stellen, innerhalb und außerhalb des Coachingzimmers zu experimentieren und neue Gesprächsformen zu erproben bzw. in die Tat umzusetzen.

LITERATUREMPFEHLUNGEN

Arnold, H. P. (2008): Gestalt-integrated strategy development. Making the Gestalt approach available for the coaching process. In: *International Gestalt Journal* 31(2), 77–107

Critchley, B. / O'Brien, D. (2004): Transformational strategy: myth or reality? Critical Eye Review: The Journal of Europe's Centre for Business Leaders, www.criticaleye.net

Critchley, B. / King, K. / Higgins, J. (2007): Organisational Consulting: A Relational Perspective. London: Middlesex University Press

Frech, H. (2003): Selbstorganisation. Ein Beitrag zum gestaltorientierten Verständnis von Organisationen. In: *Gestalttherapie* 17, H. 1, 17–30

Gephart, H. (2003): Die Feldtheorie Kurt Lewins als Theoriebeitrag zur Gestalt-Supervision. In: *Gestalttherapie* 17, H. 1, 31–40

Gill, W. / Engelmann, S. (2016): Gestalt Coaching. Bergisch Gladbach: EHP

Leriche, P. (2003): Der vernachlässigte Weg. Warum Menschen in Organisationen eine neue Art des Redens finden müssen. In: *Gestalttherapie* 17, H. 1, 3–16

Looss, W. (2006): Unter vier Augen: Coaching für Manager. Bergisch Gladbach: EHP

Magerman, M. H. / Leahy, M. J. (Hg.) (2009): The Lone Ranger is dying: special issue on gestalt coaching as support and challenge. In: *The International Gestalt Journal* 32(1)

Maurer, R. (2005): Gestalt approaches with organisations and large systems. In: A. L. Woldt / S. M. Toman (Hg.): Gestalt Therapy – History, Theory and Practice. Thousand Oaks, CA: Sage

Nevis, E. (2003): Blocks to creativity in organisations. In: M. Spagnuolo Lobb / N. Amendt-Lyon (Hg): Creative Licence – the Art of Gestalt Therapy. Vienna: Springer; dt: Kreativitätshemmnisse in Organisationen. In: M. Spagnuolo Lobb / N. Amendt-Lyon (Hg): Die Kunst der Gestalttherapie. Eine schöpferische Wechselbeziehung. Wien 2006: Springer, 331–343

Nevis, E. C. (2005) (4. Aufl.): Organisationsberatung. Ein gestalttherapeutischer Ansatz. Bergisch Gladbach: EHP

Parlett, M. (2001): Special issue on Gestalt Consultants in Organistions. *British Gestalt Journal* 10 (1)

ANHANG

LITERATUR

INDEX

LITERATUR

Altmeyer, M. (2013): Die Wiederentdeckung der Beziehung – Ein Paradigmenwechsel im psychoanalytischen Gegenwartsdiskurs. In: B. Bocian / F.-M. Staemmler (Hg.): Kontakt als erste Wirklichkeit: zum Verhältnis von Gestalttherapie und Psychoanalyse. Bergisch Gladbach: EHP

Anger, H. / Schulthess, P. (Hg.) (2008): Gestalt-Traumatherapie. Vom Überleben zum Leben: Mit traumatisierten Menschen arbeiten. Bergisch Gladbach: EHP

Anger, H. / Schön, T. (2012): Gestalttherapie mit Kindern und Jugendlichen. Bergisch Gladbach: EHP

Batts, V. (2000): ›Racial awareness in psychotherapy‹. Workshop Presentation. ITA Conference, Canterbury

Baulig, I. / Baulig, V. (2010): Praxis der Kindergestalttherapie. Einführung: Gordon Wheeler. 2. Aufl. Bergisch Gladbach: EHP

Baulig, V. (2012): Der Kinderwelttest – ein gestalttherapeutisch orientiertes Verfahren. In: H. Anger / T. Schön (Hg.): Gestalttherapie mit Kindern und Jugendlichen. Bergisch Gladbach: EHP

Beaumont, H. (1993): Martin Buber's I–Thou and fragile self organisation. In: *The British Gestalt Journal*, 2 (2), 85-95

Beisser, A. R. (1970): The paradoxical theory of change. In: J. Fagan / I. Shepherd (Hg.): Gestalt Therapy Now. Palo Alto, CA: Science and Behaviour; dt. Die paradoxe Theorie der Veränderung. Würzburg: Gestalt-Publikationen 1995

Bernstädt, J. / Hahn, S. (2010): Gestalttherapie mit Gruppen. Handbuch für Ausbildung und Praxis. Vorwort Bud Feder, Gordon Wheeler. Bergisch Gladbach: EHP

Beutler, L. E. / Crago, M. / Arizmendi, T. G. (1986): Therapist variables in psychotherapy process and outcome. In: S. L. Garfield / A. E. Bergin (Hg.): Handbook of Psychotherapy and Behavior Change. New York: Wiley

Bialy, J. / Volk-von Bialy, H. (1998): Siebenmal Perls auf einen Streich. Die klassische Gestalttherapie im Überblick. Paderborn: Junfermann

Bick, R. (2011): »Ich singe den Ruhm der Gestalt«. Neue Gestaltarbeit. Bergisch Gladbach: EHP.

Blake, W. (1969): The Complete Writings. G. Keynes (Hg.) Oxford: Oxford Paperbacks

Blankertz, S. (1988): Der kritische Pragmatismus Paul Goodmanns. Zur politischen Bedeutung der Gestalttherapie. Köln: EHP

Blankertz, S. (1990): Gestaltkritik. Paul Goodmans Sozialpathologie in Therapie und Schule. Köln: EHP

Blankertz, S. (1993): Vernunft ist Widerstand. Thomas von Aquin und die Theorie der Gestalttherapie. Köln: EHP

Blankertz, S. / Doubrawa, E. / Rosenblatt, D. (2003): Gestalt Basics. Zwei Einführungen in die Gestalttherapie. Wuppertal: Hammer

Blankertz, S. / Doubrawa, E. (2005): Lexikon der Gestalttherapie. Wuppertal: Hammer

Blankertz, S. (2010): Verteidigung der Aggression. Gestalttherapie als Praxis der Befreiung. Wuppertal: Hammer

Blankertz, G. (2015): Kontakt gestalten. Wege zur Heilung. Berlin: Edition G

Bocian, B. (2007): Fritz Perls in Berlin 1893-1933. Expressionismus – Psychoanalyse – Judentum. Wuppertal: Hammer; korr. engl. Ausg.: Fritz Perls in Berlin 1893–1933. Expressionism – Psychoanalysis – Judaism. Bergisch Gladbach: EHP 2010

Bocian, B. (2013a): Expressionistische Generation und krisenhafte Selbst- und Welterfahrung. In: L. Frambach / D. Thiel (Hg.): Friedlaender/Mynona und die Gestalttherapie. Das Prinzip ›Schöpferische Indifferenz‹. Bergisch Gladbach: EHP

Bocian, B. (2013b): Von der Revision der Freud'schen Theorie und Methode zum Entwurf der Gestalttherapie. Grundlegendes zu einem Figur-Hintergrund-Verhältnis. In: B. Bocian / F.-M. Staemmler (Hg.): Kontakt als erste Wirklichkeit: zum Verhältnis von Gestalttherapie und Psychoanalyse. Bergisch Gladbach: EHP

Bocian, B. (2013c): Geschichte und Identität – oder: Vom Wieder-in-den-Fluss-Steigen, ohne die Konturen zu verlieren. In: B. Bocian / F.-M. Staemmler (Hg.): Kontakt als erste Wirklichkeit: zum Verhältnis von Gestalttherapie und Psychoanalyse. Bergisch Gladbach: EHP

Bocian, B. / Staemmler, F.-M. (Hg.) (2013): Kontakt als erste Wirklichkeit. Zum Verhältnis von Gestalttherapie und Psychoanalyse. Bergisch Gladbach: EHP

Bock, W. (2014): Glanz in den Augen – Wilhelm Reich als ein Wegbereiter der Gestalttherapie. In: B. Bocian / F.-M. Staemmler (Hg.): Kontakt als erste Wirklichkeit: zum Verhältnis von Gestalttherapie und Psychoanalyse. Bergisch Gladbach: EHP

Boeckh, A. (2014a): Gestalttherapie und Psychodrama. In: *Zeitschrift für Psychodrama und Soziometrie* H.2, 261-274

Boeckh, A. (2014b): Die Gestalttherapie und ihre dialektische Entwicklung im Verhältnis zu anderen Humanistischen Therapiemethoden. In: W. Eberwein / M. Thielen (Hg.): Humanistische Psychotherapie. Gießen: Psychosozial, 95–112

Boeckh, A. (2015): Gestalttherapie – Eine praxisbezogene Einführung. 2015. Gießen: Psychosozial

Bongers, D. (2012): Gestalttherapie mit extremen Jugendlichen unterschiedlicher Herkunft. In: H. Anger / T. Schön (Hg.): Gestalttherapie mit Kindern und Jugendlichen. Bergisch Gladbach: EHP

Bongers, D. / Schulthess, P. / Strümpfel, U. / Leuenberger, A. (2005): Gestalttherapie und Integrative Therapie. Eine Einführung. Bergisch Gladbach: EHP

Bordin, E. S. (1994): Theory and research in the therapeutic alliance. In: O. Horvath / S. Greenberg (Hg.): The Working Alliance: Theory, Research and Practice. New York: Wiley

Brown, M. T. / Landrum-Brown, J. (1995): Counselor supervision: cross-cultural perspectives. In: J. Ponterotto / J. Manual Casas / L. A. Suzuki / C. A. Alexander (Hg.): The Handbook of Multicultural Counselling. London: Sage

Buber, M. (1958/1984): I and Thou. Edinburgh: Clark; dt., [zuerst 1923]: Ich und Du. Gütersloh: Gütersloher Verlagshaus 1999

Buber, M. (1967): A Believing Humanism. New York: Simon and Schuster

Buckova, T. (2014): Dramapädagogik und Fremdsprachenlernen. In: J. Bürmann / I. Bürmann / U. Kienzl (Hg.): Gestaltpädagogik im transnationalen Studium. Persönlichkeitsentwicklung als Aspekt pädagogischer Professionalisierung. Bergisch Gladbach: EHP

Bürmann, J. (2014): Gestaltpädagogik als Brücke zum Fremden. In: J. Bürmann / I. Bürmann / U. Kienzl (Hg.): Gestaltpädagogik im transnationalen Studium. Persönlichkeitsentwicklung als Aspekt pädagogischer Professionalisierung. Bergisch Gladbach: EHP

Bürmann, J. / Bürmann, I. / Kienzl, U. (2014): Gestaltpädagogik im transnationalen Studium. Persönlichkeitsentwicklung als Aspekt pädagogischer Professionalisierung. Bergisch Gladbach: EHP

Butollo, W. (2015): Vom Glück und Unglück der Familie. München: Herbig

Butollo, W. / Karl, R. (2014): Dialogische Traumatherapie. 2., durchges. Aufl. Stuttgart: Klett-Cotta

Butollo, W. / Pfoh, G. (2016 [in Vorbereitung]): Wenn Zeit alleine nicht heilt. Komplizierte Trauer begleiten. Ostfildern: Patmos

Carter, R. T. (1997): Race and psychotherapy: the racially inclusive model. In: C. E. Thompson / R. T. Carter (Hg.): Racial Identity Theory. New Jersey: Lawrence Erlbaum

Castaneda, C. (1975): Journey to Ixtlan. London: Penguin

Clarkson, P. (1989): Gestalt Counselling in Action. London: Sage

Clarkson, P. (1992): Transactional Analysis Psychotherapy: An Integrated Approach. London: Routledge

Clarkson, P. / Mackewn, J. (1995): Frederick S. Perls und die Gestalttherapie. Köln: EHP

Claxman, G. (1990): The Heart of Practical Buddhism. England: Aquarian Press

Clemmens, M. C. (1997): Getting Beyond Sobriety. San Francisco: Jossey-Bass

Cohn, H. (1997): Existential Thought and Therapeutic Practice. London: Sage

Crocker, S. F. (1999): A Well Lived Life: Essays in Gestalt Therapy. Cleveland: Gestalt Institute of Cleveland Press

Danova, M. (2014): Medienvielfalt und Medienfunktion in der Gestaltpädagogik. In: J. Bürmann / I. Bürmann / U. Kienzl (Hg.): Gestaltpädagogik im transnationalen Studium. Persönlichkeitsentwicklung als Aspekt pädagogischer Professionalisierung. Bergisch Gladbach: EHP

Delisle, G. (1999): Personality Disorders: A Gestalt Therapy Perspective. Cleveland, OH: Gestalt Institute of Cleveland Press

Dreitzel, H. P. (1992): Reflexive Sinnlichkeit I: Emotionales Gewahrsein. Die Mensch-Umwelt-Beziehung aus gestalttherapeutischer Sicht; neue, korr. Ausg: Bergisch Gladbach: EHP 2007

Dreitzel, H. P. (2004): Reflexive Sinnlichkeit II: Gestalt und Prozess. Eine psychotherapeutische Diagnostik oder: Der gesunde Mensch hat wenig Charakter. Mitarb. Brigitte Stelzer. Bergisch Gladbach: EHP; engl.: Gestalt and Process. Clinical Diagnosis in Gestalt Therapy – A Field Guide. Bergisch Gladbach: EHP 2010

Dreitzel, H. P. (2014): Reflexive Sinnlichkeit III: Lebenskunst und Lebenslust. Entwicklung und Reife aus gestalttherapeutischer und integraler Sicht. Bergisch Gladbach: EHP

Elton Wilson, J. (1993a): Towards a personal model of counselling. In: W. Dryden (Hg.): Questions and Answers in Counselling in Action. London: Sage

Elton Wilson, J. (1993b): Ethics in Psychotherapy. Training Workshop. London: Metanoia

Elton Wilson, J. (1996): Time Conscious Psychological Therapy. London: Routledge

Enders-Kersting, G. (1995): Übungen der Stille für Kinder – meditative Praktiken. Eine Anleitung. Köln: Sauros

Erskine, R. G. (1999): Beyond Empathy. London: Brunner Mazel

Erskine, R. G. / Trautmann, R. (1996): Methods of an integrative psychotherapy. In: *Transactional Analysis Journal*, 26 (4), 316-28

Erskine, R. G. / Moursund, J. / Trautmann, R. L. (1999): Beyond Empathy. New York: Brunner-Mazel

Fak, H. (2012): Spielen im Dialog – Überlegungen zum Spielen in der Gestalttherapie mit Kindern. In: H. Anger / T. Schön (HG.): Gestalttherapie mit Kindern und Jugendlichen. Bergisch Gladbach: EHP

Frambach, L. (1993): Identität und Befreiung in Gestalttherapie, Zen und christlicher Spiritualität. Petersberg: Via Nova

Frambach, L. (2014): Philosophie, Mystik, Psychotherapie. Die Bedeutung Salomo Friedlaenders für die Gestalttherapie. In: L. Frambach / D. Thiel (Hg.): Friedlaender/Mynona und die Gestalttherapie. Das Prinzip ›Schöpferische Indifferenz‹. Bergisch Gladbach: EHP

Frambach, L. / Thiel, D. (Hg.) (2015): Friedlaender/Mynona und die Gestalttherapie. Das Prinzip ›Schöpferische Indifferenz‹. Bergisch Gladbach: EHP

Francesetti, G. / Gecele, M. / Roubal, J. (2015): Gestalttherapie in der klinischen Praxis. Ein internationales Handbuch. Bergisch Gladbach: EHP

Fuhr, R. / Gremmler-Fuhr, M. (1995): Gestaltansatz. Grundkonzepte und -modelle aus neuer Perspektive. 2. Korr. Aufl. Bergisch Gladbach: EHP 2002

Fuhr, R. / Fuhr-Gremmler, M. / Sreckovic, M. (Hg.) (1999): Handbuch der Gestalttherapie. Göttingen: Hogrefe

Gegenfurtner, N. / Fresser-Kuby, R. (Hg.) (2007): Emotionen im Fokus. Gestalttherapeuten im Dialog mit Leslie Greenberg. Bergisch Gladbach: EHP

Gerjolj, S. (2014): Identitätsarbeit in postkommunistischen Gesellschaften – Aufgaben und Chancen einer bibelorientierten Gestaltpädagogik. In: J. Bürmann / I. Bürmann / U. Kienzl (Hg.): Gestaltpädagogik im transnationalen Studium. Persönlichkeitsentwicklung als Aspekt pädagogischer Professionalisierung. Bergisch Gladbach: EHP

Goodman, P. ([1972]): Aufwachsen im Widerspruch. Über die Entfremdung der Jugend in der verwalteten Welt. 2. dt. Aufl. Darmstadt: Darmstädter Blätter/Schwarz

Goodman, P. (1989): Natur heilt. Psychologische Essays. Köln: EHP

Goodman, P. (2011): Einmischungen. Ein Reader. Bergisch Gladbach: EHP

Greenberg, E. (1989): Healing the borderline. In: *The Gestalt Journal*, 12 (2), 11–56

Gremmler-Fuhr, M. (2014): Die Idee von Polarität im Integralen Gestalt-Ansatz (INTEGA). In: L. Frambach / D. Thiel(Hg.): Friedlaender/Mynona und die Gestalttherapie. Das Prinzip ›Schöpferische Indifferenz‹. Bergisch Gladbach: EHP

Gruninger, N. (2012): Wachstum, Reifung und Entwicklung. In: H. Anger / T. Schön (Hg.): Gestalttherapie mit Kindern und Jugendlichen. Bergisch Gladbach: EHP

Hansen, M. (2012): Auf der Suche nach dem genügend guten Feld – Überlegungen zu einem gestalttherapeutischen Konzept für die Arbeit mit Eltern. In: H. Anger / T. Schön (Hg.): Gestalttherapie mit Kindern und Jugendlichen. Bergisch Gladbach: EHP

Harns, C. (1992): Gestalt work with psychotics. In: E. C. Nevis (Hg.): Gestalt Therapy. New York: Gardner Press

Hartmann-Kottek, L. (2011): Gestalttherapie – heute. In: *Psychotherapeutenjournal* 10/2, 157-165

Hartmann-Kottek, L. (2012): Gestalttherapie. Lehrbuch. Mitarbeit U. Strümpfel. 3., vollst. überarb. Aufl. Berlin: Springer

Hartmann-Kottek, L. (2014a): Friedlaenders Erkenntnis-Gestalt als dynamische Verlaufsgestalt der allgemeinen Wirklichkeit. In: L. Frambach / D. Thiel (Hg.): Friedlaender/Mynona und die Gestalttherapie. Das Prinzip ›Schöpferische Indifferenz‹. Bergisch Gladbach: EHP

Hartmann-Kottek, L. (Hg.) (2014b): Gestalttherapie – Faszination und Wirksamkeit. Gießen: Psychosozial

Hartmann-Kottek, L. (Hg.) (2014c): Gestalttherapie. In: W. Eberwein / M. Thielen (Hg.): Humanistische Psychotherapie, 79–94

Hawkins, P. (1991): Approaches to the supervision of counsellors. In W. Dryden / B. Thorn (Hg.): Training and Supervision for Counsellors in Action. London: Sage

Heinel, J. (2015): Was ist eigentlich Gestaltpädagogik? Eine Einführung für Neugierige: »Der König ruht im Klassenzimmer«. Illustrationen H. Hoormann. Bergisch Gladbach: EHP

Hintenberger, G. (2012): Exzessives Computerspielen als neue Herausforderung in der Psychotherapie mit Jugendlichen. In: H. Anger / T. Schön (Hg.): Gestalttherapie mit Kindern und Jugendlichen. Bergisch Gladbach: EHP

Hochgerner, M. / Hoffmann-Widhalm, H. / Nausner, L. (Hg.) (2003): Gestalttherapie. Lehrbuch der Gestalttherapie. Wien: Facultas

Höll, K. (2014): Friedlaenders Philosophie – Magie als Ermächtigung des Ich – Beitrag zu einer Wieder-Vertiefung der Gestalttherapie. In: L. Frambach / D. Thiel (Hg.): Friedlaender/Mynona und die Gestalttherapie. Das Prinzip ›Schöpferische Indifferenz‹. Bergisch Gladbach: EHP

Hofmann, C. (2011): Achtsamkeit als Lebenskunst. 128 Übungen für den Alltag. Bergisch Gladbach: EHP

Hohmann, H.-J. (2014): Die Technik des Äquilibrierens. In: L. Frambach / D. Thiel (Hg.): Friedlaender/Mynona und die Gestalttherapie. Das Prinzip ›Schöpferische Indifferenz‹. Bergisch Gladbach: EHP

Hunter, M. / Struve, J. (1998): The Ethical Use of Touch in Psychotherapy. London: Sage

Husserl, E. (1931): Ideas: General Introduction to Pure Phenomenology, vol. 1. New York: Macmillan

Hutterer-Krisch, R. (Hg.) (1996): Psychotherapie mit psychotischen Menschen. 2. erw. Aufl. Wien: Springer

Hutterer-Krisch, R. (Hg.) (2001): Fragen der Ethik in der Psychotherapie. Konfliktfelder, Machtmißbrauch, Berufspflichten. Wien: Springer

Hutterer-Krisch, R. (Hg.) (2007): Grundriss der Psychotherapieethik. Praxisrelevanz, Behandlungsfehler und Wirksamkeit. Wien: Springer

Hutterer-Krisch, R. / Persmann, V. u. a. (Hg.) (1996): Psychotherapie, Lebensqualität und Prophylaxe. Beiträge zur Gesundheitsvorsorge in Gesellschaftspolitik, Arbeitswelt und beim Individuum Wien: Springer

Hutterer-Krisch, R. / Luif, I. u. a. (Hg.) (1999): Neue Entwicklungen in der Integrativen Gestalttherapie. Wien: Facultas

Hycner, R. (1989): Zwischen Menschen. Ansätze zu einer Dialogischen Psychotherapie. Vorwort M. Friedmann. Köln: EHP; engl.: Between Person and Person. Highland, NY: Gestalt Journal Press

Hycner, R. A. / Jacobs, L. (1995): The Healing Relationship in Gestalt Therapy. Highland, NY: Gestalt Journal Press

Jacobs, L. (1989): Dialogue in Gestalt theory and therapy. In: *The Gestalt Journal* 12 (1), 25-68

Jacobs, L. (1996): Shame in the therapeutic dialogue. In R. G. Lee / G. Wheeler (Hg.): The Voice of Shame. San Francisco: Jossey-Bass

Jacobs, L. (2013): Erkenntnisse der psychoanalytischen Selbstpsychologie und Intersubjektivitätstheorie der Gestalttherapeuten. In: B. Bocian / F.-M. Staemmler (Hg.): Kontakt als erste Wirklichkeit: zum Verhältnis von Gestalttherapie und Psychoanalyse. Bergisch Gladbach: EHP

Jansen Estermann, C. (2013): Trauma und interkulturelle Gestalttherapie. Traumatischen Erfahrungen mit eigenen Ressourcen begegnen. Bergisch Gladbach: EHP

Kennedy, D. J. (1994): Transcendence, truth and spirituality in the Gestalt way. In: *The British Gestaltjournal*, 3 (1), 4-10

Kepner, J. I. (1987): Body Process: A Gestalt Approach to Working with the Body in Gestalt Therapy. New York: Gardner; dt.: Körperprozesse. Ein gestalttherapeutischer Ansatz. Vorwort J. C. Zinker. [zuerst 1989] 5. Aufl.: Bergisch Gladbach: EHP 2005

Kepner, J. I. (1995): Healing Tasks in Psychotherapy. San Francisco, CA: Jossey-Bass

Klöckner, D. (2014): Liebesmühen. Ein Plädoyer für eine schwierige Lebensart. Bergisch Gladbach: EHP

Kohut, H. (1977): The Restoration of the Self. New York: International Universities Press

Korb, M. (2010): Heiliger Boden: Ich–Du in der Gestalttherapie. In: *Gestalkritik* 19/2, 22–24

Kranz, D. (2011): Barry Stevens: Leben gestalten. *Gestaltkritik* 20/2, 4-11

Krisch, R. / Ulbing, M. (Hg.) (1992): Zum Leben finden. Beiträge zur angewandten Gestalttherapie. Köln: EHP

Kümmel, W. (2003): Der Gestaltansatz in der ergotherapeutischen Praxis. Vorwort W. Bock. Bergisch Gladbach: EHP

Kuschnik, L. / Paschmann, A. (2013): Therapie in Aktion. Joop Krops Aktionstherapie – Eine Handlungsmethode für die Praxis. Bergisch Gladbach: EHP

Lee, R. G. / Wheeler, G. (Hg.) (1996): The Voice of Shame. San Francisco, CA: Jossey-Bass

Leitmeier, W. (2010): Kompetenzen fördern – Gestalttherapeutisches Lehrertraining für Religionslehrer. Berlin: LIT

Lencova, I. (2014): Gestaltpädagogik und Fremdsprachenlernen. In: J. Bürmann / I. Bürmann / U. Kienzl (Hg.): Gestaltpädagogik im transnationalen Studium. Persönlichkeitsentwicklung als Aspekt pädagogischer Professionalisierung. Bergisch Gladbach: EHP

Lewin, K. (1951): Field Theory in Social Science. New York: Harper and Brothers

Liedl, R. (2012): Das Sandspiel in der Gestalttherapie mit Kindern und Jugendlichen. In: H. Anger / T. Schön (Hg.): Gestalttherapie mit Kindern und Jugendlichen. Bergisch Gladbach: EHP

Mayer, B. (2012): Hanna – Das eigene Leben (wieder)entdecken – Gestalttherapeutische Begleitung einer Jugendlichen mit einem psychisch kranken Vater. In: H. Anger / T. Schön (Hg.): Gestalttherapie mit Kindern und Jugendlichen. Bergisch Gladbach: EHP

McConville, M. (2012): Adoleszente Entwicklung und Psychotherapie auf dem Hintergrund von Lewins Feldtheorie. In: H. Anger / T. Schön (Hg.): Gestalttherapie mit Kindern und Jugendlichen. Bergisch Gladbach: EHP

Mehrgardt, M. (1994): Erkenntnistheoretische Grundlegung der Gestalttherapie. Münster: LIT

Mehrgardt, M. / Mehrgardt, E.-M. (2001): Selbst und Selbstlosigkeit. Ost und West im Spiegel ihrer Selbsttheorien. Bergisch Gladbach: EHP

Melnick, J. / Nevis, S. (1997): Gestalt diagnosis and DSM–IV. In: *British Gestalt Journal* 6 (2), 97–106

Menninger, K. (1958): The Theory of Psychoanalytic Technique. NewYork: Basic Books

Micknat, J. (2002): Gestaltheilpädagogik. Umgang mit dem Trauma der geistigen Behinderung. Bergisch Gladbach: EHP

Miller, M.V. (1995): Liebe Macht Angst. Wege aus dem Beziehungsterror. München: Hanser.

Mittermair, F. (2010): Paul Rebillot 1931–2010 – Ein Nachruf. In: *Gestaltkritik* 19/2, 4-5

Moser, T. / Staemmler, F.-M. (2013): »Das Wichtigste ist die Flexibilität« – Ein Interview. In: B. Bocian / F.-M. Staemmler (Hg.): Kontakt als erste Wirklichkeit: zum Verhältnis von Gestalttherapie und Psychoanalyse. Bergisch Gladbach: EHP

Mothersole, G. (1997): Contracts and harmful behaviour. In: C. Sills (Hg.): Contracts in Counselling. London: Sage

Mullen, P. (1990): Gestalt therapy and constructive developmental psychology. In: *The Gestalt Journal* 13 (1), 69-90

Muller, B. (1996): Isadore From's contribution. In: *The Gestalt Journal* 19 (1): 57-82

Naranjo, C. (1981): Gestalt conference talk. In: *Gestalt Review* 5 (1), 3-19

Naranjo, C. (2014): By looking from nothingness. In: L. Frambach / D. Thiel (Hg.): Friedlaender/Mynona und die Gestalttherapie. Das Prinzip ›Schöpferische Indifferenz‹. Bergisch Gladbach: EHP

Nevis, E. C. (2013 [zuerst: 1988]): Organisationsberatung. Ein gestalttherapeutischer Ansatz. [zuerst: 1988] Bergisch Gladbach: EHP; engl.: Organizational Consulting: A Gestalt Approach. Cleveland: Gestalt Institute of Cleveland Press 1987

Nitsch-Berg, H. / Kühn, H. (2000): Kreative Medien und die Suche nach Identität. Methoden der Integrativen Therapie und Gestaltpädagogik für psychosoziale Praxisfelder. Bergisch Gladbach: EHP

Ogden, T. (1982): Projective Identification and Psychotherapeutic Technique. London: Jason Aronson

Orlinsky, D. E. / Grawe, K. / Parks, B. K. (1994): Process and outcome in psychotherapy. In: A.E. Bergin / S. L. Garfield (Hg.): Handbook of Psychotherapy and Behavior Change. (4th Edn.) New York: Wiley

Osten, P. (2000): Die Anamnese in der Psychotherapie. Ein integratives Konzept. Stuttgart: UTB

Parlett, M. (1991): Reflections on fieldtheory. In: *British Gestalt Journal* 1 (2), 76

Perls, F. S. (1947): Ego, Hunger and Aggression. New York: Vintage Books; dt.: Das Ich, der Hunger und die Aggression. Anfänge der Gestalt-Therapie. Sinneswachheit, spontane, persönliche Begegnung, Phantasie, Kontemplation. Stuttgart: Klett-Cotta 1987

Perls, F. S. (1969): Gestalt Therapy Verbatim. Moab, UT: Real People Press; dt.: Gestalt-Therapie in Aktion. Stuttgart: Klett-Cotta 1988

Perls, F. S. (1970): Four lectures. In: J. Fagan / I. Shepherd (Hg.): Gestalt Therapy Now. Palo Alto, CA: Science and Behavior

Perls, F. S. (1979): Planned psychotherapy. In: *Gestalt Journal* 2 (2), 5–23

Perls, F. S. ([1981]): Gestalt-Wahrnehmung. Verworfenes und Wiedergefundenes aus meiner Mülltonne. Frankfurt: Verlag für Humanistische Psychologie

Perls, F. S. (1989): Grundlagen der Gestalt-Therapie. Einführung in die Sitzungsprotokolle. München Pfeiffer

Perls, F. S. / Baumgardner, P. (1990): Das Vermächtnis der Gestalttherapie. Stuttgart: Klett-Cotta

Perls, F. S. / Hefferline, R. F. / Goodman, P. (2006): Gestalttherapie. Grundlagen der Lebensfreude und Persönlichkeitsentfaltung. 7. neu übers. Aufl. Stuttgart: Klett-Cotta

Perls, F. S. / Hefferline, R. F. / Goodman, P. (2007): Gestalttherapie. Zur Praxis der Wiederbelebung des Selbst. 9. völlig überarb. Aufl. Stuttgart: Klett-Cotta

Perls, L. (1970): One Gestalt therapist's approach. In: J. Fagan / I. Shepherd (Hg.): Gestalt Therapy Now. Palo Alto, CA: Science and Behavior

Perls, L. (1989): Leben an der Grenze. Essays und Anmerkungen zur Gestalttherapie. 3. Aufl.: Bergisch Gladbach: EHP 2005

Pernter, G. (2008): Spiritualität als Lebenskunst. Gestalttherapeutische Impulse. Bergisch Gladbach: EHP

Petzold, H. / Sieper, J. / Orth, I. (2014): Fritz Perls, seine Gestalttherapie, Salomo Friedlaender. Einige therapiegeschichtliche Überlegungen zu Quellen, Bezügen, Legendenbildungen und Weiterführungen. In: B. Bocian / F.-M. Staemmler (Hg.): Kontakt als erste Wirklichkeit: zum Verhältnis von Gestalttherapie und Psychoanalyse. Bergisch Gladbach: EHP

Pohl, W. / Sämann, G. (2008): Effektive Kommunikation. Die Kunst der Beziehungsgestaltung im beruflichen Alltag. Bergisch Gladbach: EHP

Polster, E. (1985): Imprisoned in the present. In: *The Gestalt Journal* 8 (1), 5-22

Polster, E. (1987): Jedes Menschen Leben ist einen Roman wert. Köln: EHP

Polster, E. (1991): Tight therapeutic sequences. In: *British Gestalt Journal* 1(2), 63–8

Polster, E. (1995): A Population of Selves. San Francisco: Jossey-Bass

Polster, E. (1998): Martin Heidegger and Gestalt therapy. In: *Gestalt Review* 2 (3), 253-68

Polster, E. (2010): Ein Blick in die Zukunft. In: *Gestaltkritik* 19/2, 12-19

Polster, E. / Polster, M. (1974): Gestalt Therapy Integrated. New York: Vintage Books; dt.: Gestalttherapie. Theorie und Praxis der integrativen Gestalttherapie. München: Kindler 1975

Polster, M. (1994): Evas Töchter. Frauen als heimliche Heldinnen. Köln: EHP

Portele, G. [H.] (1989): Autonomie, Macht, Liebe. Konsequenzen aus der Selbstreferentialität. Frankfurt: Suhrkamp

Portele, G. [H.] (1992): Der Mensch ist kein Wägelchen. Gestalttherapie – Selbstorganisation – Konstruktivismus. Köln: EHP

Portele, G. [H.] (2002): Wer bin ich? Gedanken zu Selbst und Nicht-Selbst. Bergisch Gladbach: EHP

Portele, G. [H.] / Roessler, K. K. (1994): Macht und Psychotherapie. Ein Dialog. Köln: EHP

Racker, H. (1982): Transference and Countertransference. London: Souvenir Press

Rahm, D. (1997): Integrative Gruppentherapie mit Kindern. Mit einem Beitrag von Carola Kirsch. Göttingen: Vandenhoeck & Ruprecht

Rehm, E. (2012): Wenn Systeme Angst gestalten – Gestalttherapie mit einem ängstlichen Jungen und seiner Familie. In: H. Anger / T. Schön (Hg.): Gestalttherapie mit Kindern und Jugendlichen. Bergisch Gladbach: EHP

Rehm, E. / Schmitt, A. (2012): Settinggestaltung in der Therapie mit Kindern – Ein Literaturüberblick mit Beispielen. In: H. Anger / T. Schön (Hg.): Gestalttherapie mit Kindern und Jugendlichen. Bergisch Gladbach: EHP

Resnick, R. (1990): Gestalt therapy with couples. Workshop. London. Metanoia Institute

Roessler, K. K. (2006): Sport auf Rezept. Bewegung, Krise, Gesundheit. Bergisch Gladbach: EHP

Rosenblatt, D. (1999): Türen öffnen. Was geschieht in der Gestalttherapie? Vorwort L. Perls. Erw. Neuaufl. »50 Jahre Gestalttherapie – 25 Jahre ›Türen Öffnen‹: Gestalttherapie für das 21. Jahrhundert«. Köln: EHP

Salomon, A. (2012): Eltern-Säuglings-/Kleinkind-Therapie, Aspekte gestalttherapeutischer Behandlung bei prä-, peri- und postpartalen Belastungen. In: H. Anger / T. Schön (Hg.): Gestalttherapie mit Kindern und Jugendlichen. Bergisch Gladbach: EHP

Schleeger, B. M. (2010): Noch einmal: Gestalttherapie und Zen-Buddhismus – Parallelen und Unterschiede. In: *Gestaltkritik* 19/2, 41-48

Schmidt-Lellek, C. (2006): Ressourcen der helfenden Beziehung. Modelle dialogischer Praxis und ihre Deformationen. Bergisch Gladbach: EHP

Schmitt, A. (2012): Familienbrett und Fingerpuppen – Eine experimentell, experienziell und existenziell nutzbare Technik. In: H. Anger / T. Schön (Hg.): Gestalttherapie mit Kindern und Jugendlichen. Bergisch Gladbach: EHP

Schneider, K. (1990): Grenzerlebnisse. Zur Praxis der Gestalttherapie. 2. Aufl. Bergisch Gladbach 2005

Schoen, S. (1990): Geistes Gegenwart. Philosophische und literarische Grundlagen einer weisen Psychotherapie. Köln: EHP

Schoen, S. (2010): Was ist eine heilsame Begegnung? In: *Gestaltkritik* 19/1, 4-6

Schön, T. (2012): Der Blick der Kindheit aus gestalttherapeutischer Sicht. In: H. Anger / T. Schön (Hg.): Gestalttherapie mit Kindern und Jugendlichen. Bergisch Gladbach: EHP

Schore, A. (2000): Minds in the Making. Seventh Annual John Bowlby Memorial Award Conference. CAAP. London

Schulthess, P. / Anger, H. (Hg.) 2009: Gestalt und Politik. Gesellschaftspolitische Implikationen der Gestalttherapie. Bergisch Gladbach: EHP

Shmukler, D. (1999): Research in psychotherapy, Workshop Presentation. ITA Conference. Edinburgh.

Shub, N. (1992): Gestalt therapy over time: integrating difficulty and diagnosis. In: E. C. Nevis (Hg.): Gestalt Therapy. NewYork: Gardner Press

Sills, C. (1997): Contracts and contract making. In C. Sills (Hg.): Contracts in Counselling. London: Sage

Spagnuolo Lobb, M. / Amendt-Lyon, N. (Hg.) (2006): Die Kunst der Gestalttherapie. Eine schöpferische Wechselbeziehung. Wien, New York: Springer

Sreckovic, M. (2015): Selbst und Welt – Bemerkungen zur Neuauflage. In: H. Trüb: Heilung aus der Begegnung. Überlegung zu einer dialogischen Psychotherapie. Bergisch Gladbach: EHP

Staemmler, F.-M. (1993): Therapeutische Beziehung und Diagnose. Gestalttherapeutische Antworten. München Pfeiffer

Staemmler, F.-M. (1997): Towards a theory of regressive process in Gestalt therapy. In: *The Gestalt Journal*, 20 (1), 49–120

Staemmler, F.-M. (Hg.) (2001): Gestalttherapie im Umbruch. Von alten Begriffen zu neuen Ideen. Bergisch Gladbach: EHP

Staemmler, F.-M. (2003): Ganzheitliches ›Gespräch‹, sprechender Leib, lebendige Sprache. Bergisch Gladbach: EHP

Staemmler, F.-M. (2009a): Was ist eigentlich Gestalttherapie? Eine Einführung für Neugierige. Bergisch Gladbach: EHP

Staemmler, F.-M. (2009b): Das Geheimnis des Anderen – Empathie in der Psychotherapie. Wie Therapeuten und Klienten einander verstehen. Stuttgart: Klett-Cotta

Staemmler, F.-M. (2013a): Kontakt als erste Wirklichkeit – Intersubjektivität in der Gestalttherapie. In: B. Bocian / F.-M. Staemmler (Hg.): Kontakt als erste Wirklichkeit: zum Verhältnis von Gestalttherapie und Psychoanalyse. Bergisch Gladbach: EHP

Staemmler, F.-M. (2013b): Zur Theorie regressiver Prozesse in der Gestalttherapie – Über Zeitperspektive, Entwicklungsmodell und die Sehnsucht nach Verständnis. In: B. Bocian / F.-M. Staemmler (Hg.): Kontakt als erste Wirklichkeit: zum Verhältnis von Gestalttherapie und Psychoanalyse. Bergisch Gladbach: EHP

Staemmler, F.-M. (2013c): Der Schiefe Turm von Pisa – oder: Das unstimmige Konzept der »frühen Störung«. In: B. Bocian / F.-M. Staemmler (Hg.): Kontakt als erste Wirklichkeit: zum Verhältnis von Gestalttherapie und Psychoanalyse. Bergisch Gladbach: EHP

Staemmler, F.-M. (2013d): Vom Kult der Aggression zur Kultur des Mitgefühls – Gestalttherapie im Wandel. Würzburg: Gestalt-Publikationen

Staemmler, F.-M. (2013e): Schmerz und Schönheit – Von der Psychopathologie zur Ästhetik des Kontakts. Würzburg: Gestalt-Publikationen

Staemmler, F.-M. (2014): Prozess und Diagnose. In: *Gestalt-Zeitung* 27, 37–42

Staemmler, F.-M. (2015): Das dialogische Selbst. Postmodernes Menschenbild und psychotherapeutische Praxis. Stuttgart: Schattauer

Staemmler, F.-M. / Bock, W. (1998): Ganzheitliche Veränderung in der Gestalttherapie. Wuppertal: Hammer

Staemmler, F.-M. / Merten, R. (Hg.) (2006): Aggression, Selbstbehauptung, Zivilcourage. Zwischen Destruktivität und engagierter Menschlichkeit. Bergisch Gladbach: EHP

Staemmler, F.-M. / Merten, R. (Hg.) (2008): Therapie der Aggression. Perspektiven für Individuum und Gesellschaft. Bergisch Gladbach: EHP

Steinvorth, M. G. (2010): Gestalttherapie und Entfremdung – Fritz Perls und Karl Marx. In: *Gestaltkritik* 19/2, 49–62

Stern, D. N. (1985): The Interpersonal World of the Infant. New York: Basic Books

Storr, A. (1979): The Art of Psychotherapy. London: Heinemann

Strab, M. / Blankertz, S. (2011): Wie kann man die Aggression verteidigen? – Ein Interview. In: *Gestaltkritik* 20/1, 4-8

Stratford, C. D. / Brallier, L.W. (1979): Gestalt therapy with profoundly disturbed persons. In: *Gestalt Journal* 2(1), 90–104

Strümpfel, U. (2006): Therapie der Gefühle. Forschungsbefunde zur Gestattherapie. Bergisch Gladbach: EHP

Swanson, J. (1988): Boundary processes and boundary states. In: *The Gestalt Journal* 11 (2), 5–24

Swanson, C. u. a. (2010): Philosophie mit Tränen – Eine Studiengruppe von Gestalttherapeutinnen besucht Dachau. Würzburg: Gestalt-Publikationen

Teschke, D. (2001): Existentielle Momente in der Psychotherapie. Eine empirische Untersuchung mit gestalttherapeutischer Perspektive. Vorwort H. P. Dreitzel. Münster: LIT

Thiel, D. (2014): Psychologie, Psychoanalyse, Psychotherapie bei Friedlaender/Mynona. In: L. Frambach / D. Thiel (Hg.): Friedlaender/Mynona und die Gestalttherapie. Das Prinzip ›Schöpferische Indifferenz‹. Bergisch Gladbach: EHP

Tobin, S. (1982): Selfdisorders, Gestalt therapy and selfpsychology. In: *The Gestalt Journal* 5 (2), 3–44

Trüb, H. (2015): Heilung aus der Begegnung. Überlegungen zu einer dialogischen Psychotherapie. Bergisch Gladbach: EHP 2015

Tudor, K. (1997): A complexity of contracts. In: C. Sills (Hg.), Contracts in Counselling. London: Sage

Votsmeier-Röhr, A. (2005): Das Kontakt-Support-Konzept von Lore Perls und seine Bedeutung für die heutige Gestalttherapie. In: *Gestalttherapie* 19, H. 2, 29–39

Votsmeier-Röhr, A. (2005): Keine Angst vor Börse & Co.! Anlagepsychologie und persönliches Handelssystem. Eine Einführung in das Stützungsorientierte Investieren. Bergisch Gladbach: EHP

Wheeler, G. (1991): Gestalt Reconsidered. New York: Gardner Press; dt.: Kontakt und Widerstand. Ein neuer Zugang zur Gestalttherapie. [zuerst 1993] 2. korr. Aufl.: Bergisch Gladbach: EHP

Whines, J. (1999): The »Symptom-Figure«, *British Gestalt Journal*, 8 (1), 9-14

Wirth, W. (2012): Entwicklungsbewegungen der Gestalttherapie. In: H. Anger / T. Schön (Hg.): Gestalttherapie mit Kindern und Jugendlichen. Bergisch Gladbach: EHP

Worden, W. (1991): Grief Counselling and Grief Therapy: A Handbook for the Mental Health Practitioner. London: Routledge

Yontef, G. (1991): Recent trends in Gestalt therapy. In: *British Gestalt Journal* I (1), 5–20

Yontef, G. (1993): Awareness, Dialogue and Process. Highland, NY: The Gestalt Journal Press; dt.: Awareness, Dialog, Prozess: Wege zu einer relationalen Gestalttherapie. Köln: EHP 1999

Zinker, J. (1975): On loving encounters: a phenomenological view. In: F. Stephenson (Hg.): Gestalt Therapy Primer. Chicago, IL: Charles Thomas.

Zinker, J. (1977): The Creative Process in Gestalt Therapy. New York: Random House; dt.: Gestalttherapie als kreativer Prozeß. Paderborn 1981: Junfermann

Zlobicki, W. (2014): Auf der Suche nach den philosophischen Inspirationen der Gestaltpädagogik. In: J. Bürmann / I. Bürmann / U. Kienzl (Hg.): Gestaltpädagogik im transnationalen Studium. Persönlichkeitsentwicklung als Aspekt pädagogischer Professionalisierung. Bergisch Gladbach: EHP

INDEX

Gianni Francesetti, Michela Gecele, Jan Roubal (Hrsg.)

GESTALTTHERAPIE IN DER KLINISCHEN PRAXIS

Von der Psychopathologie zur Ästhetik des Kontakts

Hg. DVG (Deutsche Vereinigung für Gestalttherapie), ÖVG (Österreichische Vereinigung für Gestalttherapie), EAGT (European Association for Gestalt Therapy)
Vorwort Leslie Greenberg. Vorworte zur korr., erg. dt. Ausgabe: Veronica Klingemann, Beatrix Wimmer, Lotte Hartmann-Kottek
733 Seiten, Abb., Tab. · Hardcover · ISBN 978-3-89797-085-4

Gestalttherapie ist das Psychotherapieverfahren mit den weltweit höchsten Effektstärken. Das Handbuch kann dafür sorgen, dass ihr zum Nutzen der Patienten, der kassenärztlichen Versorgung und der gesundheitspolitischen Situation die Bedeutung zukommt, die ihr zusteht. Das Handbuch ist ein Novum. Er vereinigt Spezialisten unterschiedlicher Generationen aus mehr als 20 Ländern, die den aktuellen Stand der internationalen Forschung repräsentieren und zahlreiche bisher bestehende Desiderate der Gestalttherapie-Theorie füllen. Grundlegende theoretische Prinzipien für die klinische Praxis, besondere Sichtweisen, Therapie in bestimmten Lebenssituationen und klinische Anwendungen bei spezifischen Leidensformen werden in 33 Artikeln dargestellt, jeweils durch den Kommentar einer anderen Autor*in ergänzt. Das Handbuch formuliert eine gestalttherapeutische Sicht auf das Verständnis von Psychopathologie als ko-kreiertes Feldphänomen, das an der Kontaktgrenze entsteht und das im Kontaktprozess verwandelt werden kann.

Die deutsche Version ist speziell auf die gesundheitspolitische Situation, die Forschung und die Literatur im deutschsprachigen Raum bearbeitet, korrigiert und aktualisierend ergänzt worden.

*»Für Gestalttherapeut*nnen der ersten Generation vermutlich ein Schock: die Anwendung der Gestalttherapie bei schweren Störungen und Diagnosen wie Borderline oder Narzissmus. Anhänger*innen eines medizinischen Modells werden es schwierig finden, dass die Psychopathologie an der Kontaktgrenze entsteht, sowie eine prozessorientierte Diagnose. Revolutionäre Ideen, die dabei helfen können, der Gestalttherapie eine Stimme im allgemeinen Dialog zu schwereren Störungen verleihen.«*
(Leslie Greenberg im Vorwort zur englischen Ausgabe)

IGW-PUBLIKATIONEN IN DER EHP

Institut für Integrative Gestalttherapie Würzburg (IGW)
Institut für Integrative Gestalttherapie Wien (IGWien)
Institut für Integrative Gestalttherapie Schweiz (igw Schweiz)
GestaltAkademie Südtirol

Die Reihe leistet einen Beitrag zum fachlichen Diskurs unter Gestalttherapeut*innen und Kolleg*innen anderer Therapieansätze. Verantwortlich für die Reihe zeichneten bis 2015 Peter Schulthess, Zürich und Heide Anger, ab 2016 Colette Jansen Estermann und seit 2020 Ursula Grillmeier (IG Wien) und Georg Pernter (GestaltAkademie Südtirol).

Nina Gegenfurtner, Regine Fresser-Kuby (Hg.): EMOTIONEN IM FOKUS. Gestalttherapeuten im Dialog mit Leslie Greenberg

Heide Anger, Peter Schulthess (Hg.): GESTALT-TRAUMATHERAPIE. Vom Überleben zum Leben: Mit traumatisierten Menschen arbeiten

Peter Schulthess, Heide Anger (Hg.): GESTALT UND POLITIK. Gesellschaftspolitische Implikationen der Gestalttherapie

Georg Pernter: SPIRITUALITÄT ALS LEBENSKUNST. Gestalttherapeutische Impulse

Heide Anger, Thomas Schön (Hg.): GESTALTTHERAPIE MIT KINDERN UND JUGENDLICHEN

Colette Jansen Estermann: TRAUMA UND INTERKULTURELLE GESTALTTHERAPIE. Traumatischen Erfahrungen mit eigenen Ressourcen begegnen

Werner Gill, Sabine Engelmann (Hg.): COACHING-PERSPEKTIVEN. Theoretische Überlegungen und integrative Anwendungen für ein besonderes Beratungsformat

Ursula Grillmeier, Georg Pernter (Hg.): SPIEGELUNG DES HIER-UND JETZT. Gestalttherapie im Wandel der Zeit: Einblicke in gestalttherapeutische Theorie und Praxis aus 40 Jahren IGW-Ausbildungserfahrung

Gianni Francesetti: GRUNDLAGEN EINER PHÄNOMENOLOGISCH-GESTALTTHERAPEUTISCHEN PSYCHOPATHOLOGIE. Eine leicht verständliche Einführung

Hans Trüb – Pionier der dialogisch orientierten Psychotherapie

HEILUNG AUS DER BEGEGNUNG

Überlegung zu einer dialogischen Psychotherapie

Geleitwort: Martin Buber · Vorwort zur ersten dt. Auflage: Ariё Sborowitz
Hg. / Einleitung: Milan Sreckovic: ›Selbst und Welt‹
251 Seiten · ISBN 978-3-89797-091-5

WELT UND SELBST

Bausteine einer modernen Psychotherapie

Hg. / Einleitung: Nadir Weber
Nachwort: Frank-M. Staemmler
196 Seiten, Fotos · Hardcover · ISBN 978-3-89797-117-2

»Welch ein Glücksfall! Es ist ein aufschlussreiches und ein berührendes Buch, das Milan Sreckovic hier in die Welt gebracht hat.«
(Mona Siegel, Zeitschrift für Salutogenese und anthropologische Medizin)

»Ohne Maurice Friedmans Übersetzung der Schriften Trübs ins Amerikanische hätte es keine dialogische Psychotherapie geben können.«
(Richard Hycner)

»Die Zukunft der Psychotherapie gehört einem dialogischen Beziehungsverständnis, einer dialogischen Praxis und einem dialogischen Verständnis des Selbst, wie Hans Trüb es bereits so leidenschaftlich propagierte.«
(Frank-M. Staemmler)

Christof Stock

PSYCHOTHERAPIE, BERATUNG UND SUPERVISION IN HUMANISTISCHEN VERFAHREN –

Ein rechtlicher Leitfaden

Hg. Deutsche Vereinigung für Gestalttherapie DVG e.V.
392 Seiten; Tab., Checklisten, Vertragsentwürfe, Formulare · ISBN: 978-3-89797-094-6

Der erste rechtliche Leitfaden für Berufstätige in Beratungs- und Therapieberufen in Humanistischen Verfahren: Mediation, Supervision, Coaching, professionelle psychosoziale Beratung, Psychotherapie: die Rechtsgrundlagen, das Verhältnis zu den Klient*innen/Patient*innen, der juristisch korrekte Auftritt im Internet und in der Werbung. Risiken, Haftungs- und Versicherungsfragen. Das Buch schafft formale Klarheit und trägt umfassend zur Professionalisierung des Feldes bei. Es bleibt trotz der notwendigen rechtlichen Begrifflichkeit verständlich für den beraterischen und therapeutischen Fachmann.

Ein hundertseitiger Anhang mit zahlreichen Texten und Formularen für den professionellen Alltag: Gesetze, Verträge, Satzungen, Widerspruchsmuster, Rechnungen, Patienteninformationen, Merkblätter, Checklisten.

»*… füllt eine deutliche Lücke … ein Muss in der Praxis eines jeden Kollegen, einer jeden Kollegin.*« (Dipl. rer. soc. Ulrich Sollmann, Beratung und Coaching Bochum)

»*Dem Praktiker gibt dies Klarheit und Sicherheit für die Umsetzung rechtlicher Belange in der Praxisführung.*« (Dr. Christoph Kolbe, Präsident GLE-International)

»*Gleichzeitig Grundlagenwerk wie auch Fundgrube für jegliche juristische Fragestellung in psychotherapeutischen und Beratungskontexten … Navigationshilfe im juristischen Dschungel der zahlreichen beteiligten Rechtsgebiete. Das Handbuch ist damit keineswegs nur für Praktiker*innen der humanistischen Verfahren wertvoll, sondern insbesondere auch für Psychotherapeut*innen in Richtlinienverfahren.*« (Prof. Dr. med. Alexander Trost, FA Kinder- und Jugendpsychiatrie und -psychotherapie, Psychosomatische Medizin)

Uwe Strümpfel

THERAPIE DER GEFÜHLE

Forschungsbefunde zur Gestalttherapie

434 S., zahlr. Abb., Tab. · ISBN: 978-3-89797-015-1

Hier wird der Erfahrungsschatz der Gestalttherapie systematisch dokumentiert. Dazu wird außer einer systematischen Aufarbeitung der Forschungsbefunde zu Therapieprozessen und -wirkungen auch eine Dokumentation von Einzelfallberichten, -analysen und -studien vorgelegt. Diese eröffnen auch dem Praktiker, der an gestalttherapeutischen Arbeitsweisen interessiert ist, den Zugang zu diesem Erfahrungsschatz. Insofern ist dieses Buch nicht nur für den wissenschaftlich Interessierten konzipiert, sondern wendet sich explizit auch an praktisch arbeitende Therapeuten, die auf der Suche nach Arbeiten zu bestimmten Themenbereichen sind. Die vorgelegte Sammlung von Forschungsbefunden stellt die bislang umfassendste Forschungsübersicht zur Gestalttherapie dar.

»Wer ernsthaft interessiert ist, seine therapeutischen Überzeugungen zu überprüfen und gegebenenfalls zu revidieren, wird von diesem beeindruckenden Bericht sehr viel profitieren, auch wenn es ab und an etwas schmerzt. Und das gilt nicht nur für Gestalttherapeuten!«
(Willi Butollo)

GESTALTTHERAPIE UND IHRE ANWENDUNGEN

- Renate Krisch / Madeleine Ulbing (Hg.): ZUM LEBEN FINDEN. Beiträge zur angewandten Gestalttherapie. ISBN 978-3-926176-39-4

- Friedhelm Matthies: LEIB- UND SITUATIONSORIENTIERTE GESTALTTHERAPIE UND PSYCHOPATHOLOGIE AUF GRUNDLAGE DER NEUEN PHÄNOMENOLOGIE. ISBN 978-3-89797-128-8

- Ingeborg und Volkmar Baulig: PRAXIS DER KINDERGESTALTTHERAPIE. ISBN 978-3-89797-017-5

- Lilian Seuberling: EMBODIED RELATIONS: THEATERNAHE THERAPIEFORMEN. Wachstum in die Multidimensionalität verkörperter Beziehungen in der Gestalttherapie. ISBN 978-3-89797-112-7

- Christian Fuchs: DIE GESTALT DES TRAUMATISCHEN. Phänomenologisches Handeln bei seelischer Verletzung. ISBN 978-3-89797-116-5

- Armin Schachameier: GESTALT UND SOZIALE ARBEIT. Ökonomische und ökologische Hintergründe. ISBN 978-3-89797-141-7

- Katharina Stahlmann (Hg.): BEGEGNUNGEN MIT GEFLÜCHTETEN – MÖGLICHKEITEN DER GESTALTTHERAPIE. Reflexionen zu Therapie, Beratung, Politik. ISBN 978-3-89797-106-6

- Jochen Micknat: GESTALTHEILPÄDAGOGIK. Umgang mit dem Trauma der geistigen Behinderung. ISBN 978-3-89797-020-5

- Hans Peter Dreitzel: GESTALT UND PROZESS. Eine psychotherapeutische Diagnostik. ISBN 978-3-89797-031-1

- Claudio Hofmann: ACHTSAMKEIT ALS LEBENSKUNST. 128 Übungen für den Alltag. ISBN 978-3-89797-302-2

- Winfried Kümmel: DER GESTALTANSATZ IN DER ERGOTHERAPEUTISCHEN PRAXIS. ISBN 978-3-89797-021-2

- Josta Bernstädt / Stefan Hahn: GESTALTTHERAPIE MIT GRUPPEN. Handbuch für Ausbildung und Praxis. ISBN 978-3-89797-065-6

- Christian Fuchs: DER KÖRPER, DAS TRAUMA UND DER AFFEKT. Theorie und Praxis der Polyvagaltheorie in der Psychotherapie. ISBN 978-3-89797-674-0

DIALOG UND BEZIEHUNG IN THERAPIE UND BERATUNG

• Hans Trüb: HEILUNG AUS DER BEGEGNUNG. Überlegung zu einer dialogischen Psychotherapie. ISBN 978-3-89797-091-5

• Maurice Friedman: DER HEILENDE DIALOG IN DER PSYCHOTHERAPIE. ISBN 978-3-926176-02-8

• Richard Hycner: ZWISCHEN MENSCHEN. Ansätze zu einer Dialogischen Psychotherapie. ISBN 978-3-926176-09-7

• Jochen Waibel: »SCHWEIGEN SIE NOCH ODER STIMMEN SIE SCHON?« STIMMPERSÖNLICHKEIT – FÜHRUNG – DIALOG. ISBN 978-3-89797-301-5

• Reinhard Fuhr / Martina Gremmler-Fuhr: DIALOGISCHE BERATUNG. Person, Beziehung, Ganzheit. ISBN 978-3-926176-30-1

• Bernd Bocian / Frank-M. Staemmler: KONTAKT ALS ERSTE WIRKLICHKEIT: ZUM VERHÄLTNIS VON GESTALTTHERAPIE UND PSYCHOANALYSE. ISBN 978-3-89797-082-3

• William Isaacs: DIALOG ALS KUNST GEMEINSAM ZU DENKEN. Die neue Kommunikationskultur für Organisationen. ISBN 978-3-89797-011-3

• Gary M. Yontef: AWARENESS, DIALOG, PROZESS: WEGE ZU EINER RELATIONALEN GESTALTTHERAPIE. ISBN 978-3-89797-001-4

• Frank-M. Staemmler: RELATIONALITÄT IN DER GESTALTTHERAPIE. Kontakt und Verbundenheit. ISBN 978-3-89797-103-5

• Christoph J. Schmidt-Lellek: RESSOURCEN DER HELFENDEN BEZIEHUNG. Modelle dialogischer Praxis und ihre Deformationen. ISBN 978-3-89797-040-3

• Hermann Wegscheider: DIALOG UND INTERSUBJEKTIVITÄT IN DER GESTALTTHERAPIE. Von den Ursprüngen des Dialogs in der jüdischen Tradition und in der Dialogphilosophie zu relationalen Entwicklungen in der Psychoanalyse und in der Gestalttherapie. ISBN: 978-3-89797-118-9